U0230784

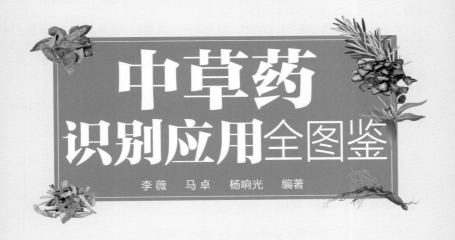

中草药
识别应用全图鉴

李薇　马卓　杨响光　编著

化学工业出版社

·北京·

独具特色的中医药在保障民众健康方面发挥了重要作用。为满足中草药爱好者系统了解中医药理论体系、掌握中草药相关知识的需求，我们组织了广州中医药大学、湖北工业大学、中国中医科学院广安门医院等长期从事中草药教学和野外植物识别、饮片识别的专家共同编写了本书。

　　全书收录了常用中草药约600种，按解表药、清热药、祛风湿药、消食药、活血祛瘀药、补虚药等主要功效分为20章。图文对照，描述了中药名称、药材来源、入药部位、采收加工方法、品质优劣评价标准、药材识别特征、药性及功效、用法用量、使用注意、现代药理研究、验方精选等内容；彩色图片包括原植物、药材或饮片的原色图片。

　　本书兼顾科学性和实用性，可作为中医药从业人员和中医药爱好者的工具书，也可作为家庭收藏书籍。

图书在版编目（CIP）数据

　　中草药识别应用全图鉴 / 李薇，马卓，杨响光编著 .
—北京：化学工业出版社，2018.5
　　ISBN 978-7-122-31797-1

　　Ⅰ . ①中…　Ⅱ . ①李…②马…③杨…　Ⅲ . ①中草药 - 图集　Ⅳ . ① R282-64

　　中国版本图书馆 CIP 数据核字（2018）第 054419 号

责任编辑：陈燕杰　　　　　　　　　　　　　装帧设计：王晓宇
责任校对：王素芹

出版发行：化学工业出版社
　　　　　（北京市东城区青年湖南街 13 号　邮政编码 100011）
印　　装：北京缤索印刷有限公司
787mm×1092mm　1/32　印张 19³/₄　字数 646 千字
2019 年 6 月北京第 1 版第 1 次印刷

购书咨询：010-64518888
售后服务：010-64518899
网　　址：http://www.cip.com.cn
凡购买本书，如有缺损质量问题，本社销售中心负责调换。

定　　价：128.00 元

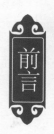
前言

　　数千年来，中草药是中医治疗疾病所使用的独特药物，我国《神农本草经》《本草纲目》等专门记载中草药的经典名著，早已被翻译成各国文字，在世界范围广泛流传。中草药已经成为造福全世界的巨大财富。

　　独具特色的中医药在保障民众身体健康和民族繁衍方面发挥了重要作用。特别是近年来，中草药在治疗疑难杂症、预防疾病以及强身健体方面更是表现不凡。为满足广大中草药爱好者系统了解中医药理论体系，熟练掌握中草药相关知识的需求。我们组织了广州中医药大学、湖北工业大学、中国中医科学院广安门医院等长期从事中草药教学和野外植物识别、饮片识别的专家共同编写了本书。

　　全书收录了常用中草药约600种，按解表药、清热药、泻下药、祛风湿药、消食药、活血祛瘀药、化痰止咳平喘药、补虚药等主要功效分为20章。书中采用图文对照的形式编排，每种中药的描述内容包括中药名称、药材来源、入药部位、主产地、采收加工方法、品质优劣评价标准、药材识别特征、药性及功效、用法用量、使用注意、现代药理研究、验方精选等内容；彩色图片包括原植（动）物、药材或饮片的原色图片，旨在为读者提供尽可能丰富而又准确的信息。同时为了方便读者查询，本书还特别编写了中药名称索引。总之，本书兼顾科学性和实用性，可作为中医药从业人员和中医药爱好者学习的工具书和参考书，也可作为家庭的收藏书籍。

作者团队总结了三十余年来从事中药相关工作的知识和经验，严格筛选和梳理中药相关的各类研究成果，反复核查原始资料。本书在编写过程中，还得到众多同事和朋友的大力支持和帮助，范九梅、喻良文、吴波、林小桦、吴文如、龚玲、黄传奇、张秋凤、陈维明、马梅、李维、李菁、卢瑞珊、陈立红等为本书提供部分照片和参考资料，在此一并表示诚挚地谢意。

由于时间仓促，书中难免存在疏漏之处，敬请读者批评指正。

编著者

2019 年 1 月

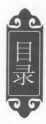

目录

中草药基础知识

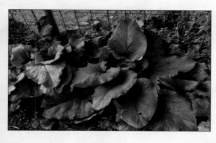

第一章　解表药

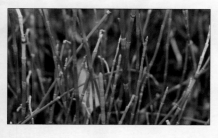

第二章　清热药

第三章　泻下药

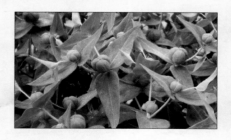

第四章　祛风湿药

第六章　利水渗湿药

第五章　化湿药

第七章　温里药

第八章 理气药

第九章 消食药

第十章　驱虫药

第十一章　止血药

第十二章 活血祛瘀药

第十三章　化痰止咳平喘药

第十五章　平肝息风药

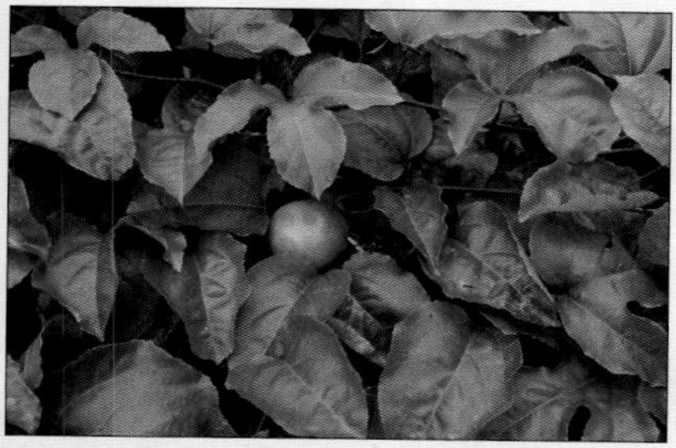

第十四章　安神药

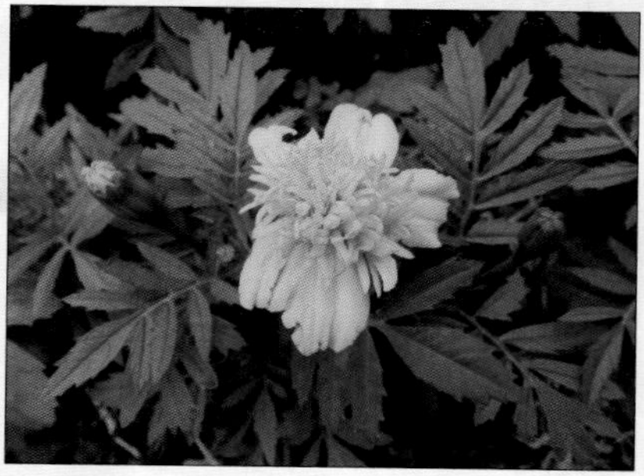

第十六章　开窍药

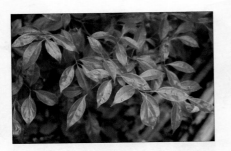

第十七章　补虚药

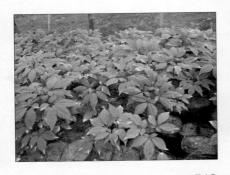

第十八章　收涩药

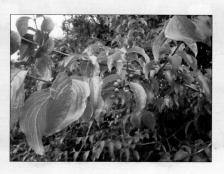

第十九章　涌吐药

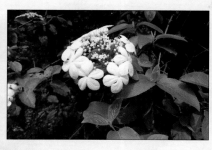

第二十章 攻毒杀虫止痒药

索引

中草药基础知识

中药是指在中医药理论指导下，用于预防、治疗、诊断疾病并具有康复与保健作用的物质。中药的主要来源是天然药及其加工品，包括植物药、动物药、矿物药及部分化学、生物制品类药物。

第一节　主要本草简介

古代将专门记载药物的书籍称为本草。各个历史时期都有对后世影响较大，流传较广的代表性本草。

一、《神农本草经》

《神农本草经》（简称《本经》）是我国现存最早的本草专著，成书于东汉末年（约公元2世纪），总结了汉代以前的药学知识和用药经验。全书分为序列与各论两部分。序论中简要论述了中药的基本理论，如四气五味、有毒无毒、配伍法度、辨证用药原则、服药方法及多种剂型，并简要介绍了中药的产地、采集、加工、贮存、真伪鉴别等知识，初步奠定了药学理论的基础。各论中记载的药物共365种，按药物有无毒性和功效的不同分为上、中、下三品。上品120种，功能滋补强壮，延年益寿，无毒或毒性很弱，可以久服；中品120种，功能治病补虚，兼而有之，有毒或无毒当斟酌使用；下品125种，功专祛寒热，破积聚，治病攻邪，多具毒性，不可久服。

二、《本草纲目》

明代，我国伟大的医药学家李时珍在《证类本草》的基础上，参考了800多部医药著作，对古本草进行了系统全面的整理总结。在公元1578年完成了中医药科学巨著《本草纲目》。该书共52卷，载药1892种，改绘药图1100余幅，附方11000余首。该书将药物按自然属性分为水、火、土、金石、草、谷、菜、果、木、器服、虫、鳞、介、禽、兽、人共16部60类，每药标正名为纲，纲之下列目，纲目清晰。

《本草纲目》不仅总结了我国16世纪以前的药物学知识，而且还广泛介绍了植物学、动物学、矿物学、冶金学等多学科知识，其影响远远超出了本草学范围。17世纪即流传到国外，先后被译成多国文字，在世界广泛流传，成为不朽的科学巨著，是我国科技史上极其辉煌的硕果。

第二节　中药的产地与采集

中药的产地、采收是否合宜，直接影响到药物的质量和疗效。

一、产地

所谓道地药材，又称地道药材，是指历史悠久、品种优良、疗效突出、带有明显地域特点的药材。自古以来，沿用至今著名的道地药材有甘肃的当归，宁夏的枸杞，青海的大黄，内蒙古的黄芪，东北的人参、细辛、五味子，山西的党参，河南的地黄、牛膝、山药、菊花，云南的三七、茯苓，四川的黄连、川芎、贝母、乌头，山东的阿胶，浙江的贝母、江苏的薄荷，广东的陈皮、砂仁等。

二、采集

1.**全草类药材**　大多数在植物枝叶茂盛、花朵初开时采集。此时植物生长旺盛，茎叶繁茂，质量好，产量高。

2.**叶类药材**　通常在花蕾将开放或正盛开的时候采集。此时叶片茂盛、药力雄厚，如枇杷叶、荷叶等。

3.**花、花粉类药材**　花类药材，一般采收含苞欲放的花蕾或刚开放的花朵，以免香味散失、花瓣散落而影响质量，如野菊花、金银花等。

4.**果实、种子类药材**　果实类药材一般在果实成熟时采收，如瓜蒌、马兜铃等。少数药材要在果实未成熟时采收果皮或果实，如青皮、枳实、覆盆子、乌梅等。种子类药材，通常在完全成熟后采集，如莲子、菟丝子等。

5.**根、根茎类药材**　一般以秋末或春初即二月、八月采收为佳。

6.**树皮、根皮类药材**　通常在春、夏时节植物生产旺盛，植物体内浆液充沛时采集，则药性较强，疗效较高，并容易剥离，如黄柏、厚朴等。

7.**动物昆虫类药材**　为保证药效也必须根据生长活动季节采集。

8.**矿物类药材**　全年皆可采收，不拘时间，择优采选即可。

第三节　中药的炮制

中药炮制是根据医疗、调制、制剂的需要，在应用或制成各种剂型前对药物进行必要的加工处理的过程。

目前采用的炮制方法可分为以下五类：

一、修治

包括纯净、粉碎、切制药材三道工序，为进一步的加工贮存、调剂、制剂和临床用药做好准备。

二、水制

用水或其他辅料处理药材的方法。主要目的是清洁药物、除去杂质、软化药物、便于切制、降低毒性及调整药性等。常用的方法有漂洗、闷、润、浸泡、喷洒、水飞等。

三、火制

是将药物经火加热处理的方法。根据加热的温度、时间和方法的不同，可分为炒、炙、烫、煅、煨等。其中炒根据加热的程度不同又分为炒黄、炒焦、炒炭，如果加砂、蛤粉或滑石粉炒的方法又称"烫"。

四、水火共制

是指既要用水又要用火的炮制方法，有些药物还必须加入其他辅料进行炮制。常用的方法有蒸、煮、炖、焯、淬等。

五、其他制法

第四节　中药的性能

中药的性能是中药作用的基本性质和特征的高度概括，其基本内容包括四气五味、升降浮沉、归经、有毒无毒、配伍、禁忌等。

一、四气

四气，又称四性，是指寒、热、温、凉四种不同的药性，它主要反映药物对人体阴阳盛衰、寒热变化的作用倾向。

药性的寒热温凉是由药物作用于人体所产生的不同反应和所获得的不同疗效而总结出来的，它与所治疗疾病的性质是相对而言的。能减轻或消除热证的药物，药性属于寒凉性，如石膏、知母能治热病烦渴有清热泻火作用，其药性为寒凉；能减轻或消除热证的药物，药性属于温热性，如附子、肉桂能治里寒证有温里散寒作用，其药性为温热。

此外，还有平性，其药性平和、作用缓和、寒热界限不很明显，对机体寒热病理变化影响不大的一类药。但因平性也有偏温偏凉的不同，未超出四性的范围。

一般来讲，寒凉药分别具有清热泻火、凉血解毒、滋阴除蒸等作用，用治阳热病证；而温热药则分别具有温里散寒、补火助阳、温经通络等作用，用治阴寒病证。

二、五味

五味，是指药物有酸、苦、甘、辛、咸五种不同的味道，具有不同的治疗作用。有些虽具有淡味或涩味，但五味是最基本的五种滋味，故仍称为五味。

辛："能散能行"，即具有发散、行气、活血的作用。

甘："能补能和能缓"，即具有补益、和中、调和药性和缓急止痛的作用。多用治正气虚弱、身体诸痛及调和药性、中毒解救等。

酸："能收能涩"，即具有收敛、固涩的作用。多用治体虚多汗、肺虚久咳、久泻肠滑、遗精滑精、遗尿尿频、崩带不止等证。

苦："能泄、能燥、能坚"，即具有清泄火热、泄降气逆、通泄大便、燥湿、坚阴（泻火存阴）等作用。

咸："能下、能软"，即具有泻下通便、软坚散结的作用。多用治大便燥结、痰核、瘿瘤、癥瘕痞块等证。

淡："能渗、能利"，即具有渗湿利小便的作用，多用治水肿、脚气、小便不利之证。

涩：与酸味药的作用相似，多用治虚汗、泄泻、尿频、遗精、滑精、出血等证。故本草文献常以酸味代表涩味功效，或与酸味并列，标明药性。

第五节　中药的归经

归经是指药物对于机体某部分的选择性作用，即某药对某些脏腑经络有特殊的亲和作用，因而对这些部位的病变起着主要或特殊的治疗作用。药物的归经不同，其治疗作用也不同。

四气五味说明药物具有不同的寒热属性和治疗作用，升降浮沉说明药物的作用趋向，归经理论将药物的治疗作用与病变所在的脏腑经络部位联系起来，故在应用时必须结合起来，才能准确地指导临床用药。

第六节　中药的毒性

古代药物毒性的含义较广，既认为毒性是药物的偏性，又认为毒性是药物毒副作用大小的标志。而后世本草书籍在其药物性味下标明"有毒"、"大毒"、"小毒"等，则多指药物毒副作用的大小。所谓毒药是药物的总称。

产生中药中毒的主要原因：一是剂量过大，如砒霜、胆矾、马钱子、附子、乌头等毒性较大的药物，用量过大，或用药时间过长可导致中毒；二是误服伪品，如误以华山参、商陆代人参，独角莲代天麻使用；三是炮制不当，如使用未经炮制的生附子、生乌头；四是制剂服法不当，如乌头、附子中毒，多因煎煮时间太短；五是配伍不当，如甘遂与甘草同用，乌头与瓜蒌同用而致中毒。

第七节　中药的剂量与用法

一、剂量

中药剂量是指临床应用时的分量，也称为用量。本书中每味药物标明的用量，除特别注明以外，都是指干燥后生药在汤剂中成人一日内服的常用有效剂量。

二、中药的煎煮方法

中药汤剂是人们治病及饮食中应用最为广泛的服用方法，掌握正确的煎煮方法，是保证用药疗效发挥十分重要的条件。尤其是用水与火候的掌握，更是煎药的关键。故李时珍曰："凡服汤药虽品物专精，修治如法，而煎药者鲁莽造次，水火不良，则药亦无功。"

1.煎药用的器皿

● 最好先用陶瓷器皿，如砂锅、砂罐。因其化学性质稳定，不易与药物成分发生化学反应，并且导热均匀，保暖性能好。其次可用白色搪瓷器皿或不锈钢锅。

● 煎药器皿切忌用铁、铜、铝等金属器具。因这些金属元素易与药液中的化学成分发生化学反应，致使疗效降低，甚至还可产生毒副作用。

2.煎药的用水

● 煎药用水：以无污染的井水、长流水为好，现在城市里，则多以自来水为主。一般来说，凡人们在生活上可作饮用的水都可用来煎煮中药。但必须是无异味、洁净澄清，含矿物质及杂质少。

● 加水量多少：加水量的掌握，原则上应根据饮片质地疏密、吸水性能及煎煮时间长短来确定。一般用水量为将饮片适当加压后，液面淹没过饮片约2厘米为宜。若质地坚硬、黏稠或需久煎的药物，加水量可比一般药物略多；而质地疏松或有效成分容易挥发，煎煮时间较短的药物，则加水量可比一般药物略少。

● 煎前浸泡：为了有利于有效成分的充分溶出，缩短煎煮时间，避免因煎煮时间过长，导致部分有效成分耗损、破坏过多，煎煮之前多数药物宜用冷水浸泡，一般药物可浸泡20～30分钟，以种子、果实为主的药可浸泡1小时。夏天气温高，浸泡时间不宜过长，以免腐败变质。

3.煎煮火候

● 煎煮中药应注意火候与煎煮时间的长短。

● 一般药物宜先武火后文火，即未沸大火，沸后用小火保持微沸状态，以免药汁溢出或过快熬干。

● 解表药及其他芳香性药物，一般用武火迅速煮沸，后改用文火维持10 ～ 15分钟即可。

● 有效成分不易煎出的矿物类、骨角类、贝壳类、甲壳类药及补益药，一般宜文火久煎，以使有效成分能充分溶出。

4. 煎煮的次数

● 一般来说，一剂药可煎3次，最少应煎2次。因为煎药时药物有效成分首先会溶解在进入药材组织的水液中，然后再扩散到药材外部的水液中。到药材内外溶液的浓度达到平衡时，因渗透压平衡，有效成分就不再溶出了，这时，只有将药液滤出，重新加水煎煮，有效成分才能继续溶出。为了充分利用药材，避免浪费，一剂药最好煎煮2次或3次。

第一章 解表药

木贼

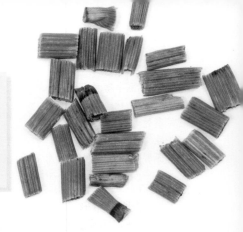

本品为木贼科植物木贼的干燥地上部分。主产于黑龙江、吉林、辽宁、陕西、湖北等地。夏、秋二季采割，除去杂质，按粗细扎成把，晒干或阴干。以粗长、色绿、质厚、不脱节，无杂质者为佳。切段生用。

中药识别　呈管状的段。表面灰绿色或黄绿色，有18～30条纵棱，棱上有多数细小光亮的疣状突起，节明显，节上着生筒状鳞叶，叶鞘基部和鞘齿黑棕色，中部淡棕黄色。切面中空，周边有多数圆形的小空腔。气微，味甘淡、微涩，嚼之有沙粒感。

药性　甘，苦，平。归肺、肝经。

功效主治　疏散风热，明目退翳。主治风热目赤，迎风流泪，目生云翳。

用法用量　煎服，3～9克。

使用注意　气血虚者慎服。

现代药理　木贼在试管内对金黄色葡萄球菌、大肠埃希菌、炭疽杆菌、乙型链球菌、白喉杆菌、伤寒杆菌、铜绿假单胞菌、痢疾杆菌等有不同程度的抑制作用。所含的硅酸盐和鞣质有收敛作用，从而对于接触部位，有消炎、止血作用。

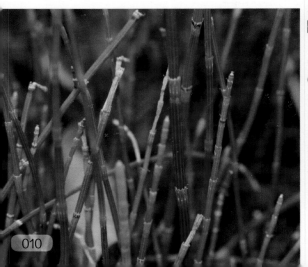

验方精选　❶治头晕目赤耳鸣：木贼10克。每日开水冲泡，代茶饮。❷治寻常疣和扁平疣：木贼鲜品60克或干品30克，香附15克，煎服，并外洗。❸治风寒湿邪，欲发汗者：木贼（去节）30克，生姜、葱白各15克，水煎热饮，即汗出。

牛蒡子

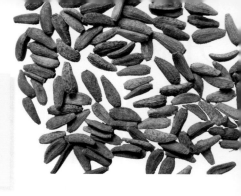

本品为菊科植物牛蒡的干燥成熟果实。主产于河北、吉林、辽宁、浙江等地。秋季果实成熟时采收果序，晒干，打下果实，除去杂质，再晒干。以粒大饱满、色灰褐者为佳。生用或炒用，用时捣碎。

中药识别　呈长倒卵形，表面灰褐色，带紫黑色斑点，有数条纵棱，通常中间1～2条较明显。顶端钝圆，稍宽，顶面有圆环。

药性　辛，苦，寒。归肺、胃经。

功效主治　疏散风热，宣肺透疹，解毒利咽。主治风热感冒，温病初起，咳嗽痰多，麻疹不透，风疹瘙痒，咽喉肿痛，痄腮，丹毒，痈肿疮毒。

用法用量　煎服，6～12克。

使用注意　本品性寒，能滑肠，气虚便溏者忌用。

现代药理　牛蒡子煎剂对肺炎双球菌有显著的抗菌作用，水浸剂对多种致病性皮肤真菌有不同程度的抑制作用。牛蒡子有解热、利尿、降低血糖、抗肿瘤作用。牛蒡子苷能抗肾病，对实验性肾病大鼠可抑制尿蛋白排泄增加，并能改善血清生化指标。

验方精选 ❶治流行性感冒：连翘、牛蒡子各10克，薄荷4克，甘草2克，煎服。❷治老人拘挛骨痛：牛蒡根、生地黄各125克，炒黄豆250克，酒1千克，浸6日后饮用，每次10毫升，每日2次，空腹饮。❸治急性乳腺炎初期未化脓：牛蒡叶干品9克（鲜叶30克），水煎或冲泡代茶饮用。

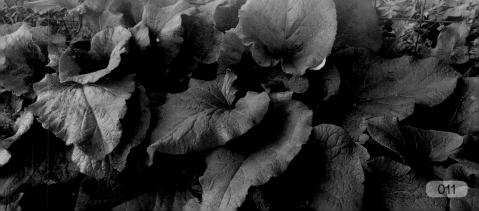

升麻

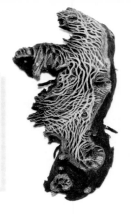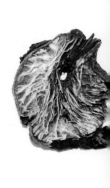

本品为毛茛科植物升麻的干燥根茎。主产于四川、陕西、甘肃等地。秋季采挖，除去泥沙，晒至须根干时，燎去或除去须根，晒干。以个大、质坚、外皮黑褐色、断面黄绿色者为佳。生用或蜜炙用。

中药识别　饮片多为不规则的长形块状，分枝，呈结节状。表面黑褐色或棕褐色，粗糙不平，上面有数个圆形空洞的茎基痕，洞内壁显网状沟纹。体轻，质坚硬，不易折断，断面不平坦，有裂隙，纤维性，黄绿色或淡黄白色。

药性　辛、微甘，微寒。归肺、脾、胃、大肠经。

功效主治　发表透疹，清热解毒，升举阳气。主治风热头痛，齿痛口疮，咽喉肿痛，麻疹不透，阳毒发斑，脱肛，子宫脱垂。

用法用量　煎服，3～10克。

使用注意　上盛下虚，阴虚火旺及麻疹已透者忌服。

验方精选　❶治麻疹初起，斑疹不透：升麻、葛根、甘草各3克，牛蒡子9克，煎服。❷治风热头痛，齿龈肿痛：升麻、苍术各6克，荷叶1张，煎服。❸治脱肛，子宫脱垂等：升麻、柴胡、黄芪、当归、白术、炙甘草、人参各12克，煎服。

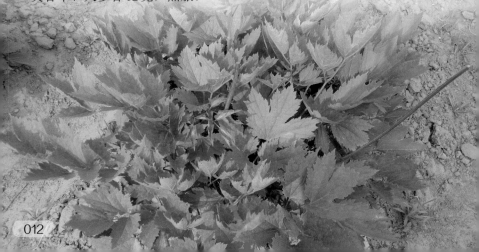

东风橘

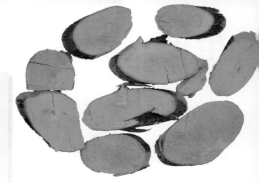

本品为芸香科植物酒饼簕的干燥根。主产于广东、广西、台湾、海南、福建等地。全年可采收。挖取根部，除净细根，洗净，趁鲜切成片，晒干。以根粗壮、不带地上茎、切面淡黄色、味辛苦者为佳。生用。

中药识别　饮片为不规则厚片，根表面灰黄色或浅灰色，栓皮易脱落。质坚韧，不易折断，折断时有粉尘飞扬，显纤维性，皮部易于木部分离，木部黄白色，具细密同心性纹理，中心有小髓。气微香，味微辛、苦，久嚼微甘。

药性　辛、温。归肺、脾、胃经。

功效主治　祛痰止咳，行气止痛。主治外感咳嗽，湿痰咳嗽，气滞所致之胃脘痛，腹痛，风湿痹痛，跌打瘀痛。

用法用量　煎服，15～30克。或浸酒。外用适量，研末酒炒敷。

现代药理　东风橘所含成分对金黄色葡萄球菌具有抑制活性。同时还发现东风橘所含吖啶酮生物碱成分对人肝癌细胞（SMMC-7721）具有细胞毒活性，对慢性髓原白血病细胞（K562）的增殖也显示有较强的生长抑制活性，表明东风橘具有抗肿瘤治疗药开发研究的潜力。

验方精选　❶治流感，感冒咳嗽：东风橘9～15克，煎服。❷治腰腿痛：东风橘根30克，煎服。❸治疟疾：东风橘30～60克，水煎，疟疾发作前4小时顿服，连服3～5日。

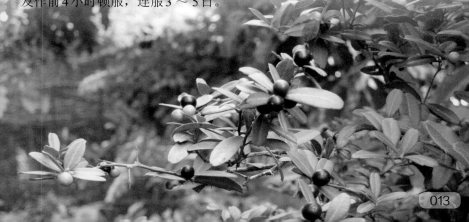

生姜

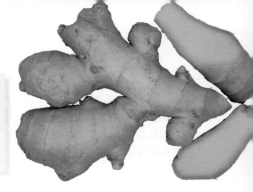

本品为姜科植物姜的新鲜根茎。我国多地均产。秋、冬二季采挖，除去须根和泥沙，置阴凉潮湿处或埋入湿沙内，防冻。以块大、个匀、质坚实、粉性足、气味浓者为佳。生用。

中药识别　饮片呈不规则的厚片，可见指状分枝。切面浅黄色，内皮层环纹明显，维管束散在。气香特异，味辛辣。

药性　辛，微温。归肺、脾、胃经。

功效主治　解表散寒，温中止呕，化痰止咳。主治风寒感冒，胃寒呕吐，寒痰咳嗽，鱼蟹中毒。

用法用量　煎服，3～10克。外用适量。

使用注意　热盛及阴虚内热者忌服。

现代药理　生姜能促进消化液分泌，保护胃黏膜，具有抗溃疡、保肝、利胆、抗炎、解热、镇痛、镇吐作用。其醇提物能兴奋血管运动中枢、呼吸中枢、心脏。正常人咀嚼生姜，可升高血压。生姜水浸液对伤寒杆菌、霍乱弧菌、堇色毛癣菌、阴道滴虫均有不同程度的抑杀作用，并有防止血吸虫作用。

验方精选　❶ 解生半夏、生南星中毒，生姜适量捣汁，对中毒有喉舌麻木、肿痛等症者，取汁冲服，易于入喉。❷ 治恶心、呕吐及咳嗽痰多：将生姜洗净后打烂，绞取其汁入药，一般用量为3～10滴，冲服。❸ 治风寒感冒：生姜5片，紫苏叶50克，煎服。

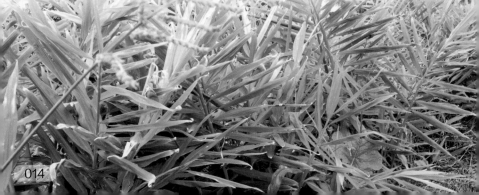

白芷

本品为伞形科植物白芷的干燥根。主产于四川、浙江、河北、河南等地。夏、秋间叶黄时采挖，除去须根及泥沙，晒干或低温干燥。以根条肥大、体重坚实、粉性足、香气浓郁者为佳。切厚片，生用。

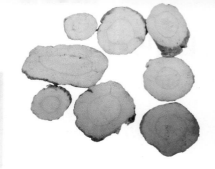

中药识别　饮片呈类圆形的厚片。外表皮灰棕色或黄棕色。切面白色或灰白色，具粉性，形成层环棕色，近方形或近圆形，皮部散有多数棕色油点。气芳香，味辛、微苦。

药性　辛，温。归胃、大肠、肺经。

功效主治　散风除湿，通窍止痛，消肿排脓。主治感冒头痛，眉棱骨痛，鼻塞，鼻渊，牙痛，白带，疮疡肿痛。

用法用量　煎服，3～10克。外用适量。

使用注意　阴虚血热者忌服。

现代药理　白芷煎剂在实验性动物试验中证实具有抗炎、解热、镇痛、解痉、抗癌等作用。所含异欧前胡素等成分具有降血压作用。呋喃香豆素类化合物为"光活性物质"，可用以治疗白癜风及银屑病。白芷水煎剂对大肠埃希菌、痢疾杆菌、伤寒杆菌、变形杆菌有一定的抑制作用。

验方精选　❶治头痛、牙痛、三叉神经痛：取白芷3克，冰片0.3克，共同研成细末，均匀吸入鼻腔内。❷治感冒，眉棱骨痛：白芷、黄芩（酒炒）各5克，煎服。❸治烧伤：紫草、白蜡、忍冬藤、冰片及香麻油配制成白芷油，涂敷患处。

食疗方　❶菊花白芷酒：平肝清热，疏风止眩。适用于各种头风头痛，耳鸣目眩。当归30克，生地黄30克，菊花30克，白芷30克，白酒二千克。将上四味药物加工成粗末，以布袋盛，扎紧口备用。再将白酒倒入干净容器中，放入药袋，加盖密封，置阴凉干燥处。经常摇动，14日后开封，去药渣袋，贮瓶备用。每日适量饮用即可有一定疗效。❷黄芪白芷炖乌骨鸡：补脾益气，滋阴养血。用于气血亏虚之头痛眩晕。黄芪30克，白芷15克，乌骨鸡1只。乌骨鸡去毛去内脏，洗净，黄芪、白芷装入纱布袋中，一起放入锅内（以砂锅为佳），文火炖煮，至鸡烂熟，去药袋加调料即可，喝汤吃鸡。

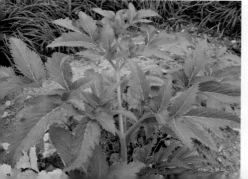

西河柳

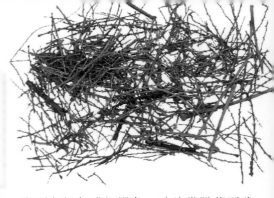

本品为柽柳科植物柽柳的干燥细嫩枝叶。主产于我国东北、华北至长江中下游，南至广东、广西、云南。夏季花未开时采收，阴干。以色绿、质嫩者为佳。切段，生用。

中药识别 饮片呈圆柱形的段。表面灰绿色或红褐色，叶片常脱落而残留突起的叶基切面黄白色，中心有髓。气微，味淡。

药性 甘、辛、平。归肺、胃、心经。

功效主治 解表透疹，散风除湿。主治麻疹不透，风疹瘙痒，风湿痹痛。

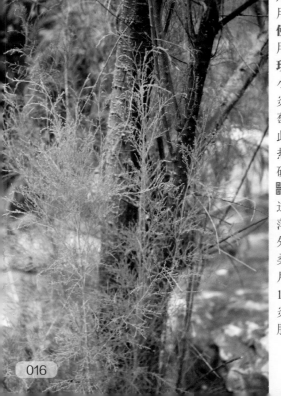

用法用量 煎服，3～6克。外用适量，煎服擦洗。

使用注意 麻疹已透者不宜使用。用量过大易致心烦、呕吐。

现代药理 西河柳煎剂对实验小鼠有明显的止咳作用，对肺炎球菌、甲型链球菌、白色葡萄球菌及流感杆菌有抑制作用。此外，西河柳尚具有一定的解热、解毒、抗炎及减轻四氯化碳引起肝组织损害等作用。

验方精选 ❶治麻疹初起，透发不畅：西河柳30克，浮萍、苏叶、芫荽各15克，煎水外擦全身。❷治风热感冒：霜桑叶、西河柳各10克，生姜3片，白茅根15克，煎服，每日1剂，分2次服。❸治慢性鼻炎：西河柳、浮萍各15克，煎服，每日1剂，分2次服。

防风

本品为伞形科植物防风的干燥根。主产于黑龙江、吉林、辽宁、内蒙古、河北等地。春、秋二季采挖未抽花茎植株的根，除去须根和泥沙，晒干。以条粗壮，质柔软，断面皮部浅棕色，中心浅黄色者为佳。切厚片，生用。

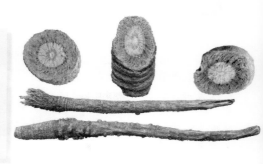

中药识别　饮片为圆形或椭圆形的厚片。外表皮灰棕色或棕褐色，有纵皱纹、有的可见横长皮孔样突起以及密集的环纹或残存的毛状叶基。切面皮部棕黄色至棕色，有裂隙，木部黄色，具放射状纹理。气特异，味微甘。

药性　辛、甘，温。归膀胱、肝、脾经。

功效主治　祛风解表，胜湿止痛，止痉。主治感冒头痛，风湿痹痛，风疹瘙痒，破伤风。

用法用量　煎服，5～10克。

使用注意　阴血亏虚、热病动风者不宜使用。

现代药理　防风具有解热、抗炎、镇痛、镇静、抗惊厥、抗过敏等作用。防风新鲜榨出液在体外试验，对铜绿假单胞菌、金黄色葡萄球菌、痢疾杆菌、溶血性链球菌等有不同程度的抑制作用。此外，还可增强小鼠腹腔巨噬细胞的吞噬功能。

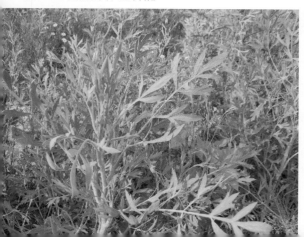

验方精选　❶治面神经麻痹：蜈蚣两条，研成细末，用防风30克，煎水送服，药后避风寒，10日为1个疗程。❷治偏头痛：防风、白芷、川芎各5克，煎服。❸治霉菌性阴道炎：防风、大戟、艾叶各25克，水煎，熏洗，每日1次。

羌活

本品为伞形科植物羌活或宽叶羌活的干燥根茎和根。主产于四川、甘肃、青海、云南等地。夏、秋二季采挖，除去须根及泥沙，晒干。以条粗长、表面棕褐色、有环节、断面紧密、油点多、气味纯正者为佳。切片，生用。

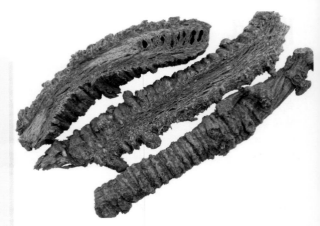

中药识别　根茎呈圆柱状，略弯曲，长4～13厘米，直径0.6～2.5厘米，顶端具茎痕。表面棕褐色至黑褐色。节间缩短，呈紧密隆起的环状，形似蚕，习称"蚕羌"；节间延长，形如竹节状，习称"竹节羌"。节上有多数点状或瘤状突起的根痕及棕色破碎鳞片。体轻，质脆，易折断，断面不平整，有多数裂隙，皮部黄棕色至暗棕色，油润，有棕色油点，木部黄白色，射线明显，髓部黄色至黄棕色，气香，味微苦而辛。

药性　辛，苦，温。归膀胱、肾经。

功效主治　解表散寒，祛风除湿，止痛。主治风寒感冒，头痛项强，风寒湿痹，肩背酸痛。

用法用量　水煎服，3～10克；或入丸、散。

使用注意　脾胃虚弱者不宜服。

现代药理　羌活具有抗炎、镇痛、解热等作用，并对皮肤致病性真菌和布氏杆菌具有抑制活性。羌活挥发油能增加心肌营养性血流量，对抗心肌缺血，并具有抗血栓、抗氧化等作用。其水溶性成分尚有抗实验性心律失常、抗休克等作用。此外，羌活对实验性动物迟发性过敏反应也具有抑制作用。

验方精选　❶治感冒发热头痛：羌活10克，择净，加清水适量，水煎取汁，加大米100克煮粥，待熟时调入白糖，每日1剂。❷治风热感冒：羌活、紫苏叶和茶叶各9克，共研粗粉，沸水冲泡，代茶频饮。❸治水气肿：羌活、萝卜籽（炒）各50克。研成粉末，用酒调服适量。

芫荽

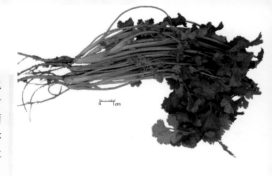

本品为伞形科植物芫荽的全草。我国各地均有栽培。全草果实成熟时连根挖起，去净泥土。鲜用或晒干，切段，生用。芫荽果实习称"芫荽子"也可入药。果实以颗粒饱满、色淡黄者为佳。

中药识别 茎纤细，上部淡黄色，基部淡紫色，有纵细棱，质脆易折断，断面中央有髓。叶互生，黄棕色，常卷缩破碎。香气特殊，味辛微辣。

药性 辛，温。入肺、胃经。

功效主治 发表透疹，开胃消食。主治麻疹不透，感冒无汗，食滞胃痛，痞闭，消化不良，食欲缺乏。

用法用量 煎服，3～6克。外用适量，煎水熏洗。

使用注意 热毒壅盛而疹出不畅者忌服。

现代药理 芫荽有促进外周血液循环的作用。胡荽子能增进胃肠腺体分泌胆汁。挥发油有抗真菌作用。能增进胃肠腺体分泌和胆汁分泌。挥发油有抗真菌作用。

验方精选 ❶治麻疹应出不出或疹出不透：芫荽鲜品500克，置入沸水中，煎服熏洗，或乘热频擦，可助麻疹透发。❷治呕吐、反胃：芫荽鲜品适量，捣汁一匙，甘蔗汁二匙，加温送服，一日2次。❸辅助治疗高血压：鲜芫荽10克，葛根10克，煎服，早晚各1次，每次服50毫升，服10日为1个疗程。

苍耳子

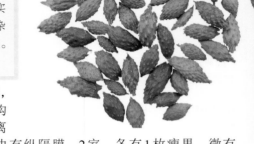

本品为菊科植物苍耳的干燥成熟带总苞的果实。全国各地均产。秋季果实成熟时采收，干燥，除去梗、叶等杂质。以粒大、饱满、色黄棕者为佳。全草亦可入药。生用或炒用。

中药识别 呈纺锤形或卵圆形，表面黄褐色或黄绿色，全体有钩刺，顶端有2枚较粗的刺，分离或相连。质硬而韧，横切面中央有纵隔膜，2室，各有1枚瘦果。微有香气。

药性 辛、苦，温；有毒。归肺经。

功效主治 散风寒，通鼻窍，祛风湿。主治风寒头痛，鼻塞流涕，鼻衄，鼻渊，风疹瘙痒，湿痹拘挛。

用法用量 煎服，3～10克。

使用注意 血虚之头痛、痹痛忌服。过量服用易致中毒。

现代药理 苍耳子煎剂在体外对金黄色葡萄球菌有某些抑菌作用，其丙酮或乙醇提取物在体外对红色毛癣菌也有抑菌作用。此外，苍耳子具有降血糖、镇咳、抗炎等活性。

验方精选 ❶取苍耳子30～40个，轻轻地捶破，放入清洁小铝杯中，加麻油1两，文火煮开，去苍耳，待冷后，倾入小瓶中备用。用时以棉签饱蘸药油涂鼻腔，每日2～3次，两周为1个疗程。❷治腮腺炎：苍耳子（炒去刺）10克，板蓝根15克，煎服，每日1剂，连服3～5剂。❸治诸风眩晕：苍耳子、天麻、白菊花各10克，煎服。

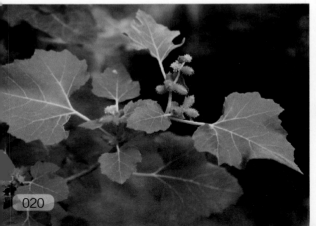

辛夷

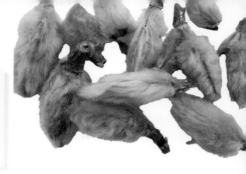

本品为木兰科植物望春花的干燥花蕾。主产于湖北、安徽、浙江、福建一带，冬末春初花未开放时采收，除去枝梗，阴干。以完整、内瓣紧密、香气浓者为佳。生用。

中药识别 呈长卵形，似毛笔头。基部常具短梗，梗上有类白色点状皮孔。苞片2～3层，两层苞片间有小鳞芽，苞片外表面密被灰白色或灰绿色茸毛，内表面类棕色，无毛。花被片9片，棕色，外轮花被片3片，条形，呈萼片状，内两轮花被片6片，轮状排列。雄蕊和雌蕊多数，螺旋状排列。气芳香，味辛凉而稍苦。

药性 辛，温。归肺、胃经。

功效主治 散风寒，通鼻窍。主治风寒头痛，鼻塞流涕，鼻渊，鼻鼽。

用法用量 煎服，3～9克。外用适量。

使用注意 阴虚火旺者忌服。

现代药理 辛夷有收缩鼻黏膜血管的作用，能保护鼻黏膜，并促进黏膜分泌物的吸收，减轻炎症，乃至鼻腔通畅。辛夷浸剂或煎剂对动物有局部麻醉作用、降压作用，并对横纹肌有乙酰胆碱样作用，可兴奋子宫平滑肌，亢奋肠运动。对多种致病菌也具有抑制作用。此外，辛夷挥发油还具有镇静、镇痛、抗过敏、降血压等作用。

验方精选 ❶治鼻炎、鼻窦炎：辛夷4份，鹅不食草1份。用水浸泡4～8小时后蒸馏，取芳香水，滴鼻。❷治鼻塞不知香味：皂角、辛夷、石菖蒲等份，上药研为细末，用棉纱裹药末塞于鼻中。❸治鼻内作胀或生疮：辛夷30克，黄连15克，连翘60克，将药微炒，研为粉末，每饭后服9克，温水送服。

食疗方 ❶辛夷藿香茶：治疗变应性（过敏性）鼻炎。辛夷2克，藿香4克。将上两味药用纱布包好，开水冲泡，浸、闷5～10分钟，代茶饮。❷辛夷花煮鸡 具有疏风通窍的功效，适用于慢性鼻窦炎、流脓涕等症。辛夷9克，鸡蛋2个。将辛夷用纱袋装好后放进砂锅中，加清水2碗，置火上，煎取1碗；鸡蛋煮熟去壳，刺小孔数个。将砂锅复置火上，倒入药汁煮沸，再放入鸡蛋同煮片刻，饮汤吃蛋。

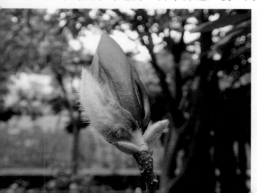

罗勒

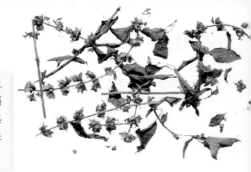

本品为唇形科植物罗勒的干燥的地上部分。主产于广东、广西、江苏、福建、台湾等地。夏、秋二季枝叶茂盛时采收，晒干或鲜用。以茎细、带果穗、香气浓厚者为佳。切段生用。

中药识别 茎方形，多分枝，常带紫色，叶对生，卵形或披针状卵形，两面脉上被疏柔毛。轮伞花序集成总状。气辛香，味清凉。

药性 辛、甘，温。入胃、肺、脾经。

功效主治 健胃化湿，祛风活血。主治风寒感冒头痛，食胀气滞，脘痛，肠炎泄泻，月经不调，跌打损伤，虫蛇咬伤，皮肤湿疮，瘾疹瘙痒。

用法用量 煎服，6～9克；或捣汁。外用适量，捣敷或煎服洗。

使用注意 气虚血燥者慎服。

现代药理 罗勒含挥发油，油中含罗勒烯等多种成分。另含黄酮类如槲皮素、芸香苷、迷迭香酸等成分，这些成分可增强胃的屏障作用，具有抗溃疡活性。

验方精选 ❶治毒蛇咬伤：罗勒、毛麝香、血见愁、石香薷各适量，捣烂敷伤处。❷治经痛：罗勒、丹参各9克，煎水服。❸治皮肤斑疹瘙痒：罗勒适量，煎水洗。

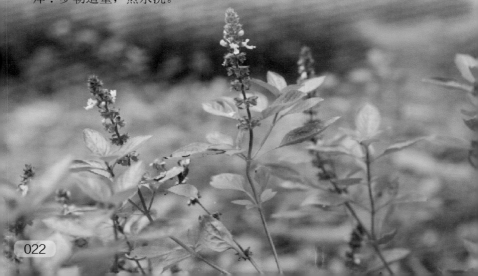

细辛

本品为马兜铃科植物北细辛的干燥根和根茎。主产于山东、山西、河南、陕西等地。栽培品于栽后生长 3～4 年采收。夏季果熟期或初秋采挖，除去泥沙，阴干。以根长、色灰黄、香气浓、味麻辣者佳。切段，生用或蜜炙后用。

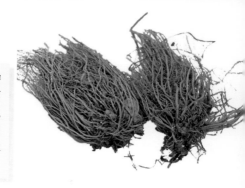

中药识别　呈不规则的段。根茎呈不规则圆形，外表皮灰棕色，有时可见环形的节。根细，表面灰黄色，平滑或具纵皱纹。切面黄白色或白色。气辛香，味辛辣、麻舌。

药性　辛，温。归心、肺、肾经。

功效主治　祛风散寒，祛风止痛，通窍，温肺化饮。主治风寒感冒，头痛，牙痛，鼻塞流涕，鼻衄，鼻渊，风湿痹痛，痰饮喘咳。

用法用量　煎服，1～3 克。散剂每次服 0.5～1 克。外用适量。

使用注意　不宜与藜芦同用。

现代药理　细辛挥发油具有镇静、镇痛、解热、抗炎、表面麻醉和浸润麻醉作用，大剂量细辛挥发油可使中枢神经系统先兴奋后抑制，有一定的毒副作用。细辛水及醇提取物可使速发型变态反应过敏介质释放量减少 40% 以上。体外实验显示，细辛挥发油对革兰阳性菌、枯草杆菌、伤寒杆菌及多种真菌有一定抑制作用。此外，细辛尚有强心、扩张血管、松弛平滑肌、增强脂质代谢、升高血糖等作用以及对细胞免疫、体液免疫有一定的抑制作用。

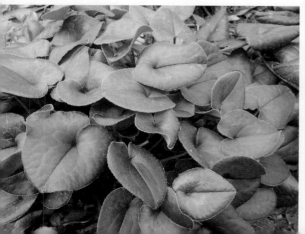

验方精选　❶治口舌生疮：细辛 5 克，研成粉末，分为 5 包，每日用米醋调成糊状，敷于脐部，每日换一次，连用 5 日。❷治鼻渊：细辛、防风、白芷各 3 克，煎服。❸治慢性支气管炎、咳嗽清稀痰多：细辛 3 克，干姜、五味子各 9 克，煎服。

荆芥

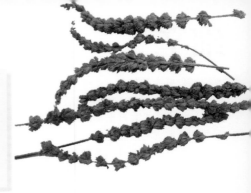

本品为唇形科植物荆芥的干燥地上部分。主产于江苏、浙江、江西、河北、湖北。夏、秋二季花开到顶、穗绿时采割，除去杂质，晒干。以色淡黄绿、穗长而密、香气浓郁者为佳。切段，生用或炒炭用。

中药识别　茎呈方柱形，表面淡黄绿色或淡紫红色，被短柔毛。切面类白色。叶多已脱落。穗状轮伞花序。气芳香，味微涩而辛凉。

药性　辛，微温。归肺、肝经。

功效主治　解表散风，透疹，消疮。主治感冒，头痛，麻疹不透，风疹瘙痒，疮疡初起。炒炭治便血，崩漏，产后血晕。

用法用量　煎服，5～10克。不宜久煎。

使用注意　表虚自汗、阴虚头痛忌服。

现代药理　荆芥水煎剂可增强皮肤血液循环，增加汗腺分泌，有微弱的解热作用。荆芥对金黄色葡萄球菌、白喉杆菌有较强的抑菌作用，对伤寒杆菌、痢疾杆菌、铜绿假单胞菌和人型结核杆菌均有一定的抑制作用。生品不能明显缩短出血时间，而荆芥炭则能使出血时间缩短。荆芥甲醇及醋酸乙酯提取物均有一定的镇痛作用。荆芥对醋酸引起的炎症有明显的抗炎作用。

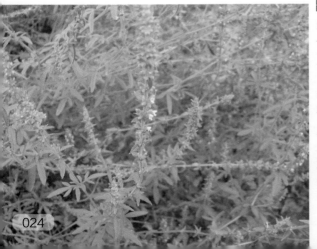

验方精选　❶治风热头痛：荆芥穗、石膏等份，研为粉末，每服6克，茶水送服。❷治头目诸疾，风气头痛，头晕目眩：荆芥穗适量，研为细末，每次9克，用酒送服。❸治大便下血：荆芥60克，槐花30克，炒后研为粉末，每次服9克，清茶送下。

桂枝

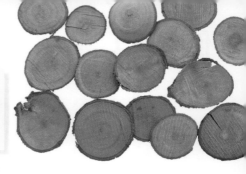

本品为樟科植物肉桂的干燥嫩枝。主产于广东、广西。春、夏二季采收，除去叶，晒干，或切片晒干。以枝条嫩、均匀、色红棕、香气浓郁者为佳。生用。

中药识别　饮片呈类圆形或椭圆形的厚片。表面红棕色至棕色，有时可见点状皮孔或纵棱线。切面皮部红棕色，木部黄白色或浅黄棕色，髓部类圆形或略呈方形，有特异香气，味甜、微辛。

药性　辛、甘、温。归心、肺、膀胱经。

功效主治　发汗解肌，温通经脉，助阳化气，平冲降气。主治风寒感冒，脘腹冷痛，血寒经闭，关节痹痛，痰饮，水肿，心悸，奔豚。

用法用量　煎服，3～10克。

使用注意　温热病及阴虚阳盛之证、血证、孕妇忌服。月经过多者慎用。

现代药理　本品所含桂皮油能扩张血管，改善血液循环，促使血液流向体表，从而有利于发汗和散热。桂枝煎剂、桂皮醛有解热、降温作用。桂枝醇提取物对金黄色葡萄球菌、大肠埃希菌、肺炎球菌、炭疽杆菌、霍乱弧菌、流感病毒等均有抑制作用。桂皮醛能促进胃肠平滑肌蠕动，增强消化机能，并有利胆作用。此外，桂枝有镇痛、抗炎、抗过敏、增加冠脉血流量、改善心功能、镇静、抗惊厥、抗肿瘤等作用。

验方精选　❶治肺源性心脏病：桂枝、杏仁各15克，白芍30克，生姜、大枣、厚朴各12克，炙甘草10克，煎服。❷治外感风寒：桂枝15克，黄芪20克，白芍、生姜、防风、白术、桔梗、前胡各10克，甘草6克，大枣10枚，煎服。❸跌打损伤，腹中有瘀血：桂枝、当归各100克，薄黄50克，调酒服。

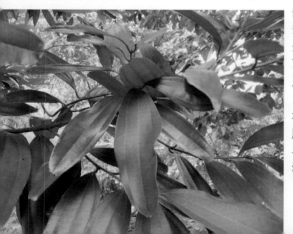

倒扣草

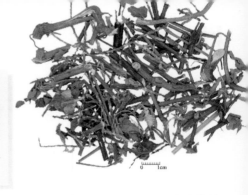

本品为苋科植物土牛膝的干燥全草。主产于江苏、浙江、广东、广西、湖北、湖南、云南、四川等地。夏、秋二季采收，挖取全株，除净泥土，晒干。以根粗壮、枝叶茂盛、带花或果序者为佳。生用。

中药识别　根圆柱形，表面灰黄色，质柔韧，不易折断，断面纤维性，小点状维管束排成数个轮环。茎节膨大如膝状，质脆，易折断，断面黄绿色。叶片长圆状倒卵形，两面均被粗毛。穗状花序细长花反折如倒钩。

药性　甘、淡、寒。归肺、膀胱经。

功效主治　解表清热，利水通淋，活血散瘀。主治感冒发热，暑热头痛，湿温病久热不退，疟疾寒热往来，乳蛾，热淋，小便不利。

用法用量　煎服，15～30克，鲜用加倍。外用适量，研磨吹喉或鲜品捣烂敷患处。

使用注意　孕妇忌用。

现代药理　倒扣草体外实验对白喉杆菌、溶血性链球菌、金黄色葡萄球菌均有抑制作用。所含倒扣草碱在体外能使蛙腹直肌收缩，且不为箭毒碱所阻断。在心血管方面表现出降低血压和心率，扩张血管，增加呼吸频率和幅度的作用。同时还具有利尿和导泻等作用。

验方精选　❶治感冒发热，咽喉肿痛：霍山石斛25克，倒扣草30克，猪瘦肉500克，生姜3片。煲汤，调入适量盐，供3人饮用。❷治喉痛：倒扣草鲜品适量，捣烂取汁，含漱。❸治血滞经闭：鲜倒扣草30～60克，或加鲜马鞭草30克，水煎，调酒服。

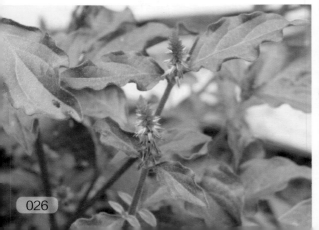

浮萍

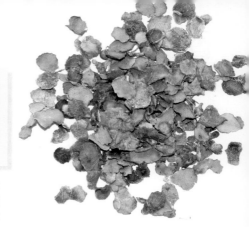

本品为浮萍科植物紫萍的干燥全草。主产于湖北、江苏、浙江、福建、四川等地。6～9月份采收，自水中捞出洗净，除去杂质，晒干。以完整、色绿、背紫者为佳。生用。

中药识别　本品为扁平叶状体，呈卵形或卵圆形。上表面淡绿色至灰绿色，偏侧有一小凹陷，边缘整齐或微卷曲。下表面紫绿色至紫棕色，着生数条须根。体轻，手捻易碎。

药性　辛，寒。归肺经。

功效主治　宣散风热，透疹，利尿。主治外感风热，麻疹透发不畅，风疹瘙痒，水肿尿少。

用法用量　煎服，3～9克。外用适量，煎服浸洗。

使用注意　表气虚而自汗者勿用。

现代药理　浮萍具有解热和抑菌作用，并有利尿作用，其有效成分主要为醋酸钾及氯化钾。浮萍水浸膏有强心作用，并能收缩血管使血压上升。

验方精选　❶治痤疮、湿疹：浮萍鲜品60克，紫草15克，白鲜皮30克，煎服。❷治皮肤风热，遍身生瘾疹：牛蒡子、浮萍等份，以薄荷10克煎服，送服，一日2次。❸治小便不通：浮萍100克，黑豆50克，煎服。

香薷

本品为唇形科植物江香薷的干燥地上部分。主产于广西、湖南、湖北、江西等地。前者习称"青香薷"，后者习称"江香薷"。夏季茎叶茂盛时择晴天采割，除去杂质，阴干。以枝嫩、穗多、香气浓郁者为佳。切段，生用。

中药识别　茎呈四方柱形或近于圆柱形，茎基部紫红色或棕紫色，叶对生，边缘有5～9个疏锯齿。穗状花序顶生或腋生，苞片宽卵形，花萼宿存，钟状，淡紫红色或灰绿色，先端5裂，密被茸毛，小坚果4枚。香气浓，味辛凉。

药性　辛，微温。归肺、胃经。

功效主治　发汗解表，化湿和中。主治暑湿感冒，恶寒发热，头痛无汗，腹痛吐泻，水肿，小便不利。

用法用量　水煎服，3～10克。

使用注意　本品辛温发汗力较强，表虚者忌服。

现代药理　香薷所含挥发油有发汗解热作用，能刺激消化腺分泌及胃肠蠕动。挥发油对葡萄球菌、伤寒杆菌、脑膜炎双球菌等有较强的抑制作用。此外，香薷酊剂能刺激肾血管而使肾小球充血，滤过性增大而有利尿作用。

验方精选　❶治脾胃不和，胸膈痞滞：香薷60克，炙甘草15克，白扁豆（炒）、厚朴（姜汁炒）、茯神各30克。均研为细末。每次服6克，沸水入盐送服。❷治水肿：香薷适量，水煎煮，去渣再浓缩，浓至可以捏丸时，即做成丸子，如梧桐子大。每次服5丸，一日服3次。❸治鼻血不止：香薷3克，研成细末，水冲服。

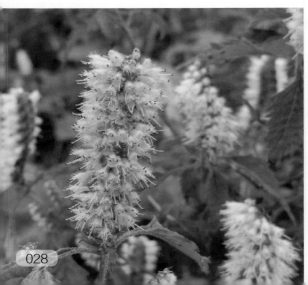

桑叶

本品为桑科植物桑的干燥叶。全国大部分地区均产。初霜后采收，摘取叶片，除去杂质，晒干。以叶大、色黄绿者为佳。生用或蜜炙用。

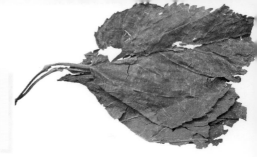

中药识别 本品完整者有柄，叶片展平后呈卵形或宽卵形，先端渐尖，基部截形、圆形或心形，边缘有锯齿或钝锯齿，有的不规则分裂。上表面黄绿色或浅黄棕色，有的有小疣状突起，下表面颜色稍浅，叶脉突出，小脉网状，脉上被疏毛，脉基具簇毛。质脆。气微，味淡、微苦涩。

药性 甘、苦，寒。归肺、肝经。

功效主治 疏散风热，清肺润燥，平抑肝阳，清肝明目。主治风热感冒，温病初起，肺热燥咳，燥热咳嗽，肝阳上亢，头晕头痛，目赤昏花。

用法用量 煎服，5～10克。蜜炙桑叶能增强润肺止咳的作用，故肺热燥咳宜用。

现代药理 鲜桑叶煎剂体外试验对金黄色葡萄球菌、乙型溶血性链球菌等多种致病菌有抑制作用，同时，煎剂还有抑制钩端螺旋体的作用。桑叶对多种原因引起的动物高血糖症均有降糖作用，所含脱皮固酮能促进葡萄糖转化为糖原，但不影响正常动物的血糖水平。脱皮激素还能降低血脂水平。能促进人体蛋白质合成，降低血脂。桑叶还有抗衰老、抗肿瘤等作用。

验方精选 ❶治咽喉红肿，牙痛：桑叶15克，煎服。❷治偏头痛：桑叶、牡丹皮、丹参等份，捣烂制成丸剂，开水冲服。❸治烫伤：用经霜桑叶烧炭存性，研为粉末，油调敷涂患处。

食疗方 ❶广东凉茶 治风热或秋燥引致的感冒发热，有良效。桑叶、

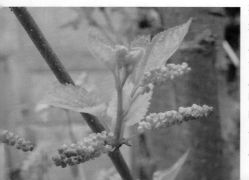

菊花、薄荷各5克，苦竹叶、白茅根各30克。上药一并放入茶壶内，用沸水冲泡，加盖浸泡10分钟，分次饮用。❷桑叶荷叶粥 降血压，降血脂。桑叶10克，新鲜荷叶1张，粳米100克，白糖。将桑叶、新鲜荷叶洗净煎煮20分钟，去渣取汤，将粳米放入汤液中煮成粥，调入白糖服用。

菊花

本品为菊科植物菊的干燥头状花序。主产于河北、河南、安徽、江苏、浙江等地。9～11月份霜降前花盛开时分批采收，晴天晒干。药材按产地和加工方法不同，分为亳菊、滁菊、贡菊、杭菊。按花的颜色不同又有黄菊花和白菊花之分。均以身干、花朵完整、色鲜艳、气香浓郁者为佳。

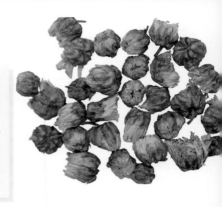

中药识别　本品呈倒圆锥形或圆筒形，有时稍压扁呈扇形，离散。总苞呈碟状；总苞片3～4层，卵形或椭圆形，草质，黄绿色或褐绿色，外面被柔毛，边缘膜质。花托半球形。舌状花数层，雌性，位于外围，类白色，劲直，上举，纵向折缩，散生金黄色腺点，管状花多数，两性，位于中央，为舌状花所隐藏，黄色，顶端5齿裂。气清香，微苦。

药性　甘、苦，微寒。归肺、肝经。

功效主治　散风清热，平肝明目。主治风热感冒，头痛眩晕，目赤肿痛，眼目昏花。

用法用量　煎服，5～10克。黄菊花偏于疏散风热，白菊花偏于平肝、清肝明目。

使用注意　气虚胃寒，食少泄泻之病，宜少用之。凡阳虚或头痛而恶寒者均忌用。

现代药理　菊花水浸剂或煎剂对金黄色葡萄球菌、多种致病性杆菌及皮肤真菌均有一定抗菌作用。菊花对流感病毒PR3和钩端螺旋体也有抑制作用。菊花制剂有扩张冠状动脉、增加冠脉血流量、提高心肌耗氧量的作用，并具有解热、抗炎、镇静、降压、缩短凝血时间等作用。

■验方精选■　❶治外感风热：菊花、桑叶各10克，薄荷3克，煎服。❷治头晕：菊花、枸杞子各10克，地黄12克，煎服。❸治高血压头痛：菊花、夏枯草、钩藤各5克，煎服。

■食疗方■　❶餐后菊花茶：餐后用能解渴生津。5～6朵菊花沸水冲泡菊花饮服。❷菊花罗汉果饮：清热润肺，明目。菊花9克，罗汉果半个。上药一并放入茶壶内，冲入沸水，加盖浸泡10分钟，代茶饮。

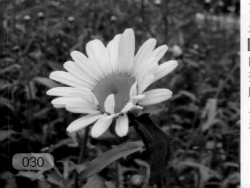

麻黄

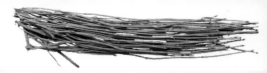

本品为麻黄科植物草麻黄的干燥草质茎。主产于山西、河北、甘肃、内蒙古、新疆。秋季采割绿色的草质茎，晒干，除去木质茎、残根及杂质，切段。均以干燥、茎粗、淡绿色、内心充实、味苦涩者为佳。生用、蜜炙或捣绒用。

中药识别 本品呈细长圆柱形，表面淡绿色至黄绿色，有细纵脊线，节明显，上有膜质鳞叶，裂片2（稀3），锐三角形，反曲，基部联合成筒状，红棕色。断面髓部红棕色，近圆形。

药性 辛、微苦，温。归肺、膀胱经。

功效主治 发汗解表，宣肺平喘，利水消肿。主治风寒感冒，胸闷喘咳，风水浮肿；支气管哮喘。蜜麻黄润肺止咳。多用于表证已解，气喘咳嗽。

用法用量 煎服，2～9克。

使用注意 体虚自汗、盗汗及虚喘者忌用。

现代药理 麻黄所含麻黄挥发油、麻黄碱、甲基麻黄碱等均有发汗作用。麻黄碱、伪麻黄碱、麻黄挥发油具有镇咳、平喘、祛痰的活性。此外，麻黄还具有利尿、抗炎、抗流感病毒、抗菌等作用。麻黄碱还有兴奋中枢神经系统、强心、升高血压、抑制肠平滑肌等作用。

验方精选 ❶治肺炎、急性支气管炎：麻黄4.5克，杏仁9克，生石膏18克，甘草3克，煎服。❷治哮喘：麻黄、桂枝、白芍、干姜、制半夏各6克，细辛、五味子、甘草各3克，煎服。❸治风寒感冒：麻黄、杏仁、甘草（生）各等份。研成粗粉，每次服15克，另加生姜5片，煎水服。

食疗方 ❶砂锅杏仁豆腐：润肺滑肠，发汗定喘。可用于支气管哮喘，适用于肾阳虚哮喘，受凉发作者食用。豆腐120克，杏仁15克，麻黄3克，调料适量。

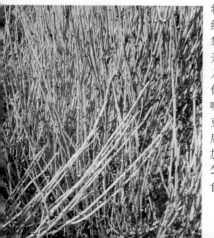

将杏仁、麻黄洗净，并装入纱布袋，将口用线扎紧。将豆腐切成3厘米见方的块，和药袋一并放入砂锅，加适量水，先用武火，烧开后改用文火，共煮1小时，捞出药袋，加入调味料即可。❷麻黄石膏粥：清热宣肺，化痰平喘。可用于支气管炎、气管炎、咳嗽痰喘等。麻黄5克，石膏30克，粳米100克，白糖适量。将石膏加水煎20～30分钟后，下麻黄再煎，滤取煎汁1000毫升左右，加入洗净的粳米煮粥，待熟时加入白糖和匀，再煮片刻即可服食。每日1剂，可连续食用5～7日。

淡豆豉

本品为豆科（蝶形花亚科）植物大豆成熟种子的发酵加工品。全国大部分地区均产。以色黑、质柔、气香、无槽粒者为佳。生用。

中药识别　本品呈椭圆形，略扁，表面黑色，皱缩不平。质柔软，断面棕黑色。气香，味微甘。

药性　苦、辛，凉。归肺、胃经。

功效主治　解表，除烦，宣发郁热。主治感冒，寒热头痛，烦躁胸闷，虚烦不眠。

用法用量　煎服，6～12克。外用适量，炒焦研末调敷。

使用注意　胃虚易泛恶者慎服。

现代药理　淡豆豉有微弱的发汗作用，并有健胃、助消化作用。

验方精选　❶治癃闭：淡豆豉9克，生姜30克，食盐6克，连须大葱300克。共捣敷脐，并固定，药冷则换热药，至愈为度。❷治小儿流行性感冒：淡豆豉7粒，葱头20克，生姜1片。上药共捣烂，蒸熟敷在厚纸上如膏药状，微热贴在患儿囟门上，贴药后有发汗反应。❸治断奶乳胀：淡豆豉250克，水煎，服一小碗，余下外洗乳房。

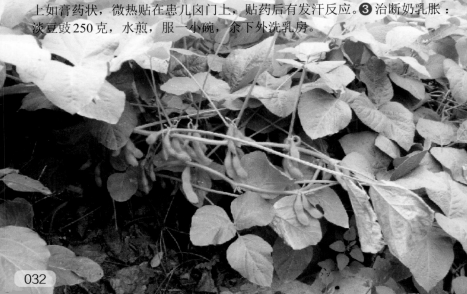

葛根

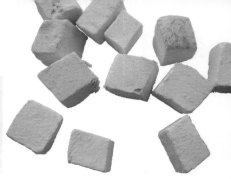

本品为豆科（蝶形花亚科）植物野葛的干燥根。主产于河南、湖南、浙江、四川等地。秋、冬二季采挖，多趁鲜切成厚片或小块，干燥。以块大、质坚实、粉性足、纤维少者为佳。生用或煨用。

中药识别　饮片呈不规则的厚片、粗丝或边长，为0.5～1.2厘米的方块。切面浅黄棕色至棕黄色。质韧，纤维性强。气微，味微甜。

药性　甘、辛，凉。归脾、胃经。

功效主治　解肌退热，生津止渴，透疹，升阳止泻，通经活络，解酒毒。主治外感发热头痛，项背强痛，热病口渴，消渴，麻疹不透，热痢热泄，脾虚泄泻，中风偏瘫，胸痹心痛，眩晕头痛，酒毒伤中。

用法用量　煎服，10～15克。解酒毒宜生用，升阳止泻宜煨用。

使用注意　性凉，易于动呕，胃寒者慎用。

现代药理　葛根煎剂、葛根乙醇浸膏、葛根素等具有解热作用，并能对抗垂体后叶素引起的急性心肌缺血。葛根总黄酮能扩张冠脉血管和脑血管，增加冠脉血流量和脑血流量，降低心肌耗氧量，增加氧供应。葛根能直接扩张血管，使外周阻力下降而有明显降压作用，能较好地缓解高血压患者的"项紧"症状。葛根素能改善微循环，提高局部微血流量，抑制血小板凝集。此外，葛根所含不同成分分别具有收缩和舒张内脏平滑肌的作用，并有降血糖、降血脂、抗氧化等活性。

验方精选　❶治高血压和心绞痛：葛根10克，煎服。❷治外感病项背强痛：葛根15克，煎服。❸治鼻衄不止：生葛根，绞取汁，每次服一小盏。

食疗方　❶葛粉饭：清心醒脾，益智健脑。适用于狂证、心神恍惚、言语失常、记忆力衰退等病症。葛根粉200克，高粱米500克，豆豉汁及调味品各适量。先用滚开水将高粱米淋湿，加入葛根粉拌匀，放入豆豉汁适量，在旺火上煮熟。适当拌以调味品即可食用。

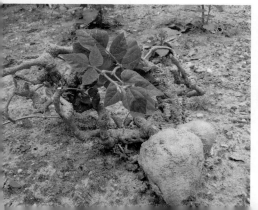

❷地瓜葛根煎：用于流行性感冒的辅助治疗。鲜地瓜100克，葛根（干品）50克。将鲜地瓜洗净切片，和葛根一起加适量水煎服，去渣。每日1次，一次服完。

葱白

本品为百合科植物葱近根部的鳞茎。
全国各地均产。全年可随时采收，采
挖后，切去须根及叶，剥去外膜。以
粗壮、气香浓郁者为佳。鲜用。

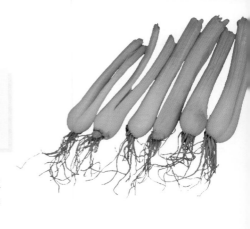

中药识别　鳞茎柱形，数枚簇生，
鳞茎外皮白色或淡红褐色，薄革
质。叶基生，管状。全体具特异
气味。

药性　辛，温。归肺、胃经。

功效主治　发汗解表，散寒通阳，散结下乳。主治风寒感冒，阴盛腹痛，
二便不通，痢疾，疮痈肿痛，皮肤瘙痒，产后无乳，乳房胀痛。

用法用量　煎服，3～10克；或煮酒。外用适量，捣敷，炒熨，煎水洗，
蜂蜜或醋调敷。

现代药理　葱白对白喉杆菌、结核杆菌、痢疾杆菌、链球菌有抑制作用，
对皮肤真菌也有抑制作用，还可杀灭阴道滴虫。此外，还具有发汗解热、
利尿、健胃、祛痰等作用。

验方精选　❶治风寒感冒：葱白、芫荽各15克，煎服。❷治便秘腹
胀：鲜葱白（连须）50克，生姜30克，食盐15克，淡豆豉6克。上药共
捣烂制成药饼，将药饼置火上烘热，敷于脐上，用绷带固定，冷后烘热
再敷之。❸治寒凝腹痛：葱白适量；炒熟，外熨脐腹。

紫苏叶

本品为唇形科植物紫苏的干燥叶或嫩枝。主产于江苏、湖北、河南、广东、浙江等地。夏季枝叶茂盛时采收，除去杂质，晒干。以叶大、完整、色紫、香气浓郁者为佳。生用。

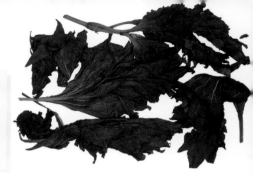

中药识别　叶多皱缩卷曲、破碎，完整者展平后呈卵圆形。边缘具圆锯齿。两面紫色或上表面绿色，下表面紫色，疏生灰白色毛。叶柄紫色或紫绿色。

药性　辛，温。归肺、脾经。

功效主治　解表散寒，行气和胃。主治风寒感冒，咳嗽呕恶，脾胃气滞，妊娠呕吐，鱼蟹中毒。

用法用量　煎服，5～10克。不宜久煎。外用适量，捣敷或煎水洗患处。

使用注意　温病及气弱者忌服。

现代药理　紫苏叶煎剂有缓和的解热作用，同时可促进消化液分泌，增进胃肠蠕动，减少支气管分泌，缓解支气管痉挛。本品水煎剂对大肠埃希菌、痢疾杆菌、葡萄球菌均有抑制作用。能缩短血凝时间、血浆复钙时间和凝血活酶时间。紫苏油可使血糖上升。

【验方精选】 ❶治乳痈肿痛：紫苏10克，水煎服频服，并将其捣碎涂敷患处。❷治食虾蟹中毒：鲜紫苏叶60克，生姜20克，煎水服。❸治刀伤出血：嫩紫苏叶和桑叶适量，捣碎敷于患处。

【食疗方】 ❶紫苏炒鹅片：暖胃补阴。鹅片300克，葱段20克，紫苏叶20克，

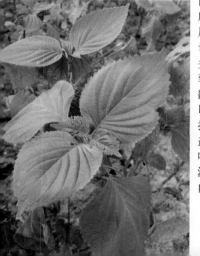

西芹20克，蒜头20克，盐、糖、生抽、料酒、麻油、花生油、卤水汁、胡椒粒各适量。鹅片用盐、糖、料酒、生抽拌匀备用；紫苏叶洗净切碎备用；西芹洗净，切5厘米长段备用；蒜头去衣洗净，拍碎备用；开锅下油，爆香蒜蓉、葱段、西芹段和胡椒粒，然后下鹅片猛火翻炒，加入少许卤水汁和紫苏叶碎翻炒片刻，以盐、糖调味，最后加入少许麻油便可。❷凉拌紫苏叶：解毒、散寒、理气。紫苏叶300克，盐2克，味精2克，酱油5克，麻油5克。紫苏叶清水洗净，放入沸水锅内焯透，捞出，再用清水洗，挤干水分；将紫苏切成段放入盘内，加入酱油、麻油等拌匀即可。

蔓荆子

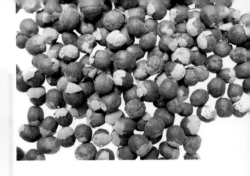

本品为马鞭草科植物单叶蔓荆的干燥成熟果实。主产于山东、浙江、福建、江西、广东、广西、云南。秋季果实成熟时采收，除去杂质，晒干。以粒大、饱满、气味浓者为佳。生用或炒用。

中药识别　本品呈球形，表面灰黑色或黑褐色，被灰白色宿萼及短果梗。萼顶端5齿裂，其中2裂较深，密被茸毛。气特异而芳香，味淡、微辛。

药性　辛，苦，微寒。归膀胱、肝、胃经。

功效主治　疏散风热，清利头目。主治风热感冒头痛，齿龈肿痛，目赤多泪，目暗不明，头晕目眩。

用法用量　煎服，5～9克，或浸酒。外用适量，煎服外洗。

使用注意　血虚有火之头痛目眩及胃虚者慎服。

现代药理　蔓荆子有一定的镇静、止痛、退热作用。蔓荆子黄素有抗菌、抗病毒作用。蔓荆叶蒸馏提取物具有增进外周和内脏微循环的作用。

验方精选　❶治急、慢性鼻炎：葱须20克，蔓荆子10克，薄荷6克，煎服，代茶饮用。❷治偏头痛：蔓荆子200克，白酒500毫升，上药捣碎，用酒浸泡7日，去渣备用，每次饮用10～15毫升，每日3次。❸治耳鸣或听力减退：蔓荆子、葛根、人参、黄芪各9克，黄柏3克，白芍6克，升麻4.5克，炙甘草3克，水煎，每日1剂，分2次温服。

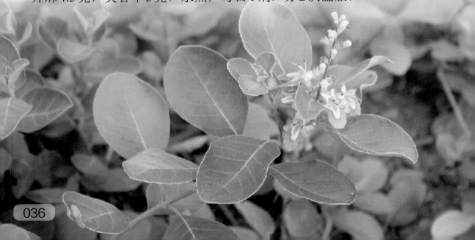

蝉蜕

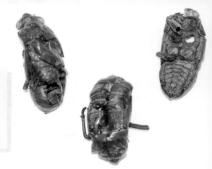

本品为蝉科昆虫黑蚱的若虫羽化时脱落的皮壳。主产于山东、河北、河南、江苏、浙江、四川等地。夏、秋二季采集，除去泥沙，晒干。以色黄、体轻、完整者为佳。生用。

中药识别 本品略呈椭圆形而弯曲。表面黄棕色，半透明，有光泽。头部复眼突出。额部先端突出，口吻发达，上唇宽短，下唇伸长成管状。胸部背面呈十字形裂开，裂口向内卷曲，脊背两旁具小翅2对，腹面有足3对，被黄棕色细毛。腹部钝圆，共9节。体轻，中空，易碎。

药性 甘，寒。归肺、肝经。

功效主治 散风除热，利咽，透疹，退翳，解痉。主治风热感冒，温病初起，咽痛音哑，麻疹不透，风疹瘙痒，目赤翳障，惊风抽搐，破伤风。

用法用量 煎服，3～6克。

使用注意 孕妇慎服。

现代药理 蝉蜕有解热作用，其中蝉蜕头足较身部的解热作用强。蝉蜕具有抗惊厥作用，其酒剂能使实验性破伤风家兔的平均存活期延长，可减轻家兔已形成的破伤风惊厥，并能对抗士的宁、可卡因、菸碱等中枢兴奋药引起的小鼠惊厥死亡，抗惊厥作用蝉蜕身较头足强。此外，蝉蜕还具有镇静作用，能显著减少正常小鼠的自发活动，延长戊巴比妥钠的睡眠时间，对抗咖啡因的兴奋作用。

验方精选 ❶治风温初起，风热感冒，咳嗽：薄荷5克，蝉蜕3克（去足、翅），前胡5克，淡豆豉12克，瓜蒌皮6克，牛蒡子3克，煎服。❷治感冒、咳嗽失音：蝉蜕3克，牛蒡子9克，甘草3克，桔梗4克，煎服。❸治痘疮出不快：紫草、蝉蜕、木通、芍药、甘草（炙）各等份，每次服6克，煎服。

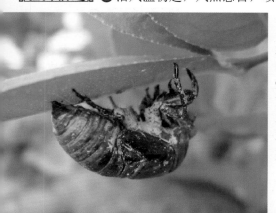

薄荷

本品为唇形科植物薄荷的干燥地上部分。主产于江苏、浙江。夏、秋二季茎叶茂盛或花开至三轮时，选晴天，分次采割，晒干或阴干。以叶多、色深绿、气味浓者为佳。切段，生用。

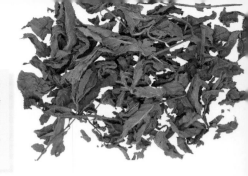

中药识别　本品茎呈方柱形，表面紫棕色或淡绿色，具纵棱线，棱角处具茸毛。切面白色，中空。叶多破碎，上表面深绿色，下表面灰绿色，稀被茸毛。轮伞花序腋生，花萼钟状，先端5齿裂，花冠淡紫色。揉搓后有特殊清凉香气，味辛凉。

药性　辛，凉。归肺、肝经。

功效主治　宣散风热。清利头目，利咽，透疹，疏肝行气。主治风热感冒，风温初起，头痛眩晕，目赤多泪，喉痹，咽喉肿痛，口舌生疮，麻疹不透，风疹瘙痒，肝郁气滞，胸胁胀闷。

用法用量　煎服，3～6克，入煎剂宜后下。

使用注意　阴虚血燥，肝阳偏亢，表虚汗多者忌服。

现代药理　薄荷油内服通过兴奋中枢神经系统使皮肤毛细血管扩张，促进汗腺分泌，增加散热，而起到发汗解热的作用。薄荷油能抑制胃肠平滑肌收缩，能对抗乙酰胆碱而发挥解痉作用。薄荷醇有利胆作用。薄荷油外用，能刺激神经末梢的冷感受器而产生冷感，并反射性地造成深部组织血管的变化而起到消炎、止痛、止痒、局部麻醉和抗刺激作用。此外，本品还有祛痰、止咳、抗着床、抗早孕、抗病毒微生物等作用。

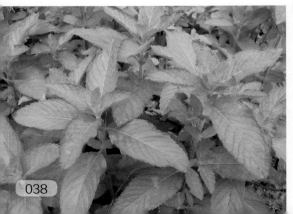

■验方精选　❶治眼弦赤烂：薄荷适量，以生姜汁浸一宿，晒干为末，每次用3克，沸水泡洗。❷治皮肤瘙痒：薄荷、蝉蜕等份为末，每次温酒调服3克。❸治伤风感冒：鲜薄荷6克，生桑叶15克，生姜4片，红糖适量，煎服。

藁本

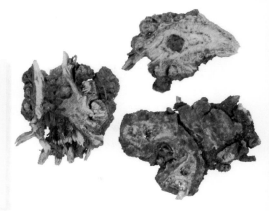

本品为伞形科植物藁本或辽藁本的干燥根茎和根。主产于四川、甘肃、湖北、湖南、陕西、辽宁、山东、河北等地。秋季茎叶枯萎或次春出苗时采挖，除去泥沙，晒干或烘干。均以身干、体长、质坚、香气浓者为佳。切厚片，生用。

识别　根茎呈不规则结节状圆柱形，常切成厚片。表面棕褐色或暗棕色，粗糙，有纵皱纹，上侧残留数个凹陷的圆形茎基，下侧有多数点状突起的根痕和残根。体轻，质较硬，易折断，断面黄色或黄白色，纤维状。气浓香，味辛、苦、微麻。

药性　辛，温。归膀胱经。

功效主治　祛风，散寒，除湿，止痛。主治风寒感冒，巅顶疼痛，风湿痹痛。

用法用量　水煎服，3～10克。外用适量，煎水洗或研末调涂。

使用注意　血虚头痛者忌服。

现代药理　藁本所含挥发油具有镇痛、镇静、解热及抗炎作用，并有抑制肠和子宫平滑肌收缩，还能明显减慢耗氧速度，延长实验动物存活时间，增加组织耐缺氧能力，对抗由垂体后叶素所致的心肌缺血。此外，藁本醇提取物有降压作用，对常见致病性皮肤癣菌有抗菌作用。藁本内酯、苯酞及其衍生物能使实验性动物气管平滑肌松弛，有较明显的平喘作用。

验方精选　❶治一切风寒头痛，鼻塞：川芎、细辛、白芷、甘草、藁本各等份。为末，每药125克，加入煅石膏末250克，水和为丸，每31克做8丸。每次服一丸，食后薄荷茶嚼下。❷治胃痉挛、腹痛：藁本15克，苍术9克，水煎服。❸治疥癣：藁本适量，煎汤洗浴，并用水洗衣服。

第二章　清热药

一枝黄花

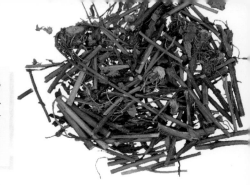

本品为菊科植物一枝黄花的干燥全草。主产浙江、江苏、安徽、江西、贵州、湖北、湖南等地。秋季花果期采挖，除去泥沙，晒干。以色黄，气清香者为佳。切段，生用。

中药识别 茎圆柱形，表面黄绿色、灰棕色或暗紫红色，有棱线，质脆，易折断，断面纤维性，有髓。单叶互生，呈卵形或披针形，先端稍尖或钝，全缘或有不规则的疏锯齿，基部下延成柄。气微香，味微苦辛。

药性 辛、苦，凉。归肺、肝经。

功效主治 清热解毒，疏散风热。用于喉痹，乳蛾，咽喉肿痛，疮疖肿毒，风热感冒。

用法用量 煎服，9～15克。外用适量，煎服浸洗患处。

现代药理 一枝黄花水煎剂在体外对金黄色葡萄球菌、铜绿假单胞菌、痢疾杆菌、伤寒杆菌、肺炎双球菌、甲型溶血性链球菌及红色藓菌、白色念珠菌均有抑制作用。另有利尿，促进白细胞对细菌的吞噬功能，以提高机体免疫力。此外，一枝黄花尚有平喘、祛痰等作用。

验方精选 ❶治鹅掌风、灰指甲、脚癣：一枝黄花适量，煎服浸洗患部。❷治感冒、咽喉肿痛、扁桃体炎：一枝黄花9～30克，煎服。❸治中暑吐泻：一枝黄花15克，樟叶3片，煎服。

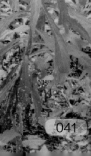

三丫苦

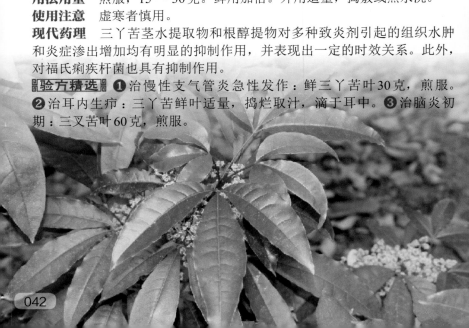

本品为芸香科植物三叉苦的干燥茎及带叶嫩枝。主产于广东、广西等地。全年均可采收。砍取嫩枝叶，切段，阴干或晒干。以枝叶嫩、叶黄绿色、片块大小均匀者为佳。生用或鲜用。

中药识别　饮片多为薄片，稍老枝条呈圆柱形，嫩枝方柱形，常绿灰色，有直线纹；质硬而脆，易折断。三出复叶对生；小叶片多皱缩或破碎，完整小叶片长圆状披针形，上面褐绿色，下面色较浅，两面光滑无毛，有透明腺点，气微香，味极苦。

药性　苦，寒。归肝、肺、胃经。

功效主治　清热解毒，行气止痛，燥湿止痒。主治热病高热不退，咽喉肿痛，热毒疮肿，风湿痹痛，胃脘痛，跌打肿痛，皮肤湿热疮疹，瘙痒，痔疮。

用法用量　煎服，15～30克。鲜用加倍。外用适量，捣敷或煎水洗。

使用注意　虚寒者慎用。

现代药理　三丫苦茎水提取物和根醇提物对多种致炎剂引起的组织水肿和炎症渗出增加均有明显的抑制作用，并表现出一定的时效关系。此外，对福氏痢疾杆菌也具有抑制作用。

验方精选　❶治慢性支气管炎急性发作：鲜三丫苦叶30克，煎服。❷治耳内生疖：三丫苦鲜叶适量，捣烂取汁，滴于耳中。❸治脑炎初期：三叉苦叶60克，煎服。

三角草

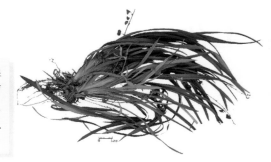

本品为百合科植物三角草的干燥全草。主产于广东、广西、海南等地。全年均可采收。拔取全草，抖净泥沙，晒干或鲜用。以叶多、色浅绿，根茎洁净者为佳。

中药识别 叶线形，有一条明显的中脉，基部扩大抱茎，膜质，半透明。总状花序从叶丛中抽出，蒴果三角状，开裂可见圆形种子。

药性 甘、微苦，微寒；有毒。归心、脾经。

功效主治 清热解毒，消肿止痛。主治乳痈，疮疖肿毒，毒蛇咬伤，痔疮出血，跌打肿痛。

用法用量 煎服，15～30克。外用适量鲜品，捣敷患处。

使用注意 过量会引起中毒，应慎用。

现代药理 三角草醇提取液外用具有显著的抗炎、镇痛作用，并能改善家兔耳微循环的作用。低剂量三角草提取液对五步蛇中毒大鼠有保护作用，可改善大鼠的中毒症状。

验方精选 ❶治跌打损伤：三角草鲜品适量，捣烂敷于患处。❷治蛇咬伤：三角草鲜品适量，捣烂敷于伤口周围。❸治泌尿系统结石：鲜品50克，与椰子（"红椰子"为佳）水同煎内服，每日1次，10日为1个疗程。

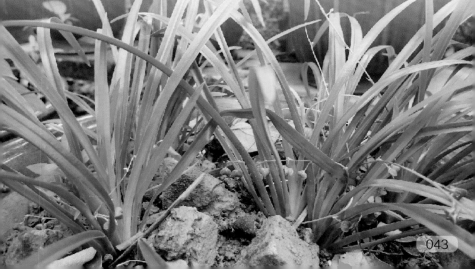

土茯苓

本品为百合科植物光叶菝葜的干燥根茎。主产于广东、湖南、湖北、浙江、安徽、四川等地。夏、秋二季采挖根部，除去须根，洗净，干燥，或趁鲜切成薄片，干燥。以身干、片大、粉性足、筋脉少、断面淡棕色者为佳。生用。

中药识别　饮片呈长圆形或不规则的薄片，边缘不整齐。质略韧，折断时有粉尘飞扬，切面黄白色或红棕色，粉性，可见点状维管束及多数小亮点。以水湿润后有黏滑感。气微，味微甘、涩。

药性　甘、淡，平。归肝、胃经。

功效主治　除湿解毒，通利关节。主治湿热淋浊，带下，痈肿，瘰疬，疥癣，梅毒及汞中毒所致的肢体拘挛，筋骨疼痛。

用法用量　煎服，15～60克。外用适量。

使用注意　肝肾阴虚者慎服。服药时忌茶。

现代药理　本品所含落新妇苷有明显的利尿、镇痛作用。对金黄色葡萄球菌、溶血性链球菌、大肠埃希菌、铜绿假单胞菌、伤寒杆菌、福氏痢疾杆菌、白喉杆菌和炭疽杆菌均有抑制作用。对大鼠肝癌及移植性肿瘤有一定的抑制作用。可通过影响T淋巴细胞释放淋巴因子的炎症过程而选择性地抑制细胞免疫反应。此外，尚能缓解汞中毒，明显拮抗棉酚毒性。

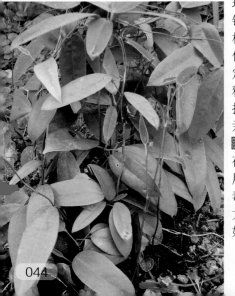

验方精选　❶治疗急慢性肾炎：土茯苓90克，水煎，分3次服。退肿作用较好，服后小便增加。❷治杨梅疮毒：土茯苓30克，水酒浓煎服。❸治大毒疮红肿：土茯苓适量，研为细末，好醋调敷患处。

大血藤

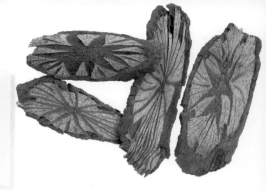

本品为木通科植物大血藤的干燥藤茎。主产于江西、湖北、河南、江苏、陕西、四川、贵州、广东等地。秋、冬二季采收，除去侧枝，截段，干燥。以条匀、色红棕者为佳。切厚片，生用。

中药识别 饮片为类椭圆形的厚片。外表皮灰棕色，粗糙。切面皮部红棕色，有数处向内嵌入木部，木部黄白色，有多数导管孔，射线呈放射状排列。气微，味微涩。

药性 苦，平。归大肠、肝经。

功效主治 清热解毒，活血，祛风止痛。主治肠痈腹痛，经闭，痛经，风湿痹痛，跌仆肿痛。

用法用量 煎服，9～15克。外用适量。

使用注意 孕妇慎服。

现代药理 本品煎剂对金黄色葡萄球菌及乙型链球菌均有较强的抑制作用，对大肠埃希菌、白色葡萄球菌、卡他球菌、甲型球菌及铜绿假单胞菌，亦有一定的抑制作用。本品水溶提取物能抑制血小板聚集，增加冠脉流量，抑制血栓形成，提高血浆cAMP水平，提高实验动物的耐缺氧能力，扩张冠状动脉，缩小心肌梗死范围。

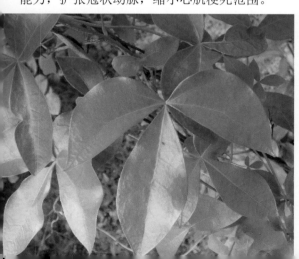

验方精选 ❶治风湿筋骨疼痛、经闭腰痛：大血藤18～30克，煎服。❷治小儿蛔虫腹痛：大血藤根研粉，每次吞服4克。❸治血崩：大血藤、仙鹤草、白茅根各15克，煎服。

大青叶

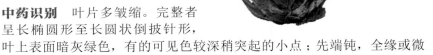

本品为十字花科植物菘蓝的干燥叶。主产于江苏、河北、安徽、河南等地。夏、秋二季分2～3次采收，除去杂质，晒干。以叶完整、色暗灰绿、霉干菜气浓者为佳。生用。

中药识别　叶片多皱缩。完整者呈长椭圆形至长圆状倒披针形，叶上表面暗灰绿色，有的可见色较深稍突起的小点；先端钝，全缘或微波状，基部狭窄下延至叶柄呈翼状。质脆。气微，味微酸、苦、涩。

药性　苦，寒。归心、胃经。

功效主治　清热解毒，凉血消斑。主治温病高热，神昏，发斑发疹，黄疸，热痢，痄腮，喉痹，口疮，丹毒，痈肿。

用法用量　煎服，9～15克。外用适量。

使用注意　脾胃虚寒者忌用。

现代药理　大青叶煎剂有广谱的抑菌作用，对流感病毒、腮腺炎病毒等有抑制作用。靛玉红有显著的抗白血病作用。此外，还有抗内毒素、增强免疫力、解热、抗炎、抗肿瘤、保肝利胆等作用。

验方精选　❶预防流行性脑脊髓膜炎、乙型脑炎：大青叶15克，黄豆15克，煎服，每日1剂，连服7日。❷防治疖子、痱子：鲜大青叶（或根、叶并用）90克，野菊花15克，犁头草20克，水煎，分3～4次服，每日1剂，连服3～5日。❸治病毒性感冒，热重寒轻，头痛身重，咽喉肿痛：大青叶、根各50克，金银花15克，蝉蜕6克，甘草3克，煎服。

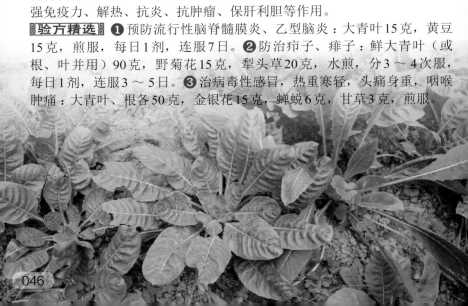

山豆根

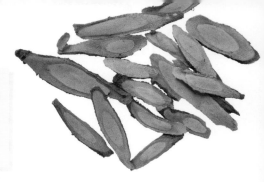

本品为豆科（蝶形花亚科）植物越南槐的干燥根及根茎。主产于广东、广西、贵州等地。秋季采挖，除去杂质，洗净，干燥。以条粗壮、质坚硬、味苦者为佳。切片，生用。

中药识别 　饮片呈不规则的类圆形厚片。表面棕色至棕褐色，有不规则的纵皱纹及横长皮孔样突起。质坚硬，难折断，断面皮部浅棕色，木部淡黄色。有豆腥气，味极苦。

药性 　苦，寒；有毒。归肺、胃经。

功效主治 　清热解毒，消肿利咽。主治火毒蕴结，咽喉肿痛，齿龈肿痛。

用法用量 　煎服，3～6克。外用适量。

使用注意 　本品有毒，过量服用易引起呕吐、腹泻、胸闷、心悸等不良反应，故用量不宜过大。脾胃虚寒泄泻者忌服。

现代药理 　山豆根所含苦参碱对金黄色葡萄球菌、痢疾杆菌、大肠埃希菌、结核杆菌、霍乱弧菌、麻风杆菌、絮状表皮癣菌、白色念珠菌以及钩端螺旋体均有抑制作用。所含总碱能增加心肌收缩力，显著增加冠脉流量及抗心律失常作用。此外，本品还有升高白细胞、抗肿瘤、抗炎及保肝等作用。

验方精选 　❶治喉风急证，牙关紧闭，水谷不下：山豆根、白药等份，水煎液嗽之，缓缓咽下。❷治咽喉肿痛、失音：荆芥、山豆根、射干、桔梗各6克，木蝴蝶、黄芩各12克，煎服，每日服3次，每日1剂。❸治肺脓疡，咯吐脓血：桔梗15克，山豆根6克，煎服。

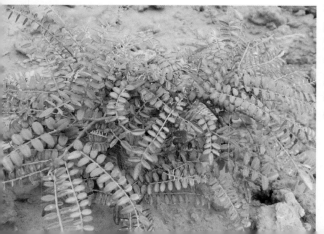

山银花

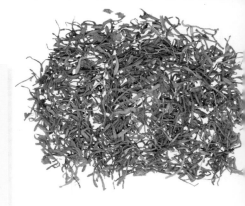

本品为忍冬科植物华南忍冬的干燥花蕾或带初开的花。主产于广东、广西、海南、云南等地。夏初花开放前采收，干燥。以花蕾长、花蕾饱满、不开放、色荧白鲜艳、气清香者为佳。生用、炒用或制成露剂使用。本品药性功用与金银花相似，在有些地方可作为金银花使用。

中药识别　花蕾呈棒状而稍弯曲，长1.6～3.5厘米，直径0.5～2毫米。表面黄色或黄绿色。萼筒和花冠密被灰白色毛，子房有毛。气清香，味微苦甘。

药性　甘，寒。归肺、心、胃经。

功效主治　清热解毒，疏散风热。主治痈肿疔疮，喉痹，丹毒，热毒血痢，风热感冒，湿热发病。

用法用量　煎服，6～15克。

使用注意　脾胃虚寒及气虚疮疡脓清者忌用。

现代药理　山银花提取物对多种致病性球菌、杆菌具有显著的抑制作用，对病毒也具有明显地抑制作用。同时，动物试验还证实山银花具有抗炎、抗氧化、保肝、抗肿瘤、免疫调节及抗动脉粥样硬化等方面的活性。

验方精选　❶治泌尿道感染：山银花15克，车前草、旱莲草、益母草各30克，煎服。❷咽喉炎：山银花15克，生甘草3克，煎水含漱。❸腮腺炎：山银花、蒲公英各15克，甘草15克，煎服。

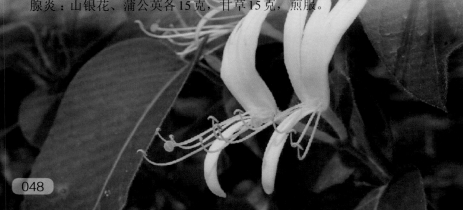

金银花

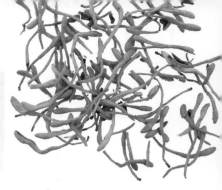

本品为忍冬科植物忍冬的干燥花蕾或带初开的花。主产于河南、山东。夏初花开放前采收，干燥。以花蕾长、饱满不开放、色黄白、鲜艳、气清香、无枝叶者为佳。生用，炒用或制成露剂使用。

中药识别　花蕾呈棒状，上粗下细，略弯曲，表面黄白色或绿白色，密被短柔毛。偶见叶状苞片。花萼绿色，先端5裂，裂片有毛。开放者花冠筒状，先端二唇形；雄蕊5个，附于筒壁，黄色；雌蕊1个，子房无毛。气清香，味淡、微苦。

药性　甘，寒。归肺、心、胃经。

功效主治　清热解毒，疏散风热。主治痈肿疮毒，喉痹，丹毒，热毒血痢，风热感冒，温病发热。

用法用量　煎服，6～15克。

使用注意　脾胃虚寒及气虚疮疡脓清者忌用。

现代药理　本品所含绿原酸类化合物等成分对金黄色葡萄球菌、溶血性链球菌、痢疾杆菌、霍乱弧菌等多种致病菌均有一定的抑制作用。另有一定的抗流感病毒、柯萨奇病毒等作用。金银花水煎液和注射液具有不同程度的退热作用，并且显著提高小鼠腹腔巨噬细胞吞噬百分率和吞噬指数。绿原酸类化合物有利胆和保肝作用。此外，金银花尚有止血、降低胆固醇、抗生育、兴奋中枢、促进胃液分泌等作用。

验方精选　❶治痢疾：金银花25克，焙枯存性。红痢以白蜜水送服。❷治内外痈肿：金银花200克，甘草150克，水煎顿服，能饮者用酒煎服。❸治胆道感染，创口感染：金银花50克，连翘、大青根、黄芩、野菊花各25克，煎服。

食疗方　❶金银花雪梨蜜饮：清热化痰。金银花3克，雪梨250克，蜂蜜20克。先将金银花洗净，放入锅中，研碎，备用。再将雪梨洗净，连皮切碎，与金银花

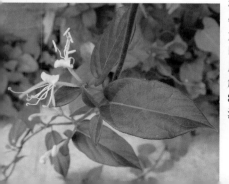

碎末同放入砂锅，加水适量，煎煮20分钟，用洁净纱布过滤，去渣，收取滤汁。放入容器，趁温热时调入蜂蜜，拌均匀即成。早晚两次分服，或当饮料，分次服用，当日吃完。❷金银花茶：清热解毒，清肝明目。金银花3克，枸杞子8～10枚，冰糖适量。将上述材料放入沸水中，泡5分钟，代茶饮。

千里光

本品为菊科植物千里光的干燥地上部分。主产于江苏、浙江、广东、广西、四川等地。全年均可采收，除去杂质，阴干。以叶多、色绿者为佳。生用或鲜用。

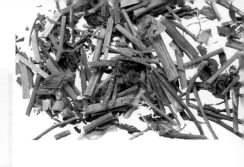

中药识别　茎呈细圆柱形，上部有分枝，表面灰绿色、黄棕色或紫褐色，具纵棱，密被灰白色柔毛。叶互生，完整叶片展平后呈卵状披针形或长三角形，有时具1～6侧裂片，边缘有不规则锯齿，基部戟形或截形，两面有细柔毛。头状花序总苞钟形；花黄色至棕色，冠毛白色。气微，味苦。

药性　苦，寒。归肺，肝经。

功效主治　清热解毒，明目，利湿。主治痈肿疮毒，感冒发热，目赤肿痛，泄泻痢疾，皮肤湿疹。

用法用量　煎服，15～30克。外用适量，捣烂敷或煎水熏洗。

使用注意　含肝毒吡咯双烷生物碱，其急、慢性中毒可引起肝脏的肝窦阻塞综合征、肝巨红细胞症或肝纤维化。

现代药理　本品煎剂有广谱的抗菌作用，对金黄色葡萄球菌、白色葡萄球菌、固紫染色阴性球菌、流感杆菌、伤寒杆菌、痢疾杆菌、铜绿假单胞菌有较强的抗菌作用。千里光对阴道滴虫具有一定抑制作用，千里光不同提取物在体外实验显示能抗钩端螺旋体。此外，千里光宁碱及千里光菲灵碱对大鼠小肠痉挛有解痉作用。

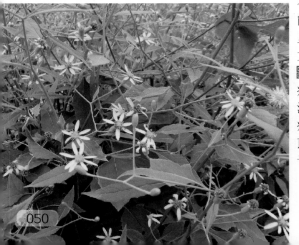

验方精选　❶治风火眼痛：千里光100克，煎水熏洗。❷治脚趾间湿痒，肛门痒，阴道痒：千里光适量，煎水洗患处。❸治流感：千里光鲜全草50克。煎服。

广东土牛膝

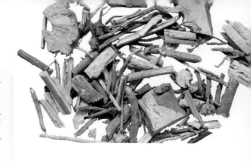

本品为菊科植物华泽兰的干燥根。主产于浙江、福建、安徽、湖北、湖北、广东等地。秋季采挖根部，去除地上茎叶，洗净，干燥。以须根粗长者为佳。生用。

中药识别　根多数，着生于粗壮的根状茎上，根表面灰黄色至棕褐色。质硬而脆，易折断。断面纤维状，皮部棕灰色，易分离，中心木部较大，黄白色。气香，味微辛、苦。

药性　苦、甘，寒。归肺、肝经。

功效主治　清热解毒，凉血利咽。主治白喉，咽喉肿痛，感冒高热，麻疹热毒，肺热咳嗽，外伤肿痛，毒蛇咬伤。

用法用量　煎服，9～15克。外用适量，捣敷或煎水洗。

使用注意　孕妇忌用。

现代药理　本品水煎剂对白喉杆菌有抑制作用，酊剂对白喉杆菌、溶血性链球菌、金黄色葡萄球菌具有抑制作用，酊剂抑菌作用强于煎剂。此外，水煎剂还具有中和毒素及抗炎作用。

验方精选　❶治喉痛、单双蛾喉：广东土牛膝鲜根250克，捣烂榨取鲜汁，加盐少许，缓缓吞咽，并留一部分含漱。❷治血淋：广东土牛膝60克。加少量米酒，煎服。❸治烫火伤：广东土牛膝鲜根适量，煎取浓汁，冷敷患处。

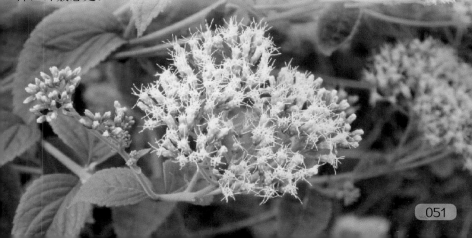

飞扬草

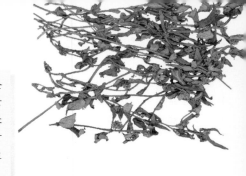

本品为大戟科植物飞扬草的干燥全草。主产于江西、湖南、广西、云南、广东、福建等地。夏、秋二季采收。挖取全草，洗净、晒干。以叶多、色绿、带花序者为佳。切段，生用或鲜用。

中药识别　茎呈近圆柱形，表面黄褐色或浅棕红色，质脆，易折断，断面中空。叶对生，叶片椭圆状卵形或略近菱形，绿褐色，先端急尖或钝，基部偏斜，边缘有细锯齿，有3条较明显的叶脉。聚伞花序密集成头状，腋生。蒴果卵状三棱形。

药性　微辛、酸，寒。归肺、大肠经。

功效主治　清热利湿，祛风止痒，止血。主治湿热泻痢，衄血，尿血，皮肤瘙痒，湿疹，疥癣，外伤出血。

用法用量　煎服，15～30克。鲜品加倍。外用适量，煎水洗或捣碎敷患处。

使用注意　孕妇慎用。

现代药理　大飞扬草水煎剂对金黄色葡萄球菌、铜绿假单胞菌均有抑制作用。本品有利尿和中度致泻作用。

验方精选　❶治小便不畅，尿血：鲜大飞扬草40克，白茅根30克。煎服。❷治脚癣：鲜大飞扬草150克，75%乙醇500毫升。将大飞扬草切碎，浸泡于乙醇内3～5日，取浸液外涂患处。❸治急性乳腺炎：鲜大飞扬草60克，豆腐100克。将大飞扬与豆腐同炖烂，去渣喝汤。另取鲜品适量，加食盐少许，捣烂，外敷患处周围，使乳汁顺利流出。

马齿苋

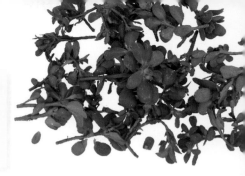

本品为马齿苋科植物马齿苋的干燥地上部分。全国大部分地区均产。夏、秋二季采收，除去残根及杂质，洗净，略蒸或烫后晒干。以质嫩、叶多、色青绿者为佳。切段，生用或鲜用。

中药识别 茎圆柱形，表面黄褐色，有明显纵沟纹。叶多破碎，完整者展平后呈倒卵形，先端钝平或微缺，全缘。蒴果圆锥形，内含多数细小种子。气微，味微酸。

药性 酸，寒。归肝、大肠经。

功效主治 清热解毒，凉血止血，止痢。主治热毒血痢，痈肿疔疮，湿疹，丹毒，虫蛇咬伤，便血，痔血，崩漏下血。

用法用量 煎服，9～15克；鲜品30～60克。外用适量，捣敷患处。

使用注意 脾胃虚寒，肠滑泄泻者忌用。

现代药理 本品乙醇提取物及水煎液对痢疾杆菌有显著的抑制作用，对大肠埃希菌、伤寒杆菌、金黄色葡萄球菌、杜盎小芽孢癣菌也均有一定的抑制作用。能增强豚鼠离体回肠的收缩。口服或腹腔注射其水提物可使骨骼肌松弛，对子宫平滑肌有兴奋作用，能升高血钾浓度，对心肌收缩力呈剂量依赖性的双向调节。此外，还有利尿和降低胆固醇等作用。

验方精选 ❶治细菌性痢疾：鲜马齿苋100克，洗净，捣烂取汁服，或煎服。❷治肺热咯血：鲜马齿苋60克，白茅根30克，仙鹤草20克，水煎，分3次服。❸治痈疖：鲜马齿苋适量，洗净，加食盐少许，捣烂外敷患处。同时可用马齿苋30克，煎服。

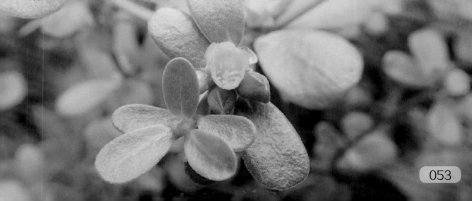

马蹄金

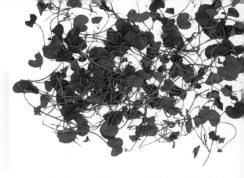

本品为旋花科植物马蹄金的干燥全草。主产于四川、贵州、云南、广东等地。夏、秋二季采收，拔取全草，抖净泥沙，晒干。以叶多，色灰绿者为佳。生用或鲜用。

中药识别 茎细长，被灰色短柔毛，节上生根，质脆，易折断，断面有小孔。叶互生，圆形或肾形，基部心形，全缘。偶见近圆球形果实。

药性 苦、辛，凉。归肝、肾经。

功效主治 清热利湿，解毒消肿。主治湿热黄疸，下焦湿热，石淋涩痛，喉痹肿痛，急性肾炎水肿，白喉，扁桃体炎，风火眼痛。外用治疗乳痈，疔疮肿毒，跌打损伤。

用法用量 煎服，6～15克。鲜品30～60克。外用适量，捣敷患处。

现代药理 本品煎剂及酊剂对白喉杆菌有较强抑菌作用，对金黄色葡萄球菌、溶血性链球菌、枯草杆菌及大肠埃希菌也有一定的抑制作用。煎剂对大鼠急性、慢性利尿试验均证实有明显的利尿和排钠作用。

验方精选 ❶治急性菌痢，腹泻腹痛，赤白下痢：马蹄金30克，煎服，每日1剂，分两次服。❷治黄疸：鲜马蹄金30克，车前草20克，大青叶30克，煎服，每日1剂，分两次服。❸治慢性胆囊炎：鲜马蹄金25克，积雪草10克，煎服，每日1剂，分两次服。

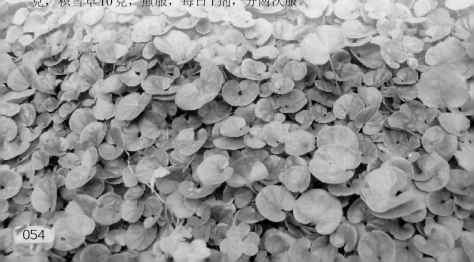

天花粉

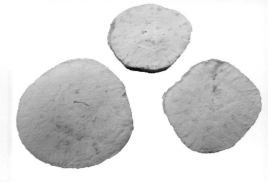

本品为葫芦科植物栝楼的干燥根。主产于山东、河南、河北、安徽、湖北、四川等地。秋、冬二季采挖，洗净，除去外皮，切厚睡或纵剖成瓣，干燥。以色白、质坚实、粉性足者为佳。生用。

中药识别　饮片呈类圆形、半圆形或不规则形的厚片。外表皮黄白色或淡棕黄色。质坚实，断面白色或淡黄色，富粉性，横切面可见黄色木质部，略呈放射状排列。纵切面可见黄色条纹状木质部。气微，味微苦。

药性　甘、微苦，微寒。归肺、胃经。

功效主治　清热泻火，生津止渴，消肿排脓。主治热病烦渴，肺热燥咳，内热消渴，疮疡肿毒。

用法用量　煎服，10～15克。

使用注意　孕妇慎用。不宜与川乌、草乌、附子同用。

现代药理　本品煎剂对溶血性链球菌、肺炎双球菌、白喉杆菌等多种致病菌有一定的抑制作用。皮下或肌内注射天花粉蛋白，有引产和中止妊娠的作用。天花粉蛋白有抗病毒、抗肿瘤作用。天花粉分离出的5种聚糖均有降血糖作用。天花粉煎剂、天花粉蛋白具有提高机体免疫功能的作用。

验方精选　❶治风热上攻，咽喉肿痛：天花粉、薄荷各等份，研成粉末，西瓜汁送服。❷治糖尿病：天花粉、黄连各90克，研成粉末，制蜜丸如梧桐子大。每次服30丸，一日二服。❸治虚热咳嗽：天花粉50克，人参15克，研成粉末，每次服5克，米汤送服。

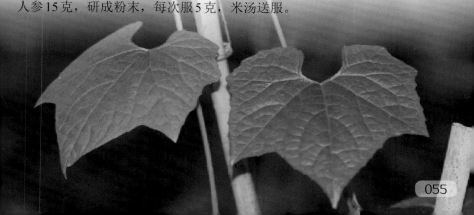

无花果

本品为桑科植物无花果的聚花果（花托）。全国各地均有产，主产于山东、新疆、江苏、云南。秋季摘取未成熟青色聚花果，放于沸水内烫过，立即捞起，晒干或烘干。无花果叶和根也入药。以色青黑或暗棕色、无霉蛀者为佳。生用或鲜用。

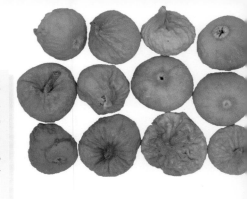

中药识别　花托呈倒圆锥形或类球形，有些会裂开，表面淡黄棕色至暗棕色、青黑色，有波状弯曲的纵棱线，顶端稍平截，中央有圆形的突起，基部较窄，带有果柄及残存的苞片。质坚硬，横切面黄白色，内壁着生众多细小瘦果。瘦果卵形或三棱状卵形，淡黄色，外有宿萼包被。气微，味甜。

药性　甘，寒。归肺、脾、大肠经。

功效主治　健胃清肠，消肿解毒。主治食欲减退，腹泻，乳汁不足，喉痛。

用法用量　煎服，5～7枚。外用研末调敷或撒于患处。

使用注意　脂肪肝患者、脑血管意外患者、腹泻者、正常血钾性周期性麻痹等患者不宜食用。大便溏薄者不宜生食。

现代药理　无花果含多种营养成分，可作食品。在便秘时，可用作食物性轻泻剂。从未成熟果实中所得的乳汁能抑制大鼠移植性肉瘤、小鼠自发性乳癌，致使肿瘤坏死。此外，又能延缓移植性腺癌、骨髓性白血病、淋巴肉瘤之发展，使其退化。无花果中所含有的水解酶和脂肪酶等具有明显降低血脂和分解血脂的活性。

验方精选　❶治喉痛：无花果5～7枚，煎服。或将无花果鲜果晒干，研末，吹喉。❷治产后乳汁不足：无花果100克，与猪蹄适量，炖汤服。❸治痔疮：无花果鲜叶适量，煎水熏洗患处。

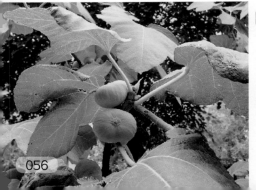

木芙蓉叶

本品为锦葵科植物木芙蓉的干燥叶。主产于江苏、陕西、浙江、广东、湖南、贵州等地。夏、秋二季霜后采收，剪下叶片，晒干或鲜用。以叶片完整、色绿者为佳。

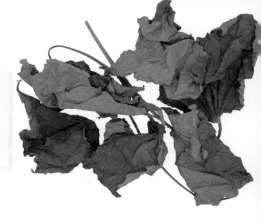

中药识别　本品多卷缩、破碎，全体被毛。完整叶片展平后呈卵圆状心形，宽10～20厘米，掌状3～7浅裂，裂片三角形，边缘有钝齿。上表面暗黄绿色，下表面灰绿色，叶脉7～11条，于两面突起。叶柄长5～20厘米。气微，味微辛。

药性　辛，平。归肺、肝经。

功效主治　凉血，解毒，消肿，止痛。主治肺热咳嗽、吐血崩漏、痈肿疮毒、淋巴结炎、阑尾炎等。外用治疗痈疖脓肿，烧伤烫伤等。

用法用量　煎服，10～30克。外用适量，研末调敷患处。

使用注意　孕妇忌用。

现代药理　叶片流浸膏具有显著的抗菌作用，对金黄色葡萄球菌、铜绿假单胞菌、副大肠杆菌及变形杆菌有抑制作用。

‖验方精选‖ ❶治带状疱疹：木芙蓉鲜叶适量，阴干研末，调米浆涂抹患处。❷治烫伤或灼疮：木芙蓉适量，研末，用蜂蜜或香油调敷患处。❸治小儿喉疾：鲜芙蓉叶捣汁，和鸡蛋煎成小块，贴囟门及肚脐。

木蝴蝶

本品为紫葳科植物木蝴蝶的干燥成熟种子。主产于云南、贵州、海南、广西、四川等地。秋、冬二季采收成熟果实，曝晒至果实开裂，取出种子，晒干。以色白、柔软、有光泽者为佳。生用。

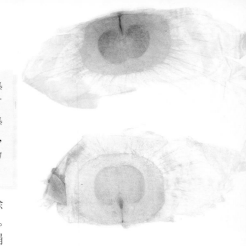

中药识别　本品为蝶形薄片，除基部外三面延长成宽大菲薄的翅。表面浅黄白色，翅半透明，有绢丝样光泽，上有放射状纹理，边缘多破裂。体轻，剥去种皮，可见一层薄膜状的胚乳紧裹于子叶之外。子叶2片，蝶形，黄绿色或黄色。

药性　苦、甘，凉。归肺、肝、胃经。

功效主治　清肺利咽，疏肝和胃，敛疮生肌。主治肺热咳嗽，喉痹音哑，肝胃气痛，疮疡久溃不敛。

用法用量　煎服，1～3克。外用适量，敷贴；或研末撒患处。

现代药理　本品煎剂对大鼠半乳糖性白内障的形成过程中的代谢紊乱有阻止和纠正作用，可用于防治白内障。所含黄芩苷元具有抗炎、抗变态反应、利尿、利胆、降胆固醇的作用。

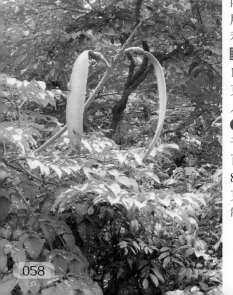

验方精选　❶治咽喉肿痛：木蝴蝶10克，薄荷3克，玄参10克，麦冬10克，蜂蜜20克，水煎，去渣取汁，兑入蜂蜜，继续加热至沸，稍温频服。❷治肝气痛：木蝴蝶20张，铜壶上焙干研细，用酒调服。❸治急性气管炎、百日咳等：木蝴蝶、甘草各3克，桔梗8克，安南子、桑白皮、款冬花各15克，水煎，加冰糖150克溶化于药液，制成糖浆，一日数次，频频服之。

水线草

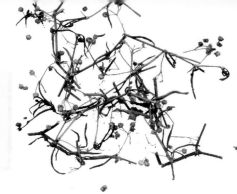

本品为茜草科材植物水线草的干燥全草。主产于广东、广西、海南、江西、福建、浙江、贵州、四川等地。夏、秋二季采收，除去杂质，鲜用或晒干。以叶多、色灰绿、具花果者为佳。

中药识别 茎四棱形，多分枝，质脆易折断。叶对生，多皱缩，完整者展开后呈线状披针形或线形，边缘粗糙，常向背面卷曲，表面深灰绿色。花序腋生，多为2～5朵排成伞房花序。蒴果圆球形，种子细小，多数。

药性 微苦、寒，归脾、肺经。

功效主治 清热解毒。治疟疾，肠痈，肿毒，烫伤。

用法用量 煎服，15～30克。外用鲜品适量，煎水洗。

现代药理 水线草能抗植入皮下肿瘤，显著促进白细胞放射性操作后的复原，并且对体外培养的人癌细胞增殖有抑制作用，并可显著抑制鸡胚绒毛尿囊膜（CAM）新生血管的生成。此外，水线草所含的京尼平苷酸有导泻作用，服用后5小时起泻。

验方精选 ❶治疟疾：水线草、常山、马鞭草各6克，煎服。❷治烫伤：水线草适量，水煎液洗患处。❸治无名肿毒：鲜水线草适量，煎汁洗患处。

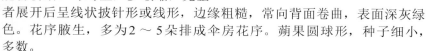

水翁花

本品为桃金娘科植物水翁的干燥花蕾。主产于台湾、广东、海南、广西、云南、福建等地。农历端午前后采摘带有花蕾的花枝，用水淋湿，堆叠3～5日，使花蕾自然脱落，晒至三成干，复堆闷1～2日再晒，以后晒一日，闷一日，待足干后，筛净残存枝梗。以粒大、体重、色淡黄黑色，无枝梗者为佳。生用。水翁花柄即水翁花梗，习称"水翁枝"；水翁的树皮，习称为"广东土槿皮"；水翁叶和水翁根均可入药。

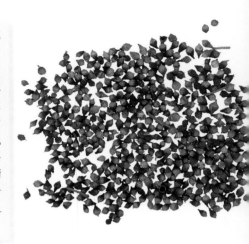

中药识别　本品呈卵形或球形而两端尖，皱缩，下半部为棕黑色的倒钟形或杯状的萼筒，上半部帽状，为五枚合生的花瓣，浅棕黄色。除去帽状体，可见重叠的雄蕊，花丝棕黑色，中央有锥形花柱。质干硬，气微香，微苦。

药性　苦，寒。归脾、胃经。

功效主治　清热解暑，祛湿消滞。主治感冒发热，头痛，腹胀，呕吐，泄泻。

用法用量　煎服，15～30克。叶外用适量，鲜品捣烂或水煎洗。

现代药理　本品对常见化脓性球菌和肠道致病菌均有较强的抑制作用。

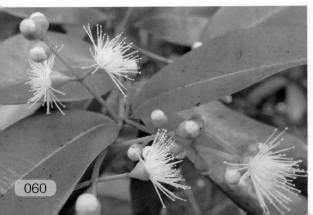

验方精选　❶治食滞腹胀，呕吐泻泄：水翁花30克，煎服。❷治急性乳腺炎：鲜叶适量，水煎洗患处，另用鲜品捣烂敷于患处。❸治发热头痛：水翁花30克，泡水代茶饮用。

毛冬青

本品为冬青科植物毛冬青的干燥根及茎。主产于广东、广西、安徽、福建、浙江、江西等地。全年均可采挖，洗净，砍成块或切片，晒干。以根粗大、黄白色或淡黄棕色者为佳。生用。

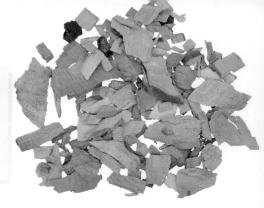

中药识别　本品多为大小不等的块片。表面灰褐色至棕褐色，根头部具茎枝及茎残基，外皮稍粗糙，有纵向细皱纹及横向皮孔。质坚实，不易折断，断面皮部菲薄，木部发达，土黄色至灰白色，有致密的放射状纹理及环纹。气微，味苦、涩而后甜。

药性　苦、涩，寒，归肺、心经。

功效主治　清热解毒，活血通络，止咳平喘。主治风热感冒，肺热咳喘，咽喉肿痛，乳蛾，牙龈肿痛，丹毒，胸痹心痛，中风偏瘫，炭疽，水火烫伤。

用法用量　煎服，10～30克。外用适量，煎汁浸洗或研末调敷。

现代药理　毛冬青所含黄酮苷类成分对心血管的影响主要表现在对动物性实验模型中，使冠脉血流量持续增加。临床应用证明是治疗心血管疾病的较好的药物。此外，毛冬青对金黄色葡萄球菌、变形杆菌、痢疾杆菌、铜绿假单胞菌具有抑制作用。此外，毛冬青根水煎剂还具有镇咳和祛痰的作用。

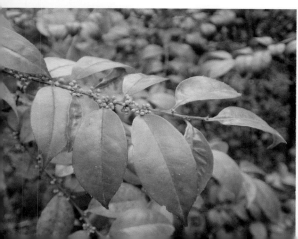

验方精选　❶治肺热咳喘：毛冬青根15克，水煎，冲白糖适量，分3次服。❷治感冒，扁桃体发炎：毛冬青30克，煎服。❸治血栓闭塞性脉管炎：毛冬青90克，煎水浸泡伤口，每日1～2次。

风雨花

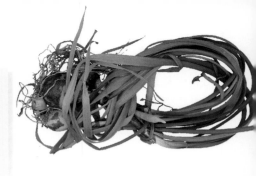

本品为石蒜科植物韭莲的干燥全草。原产于中、南美洲。我国南北各省区均有栽培。夏、秋二季采收。挖取全草，洗净，晒干。以鳞茎肥大饱满、黄白色者为佳。切段，生用或鲜用。

中药识别 鳞茎卵球形。基生叶常数枚簇生，线形，扁平。花单生于花茎顶端，花玫瑰色或粉红色，花被裂6片。蒴果近球形，种子黑色。

药性 苦，寒。归肝经。

功效主治 清热解毒，活血凉血。主治血热吐血，血崩，跌伤红肿，毒蛇咬伤，甲沟炎。

用法用量 煎服，15～30克，鲜品加倍。外用适量鲜品，捣烂敷患处。

现代药理 风雨花鳞茎和根所含全能花素和7-去氧环水仙素成分具有抗肿瘤活性。

验方精选 治痈疮红肿：取风雨花适量，捣烂敷患处。

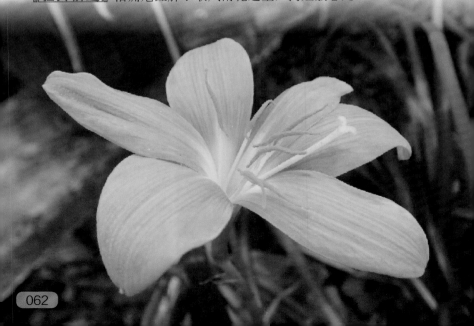

石上柏

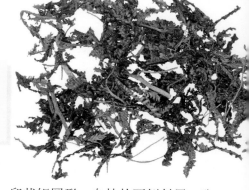

本品为卷柏科植物深绿卷柏的全草。主产于云南、贵州、广西、广东、福建、台湾、浙江等地。全年均可采收，割取全草，洗净，鲜用或晒干。

中药识别 主茎直立，常在分枝处生根，侧枝密，多回分枝。叶二型，主茎侧叶密生，在小枝上呈覆瓦状，卵状矩圆形，向枝的两侧斜展。孢子囊穗四棱形，常成对顶生。孢子叶卵状三角形，渐尖头，边缘有细齿。孢子囊卵圆形。

药性 甘，平。

功效主治 清热解毒，活血化瘀。主治目赤、咽痛、咳嗽、乳痈及肿瘤等。

用法用量 煎服，10～30克，鲜品加倍。外用适量，煎水洗或捣碎外敷。

现代药理 动物实验证实，石上柏对小白鼠肉瘤、小白鼠宫颈癌、小白鼠白血病模型均有抑制作用，能延长肝癌小鼠的生存期。同时具有增强机体代谢和网状内皮系统的吞噬功能。

验方精选 ❶治慢性肝炎：石上柏15克，白花蛇舌草30克。煎服。❷治肿瘤：石上柏10～30克，煎服。❸治刀伤，创伤出血：石上柏适量，研成细末，外敷患处。

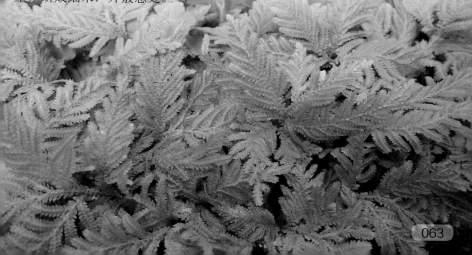

石膏

本品为硫酸盐类矿物硬石膏族石膏，主含含水硫酸钙（$CaSO_4 \cdot 2H_2O$）。主产于湖北、安徽、山东等地。一般于冬季采收。采挖后，除去杂质及泥沙。以色白、半透明、纵断面如丝者为佳。打碎生用或煅用。生用品清热泻火，除烦止渴；煅用收敛生肌。

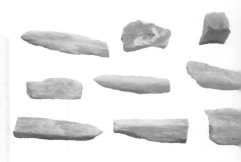

中药识别　本品为纤维状的集合体，呈长块状、板块状或不规则块状。白色、灰白色或淡黄色，有的半透明。体重，质软，纵断面具绢丝样光泽。气微，味淡。

药性　甘、辛，大寒。归肺、胃经。

功效主治　清热泻火，除烦止渴。主治外感热病，高热烦渴，肺热喘咳，胃火亢盛，头痛，牙痛，内热消渴。溃疡不敛，湿疹瘙痒，烧烫伤，外伤出血。

用法用量　煎服，15～60克，宜先煎。

使用注意　脾胃虚寒及血虚、阴虚发热者忌服。

现代药理　石膏对实验性发热动物有明显的解热作用，但也有解热作用不明显的报道。石膏上清液能明显减少口渴大鼠的饮水量，促进血液凝固，缩短血凝时间，并有抑制神经应激能力、减轻骨骼肌兴奋性、降低毛细血管通透性、促进胆汁排泄、增强巨噬细胞吞噬能力、抗病毒、抗炎、免疫促进、利尿、降血糖等作用。煅石膏粉外敷可见创口成纤维细胞数、肉芽组织中毛细血管数和毛细血管面积明显增加。

验方精选　❶治酒渣鼻：生石膏、生石灰等量。共研细末，过筛，乳钵研匀，瓶装备用。用时先将患处用清水洗净，取药粉适量，加烧酒调成糊，外敷患处，每日1次，连用3日。❷治偏正头痛，头痛连眼：生石膏、牛蒡子（炒）各15克。共研细末，每次6克，饭后用热水、酒或清茶调服。❸治风火牙痛：生石膏15克，鸭蛋2个。先将生石膏打碎水煎30分钟，再放入鸭蛋煮熟，喝汤吃蛋。

龙胆

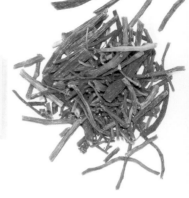

本品为龙胆科植物龙胆的干燥根及根茎。主产于吉林、辽宁、黑龙江、内蒙古等地。春、秋二季采收。采挖后，除去茎叶，洗净，晒干。以条粗长、色黄或黄棕、味苦者为佳。切段，生用。

中药识别　根茎呈不规则块片，表面暗灰棕色或深棕色，上端有茎痕或残留茎基，周围和下端着生多数细长的根。根呈圆柱形，略扭曲，表面淡黄色或黄棕色，有的上部多有显著的横皱纹，下部较细。质脆，易折断，断面皮部黄白色至棕黄色，木部色较浅，呈点状环列。气微，味甚苦。

药性　苦，寒。归肝、胆经。

功效主治　清热燥湿，泻肝胆火。主治湿热黄疸，阴肿阴痒，带下，湿疹瘙痒，肝火头痛，目赤肿痛，耳鸣耳聋，胁痛口苦，惊风抽搐。

用法用量　煎服，3～6克。外用适量，煎水洗或研末调搽。

使用注意　脾胃虚寒者忌用，阴虚津伤者慎用。

现代药理　龙胆水浸剂对石膏样毛癣菌、星形奴卡菌等皮肤真菌有不同程度的抑制作用，对钩端螺旋体、金黄色葡萄球菌、铜绿假单胞菌、变形杆菌、伤寒杆菌也有抑制作用。龙胆苦苷有抗炎作用。此外，龙胆还具有镇静、促进胃液及胃酸分泌、保肝、抑制心脏、减缓心率、降压及抗疟原虫等作用。

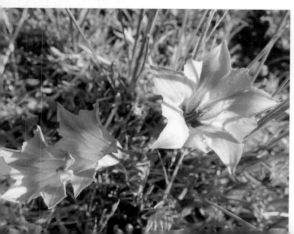

验方精选　❶治黄疸尿赤：龙胆3克、栀子、苦参各9克，煎服。❷治肝火目赤，阴部湿痒：龙胆3克，柴胡5克，栀子、黄芩、车前子各9克，煎服。❸治肝火上冲所致的鼻衄：龙胆6克，研成粉末，温水送服。

龙葵

本品为茄科茄属植物少花龙葵的干燥全草。主产于云南、江西、湖南、广西、广东等地。夏、秋二季植株生长茂盛期时采收，拔取全草，除去泥沙，晒干。以茎枝大小均匀、叶多者为佳。切段，生用。

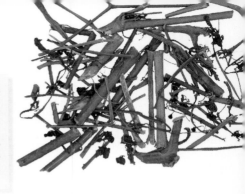

中药识别　茎圆柱形，多分枝，表面黄绿色，具纵皱纹。质硬而脆，断面黄白色，中空。叶常皱缩或破碎，完整者呈卵形或椭圆形，先端锐尖或钝，全缘或有不规则波状锯齿，暗绿色，两面光滑或疏被短柔毛。聚伞花序蝎尾状，腋外生，花4～6朵，花萼棕褐色，花冠棕黄色。浆果球形，黑色或绿色，皱缩。种子多数，棕色。

药性　苦，微甘，寒；有小毒。归肺、脾经。

功效主治　清热解毒，利水消肿。主治风热感冒，咳嗽，热性小便不利，水肿，乳痈，急性肾炎，泌尿道感染，支气管炎，多种癌症。外用治痈疽恶疮，毒蛇咬伤。

用法用量　煎服，15～30克。外用适量，煎水洗或取鲜品捣烂敷患处。

使用注意　脾胃虚弱者忌用。

现代药理　龙葵提取物对动物有抗炎作用，具有可的松样作用，降低血管通透性及透明质酸酶的活性，对动物的过敏性、烧伤性、组胺性休克具有保护作用，还可增加小鼠胰岛素休克的存活率，并能促进抗体的形成。龙葵煎剂可提高体内免疫功能。对金黄色葡萄球菌、痢疾杆菌、伤寒杆菌、变形杆菌、大肠埃希菌、铜绿假单胞菌、猪霍乱杆菌均有一定的抑菌作用。

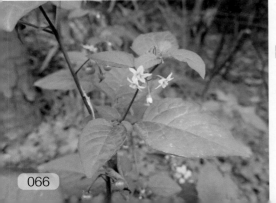

验方精选　❶治痢疾：鲜龙葵30克，水煎，饭前服。❷治扁桃体炎：龙葵30克，炒热，用黄酒60毫升淬后，备用，用时煎醋漱口。❸治皮肤湿毒：龙葵30克，水煎，冲红糖服。

北豆根

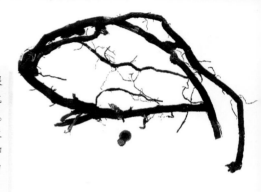

本品为防己科植物蝙蝠葛的干燥根茎。主产于我国辽宁、吉林、黑龙江、河北、陕西、甘肃、山东等地。春、秋二季采挖，除去茎叶、须根及泥沙，晒干。以根条细长均匀、粗如小指、外皮黄棕色、断面浅黄色者为佳。切段，生用。

中药识别　本品呈细长圆柱形，弯典，有分枝，表面黄棕色至暗棕色，外皮易剥落。质韧，不易折断，断面不整齐，纤维细，木部淡黄色，呈放射状排列，中心有髓。

药性　苦，寒；有小毒。归肺、胃、大肠经。

功效主治　清热解毒，祛风止痛。主治咽喉肿痛，肠炎痢疾，风湿痹痛。

用法用量　煎服，3～9克。

使用注意　脾胃虚寒者不宜使用。

现代药理　北豆根对实验性动物具有降压作用，对离体兔肠可使其张力升高，阿托品可阻断此作用。北豆根所含蝙蝠葛碱为季铵化合物，有良好的肌肉松弛作用，其作用性质与箭毒类同。

【验方精选】 ❶治咽喉肿痛：北豆根9克，鬼针草12克，煎服，含于口中缓缓地咽下。❷治胃痛腹胀：北豆根6克，煎服。

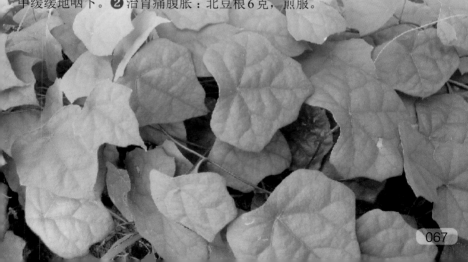

四季青

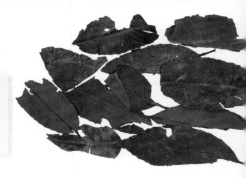

本品为冬青科植物冬青的干燥叶。主产于安徽、贵州、广西、广东等地。秋、冬二季采收，晒干。以身干、色绿、无枝梗者为佳。生用或鲜用。

中药识别　本品呈椭圆形或狭长椭圆形，长6～12厘米，宽2～4厘米。先端急尖或渐尖，基部楔形，边缘具疏浅锯齿。上表面棕褐色或灰绿色，有光泽；下表面色较浅；叶柄长0.5～1.8厘米。革质。气微清香，味苦、涩。

药性　苦、涩，凉。归肺、大肠、膀胱经。

功效主治　清热解毒，消肿祛瘀，止血。主治肺热咳嗽，咽喉肿痛，痢疾，胁痛，热淋；外治烧烫伤，皮肤溃疡。

用法用量　煎服，15～60克。外用适量，水煎外涂。

使用注意　内服可引起轻度恶心和食欲减退，也可致过敏和皮疹等不良反应。

现代药理　四季青水煎剂对铜绿假单胞菌、大肠埃希菌、伤寒杆菌、福氏痢疾杆菌、产碱杆菌、枯草杆菌、金黄色葡萄球菌均有抑制作用。对实验性烫伤具有消除肿胀的作用。此外，四季青还具有抗炎、抗肿瘤等活性。

验方精选　❶治肺炎：鲜四季青叶30克，大青叶15克，鱼腥草15克（后下），煎服，每日1剂。❷治泌尿系感染（急性肾盂肾炎、慢性肾盂肾炎急性发作）：鲜四季青叶60克，车前草30克，山楂20克，水煎2次，去渣分3次服，每日1剂，连服7日为1个疗程。❸治皮肤干燥、皲裂、瘢痕：四季青叶适量，煅炭存性，研成细末，用麻油调涂患处。

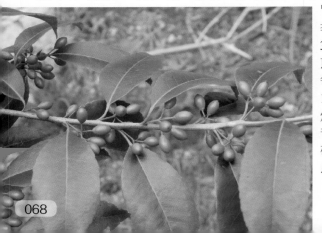

白头翁

本品为毛茛科植物白头翁的干燥根。主产于内蒙古、辽宁、河北、河南、山东等地。春、秋二季采挖，除去泥沙，剪去地上部分，保留根头部白色茸毛，晒干。以条粗长、质坚实、根头部有白色毛茸者为佳。切薄片，生用。

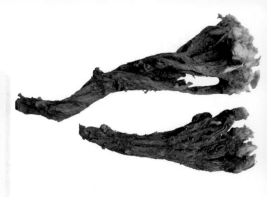

中药识别　本品呈类圆柱形或圆锥形，稍扭曲。表面黄棕色或棕褐色，具不规则纵皱或纵沟，根头部稍膨大，有白色绒毛。质硬而脆，断面皮部黄白色或淡黄棕色，木部淡黄色。

药性　苦，寒。归胃、大肠经。

功效主治　清热解毒，凉血止痢。主治热毒血痢，阴痒带下，阿米巴痢疾。

用法用量　煎服，9～15克。外用适量，煎水洗或捣敷患处。

使用注意　虚寒泻痢忌服。

现代药理　白头翁鲜汁、煎剂、乙醇提取物在体外对金黄色葡萄球菌、铜绿假单胞菌、痢疾杆菌、枯草杆菌、伤寒杆菌、沙门菌以及一些皮肤真菌等，均有显著的抑制作用。有显著的抗阿米巴原虫、杀灭阴道滴虫作用。

验方精选　❶治疗细菌性痢疾：白头翁18克，黄柏9克，秦皮6克，木香、陈皮、甘草各3克，加水400毫升，煎成200毫升服。❷外痔肿痛：白头翁适量，捣碎涂患处。❸治疗原虫性痢疾：白头翁15～30克，病情较重者30～50克，水煎分3次服。

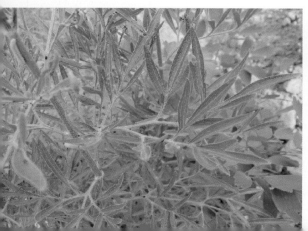

白花蛇舌草

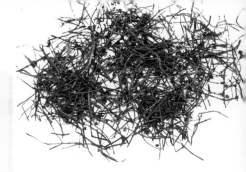

本品为茜草科植物白花蛇舌草的干燥全草。主产于广东、海南、广西、福建等地。夏、秋二季采集，除去杂质，洗净，晒干或鲜用。以叶多、色灰绿、具花果者为佳。切段，生用。

中药识别　全草扭缠成团状，灰绿色或灰棕色。茎纤细，呈圆柱形而略扁，质柔软。叶对生，条状披针形，顶端渐尖。花白色，单生或双生于叶腋。蒴果1～2个，扁球形，两侧均有一条纵沟。

药性　微苦、微甘、微寒。归心、肝、脾经。

功效主治　清热解毒，消痈散结，利水消肿。主治咽喉肿痛，肺热喘咳，热淋涩痛，湿热黄疸，毒蛇咬伤，疮肿热痛。

用法用量　煎服，30～60克。外用鲜品适量，捣烂敷患处。

使用注意　孕妇慎用。

现代药理　本品有抗肿瘤作用。在体外抑菌作用不显著，高浓度煎剂对金黄色葡萄球菌和痢疾杆菌有微弱的抑制作用，在体内可增强白细胞的吞噬能力，具有抗炎作用。尚有抑制生精能力和保肝利胆作用。

验方精选　❶治泌尿系统感染：白花蛇舌草、金银花、野菊花各30克，石韦15克，车前草40克，煎服，每日1剂。❷治肠癌、肝癌、肺癌、鼻咽癌：白花蛇舌草150克，白茅根100克，红砂糖100克。将前二味煎水去渣，取汁加红糖溶化，当茶饮。❸治疮肿热痛：鲜白花蛇舌草适量，洗净，捣烂，敷于患处，干即更换。

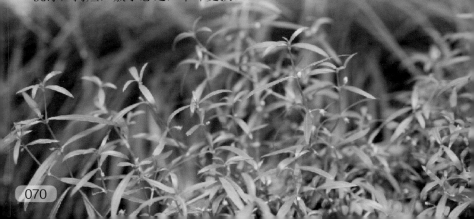

白蔹

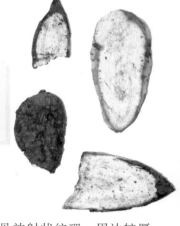

本品为葡萄科植物白蔹的干燥块根。主产于河南、安徽、江西、湖北等地。春、秋二季采挖，除去泥沙及细根，切成纵瓣或斜片，晒干。以断面色粉白、粉性足者为佳。生用。

中药识别　纵瓣饮片呈长圆形或近纺锤形，切面周边常向内卷曲，中部有一突起的棱线。外皮红棕色或红褐色，有纵皱纹、细横纹及横长皮孔，易层层脱落，脱落处呈淡红棕色。斜片呈卵圆形，切面类白色或浅红棕色，可见放射状纹理，周边较厚，微翘起或略弯曲。体轻，质硬脆，易折断，折断时有粉尘飞出。

药性　苦，微寒。归心、胃经。

功效主治　清热解毒，消痈散结。主治痈疽发背，疔疮，瘰疬，水火烫伤。

用法用量　煎服，5～9克。外用适量，煎服洗或研成极细粉敷患处。

使用注意　不宜与乌头类药材同用。

现代药理　本品水浸剂在试管内对奥氏小芽孢癣菌、红色表皮癣菌等皮肤真菌有不同程度的抑制任用；煎剂体外能抑制金黄色葡萄球菌。所含多种多酚化合物具有抗肝毒素作用及的抗脂质过氧化活性。

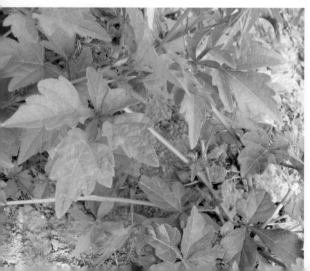

验方精选　❶治烧烫伤：白蔹、地榆等份，研成细末，敷于患处。❷治疮口难愈合：白蔹、白及、络石藤各15克，研成细末，干撒疮上。❸治痈肿：白蔹6克，藜芦3克，研为细末，酒调和如泥，敷贴于患处。

白鲜皮

本品为芸香科植物白鲜的干燥根皮。主产于辽宁、河北、江苏。春、秋二季采挖根部，除去泥沙及粗皮，剥取根皮，干燥。以条大、皮厚、色灰白、无木心者为佳。切片，生用。

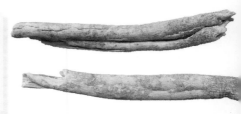

中药识别　本品呈卷筒状，外表皮灰白色或淡灰黄色，具细纵皱纹及细根痕，常有突起的颗粒状小点；内表面类白色，有细纵纹。质脆，折断时有粉尘飞扬，断面类白色，略呈层片状。有羊膻气，味微苦。

药性　苦，寒。归脾、胃、膀胱经。

功效主治　清热燥湿，祛风解毒。主治湿热疮毒，黄水淋漓，湿疹，风疹，疥癣疮癞，风湿热痹，黄疸尿赤。

用法用量　煎服，5～10克。外用适量，煎服洗或研粉敷。

使用注意　虚寒证忌服。

现代药理　白鲜皮水浸剂对毛癣菌、黄癣菌、小芽孢癣菌、表皮癣菌、星形奴卡菌等多种致病性真菌有不同程度的抑制作用，并有抗炎、解热作用。此外，白鲜碱能兴奋离体蛙心，增加心肌收缩力，并对离体兔耳血管、家兔和豚鼠子宫平滑肌有明显的收缩作用。其挥发油在体外有抗癌作用。

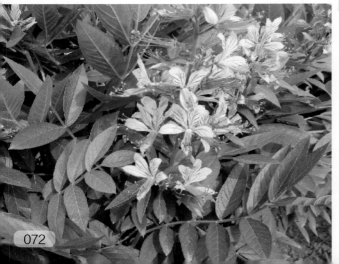

验方精选　❶治湿疹：白鲜皮9克，地肤子10克，黄柏8克。水煎，分2次服。❷治鹅掌风：白鲜皮、蛇床子、苦参各40克，百部、当归各20克。水煎取汁，熏洗患处。❸治黄疸尿赤：白鲜皮、茵陈各9克。煎服。

白薇

本品为萝藦科植物白薇的干燥根及根茎。主产于安徽、河北、辽宁、湖北、江西、河南等地。春、秋二季采挖，洗净，干燥。以根粗壮、色棕黄者为佳。切段，生用。

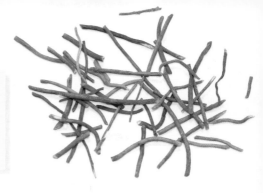

中药识别 本品根茎粗短，有结节，多弯曲。上面有圆形的茎痕，下面及两侧簇生多数细长的根，根表面棕黄色。质脆，易折断，断面皮部黄白色，木部黄色。气微，味微苦

药性 苦、咸，寒。归胃、肝、肾经。

功效主治 清热凉血，利尿通淋，解毒疗疮。主治温邪伤营发热，阴虚发热，骨蒸劳热，产后血虚发热，热淋，血淋，痈疽肿毒，虫蛇咬伤，咽喉肿痛。

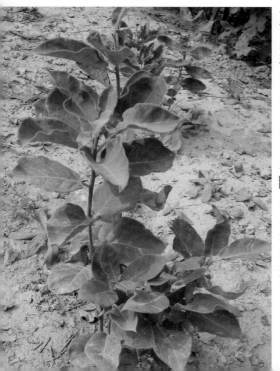

用法用量 煎服，5～10克。

使用注意 本品苦寒，脾胃虚寒、食少便溏者不宜服用。

现代药理 本品有抗炎、解热、利尿等作用。水提取物具有祛痰、平喘作用。对肺炎球菌有抑制活性作用。此外，所含白薇苷成分具有显著的抗肿瘤、增强心肌收缩和减慢心率等作用。

验方精选 ❶治体虚低热，夜眠出汗：白薇、地骨皮各12克，煎服。❷治肺结核潮热：白薇、葎草果实各9克，地骨皮12克，煎服。❸治尿道感染：白薇15克，车前草30克，煎服。

玄参

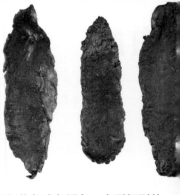

本品为玄参科植物玄参的干燥根。主产于浙江、四川、湖南、湖北、陕西、河北、山东等地。冬季茎叶枯萎时采挖，除去根茎、幼芽、须根及泥沙，晒或烘至半干，堆放3～6日，反复数次至干燥。以无芦头、粗壮、皮细、质坚实、断面色黑油润者为佳。切片，生用。

中药识别　饮片呈类圆形或椭圆形的薄片。外表皮灰黄色或灰褐色，有不规则的纵沟和横长皮孔样突起。质坚实，不易折断，断面黑色，微有光泽。气特异似焦糖，味甘、微苦。

药性　甘、苦、咸，微寒。归肺、胃、肾经。

功效主治　清热凉血，滋阴降火，解毒散结。主治热入营血，温毒发斑，热病伤阴，舌绛烦渴，津伤便秘，骨蒸劳嗽，目赤肿痛，咽喉肿痛，白喉，瘰疬，痈肿疮毒。

用法用量　煎服，9～15克。

使用注意　脾胃虚寒，食少便溏者不宜服用。不宜与藜芦同用。

现代药理　本品对金黄色葡萄球菌、白喉杆菌、伤寒杆菌、乙型溶血性链球菌、铜绿假单胞菌、福氏痢疾杆菌、大肠埃希菌、须疮杆菌、絮状表皮癣菌、羊毛状小芽孢菌和星形奴卡菌均有一定抑制作用。玄参所含哈巴苷和哈巴酯苷成分对多种炎性反应均有抑制作用。此外，还具有扩张冠状动脉、降压、保肝、增强免疫、抗氧化等作用。

验方精选　❶治三焦积热：玄参、黄连、大黄各50克，研为细末，炼蜜制成丸剂如梧子大，每次服30丸，温水送服。❷治瘰疬初起：玄参（蒸）、牡蛎（煅）、贝母（去心，蒸）各200克，共研成细末，炼蜜为丸。每次服15克，温水送服。❸治习惯性便秘：玄参、麦冬、生地各15克，郁李仁、火麻仁、枳壳各10克，煎服，每日1剂，分2次服。

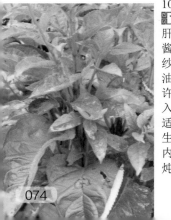

食疗方　❶玄参炖猪肝：养肝益血，滋阴明目。猪肝500克，玄参片15克，花生油15克，淀粉5克，白糖、酱油、黄酒、葱段、姜片、盐各适量。玄参片洗净，用纱布包好，与猪肝同煮20分钟，取出猪肝切片备用；将油锅烧沸，放入姜片、葱段煸炒，再放入猪肝片，加少许酱油、白糖、黄酒，加入猪肝原汤，用淀粉勾芡，加入盐调味即可。❷玄地乌鸡汤：补血滋阴，补肾平肝。适用于更年期肾虚，头晕目眩，气阴不足。玄参9克，生地黄15克，乌骨鸡500克，调料适量。乌骨鸡弄净去内脏，将玄参、生地黄置乌骨鸡腹中，缝牢，加水文火炖熟，放调料，作菜肴吃。

半边莲

本品为桔梗科植物半边莲的干燥全草。主产于安徽、江苏、浙江。夏季采收，除去泥沙，洗净，晒干。以叶绿、味苦者为佳。切段，生用。

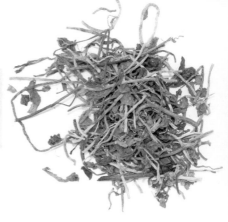

中药识别　根及根茎细小，表面淡棕黄色或黄色。茎细长，灰绿色，节明显。叶互生，无柄，叶片多皱缩，绿褐色，狭披针形，边缘具疏而浅的齿或全缘。花小，单生于叶腋，花冠基部筒状，上部5裂，偏向一边，浅紫红色，花冠筒内有白色茸毛。气味特异，味微甘而辛。

药性　辛，平。归心、小肠、肺经。

功效主治　清热解毒，利尿消肿。主治痈肿疔疮，虫蛇咬伤，臌胀水肿，湿热黄疸，湿疹湿疮。

用法用量　煎服，9～15克；鲜品30～60克。外用适量。

使用注意　虚症水肿忌用。

现代药理　半边莲口服有显著而持久的利尿作用，其尿量、氯化物和钠排出量均显著增加。半边莲所含半边莲碱吸入有扩张支气管作用、肌内注射有催吐作用、对神经系统有先兴奋后抑制的作用。半边莲煎剂，以及从中分离出的琥珀酸钠、延胡索酸钠、对羟基苯甲酸钠具有一定的抗蛇毒作用。口服有轻泻作用，体外实验对金黄色葡萄球菌等致病菌具有抑制活性。

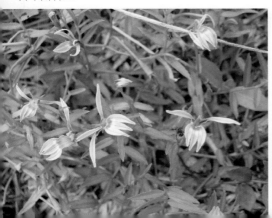

验方精选　❶治细菌性痢疾、急性肠炎：鲜半边莲60克，鲜地锦草30克，煎服，分3次服。❷治乳腺炎、痈疖：鲜半边莲适量，食盐少许，将鲜药洗净，捣烂，外敷患处。❸毒虫、黄蜂、蜈蚣蜇伤：鲜半边莲60克，鲜酢浆草30克，将鲜药洗净，捣烂，外敷患处。

半枝莲

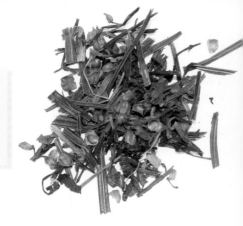

本品为唇形科植物半枝莲的干燥全草。主产于河北、陕西、河南、湖北、湖南等地。夏、秋二季茎叶茂盛时采挖，洗净，晒干。以植株完整、肥壮、色绿者为佳。切段，生用。

中药识别 茎呈方柱形，中空，表面暗紫色或棕绿色。叶对生，呈三角状卵形或披针形，上表面暗绿色，下表面灰绿色。花单生于茎枝上部叶腋，花萼裂片钝或较圆，花冠二唇形，棕黄色或浅蓝紫色，被毛。果实扁球形，浅棕色。

药性 辛、苦，寒。归肺、肝、肾经。

功效主治 清热解毒，化瘀利尿。主治疔疮肿毒，咽喉肿痛，跌打伤痛，水肿，黄疸，虫蛇咬伤。

用法用量 15～30克，鲜品加倍。外用适量，鲜品捣敷。

使用注意 血虚者不宜，孕妇慎服。

现代药理 半枝莲的水煎剂对实验性发热动物具有解热作用，并有一定的剂量依赖关系。半枝莲的醇提煎剂、半枝莲中所含有的芹黄素对金黄色葡萄球菌、福氏痢疾杆菌、伤寒杆菌、铜绿假单胞菌、大肠埃希菌等具有抑制作用。

▶验方精选◀ ❶治肺癌、鼻咽癌、直肠癌、口腔癌：半枝莲30克，白花蛇舌草30克，水煎两次去渣，当茶饮。用于配合放疗、化疗时同用。❷治糖尿病：半枝莲30克，水煎去渣，分2～3次服。❸治咳嗽、咯血：半枝莲加水煎两次，去渣，加蜂蜜分两次服。

地骨皮

本品为茄科植物枸杞的干燥根皮。全国大部分地区均产。主产于河北、山西、内蒙古、宁夏、河南、江苏、浙江等地。春初或秋后采挖根部，洗净，剥取根皮，晒干。以块大、皮厚、无木心者为佳。切段，生用。

中药识别 本品呈筒状或槽状。外表面灰黄色至棕黄色，粗糙，有不规则纵裂纹，易成鳞片状剥落。内表面黄白色至灰黄色，较平坦，有细纵纹。体轻，质脆，易折断，断面不平坦，外层黄棕色，内层灰白色。气微，味微甘而后苦。

药性 甘，寒。归肺、肝、肾经。

功效主治 凉血除蒸，清肺降火。主治阴虚潮热，骨蒸盗汗，肺热咳嗽，咯血，衄血，内热消渴。

用法用量 煎服，9～15克。

使用注意 外感风寒发热或脾虚便溏者不宜用。

现代药理 本品乙醇提取物、水提取物及乙醚残渣水提取物等均具有显著的解热作用。其煎剂、浸膏有降压、降血糖、降血脂作用。对多种细菌、真菌及病毒有抑制作用。注射液对离体子宫有兴奋作用。此外，尚有止痛作用。

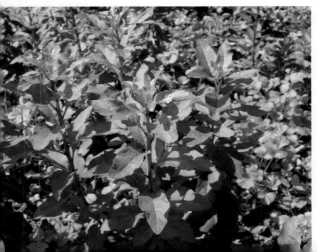

验方精选 ❶ 治口舌糜烂：柴胡、地骨皮各15克，煎服。❷ 妇女阴肿或男子下疳：枸杞根煎水洗患处。❸ 治尿血：将鲜地骨皮适量，洗净，捣碎则加水煎汁。每次服一碗，加一点酒，饭前温服。

地黄

本品为玄参科植物地黄的新鲜或干燥块根。主产于河南、山西、山东、河北等地。秋季采挖，除去芦头、须根及泥沙，鲜用；或将地黄缓缓烘焙至约八成干。前者习称"鲜地黄"，后者习称"生地黄"。以块根肥大、体重、断面色乌黑者为佳。切片，生用。

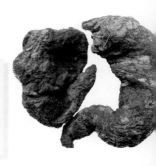

中药识别　本品呈纺锤形或条状。外表皮棕黑色或棕灰色，极皱缩，具不规则的横曲纹。体重，质软而韧，不易折断，断面棕黑色或乌黑色，有光泽，具黏性。气微，味微甜。

药性　鲜地黄：甘、苦，寒。归心、肝、肾经。生地黄：甘，寒。归心、肝、肾经。

功效主治　鲜地黄：清热生津，凉血，止血。主治热病伤阴，舌绛烦渴，温病发斑，吐血，衄血，咽喉肿痛。

生地黄：清热凉血，养阴生津。主治热入营血，温毒发斑，吐血，衄血，热病伤阴，舌绛烦温，津伤便秘，阴虚发热，骨蒸劳热，内热消渴。

用法用量　鲜地黄：12 ～ 30克。生地黄：10 ～ 15克。

使用注意　脾胃有湿邪及阳虚者忌服。

现代药理　生地黄煎剂能抑制大剂量甲状腺素所致的β-肾上腺素受体兴奋，增强M-胆碱受体-cGMP系统功能，提高血浆 cAMP 含量水平，并显著拮抗地塞米松造成的肾上腺皮质萎缩及功能下降，提高血浆皮质醇水平。地黄浸剂、醇浸膏及地黄苷均有一定的降血糖作用。地黄苷、地黄低聚糖可增强体液免疫及细胞免疫功能。此外，还具有抗胃溃疡、抗肝损害、促进造血、止血、降压等作用。

验方精选　❶ 治糖尿病：生地黄15克，黄连3克，天冬12克，煎服。❷ 治传染性肝炎：生地黄12克，甘草6克，煎服。❸ 治鼻衄：鲜生地黄、鲜侧柏叶、鲜艾叶各30克，鲜荷叶3克，煎服。

食疗方　地黄乌鸡：填精添髓，补脏益智。适宜于用脑过度、脑髓不足而见头转耳鸣、记忆力减退、腰膝酸痛、神疲气短等症者食用。雌乌骨鸡1只（重约1000克），生地黄、饴糖各150克。将雌乌骨鸡宰杀，去毛、内脏，洗净，备用；生地黄洗净，切成条状，加饴糖拌匀，装入雌乌骨鸡腹内；将雌乌骨鸡仰置瓷盆中，隔水用文火蒸熟即成。❷ 生地枣仁粥：滋阴养血，安神宁心，敛汗。适用于阴虚内热、虚烦不眠、心慌虚汗等症。生地黄30克，酸枣仁30克，粳米100克。将生地黄放入砂锅内，加水煎煮两次，同样的方法取酸枣仁汁，各取汁100毫升备用。然后将粳米加水煮粥，待粥熟时，加入生地黄汁、酸枣仁汁，煮一二沸即可。

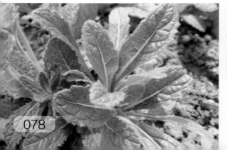

地锦草

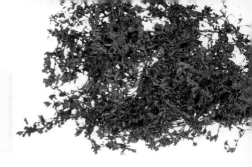

大戟科植物地锦的干燥全草。全国大部分地区均产。夏、秋二季采收，除去杂质，晒干。以叶多，茎粗壮，无杂质者为佳。切段，生用。

中药识别　常皱缩卷曲，根细小。
茎细，呈叉状分枝，表面带紫红色，质脆，易折断，断面黄白色，中空。单叶对生，具淡红色短柄，叶片呈长椭圆形，绿色或带紫红色，先端钝圆，基部偏斜，边缘具小锯齿或呈微波状。杯状聚伞花序腋生，细小。蒴果三棱状球形，表面光滑，种子细小。

药性　辛，平。归肝、大肠经。

功效主治　清热解毒，凉血止血，利湿退黄。主治热泻热痢，血热出血，湿热黄疸，疮疖痈肿，虫蛇咬伤。

用法用量　煎服，9～20克。鲜用30～60克，外用鲜品适量，捣敷或研末撒。

现代药理　体外实验发现，地锦草鲜汁、水煎剂以及水煎浓缩乙醇提取物等均有抗病原微生物作用，对金黄色葡萄球菌、溶血性链球菌、白喉杆菌、大肠埃希菌、伤寒杆菌、痢疾杆菌、铜绿假单胞菌、肠炎杆菌等多种致病性球菌及杆菌有明显抑制作用；同时具有中和毒素的作用。本品尚有止血作用及抗炎、止泻作用。

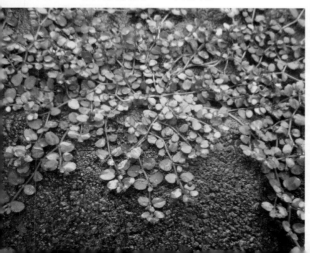

验方精选　❶ 治细菌性痢疾、急性肠炎：鲜地锦草50克，茶叶6克，车前草30克，煎服。❷治便血：地锦草适量，晒干，研成粉末，每次3克，温水送服。❸治齿龈出血：鲜地锦草适量，水煎去渣，漱口。

西瓜皮

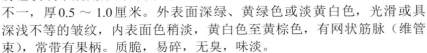

本品为葫芦科植物西瓜的干燥外层果皮。全国各地均产。夏季收集西瓜皮，削去内层柔软部分，洗净，晒干。以皮薄、外皮色青绿，内面色黄白者为佳。

中药识别 外层果皮常卷成管状、纺锤状或不规则形的片块，大小不一，厚0.5～1.0厘米。外表面深绿、黄绿色或淡黄白色，光滑或具深浅不等的皱纹，内表面色稍淡，黄白色至黄棕色，有网状筋脉（维管束），常带有果柄。质脆，易碎，无臭，味淡。

药性 甘，凉。入心、胃、膀胱经。

功效主治 清解暑热，止渴，利尿。主治暑热烦渴，小便短少，水肿，口舌生疮。

用法用量 煎服，9～30克；或焙干研末。外用适量，烧存性研末撒患处。

使用注意 中寒湿盛者忌用。

现代药理 西瓜皮中所含的瓜氨酸能增进大鼠肝中的尿素形成，从而具有利尿作用，可以用以治疗肾炎水肿、肝病黄疸及糖尿病。此外，还有解热，促进伤口愈合以及促进人体皮肤新陈代谢的功效。

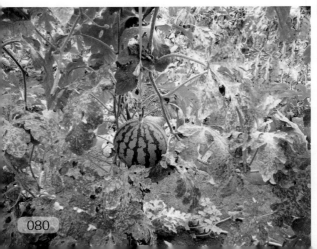

验方精选 ❶治急性肾炎，水肿：鲜西瓜皮（连髓之厚皮）100克，鲜白茅根60克，赤小豆30克，水煎，每日分3次服。❷治暑热食欲不佳：新鲜西瓜皮100克，大枣10枚，共煎服，当茶饮用。❸治口疮：西瓜皮适量，烧炭存性，研成粉末，撒于患处。

决明子

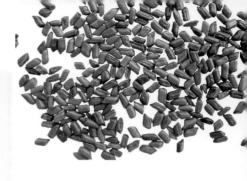

本品为豆科（苏木亚科）植物决明的干燥成熟种子。主产于安徽、广东、广西、四川、河北、湖北等地。秋季采收成熟果实，晒干，打下种子，除去杂质。以身干、颗粒均匀、饱满、绿棕色者为佳。生用或炒用。

中药识别 略呈菱方形或短圆柱形，两端平行倾斜。表面绿棕色或暗棕色，平滑有光泽，一端较平坦，另端斜尖，背腹面各有1条突起的棱线，棱线两侧各有1条斜向对称而色较浅的线形凹纹。质坚硬，不易破碎，种皮薄，子叶2片，黄色，呈S形折曲并重叠。

药性 甘、苦、咸，微寒。归肝、大肠经。

功效主治 清热明目，润肠通便。主治目赤涩痛，羞明多泪，头痛眩晕，目暗不明，大便秘结。

用法用量 煎服，9～15克。

使用注意 气虚便溏者不宜用。

现代药理 本品具有降血脂和抗动脉粥样硬化作用，可降低实验动物总胆固醇和三酰甘油，抑制动脉粥样硬化斑块形成。决明子水浸出液、醇浸出液有降血压作用。决明子粉、煎剂及流浸膏均有泻下和抗菌作用。决明子醇提取物具有保肝作用，对实验动物血清转氨酶的升高有降低作用。决明子水煎剂具有减肥作用，能抑制营养性肥胖大鼠体质量的增加，改善胰岛素抵抗，但不影响食欲。

验方精选 ❶治急性结膜炎：决明子、菊花、蝉蜕、青葙子各15克，煎服。❷治习惯性便秘：决明子、郁李仁各18克，沸水冲泡代茶饮用。❸治高血压：决明子适量，炒黄，捣成粗粉，加沸水冲泡，每次3克，每日3次。

食疗方 ❶菊花决明饮（高血压药膳）：清热泻火，凉肝明目，降血压。菊花1克，决明子3克，生山楂1克。上三味沸水泡5分钟，代茶饮。❷决明子茄子煲：具有清热通便作用，适用于实热便秘，表现为大便干结、小便短赤、面身赤，兼有腹胀、腹痛、口干口臭等。决明子10克，茄子2个，食盐、酱油、食用油、味精各适量。决明子加水适量，煎煮取汁备用，茄子加油炒，放入药汁及适量的调料，炖熟，食之。

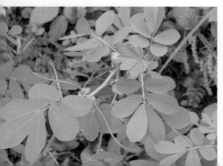

阳桃

本品为酢浆草科植物阳桃的果实。主产于广东、广西、福建、台湾、云南等地。秋季果实成熟时采收，鲜用或晒干。

中药识别 浆果卵形至长椭圆形，淡黄绿色，表面光滑，有3～5翅状棱。横切面呈五角星状，皮较薄，果肉汁多，味酸甜。

药性 酸、甘，平。入肺、胃经。

功效主治 清热，生津，利水，解毒。主治风热咳嗽，咽痛，烦渴，石淋，口糜，牙痛，疟母，酒毒。

用法用量 煎服，30～60克；鲜果生食或绞汁饮。外用适量。

使用注意 脾胃虚寒者不宜用。

现代药理 阳桃能减少机体对脂肪的吸收，有降低血脂、胆固醇的作用，可预防高血压、动脉硬化等心血管疾病。同时，还具有抗氧化、保护肝脏、降低血糖等作用。

验方精选 ❶治尿道结石：阳桃3～5枚，煎服加蜂蜜送服。❷治疟母痞块：阳桃5～8枚，捣烂绞汁，每日分2次服。❸治风热咳嗽：阳桃鲜食。

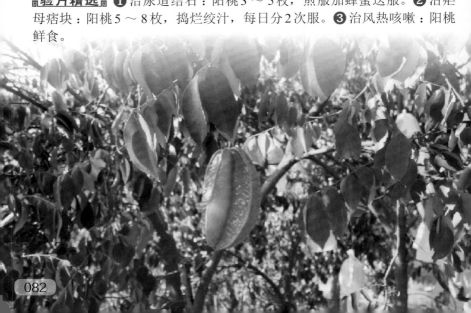

赤芍

本品为毛茛科植物芍药的干燥根。主产于内蒙古、辽宁、河北、山西、黑龙江等地。春、秋二季采挖，除去根茎、须根及泥沙，晒干。以条粗长、外皮易脱落、断面粉白色、质松者为佳。切厚片，生用。

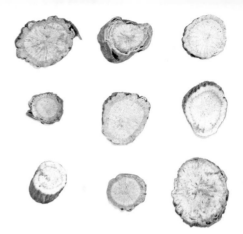

中药识别　本品饮片为类圆形切片，外表皮棕褐色，粗糙，有的易脱落。质硬而脆，易折断，断面粉白色或粉红色，皮部窄，木部放射状纹理明显，有的有裂隙。气微香，味微苦，涩。

药性　苦，酸，微寒。归肝经。

功效主治　清热凉血，散瘀止痛。主治热入营血，温毒发斑，吐血衄血，目赤肿痛，肝郁胁痛，经闭痛经，癥瘕腹痛，跌仆损伤，痈肿疮疡。

用法用量　煎服，6～12克。

使用注意　不宜与藜芦同用。血虚经闭不宜用。

现代药理　赤芍苷对不同佐剂诱发的关节炎有显著的抑制作用，并能改善IgE复合体诱导的过敏炎症反应。芍药苷有解热镇痛、镇静等作用。丹皮酚等多元酚类具有抗血小板聚集、抗血栓形成、抗心肌缺血、改善微循环等作用。此外，还具有保肝护肝、抗胃溃疡、调节免疫、抗氧化、抗肿瘤、抗抑郁等作用。

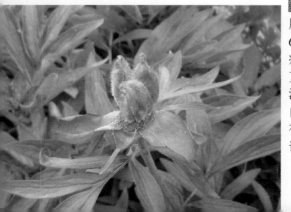

验方精选 ❶治急性乳腺炎：赤芍25克，生甘草6克，煎服。❷治赤痢腹痛：赤芍10克，黄柏10克，水煎，去渣，加蜂蜜温服。❸治血崩不止、赤白带下：香附子12克，赤芍12克，研成粉末，盐少许，水煎，饭前服。

扭肚藤

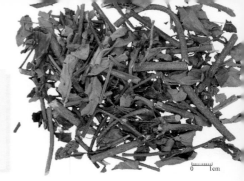

本品为木犀科植物扭肚藤的嫩茎叶。主产于广东、海南、广西、云南等地。夏季采收，洗净切段，晒干或鲜用。以叶片多，枝叶嫩，青褐色、无老枝者为佳。切段，生用。

中药识别　茎呈类圆柱形，多扭曲成团，或截段，幼枝茶褐色，有疏毛或近光滑，节部稍膨大。质坚硬，断面粗糙，木部白色，中央具明显的髓部或形成空洞。叶对生，具叶柄，叶片卵状披针形，先端短尖，基部略呈心形，绿褐色，稍有光泽，全缘。质脆易碎。

药性　微苦，凉。归胃、大肠经。

功效主治　清热解毒，利湿消滞。主治湿热泻痢，食滞脘胀，风湿热痹，瘰疬，疥疮。

用法用量　煎服，15～30克。外用适量，煎水洗或研末撒或捣敷。

使用注意　孕妇忌用。

现代药理　扭肚藤所制的胶囊对实验性腹泻具有显著的止泻作用。扭肚藤所含东莨菪内酯具有解痉止痛的作用。

验方精选　❶治四肢麻痹肿痛：扭肚藤30克，与猪蹄炖汤服。❷治疥疮：扭肚藤适量，煎水洗。❸治湿热腹痛，大便久痢：扭肚藤15克，煎服。

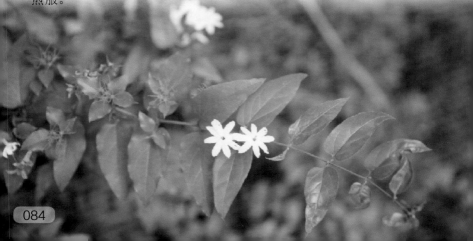

芦根

本品为禾本科植物芦苇的新鲜或干燥根茎。全国大部分地区均产。全年均可采挖，除去芽、须根及膜状叶。除去杂质，洗净，切段，晒干。鲜品在采挖后，用湿沙埋养备用。以条粗、色黄白、有光泽者为佳。

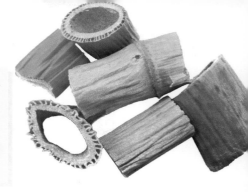

中药识别　本品呈圆柱形段。表面黄白色，有光泽，节呈环状。断面黄白色，中空，有小孔排列成环。气微，味甘。

药性　甘，寒。归肺、胃经。

功效主治　清热泻火，生津止渴，除烦，止呕，利尿。主治热病烦渴，肺热咳嗽，肺痈吐脓，胃热呕哕，热淋涩痛。

用法用量　煎服，15 ～ 30 克。鲜品用量加倍。

使用注意　脾胃虚寒者慎用。

现代药理　本品有保肝作用，可通过抗氧化、保护肝细胞、抑制胶原沉积等途径来抑制肝纤维化。此外，本品有解热、镇痛、镇静、降血糖、抗氧化、雌性激素样作用、对β-溶血性链球菌有抑制作用。

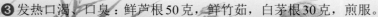

验方精选　❶治胃热呕吐，呃逆：鲜芦根30克，竹茹15克，生姜3片，煎服。❷醉酒：芦根30 ～ 50克，水煎频服。鲜品捣烂绞汁服更佳。❸发热口渴、口臭：鲜芦根50克，鲜竹茹，白茅根30克，煎服。

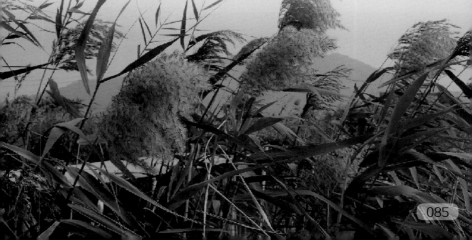

苏铁蕨贯众

本品为乌毛蕨科植物苏铁蕨的干燥根茎。主产于广东、广西、贵州、云南、台湾等地。全年可收，削去叶柄及叶柄残基，须根，除去泥沙，洗净，切厚片，晒干。以根茎粗大者为佳。生用或炒炭用。

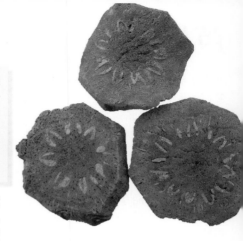

中药识别　根茎呈圆柱形，多横切、斜切成厚片。叶柄残基多已全削除。质坚硬，不易折断。横切面灰红色、红棕色，密布黑色小点，皮层可见环列的10数个黄色分体中柱，多呈U形、V形或短线形，断续排列成环，形成特有花纹图案。

药性　苦、涩，微寒，归肝、胃经。

功效主治　清热解毒，止血，杀虫。主治风热感冒，温热斑疹，痄腮，血痢衄肠风便血，血崩带下，产后血气胀痛，虫积腹痛，热毒疮疡。

用法用量　煎服，5～10克。驱虫、清热解毒用生品，止血用制炭品。

使用注意　阴虚内热，脾胃虚寒者不宜用，孕妇慎用。

现代药理　苏铁蕨贯众具有抗病毒、抗菌、抗肿瘤等活性。另对猪蛔虫、绦虫、钩虫等寄生虫有一定的杀伤作用。此外，苏铁蕨贯众水提物有较强的收缩子宫、抗早孕及堕胎作用。苏铁蕨贯众尚可缩短家兔凝血酶原时间，从而发挥其止血的效果。

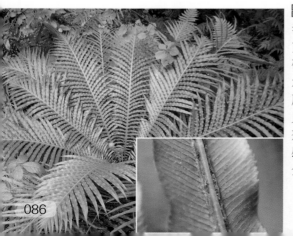

验方精选　❶解热毒、食毒、酒毒和药毒等：苏铁蕨贯众、黄连、甘草各9克，研为细末，每次服9克，冷水送服。❷预防麻疹：苏铁蕨贯众15克，金银花15克，鬼灯笼9克，煎服，每日1剂，连服5剂。❸预防流感：苏铁蕨贯众9克，煎服，分两次服，儿童酌减。

连翘

本品为木犀科植物连翘的干燥果实。主产于山西、陕西、河南、河北、山东等地。秋季果实初熟尚带绿色时采收，除去杂质，蒸熟，晒干，习称"青翘"；果实熟透时采收，晒干，除去杂质，习称"老翘"。青翘以色较绿，不开裂者为佳。老翘以色较黄、瓣大、壳厚者为佳。

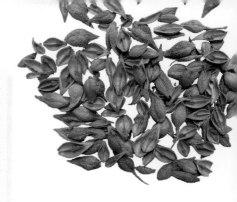

中药识别　果实呈长卵形至卵形，稍扁。表面有不规则的纵皱纹和多数突起的小斑点，两面各有1条明显的纵沟。顶端锐尖。青翘多不开裂，表面绿褐色，突起的灰白色小斑点较少，质硬，种子多数，黄绿色，细长，一侧有翅。老翘自顶端开裂或裂成两瓣，表面黄棕色或红棕色，内表面多为浅黄棕色，平滑，具一纵隔，质脆，种子棕色，多已脱落。

药性　苦，微寒。归肺、心、小肠经。

功效主治　清热解毒，消肿散结，疏散风热。主治痈疽，瘰疬，乳痈，丹毒，风热感冒，温病初起，温热入营，高热烦渴，神昏发斑，热淋涩痛。

用法用量　煎服，6～15克。外用适量，煎水洗。

使用注意　脾胃虚弱，气虚发热，痈疽已溃、脓稀色淡者忌用。

现代药理　连翘水煎液有广谱抗菌作用，对多种革兰阳性及阴性细菌有明显的抑制作用。连翘所含连翘酯苷、连翘苷等成分具有抗氧化能力。连翘乙醇抽取物对肿瘤细胞也有抑制作用。此外，连翘还具有抗炎、镇痛、抗过敏等活性。

【验方精选】 ❶治口舌生疮：连翘15克，黄柏9克，甘草6克，水煎，含漱。❷治急性肾炎：连翘15克，用文火水煎，分3次，食前服，连服5剂。❸治小儿发热：连翘、防风、炙甘草、栀子各等份。研成粉末，每次6克，煎服。

【食疗方】 ❶银翘大海饮：对咽喉干痒或疼痛、声音嘶哑等急性喉炎有治疗作用。金银花9克，连翘9克，胖大海4个，冰糖适量。先将金银花、连翘放锅中，加300毫升水，煮至200毫升时，放入胖大海。加锅盖焖30分钟后，放冰糖饮用。❷连翘炖兔肉：清热解毒，消痈散结。适用于皮炎红肿者。连翘10克，兔肉150克，料酒6毫升，姜、葱各4克，盐、味精各3克。将连翘洗净，姜切片，葱切段，兔肉洗净后切成3厘米见方的小块。将上述材料一并放入炖锅内，加水适量，先用武火烧沸，再用文火炖煮40分钟，加入盐、味精拌匀即可。每日1次，每次吃兔肉，喝汤。

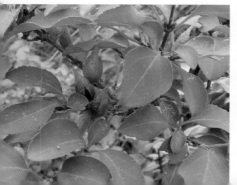

岗梅

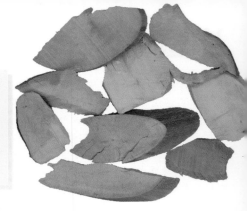

本品为冬青科植物梅叶冬青的干燥根及茎。主产于江西、广东、海南、广西等地。全年均可采收，除去嫩枝及叶，洗净，趁鲜切片或块晒干。以片块厚薄均匀、质坚实、断面色黄白者为佳。生用。

中药识别 饮片多为类圆形片、段或类方形块。根表面浅棕褐色，有的似不规则皱纹或龟裂纹，茎表面灰棕色，散有多数灰白色的类圆形点状皮孔，似秤星。外皮稍薄，剥去外皮处显灰白色，可见较密的点状或短条状突起。质坚硬，不易折断，断面黄白色或淡蓝色，可见放射状及不规则纹理。气微，味微苦而后甘。

药性 苦，微甘，凉。归肺、脾、胃经。

功效主治 清热解毒，生津止渴，利咽消肿，散瘀止痛。主治感冒发热，肺热咳嗽，热病津伤口渴，咽喉肿痛，跌打损伤。

用法用量 煎服，15～30克。外用适量，捣敷患处。

使用注意 脾胃虚寒者和孕妇慎用。

现代药理 岗梅在体外试验表现出对金黄色葡萄球菌、溶血性链球菌有抑制作用，对乙型溶血性链球菌有轻度抑制作用。岗梅对心脏冠脉流量的影响表现在增加豚鼠离体心脏冠脉流量和心收缩力方面。同时，还对心肌缺血具有保护作用，对心律紊乱亦有一定的调整作用。

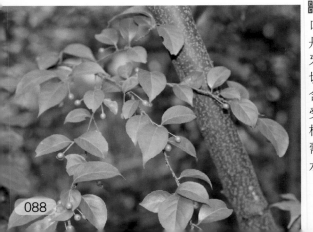

验方精选 ❶治眩晕口苦：岗梅30克，臭牡丹根10克，煎服。❷治牙龈炎：鲜岗梅根50克，切片，冷开水浸泡，频频含漱或含服。❸治夏季受热，头昏，尿黄：岗梅根30克，金银花6克，香薷5克，白茅根30克。沸水冲泡，当茶饮。

牡丹皮

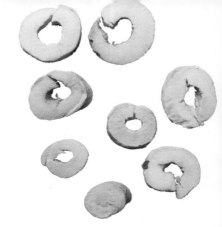

本品为毛茛科植物牡丹的干燥根皮。主产于安徽、四川、河南、湖南、山东等地。秋季采挖根部，除去细根和泥沙，剥取根皮，晒干或刮去粗皮，除去木心，晒干。前者习称"连丹皮"，后者习称"刮丹皮"。以皮厚、断面色白、粉性足、香气浓、结晶物多者为佳。生用或酒炙用。

中药识别　本品呈圆筒状或半筒状。连丹皮外表面灰褐色或黄褐色，有多数横长皮孔样突起和细根痕，栓皮脱落处粉红色；刮丹皮外表面红棕色或淡灰黄色。内表面可见发亮的结晶。断面平坦，淡粉红色，粉性。气芳香，味微苦而涩。

药性　苦、辛，微寒。归心、肝、肾经。

功效主治　清热凉血，活血化瘀。主治热入营血，温毒发斑，吐血衄血，夜热早凉，无汗骨蒸，经闭痛经，跌打伤痛，痈肿疮毒。

用法用量　煎服，6～12克。

使用注意　孕妇慎用。

现代药理　丹皮酚对多种实验性动物炎症有显著的抑制作用，对霍乱、伤寒、副伤寒三联菌引起的发热有解热作用，并具有镇静作用。丹皮总苷还具有显著的抗惊厥作用。牡丹皮水煎剂对痢疾杆菌、伤寒杆菌、小芽孢杆菌等致病细菌及多种皮肤真菌均有抑制作用。牡丹皮中所含多种成分能抑制血小板聚集，具有抗血栓作用。此外，还具有镇痛、抗过敏、抗心脑缺血、抗动脉粥样硬化、抗心律失常、降压、调节免疫、保肝等作用。

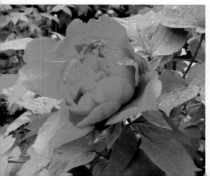

验方精选　❶治疝气：牡丹皮、防风各等份，研成粉末，每次服6克，酒送服。❷治刀伤后内出血：牡丹皮适量，研成粉末，每次6克，沸水冲服。❸治跌打瘀肿：牡丹皮60克，虻虫21个（熬过），同捣碎。每晨服一匙，温酒送服。

余甘子

本品为大戟科植物余甘子的干燥成熟果实。主产于云南、四川、广东、广西、福建、海南等地。冬季至次春果实成熟时采收，除去杂质，晒干或鲜用。以个大、肉厚、回甜味浓者为佳。

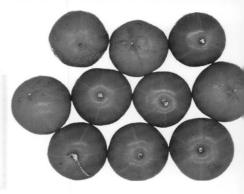

中药识别　本品呈球形或扁球形，直径1.2～2.0厘米。表面棕褐色或墨绿色，有浅黄色颗粒状突起，具皱纹及不明显的6棱。外果皮质硬而脆。内果皮黄白色，硬核样，表面略具6棱，背缝线的偏上部有数条筋脉纹，干后可裂成6瓣，种子6颗，近三棱形，棕色。气微，味酸涩，回甜。

药性　甘、酸、涩，凉。归肺、胃经。

功效主治　清热凉血，消食健胃，生津止咳。主治血热血瘀，消化不良，腹胀，咳嗽，喉痛，口干。

用法用量　煎服，3～9克，鲜品加倍，多入丸散服。

使用注意　脾胃虚寒者慎用。

现代药理　余甘子水浸膏对金黄色葡萄球菌、表皮葡萄球菌有抑制作用。同时还具有显著的抗脂质过氧化损伤、降低血清胆固醇含量、抗心肌缺血、保护肝脏等作用。此外，对胃肠道还具有抗溃疡、止泻、解金属毒等作用。

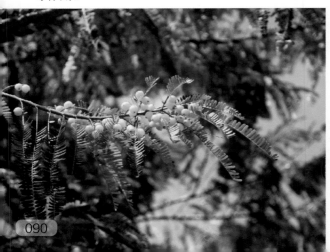

验方精选　❶治感冒发热、咽喉肿痛：鲜余甘子10～30个，煎服。❷治咽炎：余甘子为主制成的喉片1～2片，含服。❸治消化不良、腹痛：余甘子9克，煎服。

青果

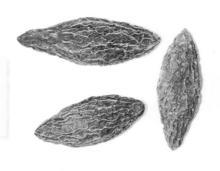

本品为橄榄科植物橄榄的干燥成熟果实。主产于广东、福建、四川等地。秋季果实成熟时采收成熟果实，干燥或鲜用。以肉厚、味先涩后甜者为佳。用时打碎，生用。

中药识别　本品呈纺锤形，两端钝尖，长2.5～4.0厘米，直径1.0～1.5厘米。表面棕黄色或黑褐色，有不规则皱纹。果肉灰棕色或棕褐色，质硬。果核梭形，暗红棕色，具纵棱；内分3室，各有种子1粒。气微，果肉味涩，久嚼微甜。

药性　甘、酸，平。归肺、胃经。

功效主治　清热解毒，利咽，生津。主治咽喉肿痛，咳嗽痰稠，烦热口渴，鱼蟹中毒。

用法用量　煎服，5～10克。

使用注意　表证初起者慎用。

现代药理　本品能兴奋唾液腺，使唾液分泌增加。青果提取物对半乳糖胺引起的肝细胞中毒有保护作用，亦能缓解四氯化碳对肝脏的损害。

验方精选　❶治饮酒过度：青果10枚，煎服饮服。❷治咽干口燥，烦渴音哑，咳嗽痰黏：鲜青果适量，煎水浓缩成药膏，每次1～2匙。❸治哮喘、肺结核：青果50克，炖猪瘦肉500克，不放盐，分12次服，日服3次。

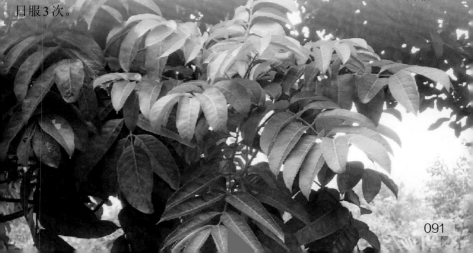

青葙子

本品为苋科植物青葙的干燥成熟种子。全国大部分地区均产。秋季果实成熟时采割植株或摘取果穗，晒干，收集种子，除去杂质。以粒饱满、色黑、光亮者为佳。生用。

中药识别　本品呈扁圆形，少数呈圆肾形，直径1.0～1.5毫米。表面黑色或红黑色，光亮，中间微隆起，侧边微凹处有种脐。种皮薄而脆。气微，味淡。

药性　苦，微寒。归肝经。

功效主治　清肝泻火，明目退翳。主治肝热目赤，目生翳膜，视物昏花，肝火眩晕。

用法用量　煎服，9～15克。

使用注意　本品有扩散瞳孔作用，青光眼患者禁用。

现代药理　青葙子水提物有降血糖和保肝作用。青葙子提取物有降眼压、降低血压作用，其所含油脂有扩瞳作用。青葙子水煎液对铜绿假单胞菌有抑制作用。

【验方精选】 ❶治风热泪眼：青葙子15克，鸡肝炖服。❷治夜盲，目翳：青葙子15克，乌枣30克，沸水冲炖，饭前服。❸治鼻衄出血不止：青葙子适量，捣碎取汁，灌入鼻中。

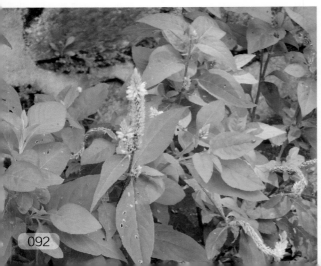

青蒿

本品为菊科植物黄花蒿的干燥地上部分。全国大部分地区均产。秋季花盛开时采割，除去老茎，阴干或鲜用。以色绿、叶多、香气浓郁者为佳。切段，生用。

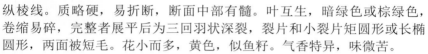

中药识别　本品茎呈圆柱形，上部多分枝。表面黄绿色或棕黄色，具纵棱线。质略硬，易折断，断面中部有髓。叶互生，暗绿色或棕绿色，卷缩易碎，完整者展平后为三回羽状深裂，裂片和小裂片矩圆形或长椭圆形，两面被短毛。花小而多，黄色，似鱼籽。气香特异，味微苦。

药性　苦、辛，寒。归肝、胆经。

功效主治　清虚热，除骨蒸，解暑热，截疟，退黄。主治温邪伤阴，夜热早凉，阴虚发热，骨蒸劳热，外感暑热，烦热口渴，疟疾寒热，湿热黄疸。

用法用量　煎服，6～12克，入汤剂宜后下。

使用注意　脾胃虚寒，肠滑泄泻者忌用。

现代药理　青蒿素有显著的抗疟作用。水煎剂对表皮葡萄球菌、卡他球菌、炭疽杆菌、白喉杆菌等致病菌有较强的抑菌活性，对金黄色葡萄球菌、铜绿假单胞菌、痢疾杆菌、结核杆菌等也有一定的抑制作用。同时，青蒿对皮肤癣菌、血吸虫成虫、钩端螺旋体也有明显的抑制或杀灭作用。所含挥发油有镇咳、祛痰、平喘作用。此外，青蒿尚有利胆、解热、镇痛、抗炎、抗肿瘤、抗病毒、降血压、抗心律失常等作用。

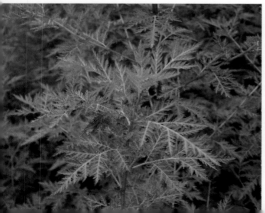

验方精选　❶治疟疾：青蒿30克，算盘子根25克。水煎去渣，于疟疾发前2小时服，连服3～5次。❷治积热眼睛干涩：青蒿花或子适量，阴干，研细末，每次6克，空腹温水送服。❸治小儿发热，口渴，小便短赤：青蒿15克，车前草15克，煎服。

青黛

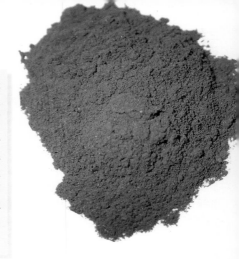

本品为爵床科植物马蓝的叶或茎叶经加工制得的干燥粉末、团块或颗粒。主产于福建、云南、江苏、安徽、河北、广东等地。秋季采收落叶，加水浸泡，至叶腐烂，叶脱落皮时，捞起落叶，加适量石灰乳，充分搅拌至浸液由乌绿色转为深红色时，捞取液面泡沫，晒干而成。以粉细、色蓝、体轻能浮于水面、火烧紫红色烟雾时间较长者为佳。研细用。

中药识别　本品为深蓝色的粉末，体轻，易飞扬；或呈不规则多孔性的团块、颗粒，用手搓捻即成细末。微有草腥气，味淡。用微火灼烧，有紫红色的烟雾产生。

药性　咸，寒。归肝经。

功效主治　清热解毒，凉血消斑，泻火定惊。主治温毒发斑，血热吐衄，喉痹口疮，痄腮，火毒疮疡，肝火犯肺，胸痛咯血，小儿惊痫。

用法用量　1～3克，宜入丸散用。外用适量。

使用注意　胃寒者慎用。

现代药理　青黛对金黄色葡萄球菌、炭疽杆菌、志贺痢疾杆菌、霍乱弧菌等致病菌均有抑制作用。此外，青黛还具有抗癌作用，其有效成分靛玉红，对动物移植性肿瘤有中等强度的抑制作用。所含成分靛蓝尚有保护肝脏的作用。

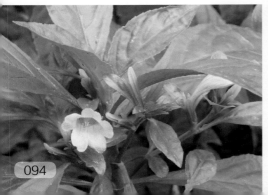

验方精选　❶治吐血不止：青黛6克，温水送服。❷治胃脘痛，病久成郁，郁则生热：青黛3克，以姜汁送服。❸治天疱疮：青黛适量，鲜丝瓜叶捣汁调敷患处。

苦丁茶

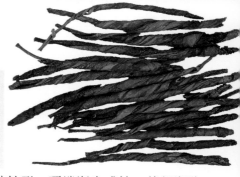

本品为冬青科植物扣树的干燥叶。主产于广西、湖南、湖北、广东、海南等地。4月份采摘嫩枝梢，经过萎凋、杀青、揉捻、干燥等工艺制成。以叶片大、色青黄、味苦者为佳。

中药识别 完整叶长椭圆形或卵状披针形，顶端渐尖或钝，基部渐狭，边缘疏生如刺状小锯齿，齿的尖头黑色，略反曲。上表面黄绿色或灰绿色，有光泽，下表面色稍浅，主脉于上表面下凹，下表面突起，网脉可见。革质，厚而硬。气微，味苦、微甘。

药性 甘、苦，寒。归肝、肺、胃经。

功效主治 散风热，清头目，除烦渴。主治风热头痛，牙痛，目赤，聍耳流脓，热病烦渴，湿热痢疾，食滞有痰。

用法用量 水煎服，6～9克；或开水泡服。外用适量，煎水熏洗。

使用注意 脾胃虚寒者慎服。

现代药理 苦丁茶水提取液能显著增加冠状动脉血流量、增加心肌供血量，同时具有降低血脂、降血糖、抗氧化、抗动脉粥样硬化等作用。此外，尚有抗菌、抗病毒、抗生育、抗疲劳，提高免疫力等作用。

验方精选 ❶治牙龈肿痛：苦丁茶2～3支，沸水冲泡，当茶饮用。❷治咽喉炎：苦丁茶6克，沸水冲泡，作茶饮用，也可适量加入蜂蜜饮用。❸治高血压：苦丁茶9克，水煎或焗泡当茶饮用。

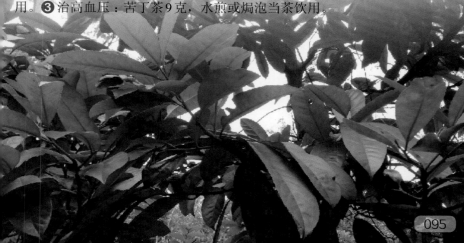

苦瓜

本品为葫芦科苦瓜属植物苦瓜的干燥近成熟果实。主产于广东、广西、云南、福建等地。夏、秋二季采摘绿色近成熟果实，除去种子，纵切成片块，晒干或鲜用。以边缘青绿色、瓤部白色，种子少者为佳。

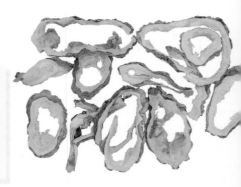

中药识别　本品呈椭圆形或长圆形片块。多皱缩不平，略扭曲或弯曲，粗糙，柔软，表面有纵沟及瘤状突起，浅灰棕色或青绿色。中间瓤部黄白色或浅黄色，可见种子脱落后留下孔痕。质稍柔韧，微有弹性，不易折断。气微，味苦。

药性　苦，寒。归心、脾、胃、肝经。

功效主治　消暑清热，清肝明目，解毒，健胃。主治热病烦渴引饮，中暑，痢疾，赤眼疼痛，痈肿丹毒，恶疮。

用法用量　煎服，5～15克；或煅存性研末。外用适量，捣敷患处。

使用注意　脾胃虚寒者不宜用。

现代药理　从苦瓜中提取的植物胰岛素有显著地降低动物血糖的作用。苦瓜皂苷具有良好的抗氧化功能，可显著增强超氧化物歧化酶（SOD）活力，保护细胞膜，防止动脉粥样硬化、提高机体应激能力。此外，还具有一定的抗癌、降血脂、降血压等作用。

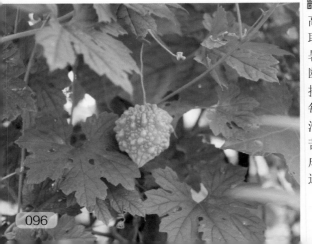

验方精选　❶治血糖高：苦瓜鲜品适量，捣碎取汁，直接饮用。❷治中暑发热：鲜苦瓜一个，截断去瓤，纳入茶叶，再接合，悬挂通风处阴干。每次6克，水煎或沸水冲泡，代茶饮。❸治眼疼：苦瓜15克，煅存性，研成细粉，灯心草3克煎服送服。

苦参

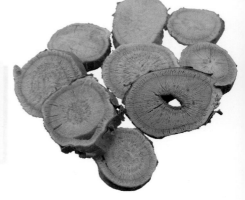

本品为蝶形花科植物苦参的干燥根。我国南、北各地均有产。春、秋二季采挖，除去根头及小支根，洗净，干燥，或趁鲜切片，干燥。以条匀、不带疙瘩头、皮细、断面色黄白者为佳。生用。

中药识别 根呈长圆柱形。表面灰棕色或棕黄色，有时可见横长皮孔样突起，外皮薄，常破裂反卷，易剥落，剥落处显黄色，光滑。质硬，不易折断，断面黄白色，纤维性，具放射状纹理和裂隙，有的可见同心性环纹。气微，味极苦。

药性 苦，寒。归心、肝、胃、大肠、膀胱经。

功效主治 清热泻痢，杀虫止痒，利尿。主治湿热泻痢，便血，黄疸，赤白带下，阴肿阴痒，湿疹湿疮，皮肤瘙痒，疥癣麻风，湿热淋痛，尿闭不通。外治滴虫阴道炎。

用法用量 煎服，5～9克。外用适量，煎服洗患处。

使用注意 不宜与藜芦同用。脾胃虚寒者忌服。

现代药理 苦参煎剂及苦参碱对痢疾杆菌、金黄色葡萄球菌、大肠埃希菌、乙型链球菌、结核杆菌等有明显的抑制作用。苦参碱、氧化苦参碱对乙型肝炎病毒、丙型肝炎病毒、柯萨奇病毒、腺病毒具有较强的抑制作用，并对毛癣菌、黄癣菌、红色表皮癣菌等皮肤真菌具有不同程度抑制作用。苦参碱、氧化苦参碱具有抗炎、抗过敏作用。此外，还具有抗心律失常、抗肿瘤、升高白细胞、保肝、抑制免疫、镇静、平喘等作用。

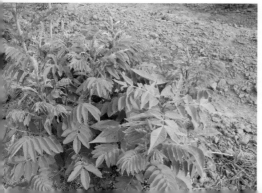

验方精选 ❶治血痢不止：苦参适量，炒焦，研成粉末，制成丸剂如梧子大，每次服15粒，米汤送服。❷治齿缝出血：苦参50克，枯矾5克，研为细末，每日涂擦患处。❸治湿疹疥癣：苦参适量，水煎液熏洗患处。

板蓝根

本品为十字花科植物菘蓝的干燥根。主产于江苏、安徽、河北、河南、甘肃等地。秋季采挖，除去泥沙，晒干。以身干、条长、均匀、质润者为佳。切段，生用。

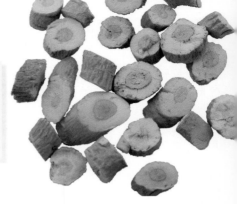

中药识别　根呈圆柱形，稍扭曲。表面淡灰黄色或淡棕黄色，有纵皱纹，横长皮孔样突起。根头部略膨大，可见暗绿色或暗棕色轮状排列的叶柄残基和密集的疣状突起。体实，质略软，断面皮部黄白色，木部黄色。气微，味微甜后苦涩。

药性　苦，寒。归心、胃经。

功效主治　清热解毒，凉血利咽。主治温毒发斑，舌绛紫暗，痄腮，喉痹，烂喉丹痧，大头瘟疫，丹毒，痈肿。

用法用量　煎服，9～15克。

使用注意　体虚而无实火热毒者忌用。脾胃虚寒者慎用。

现代药理　本品所含吲哚类化合物有抗菌作用，另有抗流感病毒、肝炎病毒等作用。有明显的解热效果。靛玉红有显著的抗白血病作用。板蓝根多糖能显著地提高小鼠免疫力及增强抗体形成细胞功能，增强小鼠静脉注射碳粒廓清速率。靛玉红有抗肿瘤、破坏白血病细胞，并有一定抑制血小板聚集作用。

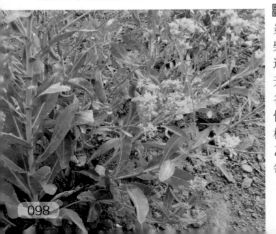

验方精选　❶治流行性腮腺炎：板蓝根12克，黄芩、连翘、柴胡、牛蒡子、玄参各9克，黄连、桔梗、陈皮、僵蚕各6克，升麻、甘草各3克、马勃、薄荷各4.5克，煎服。❷治急性传染性肝炎：板蓝根、茵陈各15克，栀子9克，煎服。❸防治流行性乙型脑炎：板蓝根9克，煎服，每日1剂，连服5日。

南板蓝根

本品为爵床科植物马蓝的干燥根茎和根。主产于福建、广东、广西、四川、云南等地。初冬采挖，除去茎叶，洗净，晒干。以条长，地上茎短、断面浅蓝色者为佳。切段，生用。

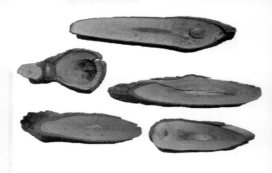

中药识别　表面灰棕色或暗棕色，具细纵纹，节膨大，外皮易剥落，呈蓝灰色。质硬而脆，易折断，断面不平坦，皮部蓝灰色，木部灰蓝色至淡黄褐色，中央有类白色或灰蓝色海绵状的髓。气微，味淡。

药性　苦，寒。归心、胃经。

功效主治　清热解毒，凉血消斑。主治温疫时毒，发热咽痛，温毒发斑，丹毒。

用法用量　煎服，15～30克。外用适量，捣敷或煎服熏洗。

使用注意　脾胃虚寒、无实火热毒者慎用。

现代药理　本品水煎液对金黄色葡萄球菌和肺炎杆菌有良好的抑制作用。对有流感病毒、肝炎病毒等病毒的抑制作用也很强。所含靛玉红、靛蓝具有显著的抗抗白血病作用，并有一定的抑制血小板聚集、抗炎、退热、增强免疫力、护肝降酶等作用。

验方精选　❶治疗流行性乙型脑炎：南板蓝根500克，水2000毫升，煎液1000毫升，另加水，再煎，合并煎液，每10毫升含生药9克。每次服用20毫升，隔2小时服1次。❷夏季微热，经久不退：南板蓝根30克，柴胡9克，体虚者加北沙参9克，煎服，每日1剂，连服7日。❸治热毒疮：南板蓝根30克，忍冬藤30克，土茯苓15克，炖肉服。

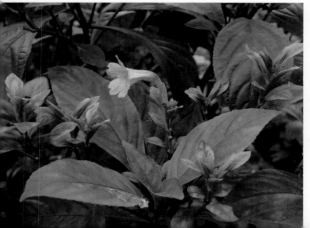

败酱草

本品为败酱科植物白花败酱的干燥带根全草。主产于四川、河南、江西、河北、福建等地。夏、秋季开花前采收，将全株拔起，除去泥沙，洗净，阴干或晒干。以根粗壮、叶多、气浓郁者为佳。切段，生用。

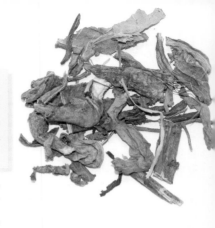

中药识别　根茎有节，茎圆柱形，外表黄棕色黄绿色，有纵向纹理，被有白色粗毛。质脆，易折断，断面中空。叶对生，叶片卵形，边缘具粗锯齿，或3裂而基部裂片很小，两面均有粗毛，下部叶有翼柄。全株有陈腐的豆酱气。

药性　苦，平。入肝、胃、大肠经。

功效主治　清热解毒，消痈排脓，祛瘀止痛。主治肠痈，肺痈，下痢，赤白带下，产后瘀滞腹痛，目赤肿痛，痈肿疮毒，疥癣。

用法用量　煎服，10～15克，鲜者60～120克。外用适量，捣敷患处。

使用注意　脾胃虚弱及孕妇慎用。

现代药理　白花败酱草对鸡胚内流感病毒有明显的抑制作用。所含齐墩果酸和常春藤皂苷均有抑菌作用。此外，尚具有强心、利尿等作用。

验方精选　❶预防病毒性感冒：败酱草15克，大青叶、野菊花、生黄芪、炒白术各10克，煎服。❷治盆腔瘀血综合征：败酱草、红藤、当归、三棱、莪术各30克。浓煎100毫升，灌肠。❸治阑尾炎：薏苡仁30克，败酱草15克，制附子6克，煎服。

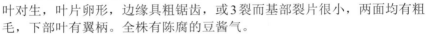

知母

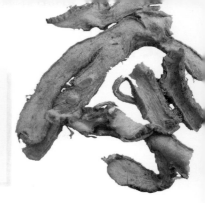

本品为百合科植物知母的干燥根茎。主产于河北、山西、陕西、内蒙古、安徽等地。春、秋二季采挖，除去须根及泥沙，晒干，习称"毛知母"；或除去外皮，晒干，习称"光知母"。均以肥大、质硬、断面色黄白，嚼之发黏者为佳。切片入药，生用，或盐水炙用。

中药识别　呈长条状，略扁，一端有浅黄色的茎叶残痕。表面黄棕色至棕色，上面有一凹沟，具紧密排列的环状节，节上密生黄棕色的残存叶基，由两侧向根茎上方生长，下面隆起而略皱缩，并有凹陷或突起的点状根痕。质硬，易折断，断面黄白色。气微，味微甜、略苦，嚼之带黏性。

药性　苦、甘，寒。归肺、胃、肾经。

功效主治　清热泻火，滋阴润燥。主治外感热病，高热烦渴，肺热燥咳，阴虚燥咳，骨蒸潮热，内热消渴，肠燥便秘。

用法用量　煎服，6～12克。清热泻火宜生用，滋阴降火宜盐水炙用。

使用注意　脾虚便溏者不宜。

现代药理　知母浸膏有解热作用，能防止大肠埃希菌所致家兔高热且作用持久。有抑制血小板聚集、降低血糖、抗炎、利尿、祛痰、抗菌、抗癌、抗溃疡等作用。

验方精选　❶治久嗽气急：知母15克，杏仁15克，煎服；另以萝卜子、杏仁等份为末，加米糊做成丸剂，每次服50粒，姜汤送服。❷治紫癜风疾：知母适量，用醋磨汁，涂擦患处。❸治妊娠子烦：知母30克，洗净，焙干，研成粉末，制成枣粒大丸剂，每次一丸，人参汤送服。

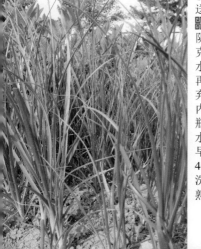

食疗方　❶知母玉竹蜜：适用于肺热伤阴型咽炎。知母60克，玉竹60克，蜂蜜1000克。知母、玉竹快速洗净，放入瓦罐中，加冷水1500毫升，小火煎至500毫升，滤出头汁。再加冷水700毫升，煎至300毫升，滤出二汁，弃渣。将头汁、二汁、蜂蜜一起倒入大瓷盆内，加盖。旺火隔水蒸2小时，离火，冷却装瓶，密盖。每日3次，每次15毫升，饭后温开水送服。❷知母龙骨炖鸡：滋阴降火。适用于早泄伴情欲亢盛、梦遗滑精者知母20克，龙骨40克，雏母鸡1只。将雏母鸡拔毛，去内脏，洗净，取知母、龙骨放入鸡腹腔内，文火炖至熟烂即可。早晚佐餐食用。

委陵菜

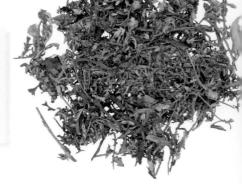

本品为蔷薇科植物委陵菜的干燥全草。主产于山东、河南、内蒙古、辽宁、湖北、安徽、江苏等地。春季未抽茎时采挖，除去泥沙，晒干。以根粗壮、根头带嫩叶、无花茎者为佳。切段，生用。

中药识别　根表面暗棕色或暗紫红色，栓皮易成片状剥落。切面皮部薄，暗棕色，常与木质部分离，射线呈放射状排列。叶边缘羽状深裂，下表面和叶柄均密被灰白色绒毛。气微，味涩、微苦。

药性　苦，寒。归肝、大肠经。

功效主治　清热解毒，凉血止痢。主治赤痢腹痛，久痢不止，痔疮出血，痈肿疮毒。

用法用量　煎服，9～15克。外用鲜品适量，煎水洗或捣烂敷患处。

使用注意　慢性腹泻伴体虚者慎用。

现代药理　委陵菜全草对痢疾杆菌有显著抑制作用。委陵菜水提取物具有抗病毒作用，对儿童轮状病毒腹泻有效，可以缩短轮状病毒腹泻并减少再补水的要求。同时，对于乙醇诱导的小鼠胃溃疡具有显著的疗效，而且其愈合效果得到了组织病理学的进一步肯定。

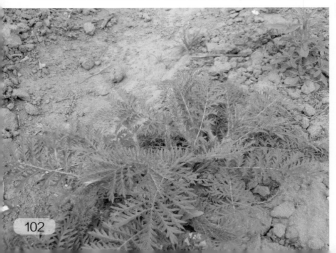

验方精选　❶治久痢不止：委陵菜、白槿花各15克，煎水服。❷治疔疮初起：鲜委陵菜根30克，煎水服。❸治刀伤出血：委陵菜叶适量，研末，撒敷患处。

金丝草

本品为禾本科植物金丝草的全草。主产于浙江、江西、福建、湖南、广东、四川、云南等地。全年可采，割取地上部分，捆成小把，晒干或鲜用。

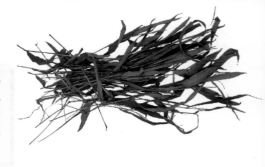

中药识别　根呈细须状，黄白色。茎细圆柱形，光滑，节明显膨大。切面类白色，中空。叶多破碎。总状花序密生金黄色柔软长芒，形似猫尾。气微，味微苦。

药性　甘、淡，寒。归心、肝经。

功效主治　清热解毒，解暑，利尿通淋，凉血止血。主治感冒高热，中暑，尿路感染，肾炎水肿，黄疸型肝炎，糖尿病。

用法用量　煎服，15～30克，鲜品加倍。外用适量，煎服熏洗，或研末调敷。

现代药理　金丝草水提物可降低慢性肾衰竭小鼠模型的血肌酐、尿素氮活性。

验方精选　❶治急性肾炎水肿：金丝草、车前草、地锦草、爵床（鲜品）各30克，煎服。❷治感冒：金丝草、桑叶、积雪草各30克，煎服。❸治尿路感染：金丝草、葫芦茶、白茅根、三棵针各30克，煎服。

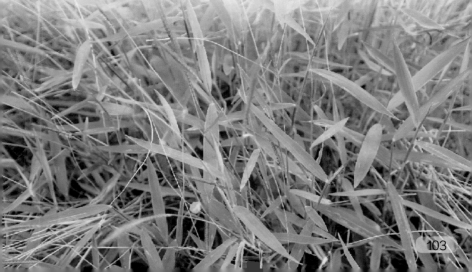

金荞麦

本品为蓼科植物金荞麦的干燥根茎。主产于陕西、江苏、浙江、湖北、湖南等地。冬季采挖，除去茎和须根，洗净，晒干。以个大、质坚硬者为佳。切成厚片，生用。

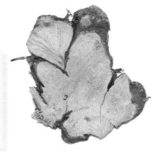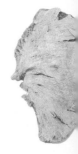

中药识别　本品呈不规则团块或圆柱状，常有瘤状分枝，顶端有茎残基。表面棕褐色，有横向环节和纵皱纹，密布点状皮孔，并有凹陷的圆形根痕和残存须根。质坚硬，不易折断，断面淡黄白色或淡棕红色，有放射状纹理，中央髓部色较深。气微，味微涩。

药性　微辛、涩，凉。归肺经。

功效主治　清热解毒，排脓祛瘀。主治肺痈吐脓，肺热喘咳，瘰疬疮疖，乳蛾肿痛。

用法用量　15～45克，用水或黄酒隔水密闭炖服。

现代药理　金荞麦对金黄色葡萄球菌、肺炎链球菌、大肠埃希菌、铜绿假单胞菌均有不同程度的抑制作用。此外，尚有祛痰、解热、抗炎、抗肿瘤、免疫调节、降血糖和血脂作用、抗血小板聚集等多方面的活性。

验方精选　❶治鼻咽癌：鲜金荞麦、鲜汉防己、鲜土牛膝各30克。加水隔水炖服。❷治脱肛：鲜金荞麦、苦参各300克，水煎，趁热熏洗患处。❸治喉风喉毒：金荞麦40克，用醋磨成汁，漱喉。

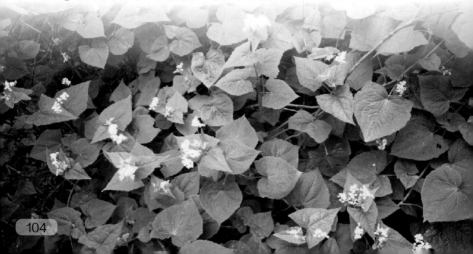

金盏银盘

本品为菊科植物三叶鬼针草的干燥全草。主产于广东、广西、江苏、安徽、福建、台湾、海南、湖北、陕西等地。夏、秋二季枝叶茂盛和花开时采收。割取地上部分，晒干。以叶片多、青黄色者为佳。切段，生用。

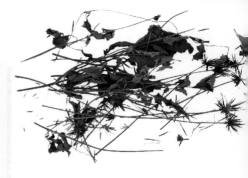

中药识别　主茎略呈四棱形，黄绿色至棕褐色，具细纵棱线。质较硬而脆，易折断，断面黄白色，纤维性，中央有白色髓或中空。叶黄绿色，边缘有锯齿。花多脱落，多已结成瘦果10余个，呈束针状。瘦果具四棱，顶端有2～4条具倒刺的芒刺。

药性　甘、淡，微寒。归肺、心、胃经。

功效主治　疏散风热，清热解毒。主治风热感冒，乳蛾，肠痈，毒蛇咬伤，湿热泻痢，黄疸。外治疳疮、痔疮。

用法用量　内服：煎服，15～30克，鲜品加倍。外用适量，捣敷或煎水熏洗患处。

使用注意　妇女行经期忌用。

现代药理　鬼针草提取物对金黄色葡萄球菌、溶血性链球菌、福氏痢疾杆菌、伤寒杆菌、大肠埃希菌等均有显著的抑制作用。煎剂呈现较强的利尿活性。对受蛇毒攻击的实验性动物具有保护作用，可降低死亡率。

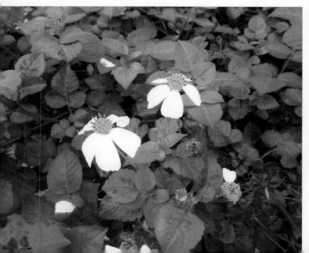

验方精选　❶治慢性阑尾炎，胃肠炎：鲜金盏银盘30～60克，煎服。❷治中暑腹痛吐泻：鲜金盏银盘30～60克，煎服；或捣烂绞汁，加少许盐，炖温热服。❸治毒蛇咬伤：鲜金盏银盘适量，捣烂敷伤处。

肿节风

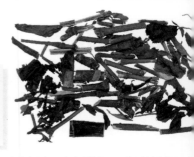

本品为金粟兰科植物草珊瑚的干燥全草。主产于四川、湖南、广东、广西等地。夏、秋二季采收，除去杂质，晒干。以叶色绿者为佳。切段，生用。

中药识别　根茎密生细根。茎圆柱形，表面暗绿色至暗褐色，有明显细纵纹，散有纵向皮孔，节膨大。切面有髓或中空。叶多破碎，表面绿色、绿褐色至棕褐色或棕红色，光滑；边缘有粗锯齿，齿尖腺体黑褐色，近革质。气微香，味微辛。

药性　苦、辛，平。归心、肝经。

功效主治　清热凉血，活血消斑，祛风通络。主治血热发斑发疹，风湿痹痛，跌打损伤。

用法用量　煎服，9～30克。

现代药理　本品含有的琥珀酸和延胡索酸。对金黄色葡萄球菌及其耐药菌株、甲型溶血型链球菌、肺炎链球菌、卡他球菌、痢疾杆菌、伤寒杆菌、副伤寒杆菌、大肠埃希菌、铜绿假单胞菌等都有不同程度的抑制作用。同时，对流感病毒也具有灭活作用。对癌细胞和荷瘤机体的耗氧能力有直接抑制作用，以此改善肿瘤细胞能量代谢而实现抗癌作用。此外，肿节风对兔实验性骨折还具有促进愈合作用。

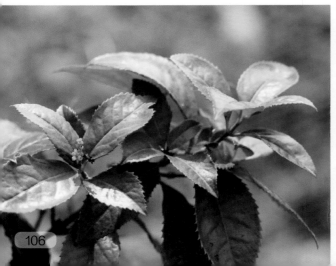

验方精选　❶ 治风湿关节痛：草珊瑚根、钩藤根、野鸦椿根各30克，加入黄酒酌量，同猪脚1只炖服。❷ 治痛经：肿节风9克，鹿含草12克，煎服。❸ 治外伤出血：鲜肿节风叶适量，捣烂敷患处。

鱼腥草

本品为三白草科植物蕺菜的新鲜或干燥地上部分。全国大部分地区均产。鲜品全年均可采割；干品于夏季茎叶茂盛花穗多时采割，除去杂质，晒干。以叶多、色灰绿、有花穗、鱼腥气浓者为佳。切段，生用。

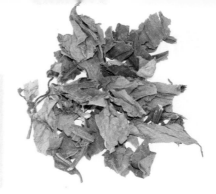

中药识别　茎呈扁圆柱形，表面淡红棕色至黄棕色，有纵棱。叶片多破碎，展平后呈心形，上表面黄绿色至暗棕色，下表面常紫棕色，全缘。穗状花序黄棕色。搓碎具鱼腥气，味涩。

药性　辛，微寒。归肺经。

功效主治　清热解毒，消痈排脓，利尿通淋。主治肺痈吐脓，痰热喘咳，热痢，热淋，痈肿疮毒。

用法用量　15～25克，不宜久煎；鲜品用量加倍，水煎或捣汁服。外用适量，捣敷或煎服熏洗患处。

使用注意　虚寒症及阴性外疡忌用。

现代药理　本品所含鱼腥草素对金黄色葡萄球菌、肺炎双球菌、甲型链球菌、流感杆菌、结核杆菌等多种革兰阳性和阴性细菌，均有不同程度的抑制作用。同时，本品乙醚提取的非挥发性成分，还具有抗病毒作用。此外，鱼腥草还有增强白细胞吞噬能力，提高机体免疫力，抗辐射，以及利尿、镇痛、镇咳、止血、促进组织再生和伤口愈合等作用。

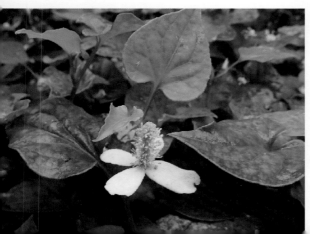

验方精选　❶治肺脓疡、大叶性肺炎：鱼腥草30克，桔梗15克，煎服。❷治急性肠炎、痢疾：鱼腥草25克，煎服。❸治百日咳：鱼腥草、鹅不食草各15克，冰糖适量，煎服。

狗肝菜

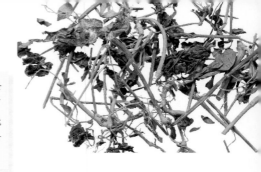

本品是爵床科植物狗肝菜的干燥全草。主产于福建、台湾、广东、广西等地。夏、秋二季采收全株，洗净，晒干或鲜用。以茎枝嫩、叶多、色绿者为佳。切段，生用。

中药识别　茎多分枝，折曲状，具棱，节膨大呈膝状，下面节处常匍匐具根。叶对生，暗绿色或灰绿色，多皱缩，完整叶片卵形或卵状披针形，纸质，先端急尖或渐尖，基部楔形，下延，全缘。花二唇形，蒴果卵形。

药性　甘、苦，微寒。归肝、小肠经。

功效主治　清热解毒，凉血止血，生津，利尿。主治感冒高热，暑热烦渴，乳蛾，疔疮，便血，尿血，小便不利。

用法用量　煎服，30～60克。外用适量，鲜品捣烂敷患处。

使用注意　脾胃虚寒者慎服。

现代药理　狗肝菜具有保护肝脏的作用，并可调节免疫功能以及抗炎、抗氧化等活性。

验方精选　❶治小便淋沥、湿热下痢：鲜狗肝菜480克，蜜糖30克，捣烂取汁，开水冲服。❷治口腔炎、咽喉炎：鲜狗肝菜30～60克，捣烂取汁，徐徐咽下。❸治目赤肿痛：狗肝菜30克，野菊花30克，煎服。

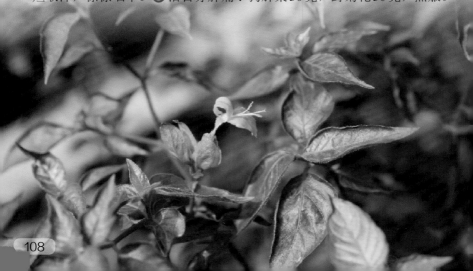

空心莲子草

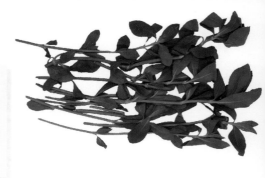

本品为苋科植物喜旱莲子草的地上部分。主产于河北、山东、江苏、浙江、江西、湖南、湖北等地。夏、秋二季采收，除去杂质，洗净，晒干或鲜用。以茎粗壮、叶多者为佳。切段，生用。

中药识别　水生型植株无根毛；陆生型植株可形成直径达1厘米左右的肉质贮藏根，有根毛。茎秆坚实，髓腔较小。叶对生，长圆形至倒卵状披针形。头状花序具长1.5～3.0厘米的总梗。花白色或略带粉红。

药性　苦、甘，寒。归肺、心、肝、膀胱经。

功效主治　清热利尿，凉血解毒。主治流行性乙型脑炎早期、流行性出血热初期、麻疹。外用于湿疹，带状疱疹，疔疮，毒蛇咬伤，流行性出血性结膜炎。

用法用量　煎服，鲜品30～60克。外用鲜全草取汁外涂，或捣烂调蜜糖外敷。

现代药理　本品在体外试验对脑膜炎球菌、白喉杆菌、金黄色葡萄球菌等有显著的抑制作用。制成注射液后，对亚洲甲型流感病毒、乙脑病毒、狂犬病毒等有显著的抑制作用。

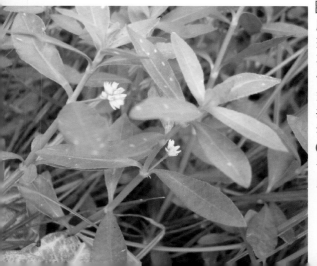

验方精选　❶治肺结核咯血：鲜空心莲子草60克，水煎，冲冰糖服。❷治流行性出血性结膜炎：鲜空心莲子草120克，捣烂取汁，洗眼，并滴眼，每日3～4次。❸治湿疹：鲜空心莲子草适量，水煎熏洗患处。

苘麻子

本品为锦葵科植物苘麻的干燥成熟种子。主产于河北、吉林、辽宁、黑龙江、湖北、河南、安徽等地。秋季采收成熟果实，晒干，打下种子，除去杂质。以籽粒饱满、色灰褐色者为佳。生用或炒用。

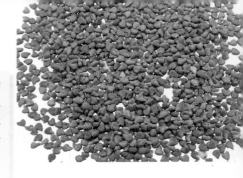

中药识别　种子三角状扁肾形，一端较尖，长3.4～4.0毫米，宽约3毫米。表面暗褐色，散有稀疏短毛，边缘凹陷处具淡棕色的种脐。种皮坚硬，剥落后可见胚根圆柱形，子叶折叠呈W形，胚乳与子叶交错。气微，味淡。

药性　苦，平。归大肠、小肠、膀胱经。

功效主治　清热解毒，利湿，退翳。主治赤白痢疾，淋证涩痛，痈肿疮毒，目生翳膜。

用法用量　煎服，3～9克。

现代药理　苘麻子水提物具有显著的利尿作用，其脂溶性成分则是具有抗利尿作用。此外，苘麻子水、醇提取物有抑菌作用，口服毒性均甚小。

验方精选　❶治赤白痢：苘麻子50克，炒香熟，研末，蜜水调服。❷治瘰疬病：苘麻子6克，研末，夹豆腐干内，煎服。❸治麻疹：苘麻子9克，煎服。

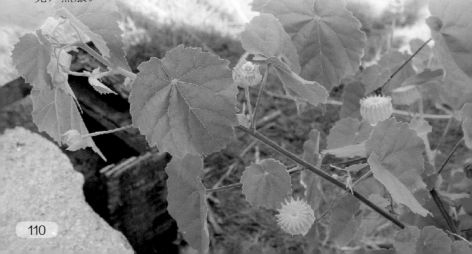

栀子

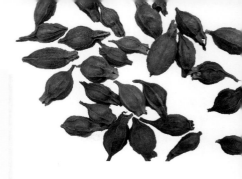

本品为茜草科植物栀子的干燥成熟果实。主产于江西、湖南、湖北、浙江等地。9～11月份果实成熟呈红黄色时采收，除去果梗和杂质，蒸至上气或置沸水中略烫，取出，干燥。以完整、种子饱满、色橙红色者为佳。生用或炒焦用。

中药识别　呈长卵形，表面红黄色或棕红色，具6条翅状纵棱，棱间常有1条明显的纵脉纹。果皮薄而脆，内有种子多数，集结成团，深红色或红黄色。

药性　苦，寒。归心、肺、三焦经。

功效主治　泻火除烦，清热利湿，凉血解毒；外用消肿止痛。主治热病心烦，湿热黄疸，淋证涩痛，血热吐衄，目赤肿痛，火毒疮疡，外治扭挫伤痛。

用法用量　煎服，6～10克。外用生品适量，研末调敷。

使用注意　脾虚便溏者忌服。

现代药理　栀子提取物在体外能明显抑制甲型流感病毒、PIV1、RSV、HSV、HSV1、HSV2等病毒的致细胞病变作用。本品还具有保肝利胆、促进胆汁分泌及胆红素排泄、降低血中胆红素、降低胰淀粉酶、促进胰腺分泌、增强胰腺炎时胰腺腺细胞的抗病能力、显著地增加正常肝血流量等作用。此外，还具有解热、镇痛、抗菌、抗炎、镇静催眠、降血压等作用。

【验方精选】 ❶治湿热黄疸：栀子12克，鸡骨草、田鸡黄各30克，水煎，分3次服。❷治尿淋、血淋：鲜栀子60克，冰糖30克，煎服。❸治鼻中衄血：栀子适量，烧炭存性，研成细末，吹入鼻中。

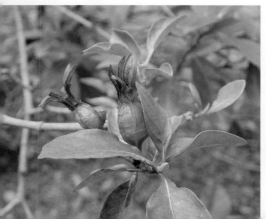

【食疗方】 ❶莲心栀子甘草茶：清心泻火。可用于口舌生疮、口苦等。莲子心1克，栀子3克，甘草2克。以上三味药，加入沸水浸泡5分钟后服用。❷连柏栀子酒：清热，解毒，止血。适用于口舌生疮，牙龈出血。黄柏90克，黄连15克，栀子30克，米酒800克。将上三味药轧成粗末，置锅中，加米酒煎煮数沸，过滤去渣，装瓶备用，酌情服用。

鸦胆子

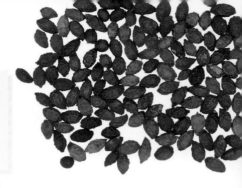

本品为苦木科植物鸦胆子的干燥成熟果实。主产于广东、广西。秋季果实成熟时采收，除去杂质，晒干。除去果壳，取仁。本品味极苦。以粒大、饱满者为佳。多生用。

中药识别　果实呈卵形，表面黄棕色至棕黑色，有隆起的网状皱纹。果壳质硬而脆，内含种子1粒，具网纹，富油性。破碎后显强烈特有臭气，味极苦而持久。

药性　苦，寒；有小毒。归大肠、肝经。

功效主治　清热，燥湿，杀虫，解毒。主治痢疾，久泻，疟疾，痔疮，赘疣，鸡眼。

用法用量　内服，用量0.5～2.0克，用龙眼肉或胶囊包裹饭后服用。外用适量，捣烂用醋调敷。

使用注意　不宜久服。孕妇和小儿慎用。

现代药理　鸦胆子仁及其有效成分对阿米巴原虫及其他寄生虫有驱杀作用。煎剂及氯仿提取物具有抗肿瘤作用。

验方精选　❶治热性赤痢：鸦胆子去皮，每服25粒，白糖水送服；❷治疟疾：鸦胆子果仁7粒，入桂圆肉内吞服，一日3次，第3日后减半量，连服5日；❸治脚鸡眼：鸦胆子去皮，取白仁用针尖戳住，入灯头上稍烤至黄色；置胶布上，将烤鸦胆子按成片状，贴于患处。

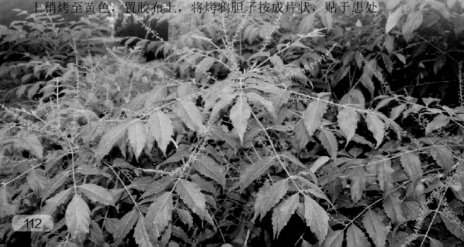

重楼

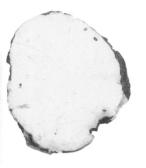
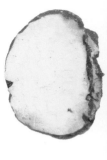

本品为百合科植物云南重楼的干燥根茎。主产于云南、广西、贵州、四川、湖北等地。秋季采挖，除去须根，洗净，晒干。以粗壮、质坚实、断面色白、粉性足者为佳。多切片，生用。

中药识别　根茎呈较平直的类圆柱形，表面黄棕色，密具层状突起的环节。结节上具椭圆形凹陷茎痕。

药性　苦，微寒；有小毒。归肝经。

功效主治　清热解毒，消肿止痛，凉肝定惊。主治疔疮痈肿，咽喉肿痛，虫蛇咬伤，跌打伤痛，惊风抽搐。

用法用量　煎服，3～9克。外用适量，研末调敷。

使用注意　体虚、无实火热毒者、孕妇及患阴证疮疡者均不宜服用。

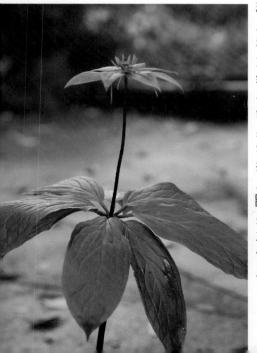

现代药理　重楼甾体总皂苷有止血作用。醇提物对恶性胸腔积液和腹水中原代肿瘤细胞，尤其是对化疗药物耐药的肿瘤细胞仍有一定的抗肿瘤作用。皂苷类单体对癌细胞有强的抑制作用。同时，对大脑与肾脏具有保护作用，并可清除活性氧及抗氧化作用。此外，尚有抗菌、抗炎、收缩子宫、保护血管内皮细胞的作用。

验方精选　❶治毒蛇咬伤，外伤出血：鲜重楼3克，研粉或酒醋磨汁敷患处。❷治流行性腮腺炎和疮毒：重楼适量，用醋磨汁，涂抹患处。

113

穿心莲

本品为爵床科植物穿心莲的干燥地上部分。主产于广东、广西等地。秋初茎叶茂盛时采割，晒干。以叶多、色绿者为佳。切段，生用。

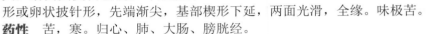

中药识别　茎方柱形，节部稍膨大，断面具类白色髓。叶呈披针形或卵状披针形，先端渐尖，基部楔形下延，两面光滑，全缘。味极苦。

药性　苦，寒。归心、肺、大肠、膀胱经。

功效主治　清热解毒，凉血，消肿。主治风热感冒，温病初起，咽喉肿痛，口舌生疮，顿咳劳嗽，肺痈吐脓，痈肿疮疡，蛇虫咬伤，湿热泻痢，热淋涩痛，湿疹瘙痒。

用法用量　煎服，6～9克。因味甚苦，故多入丸、片剂。外用适量。

使用注意　不宜多服久服；脾胃虚寒者不宜用。

现代药理　穿心莲煎剂对金黄色葡萄球菌、铜绿假单胞菌、变形杆菌、肺炎双球菌、溶血性链球菌、痢疾杆菌、伤寒杆菌有不同程度的抑制作用。穿心莲多种内酯可提高白细胞吞噬能力，具有抗炎性细胞因子、抗氧自由基损伤等作用。此外，还具有解热，抗肿瘤，利胆保肝，抗蛇毒及毒蕈碱样，抗生育等作用。

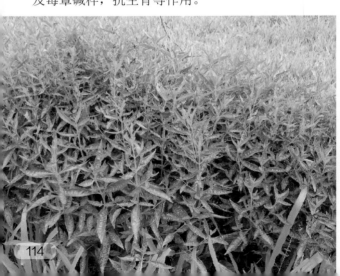

验方精选 ❶治菌痢，肠炎：穿心莲鲜叶10～15片，水煎，调蜜服。❷治感冒发热头痛：穿心莲9克，研成粉末，分3次服，温水送服。❸治支气管炎，肺炎：穿心莲叶9克，煎服。

秦皮

本品为木犀科植物白蜡树的干燥枝皮或干皮。主产于陕西、河北、吉林、辽宁等地。春、秋二季剥取，晒干，或鲜时切成丝再晒干。以条长呈筒状、外皮薄而光滑、苦味浓者为佳。多生用。

中药识别 外表面灰白色、灰棕色或黑棕色。内表面黄白色或棕色，平滑。断面纤维性。味苦。

药性 苦、涩，寒。归肝、胆、大肠经。

功效主治 清热燥湿，收涩止痢，止带，明目。主治湿热泻痢，赤白带下，肝热目赤肿痛，目生翳膜。

用法用量 煎服，6～12克。外用适量，煎洗患处。

使用注意 脾胃虚寒者忌用。

现代药理 秦皮水煎剂及所含七叶苷对金黄色葡萄球菌、大肠埃希菌、福氏痢疾杆菌、宋内痢疾杆菌均有抑制作用。此外，秦皮还具有显著的抗炎镇痛、利尿、促进尿酸排泄、抗氧化、抗肿瘤、保护血管、保护肝脏等作用。

验方精选 ❶治腹泻：秦皮9克，水煎，去渣取汁，加糖送服。❷治麦粒肿，大便干结：秦皮9克，大黄6克，煎服。❸治牛皮癣：秦皮30克，煎液洗患处，每剂煎液可洗3次。

荸荠

本品为莎草科植物荸荠的球茎。主产于江苏、安徽、福建、浙江、广东、广西等地。秋末割取地上部分，晒干；球茎可新鲜采用。球茎以皮色紫黑、肉质洁白，味甜多汁、嚼之无渣者为佳。

中药识别　球茎呈扁圆形，顶芽位于球茎上方。表面呈深褐色或枣红色，叶片成膜片状，附着于球茎上部。断面白色，质脆多汁，味甜。

药性　甘，寒。归肺、脾、胃经。

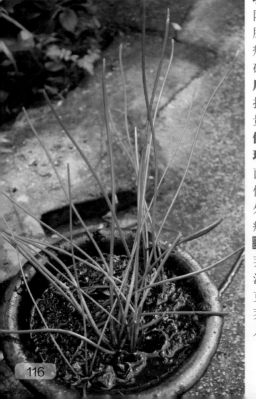

功效主治　清热止渴，利湿化痰，降血压。主治热病伤津烦渴，咽喉肿痛，口腔炎，湿热黄疸，高血压病，小便不利，麻疹，肺热咳嗽，矽肺，痔疮出血。

用法用量　煎服，60～120克；捣汁、浸酒或煅存性研末。外用适量，研末敷撒或涂擦。

使用注意　虚寒及血虚者慎用。

现代药理　荸荠对金黄色葡萄球菌、大肠埃希菌、产气杆菌、铜绿假单胞菌均有一定抑制作用。此外，尚有抗病毒、降血压、抗肿瘤、利尿的作用。

验方精选　❶治热病口渴：鲜荸荠、鲜芦根、鲜藕等量，捣碎，绞汁饮用。❷治咽喉肿痛：荸荠125克，绞汁冷服。❸治大便下血：荸荠60克，捣烂绞汁，去渣取汁，加入米酒1杯，煎热，空腹饮。

夏枯草

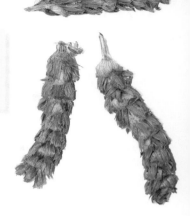

本品为唇形科植物夏枯草的干燥果穗。主产于江苏、安徽、浙江、河南等地。夏季果穗呈棕红色时采收，除去杂质，鲜用或晒干。以穗粗长、色棕红者为佳。多生用。

中药识别 果穗呈圆柱形，淡棕色至棕红色。全穗由数轮至10数轮宿萼与苞片组成，每轮有对生苞片2片，呈扇形，先端尖尾状，脉纹明显，外表面有白毛。宿萼内有小坚果4枚，卵圆形，棕色。

药性 辛，苦，寒。归肝、胆经。

功效主治 清肝泻火，明目，散结消肿。主治目赤肿痛，目珠夜痛，头痛眩晕，瘰疬，瘿瘤，乳痈，乳癖，乳房胀痛。

用法用量 煎服，9～15克。

使用注意 脾胃虚弱者慎用。

现代药理 本品对实验性动物具有较明显的降低血压的作用，同时，还具有显著的抗凝血、降血糖等作用，因此可降低发生急性心肌梗死的概率。此外，夏枯草尚具有抗炎、免疫抑制等作用，对多种肿瘤细胞株也有显著的抑制活性。

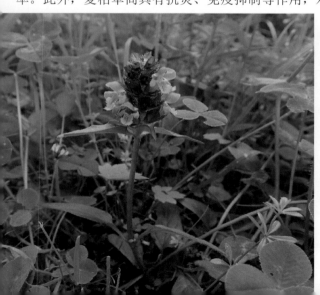

验方精选 ❶ 治急性扁桃体炎，咽喉疼痛：鲜夏枯草100克，煎服。❷ 治乳痈初起：夏枯草、蒲公英各15克，酒煎服。❸ 治高血压：鲜夏枯草150克，冬蜜50克，开水冲泡服或炖服。

117

鸭跖草

本品为鸭跖草科植物鸭跖草的干燥地上部分。全国大部分地区均产。夏、秋二季采收，鲜用或晒干。以身干、色黄绿、无杂质者为佳。切段，生用。

中药识别 本品茎常有纵棱，节稍膨大。切面中心有髓。叶互生，完整叶片展平后呈卵状披针形或披针形，全缘，基部下延成膜质叶鞘，抱茎，叶脉平行。总苞佛焰苞状，心形。

药性 甘、淡，寒。归肺、胃、小肠经。

功效主治 清热泻火，解毒，利水消肿。主治风热感冒，热病烦渴，咽喉肿痛，水肿尿少，热淋涩痛，痈肿疔毒。

用法用量 煎服，15～30克。外用适量，捣敷患处。

使用注意 脾胃虚寒者用量宜少。

现代药理 鸭趾草水煎液体外对金黄色葡萄球菌、志贺痢疾杆菌、枯草杆菌、大肠埃希菌等均有抑制作用，并有明显的解热作用。鸭趾草水提物有保护肝脏的作用，可降低谷丙转氨酶和谷草转氨酶。

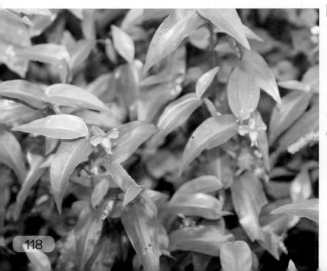

验方精选 ❶治水肿：鲜鸭跖草80克，白茅根30克，鸭肉100克，水煎，喝汤吃鸭肉。❷治高血压：鸭跖草30克，蚕豆花9克，水煎，当茶饮。❸治外伤出血：鲜鸭跖草适量，捣烂，外敷患处。

射干

本品为鸢尾科植物射干的干燥根茎。主产于湖北、江苏、河南、安徽等地。春初刚发芽或秋末茎叶枯萎时采挖，除去须根和泥沙，干燥。以粗壮、质硬、断面色黄者为佳。切片，生用。

中药识别　本品呈不规则形或长条形的薄片。外表皮黄褐色或棕褐色，皱缩，可见残留的须根和须根痕。切面淡黄色或鲜黄色，具散在筋脉小点或筋脉纹，有的可见环纹。

药性　苦，寒。归肺经。

功效主治　清热解毒，消痰，利咽。主治热毒痰火郁结，咽喉肿痛，痰涎壅盛，咳嗽气喘。

用法用量　煎服，3～10克。

使用注意　无实火及脾虚便溏者不宜使用。孕妇慎用。

现代药理　射干能抑制流感病毒、疱疹病毒，对致病性皮肤真菌有较强的抑制作用。射干醇提物有一定的解热作用，还可降低毛细管通透性，抑制棉球肉芽组织增生而有抗炎作用。所含鸢尾苷还具有明显的利尿作用。

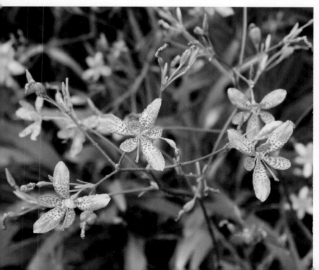

验方精选　❶治二便不通，诸药不效：鲜射干适量，研汁1碗，直接饮用。❷治咽喉肿痛：射干、山豆根适量，研成粉末，吹药入喉。❸治喉痹不通：射干1片，口含咽汁。

凉粉草

本品为唇形科植物凉粉草的干燥地上部分。主产于广东、浙江、江西、广西、台湾等地。夏季采收。割取地上部分，洗净，鲜用或晒干。以叶多、黑褐色、水湿后有黏液者为佳。切段，生用。

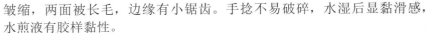

中药识别　全草灰褐色或棕黄色。茎方形，断面中空。叶对生，多皱缩，两面被长毛，边缘有小锯齿。手捻不易破碎，水湿后显黏滑感，水煎液有胶样黏性。

药性　甘、淡，微寒。归肺、胃、肝经。

功效主治　消暑解渴，清热解毒。主治中暑口渴，湿火骨痛，急性风湿性关节炎，高血压，感冒，黄疸，急性肾炎，糖尿病。

用法用量　煎服，30～60克。外用适量，研末调敷或煎水洗。

现代药理　凉粉草多糖具有显著的抗脂质过氧化作用，其提取物可以降低过氧化氢诱导产生的DNA损伤。凉粉草的水提物具有良好的抑菌活性，可预防鸭沙门菌和大肠埃希菌，以提高家禽的抗病能力。

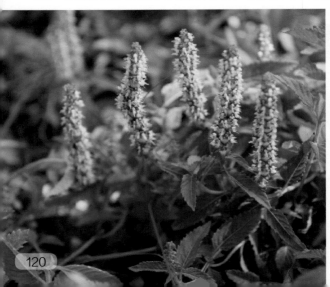

验方精选　❶治糖尿病：凉粉草60克，煎服。❷治暑热口渴：凉粉草100克，水煎，揉搓茎叶，去渣取汁，煮沸，加入米浆，再煮沸，自然晾凉凝结成凉粉状，蘸糖水食用。❸治疗疮热毒：凉粉草100克，煎水服，其渣敷患处。

拳参

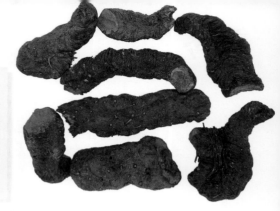

本品为蓼科植物拳参的干燥根茎。主产于河北、山西、甘肃、山东、江苏等地。春初发芽时或秋季茎叶将枯萎时采挖，除去泥沙，晒干，去须根。以粗大、质坚实、皮黑、断面红棕色者为佳。切片，生用。

中药识别　本品呈扁长条形或扁圆柱形，常切成近圆形或肾形的薄片。外表皮紫褐色或紫黑色，具明显的粗环纹。切面棕红色或浅棕红色，平坦，近边缘有一圈黄白色小点（维管束）排列成环。气微，味苦，涩。

药性　苦、涩，微寒。归肺、肝、大肠经。

功效主治　清热解毒，消肿，止血。主治赤痢热泻，肺热咳嗽，痈肿瘰疬，口舌生疮，血热吐衄，痔疮出血，蛇虫咬伤。

用法用量　水煎服，5 ～ 10 克。外用适量，捣敷或研末撒患处。

使用注意　无实火热毒者不宜。阴证外疡忌服。

现代药理　拳参提取物外用有一定的止血消炎作用。在体外对金黄色葡萄球菌、铜绿假单胞菌、枯草杆菌、大肠埃希菌等具有抗菌作用。此外，拳参能抑制实验性动物移植性肿瘤的生长。

验方精选　❶ 治疗菌痢、肠炎：拳参30克，水煎服，每日1 ～ 2次。❷ 治风热型感冒：板蓝根25克，连翘9克，大青叶、拳参各10克。水煎服。❸ 治龋齿：拳参1片。放在牙痛部位，用牙咬住，20分钟左右就能起到明显的止痛效果。

黄芩

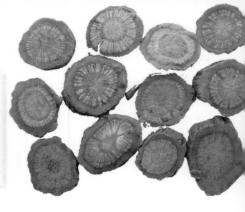

本品为唇形科植物黄芩的干燥根。主产于河北、山西、辽宁、内蒙古、陕西、黑龙江等地。春、秋二季采挖，除去须根和泥沙，晒后撞去粗皮，晒干。以条长、质坚实、色黄者为佳。生用或酒炒用。

中药识别 药材呈圆锥形，扭曲。表面棕黄色或深黄色。有扭曲的纵皱纹或不规则网纹。质硬而脆，易折断，断面黄色或浅黄色，具放射状纹理。气微，味苦。

药性 苦，寒。归肺、胆、脾、大肠、小肠经。

功效主治 清热燥湿，泻火解毒，止血，安胎。主治湿温暑湿，胸闷呕恶，湿热痞满，泻痢，黄疸，肺热咳嗽，高热烦渴，血热吐衄，痈肿疮毒，胎动不安。

用法用量 煎服，3～10克。

使用注意 脾胃虚寒者不宜使用。

现代药理 黄芩煎剂体外对金黄色葡萄球菌、溶血性链球菌、肺炎双球菌等革兰阳性菌及大肠埃希菌、痢疾杆菌、铜绿假单胞菌等革兰阴性菌均有不同程度的抑制活性，对甲型流感病毒、乙肝病毒等也有抑制活性。

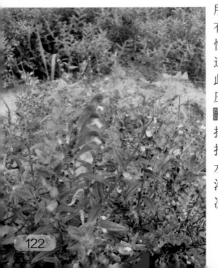

所含黄芩苷、黄芩苷元对急、慢性炎症均有抑制作用，并能降低毛细血管的通透性，减少过敏介质的释放，具有显著的抗过敏作用，同时还具有显著的解热作用。此外，黄芩尚具有镇静、保肝、利胆、降压、降脂、抗氧化等作用。

验方精选 ❶治吐血衄血：黄芩适量，捣碎研粉，每次15克，加水一杯煎，不拘时，和滓温服。❷治白癜风：黄芩粉末，水调成糊，茄蒂蘸药涂搽。❸治产后口渴：黄芩、麦冬各25克，切成薄片，每次服15克，水煎，不拘时服。

黄柏

本品为芸香科植物黄檗的干燥树皮。习称"关黄柏"。主产于吉林、辽宁、河北等地。春、夏二季剥取树皮后，除去粗皮，晒干。以皮厚、鲜黄色、无栓皮者为佳。生用或盐水炙、炒炭用。

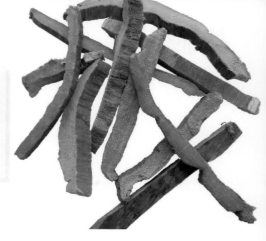

中药识别 本品饮片呈丝条状。外表面淡黄棕色，较平坦，偶有灰黄色，稍具弹性的粗皮残留。内表面灰黄色。断面纤维性，呈裂片状分层，鲜黄色或黄绿色。味极苦，嚼之有黏性。

药性 苦，寒。归肾、膀胱经。

功效主治 清热燥湿，泻火除蒸，解毒疗疮。主治湿热泻痢，黄疸尿赤，带下阴痒，热淋涩痛，脚气痿蹙，骨蒸劳热，盗汗，遗精，疮疡肿毒，湿疹湿疮。盐黄柏滋阴降火。用于阴虚火旺，盗汗骨蒸。

用法用量 煎服，3～12克。外用适量。

使用注意 脾虚泄泻，胃弱食少者忌服。

现代药理 本品所含的生物碱类成分，对金黄色葡萄球菌、大肠埃希菌、

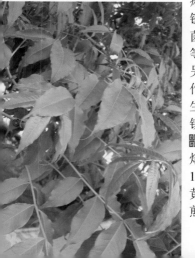

痢疾杆菌、伤寒杆菌、结核杆菌、溶血性链球菌等均有一定抑制作用，对白色念珠菌、絮状表皮癣菌、大孢子菌、小孢子菌等皮肤致病性真菌具有较强的抑制作用。另对流感病毒、乙肝表面抗原也具有抑制作用。此外，黄柏还具有显著的抗炎性增生、抗溃疡、利胆、抗心律失常、降压、镇静、降血糖等作用。

验方精选 ❶治小儿热泻：黄柏适量，焙干研末，用米汤制丸如粟米大，每次服10～20丸，米汤送服。❷治口舌生疮：黄柏捣碎含之。❸治湿疹瘙痒：黄柏适量，煎水洗患处。

黄鹌菜

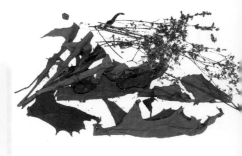

本品为菊科植物黄鹌菜以全草或根入药。主产于江苏、安徽、浙江、福建、广东、湖北等地。四季可采，洗净，鲜用或晒干。以叶片大、色黄绿者为佳。切段，生用。

中药识别 叶基生，倒披针形，边缘羽裂，裂片有深波状齿，叶柄微具翅。花序全为舌状花，花冠黄色。瘦果纺锤形，冠毛白色。

药性 甘、微苦，凉。

功效主治 清热解毒，利尿消肿，止痛。主治咽炎，乳腺炎，牙痛，小便不利，肝硬化腹水；外用治疮疖肿毒。

用法用量 煎服，9～15克，鲜品30～60克。外用适量，捣敷或捣汁含漱。

现代药理 黄鹌菜含有黄酮苷类、甾醇类、酚酸类及纤维素、蛋白质及多种微量元素等，具有抗菌、抗炎、免疫抑制、抗病毒、抗肿瘤、抗氧化的药理作用。

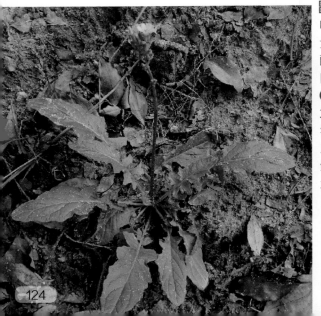

验方精选 ❶治咽喉炎症：鲜黄鹌菜适量，洗净，捣汁，加醋适量含漱（治疗期间忌吃油腻食物）。❷治乳腺炎：鲜黄鹌菜30～60克，水煎酌加酒服，渣捣烂加热外敷患处。❸治跌打肿痛：鲜黄鹌菜30克。加酒水各半适量，煎服，每日2次。

救必应

本品为冬青科植物铁冬青的干燥树皮。主产于海南、广东、江苏、浙江、台湾等。夏、秋二季剥取，鲜用或晒干。以皮厚、片大、苦味浓者为佳。多生用。

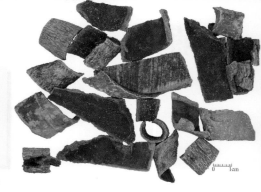

中药识别　本品呈卷筒状、半卷筒状或略卷曲的板状。外表面灰白色至浅褐色，较粗糙，有皱纹。内表面黄绿色、黄棕色或黑褐色，有细纵纹。质硬而脆，断面稍呈颗粒状。

药性　苦，寒。归脾、肾经。

功效主治　清热解毒，凉血止血，行气止痛。主治暑湿发热，咽喉肿痛，湿热泻痢，脘腹胀痛，风湿痹痛，湿疹，疮疖，跌打损伤。

用法用量　煎服，9～30克。外用适量，捣敷或煎膏涂敷患处。

现代药理　救必应煎剂体外试验中具有抑制金黄色葡萄球菌，溶血性链球菌及痢疾杆菌、伤寒杆菌、铜绿假单胞菌等活性。所含三萜苷救必应乙素在试管内能使凝血时间缩短，对各种实验性动物伤口均可显著缩短止血时间。救必应乙素对血管平滑肌有收缩作用，对豚鼠离体回肠有松弛作用，且能拮抗乙酰胆碱引起的肠痉挛。

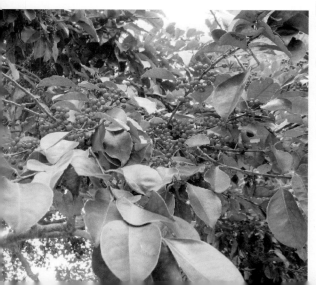

验方精选　❶ 治喉痛：救必应9克，水煎后，作茶饮。❷治神经性皮炎：救必应适量，煎水外洗患处。❸治疮痈疖肿：救必应适量，捣烂，涂敷患处。

野菊花

本品为菊科植物野菊的干燥头状花序。主产于江西、湖南、四川、广西、广东等地。秋、冬二季花初开放时采摘，晒干，或蒸后晒干。以完整、色黄、香气浓者为佳。多生用。

中药识别　本品呈类球形，棕黄色。总苞由 4～5 层苞片组成，外表面中部灰绿色或浅棕色，通常被白毛，总苞基部有的残留总花梗。舌状花 1 轮，黄色至棕黄色，皱缩卷曲，管状花多数，深黄色。气芳香。

药性　苦、辛，微寒。归肝、心经。

功效主治　清热解毒，泻火平肝。主治疔疮痈肿，目赤肿痛，头痛眩晕。

用法用量　煎服，9～15 克。外用适量，煎服外洗或制膏外涂。

使用注意　脾胃虚寒者，孕妇慎用。

现代药理　野菊花水提物具有抗病原微生物作用，对金黄色葡萄球菌、白喉杆菌、痢疾杆菌、流感病毒、疱疹病毒以及钩端螺旋体均有抑制作用。同时，伴有抗炎、抗氧化、镇痛等作用。此外，野菊花还具有保护心血管系统的功能，主要表现在降血压，增加心肌供氧量，提高心输出量、保护缺血心肌等方面。

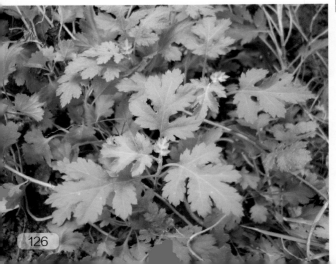

验方精选　❶ 治疗疮肿痛：野菊花 30 克，煎服，并洗敷患处。❷ 治高血压，高脂血症：野菊花适量，开水冲泡，代茶饮。❸ 治病毒性肝炎：野菊花、金银花、紫花地丁、大青叶各 30 克，紫背天葵 10 克，煎服。

银柴胡

本品为石竹科植物银柴胡的干燥根。主产于宁夏、内蒙古、甘肃、陕西等地。春、夏间植株萌发或秋后茎叶枯萎时采挖。栽培品于种植后第3年9月中旬或第4年4月中旬采挖，除去残茎，须根及泥沙，晒干。以根长均匀、外皮淡黄色、断面黄白色者为佳。切片，生用。

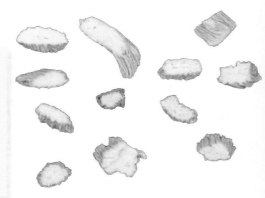

识别　本品呈类圆柱形，偶有分枝，长15～40厘米，直径0.5～2.5厘米。表面淡棕黄色或浅棕色，有扭曲的纵皱纹及支根痕，多具孔穴状或盘状凹陷，习称"砂眼"，从砂眼处折断可见棕色裂隙中有细砂散出。根头部略膨大，有密集的呈疣状突起的芽苞、茎或根茎的残基，习称"珍珠盘"。质硬而脆，易折断，断面不平坦，较疏松，有裂隙，皮部甚薄，木部有黄、白色相间的放射状纹理。气微，味甘。

药性　甘，微寒。归肝、胃经。

功效主治　清虚热，除疳热。主治阴虚发热，骨蒸劳热，小儿疳热。

用法用量　水煎服，5～9克。

使用注意　外感风寒及血虚无热者忌服。

现代药理　银柴胡可降低血清胆甾醇浓度，使胆甾醇/脑磷脂系数降低，并使主动脉类脂质含量降低。对于实验性动脉硬化动物所表现的兴奋、脱毛以及肢体皮下类脂质增厚等症状均有改善。结果表明，银柴胡可作用于血浆脂蛋白，阻止胆甾醇的酯化及其在血管壁的沉积，有抗动脉硬化的作用。此外，银柴胡还具有解热作用。

验方精选　❶治骨蒸劳热：银柴胡4.5克，胡黄连、秦艽、鳖甲（醋炙）、地骨皮、青蒿、知母各3克，甘草1.5克。水煎服。❷治感冒发热：青蒿（后下）6克，银柴胡、桔梗、黄芩、连翘、金银花、板蓝根各10克。水煎服，每日2次。❸治阴虚潮热：银柴胡、秦艽、栀子、黄芩、连翘各9克，生地黄12克，水煎服。

淡竹叶

本品为禾本科植物淡竹叶的干燥茎叶。主产于浙江、江苏、湖南、湖北、广东等地。夏季未抽花穗前采割，晒干。以叶多、色绿者为佳。切段，生用。

中药识别 茎呈圆柱形，有节，表面淡黄绿色，断面中空。叶片披针形，有的皱缩卷曲，表面浅绿色或黄绿色，叶脉平行，具横行小脉，形成长方形的网格状，下表面尤为明显。体轻，质柔韧。

药性 甘、淡，寒。归心、胃、小肠经。

功效主治 清热泻火，除烦止渴，利尿通淋。主治热病烦渴，小便短赤涩痛，口舌生疮。

用法用量 煎服，6～10克。

使用注意 体虚有寒、孕妇忌用。

现代药理 本品煎剂有利尿作用，能增加尿中氯化物的排泄。水浸膏有解热作用。淡竹叶乙醇提取物，体外实验对金黄色葡萄球菌、溶血性链球菌、铜绿假单胞菌、大肠埃希菌等有抑制作用。此外，还有解热、升高血糖、抗肿瘤等作用。

验方精选 ❶治尿血：淡竹叶、白茅根各9克，煎服，每日一剂。❷治热淋：淡竹叶10克，灯心草9克，海金沙6克，煎服。每日一剂。❸治发热，心烦，口渴：淡竹叶6～10克，煎服。

食疗方 ❶竹叶酒：祛风湿，畅心神。适用于风湿痛，关节痛兼心烦、尿黄者。淡竹叶30克，白酒500克。将淡竹叶剪碎装入纱布中，浸泡酒内，3日即可饮用。❷淡竹叶西瓜蜜汁：清暑热，解烦止渴。症见嘴破，口干，口臭，口苦之心火、胃火上升，皆可用其消火，淡竹叶兼有利尿等功效。淡竹叶、白茅根各50克，西瓜100克，甘草5克，蜂蜜少许将淡竹叶、白茅根洗净，与甘草、西瓜连皮一起放入1000毫升水中，煎煮，去渣取汁，待凉再加少许蜂蜜。

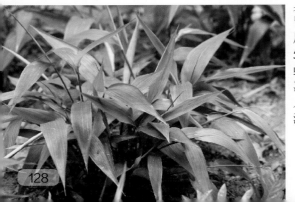

绵马贯众

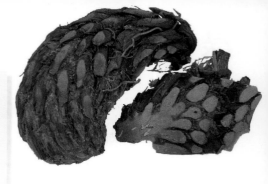

本品为鳞毛蕨科植物粗茎鳞毛蕨的干燥根茎和叶柄残基。主产于黑龙江、吉林、辽宁、内蒙古等地。秋季采挖，削去叶柄，须根，除去泥沙，晒干。以根茎粗大、表面色鲜艳者为佳。生用或炒炭用。

中药识别　本品呈长倒卵形，略弯曲。表面黄棕色，密被排列整齐的叶柄残基及鳞片，每个叶柄基部外侧常有3条弯曲的须根。断面棕色，有黄白色维管束5～13个，环列。

药性　苦，微寒；有小毒。归肝、胃经。

功效主治　清热解毒，止血，杀虫。主治时疫感冒，风热头痛，温毒发斑，疮疡肿毒，崩漏下血，虫积腹痛。

用法用量　煎服，5～10克。

使用注意　阴虚内热及脾胃虚寒者不宜，孕妇慎用。

现代药理　本品对各种流感病毒有不同程度的抑制作用，同时还具有抗细菌、抗皮肤真菌等作用。所含绵马酸类成分对无脊椎动物平滑肌有毒性，能使绦虫、钩虫麻痹变硬，而发挥其驱肠虫的功效。此外，绵马贯众还有抗血吸虫、收缩子宫、抗早孕及堕胎作用。

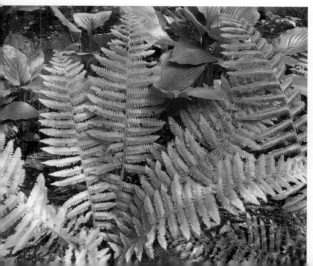

验方精选　❶ 治流行性感冒，气管炎：绵马贯众9克，煎服。❷治虫积腹痛：绵马贯众、牡丹皮、莲房（炭）各9克，煎服。❸治创伤出血：绵马贯众，炒炭，研成粉末，敷于伤口处。

绿豆

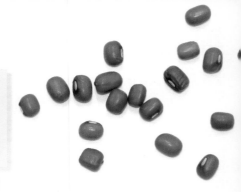

本品为蝶形花科植物绿豆的干燥种子。全国大部分地区均产。秋季果实成熟时采收，拔取全株，晒干，将种子打落，簸净杂质，洗净，晒干。打碎入药或研粉用。

中药识别 本品呈短矩圆形，表面呈暗绿色或绿黄色，有光泽，白色种脐位于一侧，长约种子的1/3。种皮薄而韧，剥离后需出黄白色种仁。

药性 甘，寒。归心、胃经。

功效主治 清热解毒，消暑，利水。主治暑热烦渴，疮毒痈肿，药食中毒，水肿，小便不利。

用法用量 煎服，15 ～ 30克，大剂量可用120克。

使用注意 脾胃虚寒，肠滑泄泻者不宜服用。

现代药理 绿豆所含黄酮类和鞣质类成分可直接抑制细胞生长，同时，绿豆可通过提高机体免疫力而间接发挥抗菌作用。此外，绿豆能降低实验动物的血清胆固醇，明显减轻冠状动脉病变。其他动物实验证实，绿豆尚有抗肿瘤、解毒等作用。

验方精选 ❶治误食热剂所致烦躁闷乱：绿豆研粉，黄连、甘葛、甘草各25克，焙干研末，温水调服。❷治疮毒肿痛初起：绿豆研粉，炒黄，猪牙皂研末，米醋调敷患处。❸治暑热烦热尿赤：绿豆50克，薏苡仁50克，煎服。

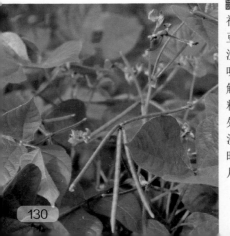

食疗方 ❶绿豆饮：清热解毒，夏日祛暑生津。绿豆150克，红糖适量。将绿豆洗净，放入锅中，加水1500毫升武火煮沸后，小火煮20分钟，绿豆煮烂后红糖调味即可。❷乌鸡绿豆汤：养阴退热，清热解毒，止渴利尿。乌鸡1只，绿豆150克，料酒10克，姜片、盐各适量。将宰杀后处理干净的乌鸡放入砂锅内，加入清水至没过乌鸡2厘米。用武火煮沸10分钟，随时撇掉汤表面的沫，加入料酒、绿豆、姜片。文火煮至乌鸡熟，加入盐即可。

葛花

本品为蝶形花科植物甘葛藤的干燥花蕾。主产于广东、广西、四川、云南等地。秋季采集花蕾，晒干。以朵大、淡紫色，未开放者为佳。多生用。

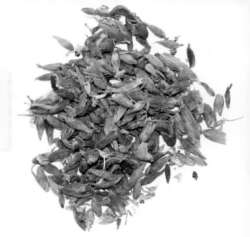

中药识别　花蕾呈不规则的扁长圆形。萼片灰绿色，基部连合，先端5齿裂，裂片披针形，其中2齿合生，表面密被黄白色毛茸。花瓣5片等长，突出于萼外或被花萼包被，蓝紫色，外部颜色较浅，呈淡蓝紫色或淡棕色。雄蕊10枚，其中9枚连合，雌蕊细长，微弯曲，外面被毛。

药性　甘，平。归胃经。

功效主治　解酒醒脾，解肌退热，生津止渴，止泻治痢。主治伤酒发热烦渴，不思饮食，呕逆吐酸，吐血，肠风下血。

用法用量　煎服，8～15克；或入丸、散用。

现代药理　葛花所含鸢尾黄素具有保肝作用，显著降低血中乙醇和乙醛的浓度，有效地预防乙醇性肝损伤。此外，葛花还具有调节血糖、降低血脂、抗肿瘤、抗诱变等作用。

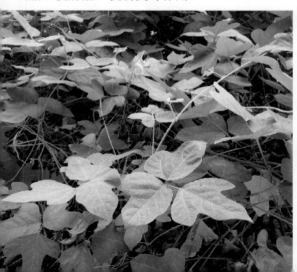

验方精选　❶治急、慢性乙醇中毒：葛花9克，煎服。❷治饮酒积热，呕血吐血：葛花50克，黄连10克，滑石50克（水飞），甘草25克。为细末，水合为丸，每服5克，温开水送服。❸预防醉酒：葛花10克，开水冲泡，代茶饮。

韩信草

本品为唇形科植物耳挖草的带根全草。主产福建、湖南、广西、贵州等地。春、夏季采收，洗净，鲜用或晒干。以叶多、色绿者为佳。

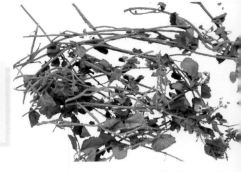

中药识别　叶对生，心状卵形或卵状椭圆形，边缘有钝齿，两面被毛。总状花序偏向一侧，花萼上唇背部盾片呈勺状，似耳挖。花多脱落。小坚果卵形，具瘤。

药性　辛、平。归心、肝、肺经。

功效主治　清热解毒，散瘀止痛。主治跌打损伤，吐血，咯血，痈肿，疗毒，喉风，牙痛，虫蛇咬伤。

用法用量　煎服，10～15克；或捣汁，鲜品30～60克。外用适量，捣敷或煎服洗患处。

使用注意　孕妇慎服。

现代药理　本品煎剂对金黄色葡萄球菌、福氏痢疾杆菌、伤寒杆菌、铜绿假单胞菌、大肠埃希菌有抑制作用。所含红花素有较强的平滑肌收缩作用，并有较好的祛痰作用。此外，韩信草对急性粒细胞型白血病细胞有抑制作用，并对免疫机能具有一定的调节作用。

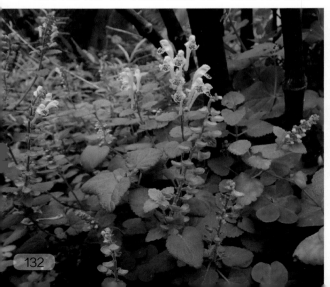

验方精选　❶治吐血、咯血：鲜韩信草30克，捣烂，去渣取汁，调冰糖炖服。❷治咽喉诸症：鲜韩信草30～60克，捣烂，去渣取汁，调蜜缓咽。❸治痈疽，无名肿毒：鲜韩信草60克，加黄酒100毫升，捣汁内服，药渣涂敷患处。

紫花地丁

本品为堇菜科植物紫花地丁的干燥全草。主产于浙江、江苏、江西、安徽、河南等地。春、秋二季采收，除去杂质，晒干。以根粗长、叶色灰绿者为佳。多生用。

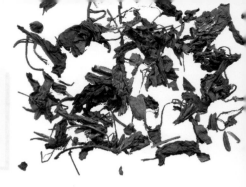

中药识别 主根长圆锥形，淡黄棕色。叶基生，灰绿色，展平后叶片呈披针形或卵状披针形，先端钝，基部截形或稍心形，边缘具钝锯齿。蒴果椭圆形或3裂，种子多数，淡棕色。

药性 苦、辛，寒。归心、肝经。

功效主治 清热解毒，凉血消肿。主治疔疮肿毒，痈疽发背，丹毒，毒蛇咬伤。

用法用量 煎服，15～30克。外用鲜品适量，捣烂敷患处。

使用注意 体质虚寒者忌用。

现代药理 本品有明显的抗炎及体外抑菌活性。此外，还证实具有抗凝血、抗病毒、调节免疫、抗氧化等作用。

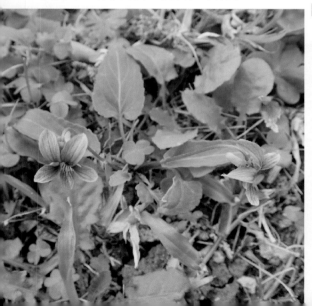

验方精选 ❶ 治黄疸内热：紫花地丁9克，研成粉末，用酒送服。❷治疔疮肿毒：鲜紫花地丁30克，捣汁服。另用紫花地丁根，去粗皮，加白蒺藜适量，共研为末，加油调匀涂患处。❸治外感热病：紫花地丁、蒲公英、野菊花、金银花各15克，天葵子6克，煎服，每日1剂。

筋骨草

本品为唇形科植物筋骨草的干燥全草。主产于江苏、安徽、浙江、河北、山东等地。春季花开时采收，除去泥沙，晒干。以叶片多，色黄绿色者为佳。切段，生用。

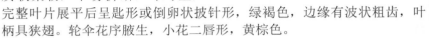

中药识别　地上部分灰黄色或黄绿色，密被白色柔毛。细茎丛生，质软柔韧，不易折断。叶对生，完整叶片展平后呈匙形或倒卵状披针形，绿褐色，边缘有波状粗齿，叶柄具狭翅。轮伞花序腋生，小花二唇形，黄棕色。

药性　苦，寒。归肺经。

功效主治　清热解毒，凉血消肿。主治咽喉肿痛，肺热咯血，跌打肿痛。

用法用量　煎服，15～30克。外用适量，捣烂敷患处。

使用注意　孕妇忌用。脾胃虚弱者慎用。

现代药理　筋骨草可通过直接抑制咳嗽中枢而产生止咳效果，同时伴有一定的祛痰和平喘的作用。此外，对甲型链球菌、金黄色葡萄球菌、肺炎球菌、大肠埃希菌及铜绿假单胞菌有抑制活性，并具有抗炎和免疫增强等作用。

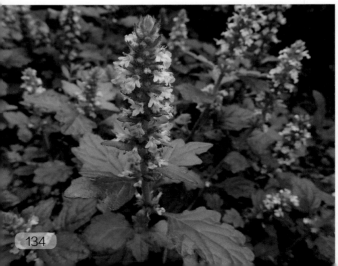

验方精选 ❶治肺热咯血：筋骨草15克，白茅根30克，冰糖30克，煎服。❷治扁桃体炎、咽喉炎：鲜筋骨草4～5株，加豆腐共煮，吃豆腐喝汤。❸治跌打损伤：鲜筋骨草适量，捣烂外敷患处。

蒲公英

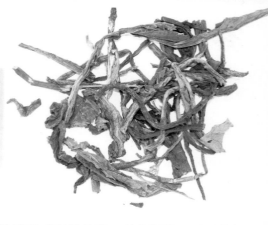

本品为菊科植物蒲公英的干燥全草。全国大部分地区均产。春至秋季花初开时采挖，除去杂质，洗净，晒干。以叶多、色灰绿、根长者为佳。切段，生用。

中药识别　根表面棕褐色，根头部有棕褐色的茸毛。叶多皱缩破碎，绿褐色或暗灰绿色，完整者呈倒披针形，边缘浅裂或羽状分裂，基部渐狭，下延呈柄状。头状花序总苞片多层，花冠黄褐色。可见具白色冠毛的长椭圆形瘦果。

药性　苦、甘，寒。归肝、胃经。

功效主治　清热解毒，消肿散结，利尿通淋。主治疔疮肿毒，乳痈，瘰疬，目赤，咽痛，肺痈，肠痈，湿热黄疸，热淋涩痛。

用法用量　煎服，10～15克。外用适量，捣敷患处。

使用注意　阳虚外寒、脾胃虚弱者忌用。

现代药理　本品煎剂或浸剂，对金黄色葡萄球菌、溶血性链球菌及卡他球菌有较强的抑制作用，对肺炎双球菌、脑膜炎双球菌、白喉杆菌、福氏痢疾杆菌、铜绿假单胞菌及钩端螺旋体等也有一定的抑制作用。此外，蒲公英水提取物还可活化巨噬细胞，激发机体的免疫功能，以及利胆、保肝、抗内毒素、利尿、抗肿瘤等作用。

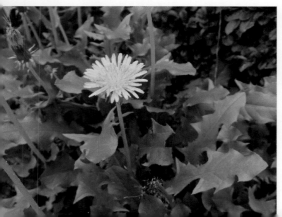

验方精选　❶治疮疖痈肿：蒲公英60克，桔梗10克，水煎，加少许白糖送服。❷治胆囊炎：蒲公英30克，煎服。❸治热淋和小便短赤：蒲公英、玉米须各60克，加水浓缩煎服或代茶饮。

雾水葛

本品为荨麻科植物雾水葛的全草或带根全草。主产于广东、广西、福建、湖北等地。全年可采，洗净，晒干或鲜用。以粗壮、叶多者为佳。

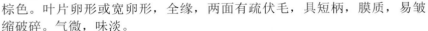

中药识别　根系细小，主茎短而分枝多，呈披散状，疏被毛，红棕色。叶片卵形或宽卵形，全缘，两面有疏伏毛，具短柄，膜质，易皱缩破碎。气微，味淡。

药性　甘、淡，寒。

功效主治　解毒消肿，排脓，清湿热。治疮疖肿毒，乳痈，风火牙痛，肠炎，痢疾，尿路感染。

用法用量　煎服，15 ～ 30克。外用适量，捣敷患处或捣汁含漱。

使用注意　本品拔脓效力强，无脓者忌用之。

现代药理　雾水葛有明显的降血糖作用，且停药后一段时间内也能持续控制血糖水平。

验方精选　❶治尿路感染：雾水葛鲜品30 ～ 60克，煎服。❷治外伤骨折（复位，固定后），痈疮肿毒：雾水葛鲜叶适量，捣敷患处。❸治硬皮病：雾水葛叶，葫芦茶叶各适量，加少许食盐，捣烂外敷患处。并用雾水葛茎和葫芦茶煎水擦洗。

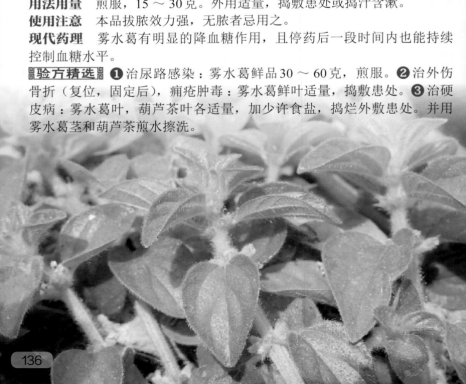

慈姑叶

本品为泽泻科植物慈姑的干燥叶。全国大部分地区均有产。全年均可采收。割取茎叶，洗净，晒干。以茎粗壮、叶片肥厚者为佳。生用。

中药识别 干燥叶箭形或戟形，长5～10厘米，先端圆钝，基部裂片与叶片等长或较长，多少向两侧开展。叶柄基部渐宽，鞘状，边缘膜质。质脆，易碎。气微，味微苦。

药性 苦、微辛，寒。归心、脾经。

功效主治 解热解毒，凉血化瘀，利水消肿。主治咽喉肿痛，黄疸，水肿，恶疮肿毒，丹毒，瘰疬，湿疹，虫蛇咬伤。

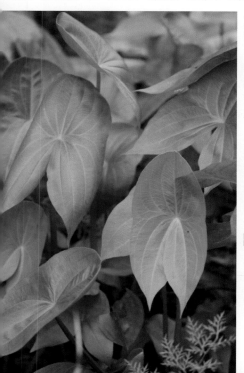

用法用量 煎服，15～30克；或绞汁。外用适量，研末调敷，鲜品捣敷患处。

使用注意 不宜久服。

现代药理 慈姑对多种蛋白酶功能如胰蛋白酶、胰凝乳蛋白酶及舒缓激肽释放酶等具有抑制作用。此外，慈姑蛋白酶抑制作用还表现在抑制精子顶部顶体蛋白酶的活性，使顶体蛋白酶丧失水解卵细胞透明带的能力，从而使精子不能穿过透明带与卵细胞结合，影响精子的受精。

验方精选 ❶治肺虚咳嗽痰血：慈姑叶15克，煎服。❷治淋浊：慈姑叶30克，煎服。❸治疮肿：慈姑叶鲜品适量，捣烂，涂于患处。

第三章　泻下药

大黄

本品为蓼科植物华北大黄的干燥根和根茎。主产于辽宁、陕西、河北等地。种植3～4年后收获。秋末茎叶枯萎或次春发芽前采挖，除去细根，刮去外皮，切瓣或段，绳穿成串干燥。一般以质坚实、气清香、味苦而微涩者为佳。生用或酒炙（酒大黄）、酒炖或蒸（熟大黄）、炒炭（大黄炭）用。

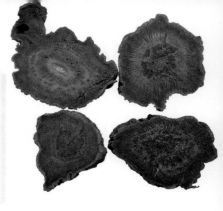

中药识别　大黄饮片呈不规则类圆形厚片。外表皮黄棕色或棕褐色。切面黄棕色至淡红棕色，外围具放射状纹理及明显环纹，较平坦，髓部有明显散在或排列成环的星点。

药性　苦，寒。归脾、胃、大肠、肝、心包经。

功效主治　泻下攻积，清热泻火，凉血解毒，逐瘀通经，利湿退黄。主治实热积滞便秘，血热吐衄，目赤咽肿，痈肿疔疮，肠痈腹痛，瘀血经闭，产后瘀阻，跌打损伤，湿热痢疾，黄疸尿赤，淋证，水肿；外治烧烫伤。

用法用量　煎服，3～15克；用于泻下不宜久煎。外用适量，研末敷于患处。

使用注意　孕妇及月经期、哺乳期、脾胃虚寒者慎用。

现代药理　大黄能增加肠蠕动，抑制肠内水分吸收，促进排便。由于鞣质所致，故泻后会出现便秘现象。大黄具有抗感染作用，对多种革兰阳性细菌和革兰阴性细菌均有抑制作用，其中最敏感的为葡萄球菌和链球菌。对流感病毒也有抑制作用。大黄另有促进胆汁分泌，止血、保肝、降低血清胆固醇、降压以及抗肿瘤等作用。

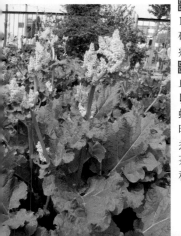

验方精选　❶治大便秘结：大黄6克，牵牛子1.5克。研细末，煎服。❷治口疮糜烂：大黄、枯矾各3克，共研末，撒于患处。❸治创伤瘀血肿痛：大黄6克，杏仁3克，以黄酒煎煮，饮服。

食疗方　大黄槐花蜜饮：清热解毒，凉血止血。适用于大肠癌患者引起的便血，血色鲜红，以及癌症术后便血等症。生大黄4克，槐花30克，蜂蜜15克，绿茶2克。先将生大黄拣杂，洗净，晾干或晒干，切成片，放入砂锅，加水适量，煎煮5分钟，去渣，留汁，待用。锅中加槐花、绿茶，加清水适量，煮沸，倒入生大黄煎汁，离火，稍凉，趁温热时，拌入蜂蜜即成。早晚2次分服。

千金子

本品为大戟科植物续随子的干燥成熟种子。主产于河北、陕西、浙江、四川等地。夏、秋二季果实成熟时采收，除去杂质，干燥。以粒饱满、种仁白色、油性足者为佳。生用或制霜用。

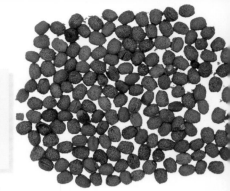

中药识别　种子呈椭圆形或倒卵形。表面灰棕色或灰褐色，具不规则网状皱纹，网孔凹陷处灰黑色，形成细斑点。下端为线形种脐，基部有类白色突起的种阜或具脱落后的疤痕。种皮薄脆，种仁白色或黄白色，富油质。

药性　辛，温；有毒。归肝、肾、大肠经。

功效主治　泻下逐水，破血消癥。外用疗癣蚀疣。主治二便不通，水肿，痰饮，积滞胀满，血瘀经闭。外治顽癣，赘疣。

用法用量　1～2克，去壳，去油用，多入丸散服。外用适量，捣烂敷患处。

使用注意　孕妇禁用。

现代药理　千金子对胃肠道有强烈刺激作用，可产生峻泻作用。鲜草对急性淋巴细胞性及粒细胞型、慢性粒细胞型、急性单核细胞型白血病有抑制作用，但毒性较大，对中枢神经系统也有毒。多服或误服可引起中毒症状，初见头晕、头痛、恶心、剧烈呕吐、心悸、冷汗自出、面色苍白等，严重者出现血压下降、大汗淋漓、四肢厥冷、呼吸浅粗、脉微欲绝等危重症状。此外，千金子尚有抗菌、抗炎、镇痛等作用。

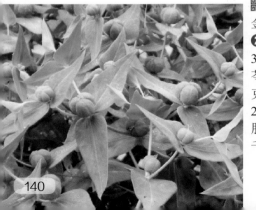

验方精选　❶治毒蛇咬伤：千金子20粒。捣烂，用米泔水调服。❷治水肿胀满，小便不利：千金子30克，党参、木香、汉防己、赤茯苓、槟榔、海金沙、葶苈子各120克。研细末，枣肉为小丸，每服20～30丸。用桑白皮12克煎服送服。❸治顽癣、疣赘，跌打损伤：千金子适量，研粉，调油外涂。

乌桕子

本品为大戟科植物乌桕的种子。主产于陕西、河南、广东、广西、福建、浙江等地。秋季果实成熟时采收，除去杂质，晒干。一般以粒饱满、为佳。生用或鲜用。

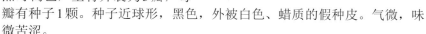

中药识别　蒴果椭圆状球形，成熟时褐色，室背开裂为3瓣，每瓣有种子1颗。种子近球形，黑色，外被白色、蜡质的假种皮。气微，味微苦涩。

药性　甘，凉；有小毒。归肺，肾，肺经。

功效主治　杀虫，利水，通便。主治疥疮，湿疹，皮肤皲裂，水肿，便秘。

用法用量　煎服，3～6克。外用榨油涂、捣烂敷擦或煎水洗。

使用注意　溃疡病患者忌服。

现代药理　乌桕具有抑菌，抗炎、降压、降胆固醇等作用。另可能还具有促癌作用。种子引起恶心、呕吐、腹痛、腹泻、口干。

解救方法　洗胃，必要时可导泻，内服活性炭或饮用淡盐水。

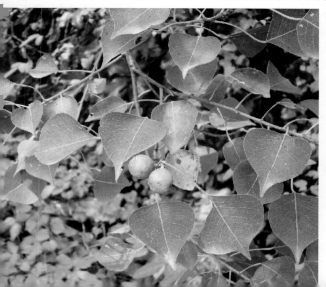

验方精选　❶治脓疮、疥疮：柏油60克，水银6克，樟脑15克，同研，以温水洗净疮，以药填入。❷治湿疹：乌桕种子鲜品适量，杵烂，包于纱布内，擦患处。❸治手足皲裂：乌桕子适量，煎水洗。

火麻仁

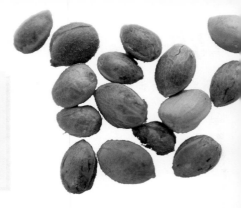

本品为桑科植物大麻的干燥成熟种子。主产于黑龙江、辽宁、吉林、四川、甘肃、云南、江苏、浙江等地。秋季果实成熟时采收，除去杂质，晒干。以粒饱满、种仁色乳白色者为佳。生用或炒用。

中药识别 本品呈卵圆形，长4～5.5毫米，直径2.5～4毫米。表面灰绿色或灰黄色，有微细的白色或棕色网纹，两边有棱，顶端略尖，基部有1圆形果梗痕。果皮薄而脆，易破碎。种皮绿色，子叶2枚，乳白色，富油性。气微，味淡。

药性 甘，平。归脾、胃、大肠经。

功效主治 润肠通便、润燥杀虫。主治血虚津亏，肠燥便秘。

用法用量 煎服，10～15克。

使用注意 误食一定数量之火麻仁（炒熟者），可发生中毒。

现代药理 火麻仁酊剂去酒精制成乳剂，具有降低血压和阻止血脂上升等作用。同时在肠中遇碱性肠液后产生脂肪酸，刺激肠壁，使蠕动增强，并减少大肠吸收水分，故具有润滑肠道和泻下作用。

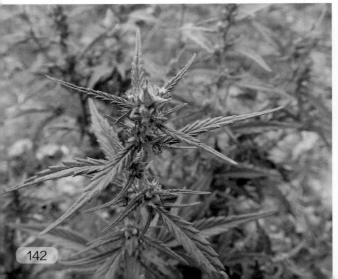

验方精选 ❶ 治便秘：火麻仁10克，枳实10克，煎服。❷治小便赤涩，口渴：火麻仁适量，煎服。❸治火烫伤：火麻仁、黄柏、黄栀子适量，研为粉末，用猪油调匀，外敷患处。

巴豆

本品为大戟科植物巴豆的干燥成熟果实。主产于四川、云南、广东、广西、福建等地。秋季果实成熟时采收，堆置2～3天，摊开，干燥。去皮取净仁，照制霜法制霜，或取仁研细后，测定脂肪油含量，加适量的淀粉，使脂肪油含量符合规定（18.0%～20.0%）混匀，即得巴豆霜。以粒饱满、种仁黄白色、不泛油者为佳。一般应用时注意依法加工炮制。

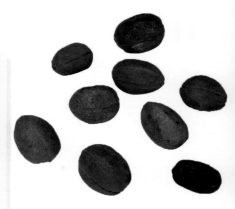

中药识别　果实呈卵圆形，一般具三棱，表面灰黄色或稍深，有纵线6条，顶端平截。破开果皮，有三室，每室含种子1粒。种子呈扁椭圆形，表面棕色或灰棕色，外种皮薄，硬而脆，剥去后可见一层薄膜状白色内种皮，胚乳黄白色，油质。

药性　辛，热；有大毒。归胃、大肠经。

功效主治　峻下冷积，逐水退肿，豁痰利咽，外用蚀疮。主治寒积便秘，小儿乳食停积，腹水臌胀，二便不通，喉风，喉痹，痈肿脓成未溃，疥癣恶疮，疣痣。

用法用量　0.1～0.3克，多入丸散用。外用适量，研末涂患处，或捣烂以纱布包擦患处。

使用注意　孕妇禁用；不宜与牵牛子同用。

现代药理　巴豆油外用，对皮肤有强烈刺激作用。口服半滴至1滴，即能产生口腔、咽及胃黏膜的烧灼感及呕吐，短时期内可有多次大量水泻，伴有剧烈腹痛和里急后重。巴豆煎剂对金黄色葡萄球菌、白喉杆菌、流感杆菌、铜绿假单胞菌均有不同程度的抑制作用。巴豆油有镇痛及促血小板凝集作用。巴豆提取物对小鼠腹水型与艾氏腹水癌有明显抑制作用。巴豆油、巴豆树脂和巴豆醇脂类有弱性致癌活性。

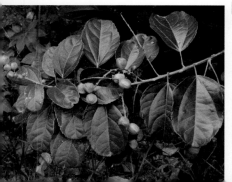

验方精选　❶治白喉：巴豆（生，去壳，研末）、朱砂各0.5克。混合，撒于牛皮纸膏药上，贴于两眉间。❷治急性阑尾炎：巴豆、朱砂各0.5克。研细混匀，置膏药或胶布上，贴于阑尾穴上。❸治肝硬化腹水：巴豆霜3克，轻粉1.5克，放于四五层纱布上，贴于肚脐上，表面再盖二层纱布。经1～2小时后感到刺痒时即可取下，待水泻。

甘遂

本品为大戟科植物甘遂的干燥块根。主产于陕西、河南、山西、甘肃、河南等地。春季开花前或秋末茎叶枯萎后采挖，撞去外皮，晒干。以肥大、色白、粉性足者为佳。生用或醋炙用。

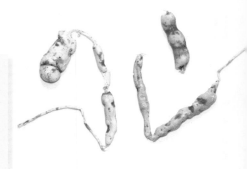

中药识别　块根呈椭圆形，长圆柱形或连珠状，长1～5厘米，直径0.5～2.5厘米。表面类白色或黄白色，凹陷处有残留的棕色外皮。质脆，易折断，断面白色，粉性，木部微显放射状纹理。

药性　苦，寒；有毒。归肺、肾、大肠经。

功效主治　泻水逐饮，消肿散结。主治水肿胀满，胸腹积水，痰饮积聚，气逆咳喘，二便不利，风痰癫痫，痈肿疮毒。

用法用量　0.5～1.5克，炮制后多入丸散用。外用适量，生用。

使用注意　孕妇禁用；不宜与甘草同用。

现代药理　甘遂能刺激肠管，增加肠蠕动，造成峻泻。生甘遂作用较强，毒性亦较大，醋制后其泻下作用和毒性均有减轻。甘遂萜酯A、甘遂萜酯B有镇痛作用。甘遂的乙醇提取物给妊娠豚鼠腹腔或肌肉注射，均有引产作用。甘遂的粗制剂对小鼠免疫系统的功能表现为明显的抑制作用。所含甘遂素A、甘遂素B有抗白血病的作用。

验方精选　❶治消渴：甘遂（麸炒）15克，黄连30克，共研细，加蒸饼做成丸剂如绿豆大。每次服2丸，薄荷汤送服。❷治癫狂症：甘遂末10克，辰砂末、代赭石末各12克。上药与猪心血拌匀，纳入猪心中，慢火煨熟，药物取出与朱砂和匀分做8丸。每日清晨空腹服1丸。❸治小便不通：甘遂末9克，面粉适量，冰片少许。加温开水调成糊状，外敷中极穴处（脐下13厘米），直径约7厘米，一般30分钟即见小便通利，无效可继续使用或加热敷。

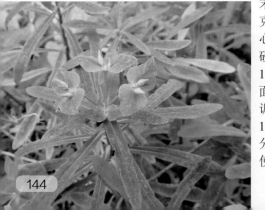

芫花

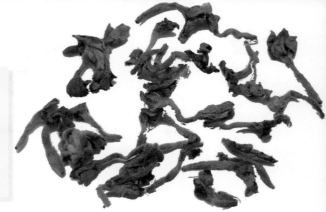

本品为瑞香科植物芫花的干燥花蕾。主产于安徽、江苏、浙江、山东、福建等地。春季花未开放时采收花蕾，除去杂质，干燥。以色紫者为佳。生用或醋炙用。

识别 常3～7朵簇
生于短花轴上，基部有苞片1～2片，多脱落成单朵。单朵花蕾呈棒槌状，多弯曲，长1.0～1.7厘米，花被筒表面淡紫色或灰绿色，密被短柔毛，先端4裂，裂片淡紫色或黄棕色。质软。气微，味甘，微辛。

药性 苦、辛，温；有毒。归肺、脾、肾经。

功效主治 泻水逐饮，杀虫疗疮。主治水肿胀满，胸腹积水，痰饮积聚，气逆咳喘，二便不利，疥癣秃疮，痈肿，冻疮。

用法用量 水煎服，1.5～3.0克。醋芫花研末吞服，1次0.6～0.9克，一日1次。处用适量，调敷患处。

使用注意 孕妇禁用。不宜与甘草同用。

现代药理 芫花素能刺激肠黏膜引起剧烈的水泻和腹痛。口服芫花煎剂可引起尿量增加，排钠量亦有增加。醋制芫花的醇水提取物，对肺炎杆菌、溶血性链球菌、流行性感冒杆菌有抑制作用，水浸液对黄癣菌、大芽孢菌、铁锈色小芽孢菌、星状皮癣菌等皮肤真菌有抑制作用。此外，芫花还具有镇静、镇咳、祛痰、引起子宫收缩等作用。

验方精选 ❶治头癣：芫花适量，研成细末，用猪油拌和，外涂患处。❷治渗出性胸膜炎：芫花、甘遂、大戟各等份。研成细末，另用大枣15枚煎汁，用大枣汤送服。❸治冻疮：芫花、甘遂各10克。水煎浸洗患处。

芦荟

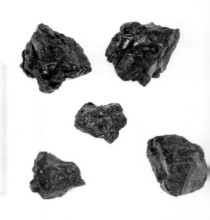

本品为百合科植物库拉索芦荟叶的汁液浓缩干燥物。习称"老芦荟"。主产于南美洲北岸附近的库拉索，我国云南、广东、广西等地亦有栽培。全年可采，割取植物的叶片，收集流出的液质，置锅内熬成稠膏，倾入容器，冷却凝固，即得。砸成小块用。以气味浓、溶于水后无杂质者为佳。

中药识别 本品为不规则团块或破碎的颗粒，暗红色或红棕色。质硬，不易破碎，破碎面光滑，具玻璃样光泽。有特殊臭气，味极苦。

药性 苦，寒。归肝、胃、大肠经。

功效主治 泻下通便，清肝泻火，杀虫疗疳。用于热结便秘，惊痫抽搐，小儿疳积，癣疮。

用法用量 2～5克，宜入丸散。外用适量，研末敷患处。

使用注意 孕妇慎用。

现代药理 芦荟蒽醌衍生物具有刺激大肠蠕动，引起缓泻作用。同时会伴有显著的腹痛和盆腔充血，严重时可引起肾炎。其提取物抑制 S_{180} 肉瘤和艾氏腹水癌的生长，并对离体蟾蜍心脏有抑制作用。水浸剂对多种皮肤真菌和人型结核杆菌有抑制作用。

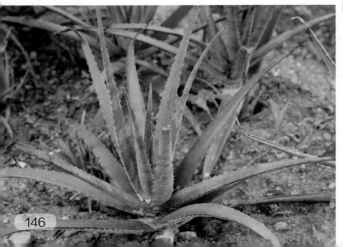

◤验方精选◢ ❶治外伤出血：芦荟适量，研成细粉，取少许撒于伤口处。❷治烧烫伤：新鲜芦荟叶1片，以冷开水洗净，挤汁涂擦伤处，每日2～3次。❸治疔痈肿毒：鲜芦荟叶捣烂，敷于患处。

牵牛子

本品为旋花科植物圆叶牵牛的干燥成熟种子。全国大部分地区均产。秋末果实成熟、果壳未开裂时采割植株，晒干，打下种子，除去杂质。以粒饱满者为佳。生用或炒用，用时捣碎。

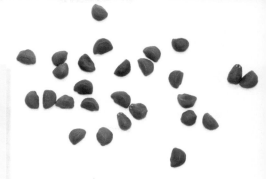

中药识别　种子呈卵形，具三棱，似橘瓣。表面灰黑色或淡黄白色，背面有1条浅沟，腹面棱线的一端有一点状种脐。横切面可见淡黄白色或淡黄绿色皱缩折叠的子叶。水浸泡后，种皮呈龟背样裂纹，手捻有明显的黏滑感。

药性　苦、寒；有毒。归肺、肾、大肠经。

功效主治　泻水通便，消痰涤饮，杀虫攻积。主治水肿胀满，二便不通，痰饮积聚，气逆喘咳，虫积腹痛。

用法用量　煎服，3～6克；多入丸散用，每次1.5～3克。

使用注意　孕妇禁用；不宜与巴豆、巴豆霜同用。

现代药理　牵牛子甙的化学性质与泻根素相似，有强烈的泻下作用。牵牛子甙在肠内遇胆汁及肠液分解出牵牛子素，刺激肠道，增进蠕动，导致泻下。牵牛子的泻下作用与硫酸镁、大黄的泻下作用机制不同，不会引起血糖的剧烈变化，且因其利尿作用还能加速菊糖从肾脏排出。牵牛子苷尚可以兴奋离体兔肠及离体大鼠子宫，并且对实验动物的血压和呼吸无明显影响。

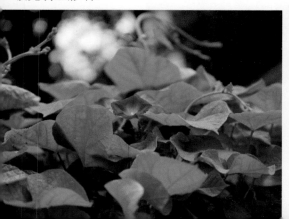

验方精选 ❶治风热目赤：牵牛子适量，研粉，调葱白水敷患处。❷治顽固便秘：牵牛子适量，文火炒，研粉，每次2～3克，睡前温开水送服。❸治水肿：牵牛子适量，研粉，每次1克，温水调服。

姜商陆

本品为姜科植物闭鞘姜的干燥根状茎。主产于广东、广西、云南、台湾等地。全年可采收，以秋季采者质佳。挖取根茎，除去泥土及须根，洗净，趁鲜切成薄片，晒干。以片块均匀、质松软、色灰黄色者为佳。生用或鲜用。

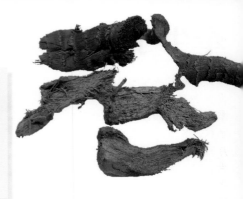

中药识别 根茎呈稍扁的块状，似姜形。表皮较薄，平滑或有纵皱纹，灰黄色或灰褐色，可见环节及残存的细根痕。体轻，质韧，不易折断，切面灰白色或灰黄色，散列众多纤维及维管束。

药性 辛，寒；有小毒。归脾、肾经。

功效主治 利水消肿，解毒止痒。主治尿路感染，肾炎水肿，肝硬化腹水，小便不利。外用治痈疮肿毒，荨麻疹，中耳炎。

用法用量 煎服，9～15克。外用鲜品适量，捣烂敷患处。

使用注意 孕妇及体虚者忌服。

现代药理 姜商陆所含挥发油能抑制金黄色葡萄球菌、溶血性链球菌、霍乱弧菌、伤寒杆菌、变形杆菌、铜绿假单胞菌、痢疾杆菌和抗蛔虫等作用，同时具有抗炎活性。对回肠、子宫和气管等平滑肌具有解痉作用。此外，姜商陆尚有降低血压、增加胆汁分泌和利尿等作用。

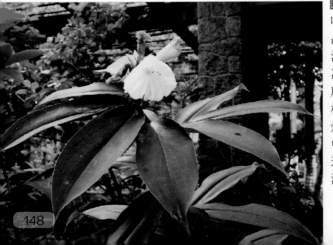

验方精选 ❶ 治咽喉肿痛：姜商陆鲜品适量，捣烂，压汁，冷开水兑服，每次3～5滴。❷ 治荨麻疹：姜商陆、酸角树叶鲜品各适量，捣烂，包敷患处。❸ 治中耳炎：姜商陆鲜品适量，捣烂，压汁，滴耳。

商陆

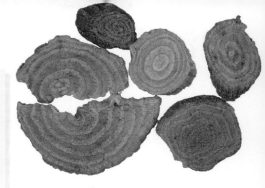

本品为商陆科植物垂序商陆的干燥根。主产于河南、湖北、湖南、山东、浙江、江西等地。秋季至次春采挖，除去须根和泥沙，切成块或片，晒干或阴干。以块片大、色黄白、罗盘纹明显者为佳。生用或醋炙用。

中药识别 本品多为横切片，外皮灰黄色或灰棕色，边缘皱缩。切面黄白色，木部凸起，形成多个凹凸不平的同心性环纹，习称"罗盘纹"。气微，味微甜，久嚼有麻舌感。

药性 苦，寒；有毒。归肺、脾、肾、大肠经。

功效主治 逐水消肿，通利二便，外用解毒散结。主治水肿胀满，二便不通；外治痈肿疮毒。

用法用量 煎服，3～9克。外用适量，煎服熏洗。

使用注意 孕妇禁用。

现代药理 本品有明显的祛痰作用。生物碱类成分有镇咳作用。根提取物有利尿作用，其利尿作用与剂量有关，小剂量利尿，而大剂量反使尿量减少。此外，尚对痢疾杆菌、流感杆菌、肺炎双球菌及部分皮肤真菌具有不同的抑制作用。

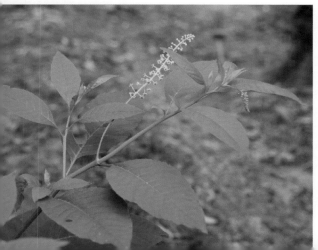

验方精选 ❶ 治慢性肾炎水肿：商陆、泽泻、杜仲各3克，煎服。❷ 治水肿腹胀，二便不利：商陆、红大戟各3克，槟榔4.5克，茯苓12克，泽泻9克，煎服。❸ 治痈肿疮毒：鲜商陆适量，加食盐，同捣敷患处。

149

番泻叶

本品为豆科（苏木亚科）植物狭叶番泻或尖叶番泻的干燥小叶。主产于印度西北部和南部，我国广东、广西、云南亦有栽培。通常9月份采收，晒干。以叶片大、完整、色绿者为佳。生用。

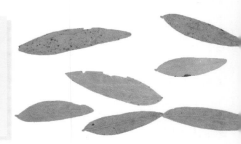

识别 小叶呈长卵形或卵状披针形，长1.5～5.0厘米，宽0.4～2.0厘米，全缘，叶端急尖或短尖，叶基不对称。上表面黄绿色，下表面浅黄绿色，无毛或近无毛，叶脉稍隆起。叶革质。气微弱而特异，味微苦，稍有黏性。

药性 甘、苦，寒。归大肠经。

功效主治 泻热行滞，通便利水。主治热结积滞，便秘腹痛，水肿胀满。

用法用量 水煎服，2～6克，入煎剂宜后下，或开水泡服。

使用注意 妇女哺乳期、月经期及孕妇忌用。

现代药理 番泻叶中含蒽醌衍化物，其泻下作用及刺激性较含蒽醌类之其他泻药更强，因而泻下时可伴有腹痛。其有效成分主要为番泻苷A、B，经胃、小肠吸收后，在肝中分解，分解产物经血行而兴奋骨盘神经节以收缩大肠，引起腹泻。此外，所含蒽醌类成分对多种细菌，如葡萄球菌、大肠埃希菌等及皮肤真菌均有抑制作用。

验方精选 ❶治产褥期便秘：番泻叶7.5克，冲沸水约150毫升，经2～5分钟，弃渣1次服下。如便秘时间过久，隔10分钟后将药渣再泡服1次。❷治胃弱消化不良，便秘腹膨胀：番泻叶3克，生大黄1克，橘皮3克，黄连1克，丁香2克。沸水温浸2小时，去渣滤过，一日3次分服。❸治浮肿：番泻叶2克，沸水冲泡服。

落葵

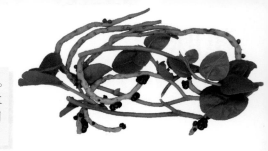

本品为落葵科植物落葵的叶或全草。全国各地均有栽培。夏、秋季采收叶或全草，洗净，除去杂质，鲜用或晒干。

中药识别　本品为肉质的草质藤本。茎绿色或淡紫色，质脆，易断，折断面鲜绿色。单叶互生，具柄，稍肉质而厚，先端渐尖而钝，基部微心形或下延，全缘。穗状花序腋生，单生。浆果卵形或球形，暗紫色。气微，味甜，有黏性。

药性　甘、酸，寒。归心、肝、脾、大、小肠经。

功效主治　清热解毒，接骨止痛。主治阑尾炎，大便秘结，小便短涩，痢疾，便血，斑疹；外用治骨折，跌打损伤，疔疮肿痛，外伤出血，烧烫伤。

用法用量　煎服，9～15克，鲜品30～60克。外用适量，捣敷或捣汁涂患处。

使用注意　孕妇忌服。

现代药理　落葵鲜品榨取的汁有显著的解热作用。对实验性动物炎症模型具有抗炎作用。落葵叶的水提取物对病毒有一定的抑制作用，其有效成分为一种糖蛋白。

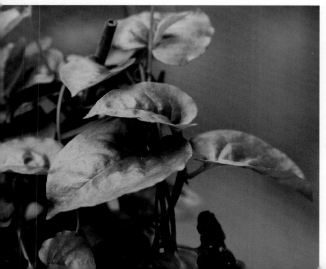

验方精选 ❶治小便短涩：鲜落葵每次二两。煎服代茶频服。❷治大便秘结：鲜落葵叶适量，煮汤食用。❸治骨折，跌打损伤：鲜落葵适量，捣烂绞汁敷患处。

蓖麻子

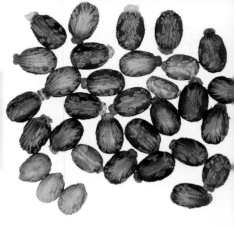

本品为大戟科植物蓖麻的干燥成熟种子。全国大部分地区均产。秋季采摘成熟果实，晒干，除去果壳，收集种子。以粒大、饱满、光亮、花纹明显者为佳。

中药识别　种子呈椭圆形或卵形，稍扁。表面光滑，有灰白色与黑褐色或黄棕色与红棕色相间的花斑纹。一面较平，一面较隆起，较平的一面有1条隆起的种脊；一端有灰白色或浅棕色突起的种阜。种皮薄而脆。胚乳肥厚，白色，富油性。气微，味微苦辛。

药性　甘、辛，平；有毒。归大肠、肺经。

功效主治　泻下通滞，消肿拔毒。主治大便燥结，痈疽肿毒，喉痹，瘰疬。

用法用量　煎服，2～5克。外用适量，捣敷患处。

使用注意　孕妇及便滑者忌服。

现代药理　蓖麻所含脂肪油在十二指肠内受脂肪分解酶的作用，皂化成蓖麻油酸钠与甘油，蓖麻油酸钠对小肠有刺激性，引起肠蠕动增强，小肠内容物急速向结肠推进，在服药后2～6小时，即可排出半流质粪便，排便后可有暂时的便秘。蓖麻油酸吸收后，与其他脂肪酸一样在体内代谢分解，因此蓖麻油作为泻剂是比较安全的。一般制成乳剂内服。

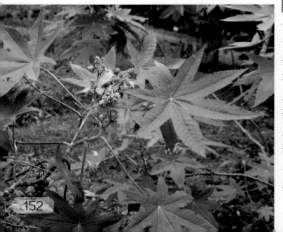

▌验方精选▐ ❶治烫伤烧伤：蓖麻子、蛤粉等份，研膏，油调涂敷患处。❷治痈疽初起：去皮蓖麻子一份，松香四份。将蓖麻子捣碎加入松香粉充分搅拌，用开水搅成糊状，置于冷水中冷却成膏状备用。用时将白膏药按疮面大小摊于纸或布上贴患处。❸治面神经麻痹：蓖麻子适量，捣烂外敷。

第四章 祛风湿药

丁公藤

本品为旋花科植物丁公藤的干燥藤茎。主产于广东、广西、海南、福建等地。全年均可采收，切段或片，晒干。以粗壮、质坚硬者为佳。生用。

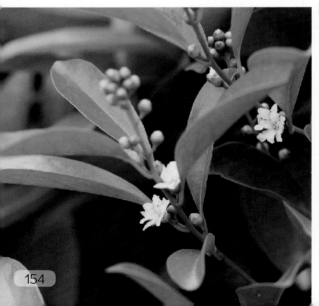

中药识别 本品为斜切的段或片。外皮灰黄色、灰褐色，稍粗糙，有浅沟槽及不规则纵裂纹或龟裂纹，皮孔点状或疣状，黄白色。质坚硬，纤维较多，不易折断。切面椭圆形，黄褐色或浅黄棕色，异型维管束呈花朵状或块状，木质部导管呈点状。

药性 辛，温；有小毒。归肝、脾、胃经。

功效主治 祛风除湿，消肿止痛。主治风湿痹痛，半身不遂，跌仆肿痛。

用法用量 3～6克，用于配制酒剂，内服或外搽。

使用注意 本品有强烈的发汗作用，虚弱者慎用；孕妇禁用。

现代药理 丁公藤所含包公藤乙素有明显的抗炎及镇痛作用。包公藤甲素、丙素有显著的缩瞳和降低眼压作用。包公藤甲素具有拟M-胆碱作用及强心作用。丁公藤对细胞免疫和体液免疫均有促进作用，有发汗作用。

验方精选 ❶治癌症疼痛：延胡索、川楝子和15克，丁公藤、鸡血藤、白芷、重楼各6克，五灵脂10克，煎服。❷治风湿痹痛：羌活、小茴香、五加皮、独活、防己各8克，桂枝、白芷、青蒿、威灵仙各10克，当归尾、栀子、川芎各6克，丁公藤120克，白酒、冰糖适量。上述药材浸泡饮服。每次15毫升，每日2次，饭前饮服。

千斤拔

本品为豆科（蝶形花亚科）植物蔓性千斤拔的干燥根。主产于广东、湖北、湖南、福建、江西、台湾、贵州、广西、海南等地。全年均可采挖，除去泥土及须根，晒干。以根条粗长、均匀、除净芦茎及须根、断面黄白色、有香味者为佳。生用或鲜用。

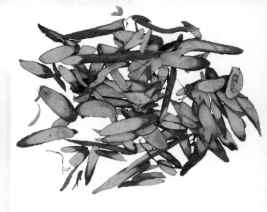

中药识别　本品长圆柱形。表面棕黄色、灰黄色或棕褐色，有突起的横长皮孔，下半部具须根痕，残痕处可见棕褐色树脂状分泌物。质坚韧，不易折断，断面皮部棕红色，显纤维性，木部宽广，淡黄白色，可见细微放射状纹理及年轮。

药性　甘，微涩，平。归脾、胃、肝、肾经。

功效主治　补脾胃，益肝肾，强腰膝，舒筋络。主治脾胃虚弱，气虚脚肿，肾虚腰痛，手足酸软，风湿骨痛，跌打损伤。

用法用量　煎服，15～30克。外用适量，研末调敷。

使用注意　孕妇慎用。

现代药理　本品乙醇提取物具有镇痛和抗炎作用，对周围神经损伤和脑组织及血脑屏障具有明显的保护作用。甲醇提取物具有雌激素样作用，连续给药14天对卵巢切除的子宫具有明显的增重作用。此外，千斤拔还具有增强免疫力、抗疲劳、抗缺氧等作用。

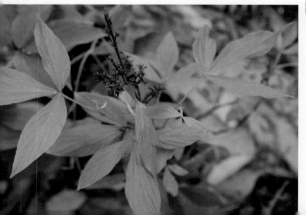

验方精选　❶治风湿关节炎：千斤拔30克，半枫荷15克，煎服。❷治坐骨神经痛：千斤拔、肖梵天花根各30克，煎服。❸治劳倦乏力：千斤拔15克，秤星树（梅叶冬青）30克，煎服。

千年健

本品为天南星科植物千年健的干燥根茎。主产于广西、云南、海南等地。春、秋二季采挖，洗净，除去外皮，晒干。以质硬、色红棕、香气浓者为佳。切片，生用。

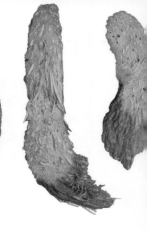

中药识别　根茎呈圆柱形，稍弯曲，表面黄棕色至红棕色，粗糙，有多数扭曲的纵沟纹及黄色针状纤维束多而明显，习称"年健一包针"。气芳香。

药性　苦、辛，温。归肝、肾经。

功效主治　祛风湿，壮筋骨。主治风寒湿痹，腰膝冷痛，拘挛麻木，筋骨痿软。

用法用量　煎服，5～10克；或酒浸服。

使用注意　阴虚内热者慎服。

现代药理　千年健甲醇提取物有明显的抗炎、镇痛作用，醇提液有抗组胺作用，其水提液具有较强的抗凝血作用，所含挥发油对布氏杆菌、Ⅰ型单纯疱疹病毒有抑制作用。

验方精选　❶治风寒筋骨疼痛、拘挛麻木：千年健、防风各30克，老鹳草90克，共研细粉，每次服3克。❷固精强骨：千年健、远志肉、白茯神、当归身各等份，研成细粉，炼蜜制成丸剂。每次服50粒，用酒送服。❸治体弱寒湿膝痛、腰痛：千年健、川牛膝、海风藤、宣木瓜各9克，桑枝15克，杜仲9克，秦艽、桂枝各6克，熟地黄12克，当归身9克，煎服。

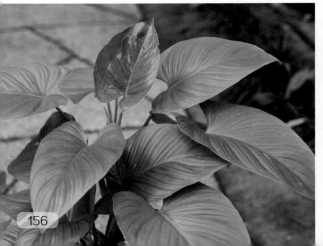

及己

本品为金粟兰科植物及己的干燥根。主产于江苏、安徽、浙江、江西等地。春季开花前采挖根部，去掉茎苗、泥沙，阴干。以根粗壮，质坚实者为佳。切段，生用。

中药识别 根茎粗短，横生，细根密集。表面灰黄色或灰褐色，质脆，易折断，断面平坦。

药性 苦，平；有毒。归肝经。

功效主治 活血散瘀，祛风止痛，解毒杀虫。主治跌打损伤，骨折，经闭，疮疥疔肿，疥癣，皮肤瘙痒，毒蛇咬伤，杀蛆和孑孓。

用法用量 煎服，1.5～3.0克；或泡酒；或入丸、散。外用适量，捣敷或煎水熏洗。

使用注意 本品有毒，内服宜慎。不宜长期服用，对开放性骨折不作外敷应用，以防大量吸收中毒。

现代药理 及己根内服过量可以中毒，甚至死亡。动物试验证明，灌服煎剂，（5克/3毫升）0.5毫升/只，小鼠5只全部死亡，死亡前出现、四肢抽搐，并见角弓反张。解剖所见，各脏器充血，肝脏出血。

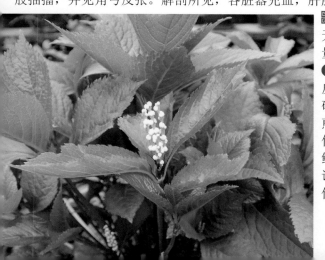

验方精选 ❶治无名肿毒：鲜根适量，捣烂敷患处。❷治头癣、白秃、皮肤瘙痒：将及己研为粉末，用桐木煎油调搽。❸治跌伤、扭伤、骨折：鲜及己根加食盐少许捣烂，烘热敷伤处。

广东王不留行

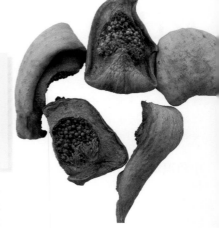

本品为桑科植物薜荔的干燥隐头花序托。主产于浙江、江苏、四川、湖南、福建等地。秋季采收，摘取近成熟的隐头花序托，稍烫，纵切成2瓣或4瓣，除去瘦果，晒干。以瓣片大、肉厚、无残留瘦果者为佳。生用。

中药识别　本品呈倒卵状圆锥形或长椭圆形，纵切片呈瓢状或槽状。外表面灰黄绿色、黄棕色或棕褐色，内表面红棕色或棕褐色。顶端截形，中央有一圆形突起，正中有一小孔，孔外通常有细密的褐色绒毛，下端稍细小或呈柄状。体轻，质硬而脆，易折断。

药性　甘、微涩，平。归胃、肝、大肠经。

功效主治　祛风利湿，活血解毒。主治风湿痹痛，泻痢，淋病，跌打损伤，痈肿疮疖。

用法用量　煎服，9～15克。外用适量，煎水洗患处。

使用注意　孕妇及有崩漏者不宜用。

现代药理　广东王不留行对多种小鼠移植性肿瘤的生长有明显的抑制作用同时还可以增强机体免疫力。此外，还能调节生理功能，影响体内代谢，致使小鼠血浆肌子宫组织中的第二信使物质（cAMP）明显增高，具有抗着床、抗早孕等作用。

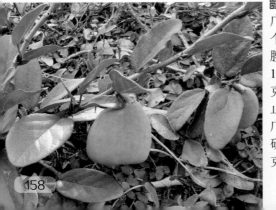

验方精选　❶治乳汁不通：广东王不留行2枚，猪前蹄1个，煮烂食之。❷治瘀血内滞，腰膝肢踝无力：广东王不留行10枚，川草薢、枸杞子各120克，浸酒饮用。❸肠风下血不止、大便急涩：枳壳（麸炒）、广东王不留行（麸炒）各等份，研成细粉，空腹食用，每次服6克，温酒送服。

广东络石藤

本品为茜草科植物蔓九节的带叶茎枝。主产于广东、广西、海南、福建等地。全年可采收，割取枝叶，洗净，切成短段，晒干。以茎枝大小均匀、叶片多者为佳。

中药识别 药材茎呈圆柱形，弯曲，多分枝，表面赤褐色，有点状皮孔及不定根。叶对生，有短柄，叶片椭圆形或卵状披针形，全缘，略反卷。上表面暗绿色或绿棕色，下表皮色淡。革质，质坚。茎折断面淡黄白色，常中空。气微，味微略苦。

药性 苦，微寒。归肝、心经。

功效主治 祛风通络，凉血消肿。主治风湿痹痛，筋脉拘挛，血热痈肿，跌打损伤。

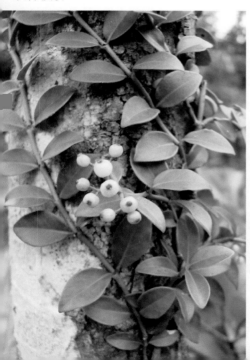

用法用量 煎服，15～30克。鲜品30～60克，或浸酒。外用适量，捣碎或研末调敷患处。

现代药理 从广东络石藤全草中提出的熊果酸在体外对人鼻咽癌细胞、人肺癌、回盲肠癌、乳腺癌具有一定的抑制作用。

验方精选 ❶治反胃噎膈：广东络石藤鲜茎叶30克，捣绞汁，酌加蔗糖调白酒送服。❷治小便浑浊：广东络石藤60克。煎服或合猪小肠炖服。❸治肠风下血，每天大便五六次：穿根藤根30克，煎服。❹治痔肿：广东络石藤鲜根适量捣碎，绞汁，涂患处。

广东海风藤

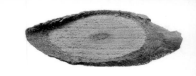

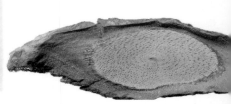

本品为木兰科植物异型南五味子的干燥藤茎。主产于广东、广西、湖南、湖北、云南等地。全年均可采收。割取老藤茎，削去栓皮，截成长段，晒干。以大小均匀，去净栓皮者为佳。

中药识别　本品呈圆柱形，略弯曲，多截成长段，直径2.5～4厘米，残留栓皮灰白色至灰褐色，松厚，易脱落，脱落后皮部浅棕色或棕色，并可见白色或灰白色毛状纤维。质坚实，不易折断，断面皮部棕色；木部淡棕色，密布针孔状小孔。中央有深棕色的髓或中空。气微香，味甘、辛、微涩。

药性　微苦、辛，温。归肝、脾经。

功效主治　祛风通络，行气止痛。主治风湿痹痛，关节不利，筋脉拘挛，腰膝疼痛，跌打损伤。

用法用量　煎服，9～15克；研末或浸酒。外用捣敷患处。

现代药理　本品二氯甲烷提取物经色谱分离的成分有抑制血小板活化因子活性、抑制胆固醇生物合成作用。同时，还具有抗指质过氧化作用，对老年痴呆模型小鼠具有改善学习记忆能力，降低老年痴呆症状恶化的风险，促进海马神经细胞生长发育等作用。

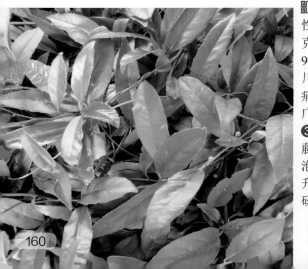

验方精选　❶治风湿性关节痛：广东海风藤15克，钻地风15克，五加皮9克，久病加当归15克，川芎9克，煎服。❷治胃痛、胃及十二指肠溃疡：广东海风藤15克，煎服。❸治跌打损伤：广东海风藤90克，泡酒500克，浸泡5日。每次服10～15毫升，每日3次，或用茎干研粉，醋调敷患处。

木瓜

本品为蔷薇科植物贴梗海棠的干燥近成熟果实。主产于安徽、湖南、湖北、浙江、四川等地。夏、秋二季果实绿黄时采收，置沸水中烫至外皮灰白色，对半纵剖，晒干。以质坚实、味酸者为佳。切片，生用。

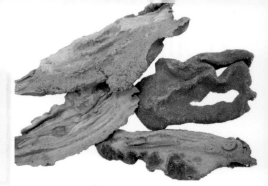

中药识别　多呈对半纵剖的卵状半球形，外表面棕红色或紫棕色，有多数不规则的深皱纹，顶端有凹窝，基部有果梗痕。剖面边缘向内卷曲，果肉红棕色。质坚硬，气微酸、涩。

药性　酸，温。归肝、脾经。

功效主治　舒筋活络，和胃化湿。主治湿痹拘挛，腰膝关节酸重疼痛，暑湿吐泻，转筋挛痛，脚气水肿。

用法用量　煎服，6～9克。

使用注意　不可多食，损齿及骨。

现代药理　木瓜所含齐墩果酸具有保肝、增强人体免疫力的作用。新鲜木瓜汁和木瓜煎剂对伤寒杆菌和金黄色葡萄球菌等有明显的抑制作用。其提取物对小鼠艾氏腹水癌等肿瘤有抑制作用。

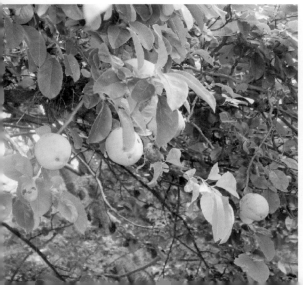

验方精选　❶治吐泻不止：木瓜1枚，陈米适量，煎服。❷治风湿痹痛、手足腰膝酸软：取木瓜1枚，将木瓜去皮脐，剖开填充吴茱萸30克，将线绑紧固定，蒸热细研，加入青盐15克研末，制成丸剂如梧桐子大，每次服40丸，茶酒均可送服，以牛膝浸酒服之尤佳。

五加皮

本品为五加科植物细柱五加的干燥根皮，习称"南五加皮"。主产于湖北、湖南、浙江、四川。夏、秋二季采挖根部，洗净，剥取根皮，晒干。以肉厚、气香、断面色灰白者为佳。切厚片，生用。

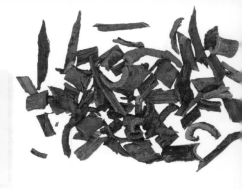

中药识别　根皮呈不规则卷筒状。外表面灰褐色，有稍扭曲的纵皱纹及横长皮孔样斑痕。体轻，质脆，易折断，断面灰白色，于放大镜下可见多数棕色小油点（树脂道）。气微香，味微苦、辛。

药性　辛、苦，温。归肝、肾经。

功效主治　祛风除湿，补益肝肾.强筋壮骨，利水消肿。用于风湿痹病，筋骨痿软、小儿行迟，体虚乏力，水肿，脚气。

用法用量　煎服，5～10克；或酒浸、入丸散服。

使用注意　阴虚火旺者慎服。

现代药理　五加皮有抗炎、镇痛、镇静作用，能提高血清抗体的浓度、促进单核巨噬细胞的吞噬功能和抗应激等作用。能促进核酸的合成、降低血糖，有性激素样作用，并能抗肿瘤、抗诱变、抗溃疡，且有一定的抗排异作用。

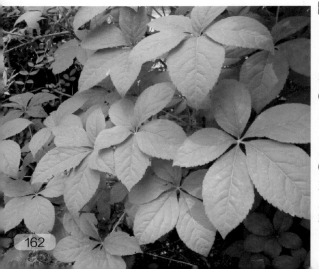

验方精选 ❶治小儿发育迟缓、筋骨萎弱：五加皮15克，牛膝、桑寄生、续断各7.5克，研末，每次服1.5克。❷治水肿、小便不利：五加皮12克，茯苓15克，大腹皮9克，生姜皮、陈皮各6克，煎服。❸治风湿性关节炎：五加皮15克，苍术、秦艽、豨莶草各9克，老鹳草12克，煎服。

毛麝香

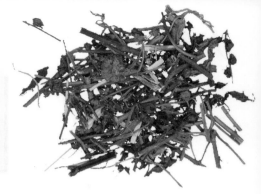

本品为玄参科植物毛麝香的全草。主产于江西、福建、广东、广西、云南等地。秋季采收，除去泥沙，鲜用或晒干。以叶多、色黑褐、气芳香者为佳。生用。

中药识别　茎呈圆柱形或近方柱形，多分枝，表面黑褐色，有浅纵缩，被疏长毛。质脆，易折断，断面中空，带纤维性。叶对生，有短柄，叶片呈披针形至宽卵形，黑褐色，两面均被茸毛。蒴果茶褐色至黄棕色。气香浓烈，味稍辣而凉。

药性　辛，温。归肝、脾经。

功效主治　祛风除湿，行气止痛，活血消肿。主治风湿骨痹，气滞腹痛，疮疖肿毒，湿疹瘙痒，跌打伤痛，虫蛇咬伤。

用法用量　煎服，10～15克。外用适量，煎水洗患处。

现代药理　毛麝香所含黄酮苷、酚类物质、氨基酸和挥发油。药理实验结果表明，毛麝香具有抗氧化，消炎，并具有抗肿瘤如肺癌、皮肤癌、肝癌等活性。

验方精选　❶治哮喘：毛麝香净叶切丝，配洋金花卷烟呼吸烟雾。
❷治鼠虫咬伤：毛麝香鲜品适量，捣烂敷患处。

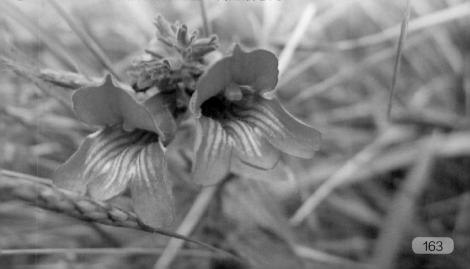

龙须藤

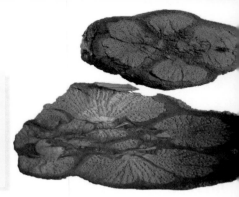

本品为豆科（苏木亚科）植物龙须藤的干燥藤茎。主产地浙江、江西、福建、台湾、湖北、湖南等地。全年可采收。割取藤茎，趁鲜切片，晒干。以藤茎粗、切断面"鸡眼圈纹"明显者为佳。

中药识别　根圆柱形，稍扭曲。栓皮灰棕色，具粗的纵棱和多数横向皮孔。质坚实，难折断。切面皮部棕红色，木部浅棕色，有 2 ～ 4 圈深棕红色环纹，习称"鸡眼圈纹"，针孔状导管细而密集。

药性　甘、微苦，温。归肝、大肠经。

功效主治　祛风除湿，行气活血。主治风湿痹痛，中风偏瘫，胃脘胀痛，跌打损伤，小儿疳积，痢疾。

用法用量　煎服，6 ～ 15 克，鲜品 30 ～ 60 克。

现代药理　本品对金黄色葡萄球菌、大肠埃希菌、铜绿假单胞菌有抑制作用。此外，龙须藤还具有肌肉松弛作用。本品的茎皮浸液含两种毒性皂苷，能催吐、泻下，有强烈的刺激性，误入眼中可引起角膜炎。误食过量树皮可引起头晕、呕吐、血压急剧下降、呼吸减慢甚至死亡。

验方精选　❶治跌打肿痛：龙须藤15克，煎服。❷治眼生翳膜：龙须藤叶煮水熏洗。

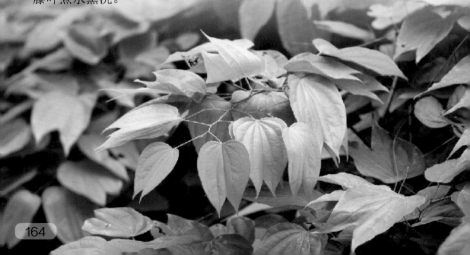

白饭树

本品为大戟科植物白饭树的枝叶。主产于福建、广东、湖北、湖南、广西、贵州、海南等地。全年均可采收。多为鲜用。以枝叶粗壮，叶黄绿色者为佳。根亦可入药。

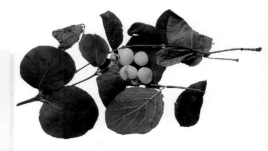

中药识别　茎呈红褐色，老枝具粗短刺。叶互生，矩圆状倒卵形至椭圆形，纸质，先端稍钝形，有小突尖，全缘，上表面绿色，下表面浅绿色。花多朵簇生于叶腋。果实球形，肉质，成熟时白色。

药性　茎叶：苦，微涩，凉；有小毒。归肝、大肠经。根：甘，凉。

功效主治　祛风除湿，解毒，杀虫止痒。主治风湿性关节痛，疮疖脓肿，湿疹。

用法用量　外用适量，鲜品捣敷或煎水洗。根内服：煎服15～30克，或入酒剂。

使用注意　叶有小毒，多作外用，不宜内服。

现代药理　白饭树茎和叶中提取岩白菜素对小鼠脑组织缺血/再灌注具有保护作用。叶的醇提取物有明显的抗肿瘤作用。树皮具有抑制细菌生长的作用。

验方精选　❶治湿疹，水痘等：白饭树叶适量，煎水洗患处。❷治新生儿脓疱疮：千里光和白饭树各适量，煎水洗患处。❸治风湿痹痛，跌打损伤：白饭树根30～60克，浸酒内服。

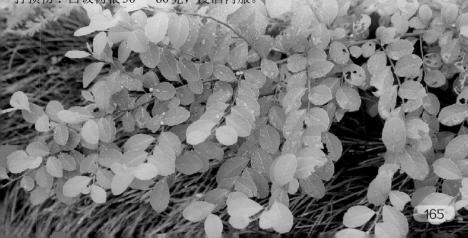

半枫荷

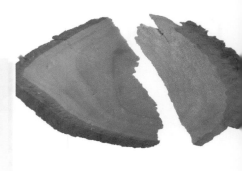

本品为梧桐科植物窄叶半枫荷的干燥根。主产于江西、广东、海南、广西、贵州等地。全年均可采收。挖取根部，除去须根及泥沙，趁鲜切片，晒干。以片块薄，大小均匀，色红棕者为佳。

中药识别　本品呈不规则的块片。栓皮较薄，表面灰棕色或棕褐色，有纵皱纹及疣状皮孔，质较坚硬。皮部棕色或棕褐色，纤维性，易与木部分离。木部浅棕色或浅红棕色，纹理致密。

药性　甘、微涩，微温。归肝、肾经。

功效主治　祛风除湿，舒筋活络。主治风湿痹痛，腰腿疼痛，手足麻木，腰肌劳损，产后风瘫，脚气，跌打损伤。

用法用量　煎服，15～30克；或浸酒服。

现代药理　半枫荷具有抗炎、抗乙型肝炎病毒等活性。

验方精选　❶治妇女头风久痛不愈：半枫荷、生艾根、黄药子适量，煎水，冲酒服。❷治胃寒作痛：半枫荷、老鼠耳根、鸡骨香适量，浸酒服。❸治外伤出血：半枫荷鲜叶适量，捣烂外敷或焙干调敷患处。

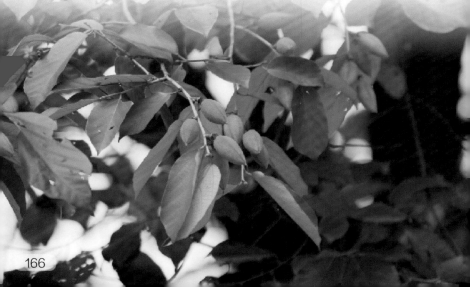

汉桃叶

本品为五加科植物广西鹅掌藤的干燥带叶茎枝。主产于云南、贵州、广东、广西、浙江、台湾等地。全年均可采收，切段，鲜用或晒干。

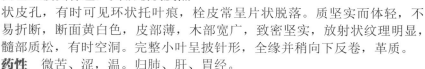

中药识别　茎呈圆柱形。表面灰白色至淡黄棕色，具纵皱纹及点状皮孔，有时可见环状托叶痕，栓皮常呈片状脱落。质坚实而体轻，不易折断，断面黄白色，皮部薄，木部宽广，致密坚实，放射状纹理明显，髓部质松，有时空洞。完整小叶呈披针形，全缘并稍向下反卷，革质。

药性　微苦、涩，温。归肺、肝、胃经。

功效主治　祛风止痛，舒筋活络。主治风湿痹痛，脘腹胀痛，跌打骨折，外伤出血。

用法用量　煎服，9～15克。外用适量，煎服洗；或鲜品捣敷患处。

使用注意　气血虚弱者、孕妇慎用。

现代药理　汉桃叶乙醇提取物、水煎醇处理溶液小鼠腹腔注射具有镇痛作用。镇痛主要活性部位为有机酸。此外，药理实验结果表明，汉桃叶还具有抗惊厥、镇静催眠作用，对离体豚鼠肠、胃平滑肌有解痉作用。

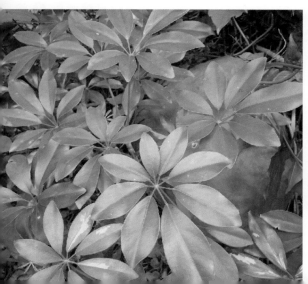

验方精选　❶治风湿性关节痛：汉桃叶、红龙船花叶、大风艾各适量。共同捣烂，用酒炒热后，敷于患处，用布包扎。❷治跌打损伤：汉桃叶、酒糟各适量。共同捣烂，用芭蕉叶包好煨暖，敷患处。❸治外伤出血：汉桃叶适量，捣烂敷于患处。

丝瓜络

本品为葫芦科植物丝瓜的干燥成熟果实的维管束。主产于江苏、浙江等地。夏、秋二季果实成熟、果皮变黄、内部干枯时采摘，除去外皮和果肉，洗净，晒干，除去种子。以个大、筋络清晰、质韧、淡黄白色、无皮无子、不破碎者为佳。切段，生用。

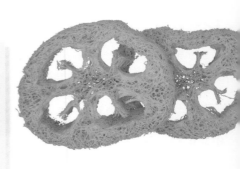

中药识别 本品为筋络（维管束）交织而成的网状物，多呈长梭形，略弯曲，表面淡黄白色。体轻，质韧，有弹性，不能折断。横断面有数个大空洞，内有少数残留的种子。气微，味淡。

药性 甘，平。归肺、胃、肝经。

功效主治 祛风，通络，活血，下乳。主治痹痛拘挛，筋脉拘挛，胸胁胀痛，乳汁不通，乳痈肿痛。

用法用量 煎服，5～12克。外用适量。

现代药理 丝瓜络水煎剂、鲜汁及甲醇提取物均有止咳作用。甲醇提取物有明显增加呼吸道排泌酚红的作用。此外，尚有明显的镇痛、镇静和抗炎作用。

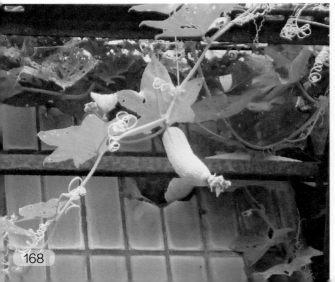

验方精选 ❶ 治胸痹及心气痛：丝瓜络15克，薤白12克，橘络3克，丹参10克，煎服。❷ 治风湿性关节炎：丝瓜络、鸡血藤各15克，忍冬藤24克，威灵仙12克，煎服。❸ 治脑卒中后半身不遂：丝瓜络、牛膝各10克，桑枝、黄芪各30克。

粤丝瓜络

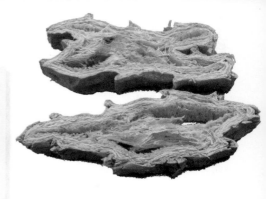

本品为葫芦科植物棱角丝瓜的干燥成熟果实的维管束。主产于广东、海南、广西等地。秋季摘取老熟留种的粤丝瓜晒干，从末端横切一口，取出种子，收集瓜壳。以长条个大、表面完好、内面网状筋脉灰黄色者为佳。

中药识别　瓜壳呈长棱状长圆筒形，略弯曲，全体具10条明显的纵向突出的棱线，表面稍光滑而隐约显露突起的筋脉，有表皮脱落处可见黄白色粗纤维交织成网状。体轻，质韧，有弹性，不能折断。横切面可见腔室3个。气微，味淡。

药性　甘，平。归肺、胃、肝经。

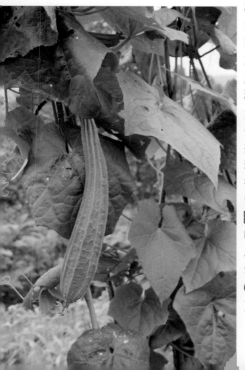

功效主治　除湿火，通脉络。主治湿火伤筋络之胸胁胀痛，筋络酸痛，关节不利，妇女血脉壅散之乳汁不通。

用法用量　煎服，9～15克。

现代药理　粤丝瓜络所含成分棱角丝瓜苷A对人淋巴细胞有增生作用，结果表明其可促进机体免疫功能。另含的木聚糖、甘露聚糖及半乳聚糖等成分具有抗炎、抗菌作用。此外，还有镇痛、镇静及镇咳、祛痰、平喘等作用。

验方精选　❶治肺热咳嗽、哮喘：粤丝瓜络幼嫩果实适量，切段，煮烂取浓汁饮服。❷治乳汁不通：粤丝瓜络15克，煎服。❸治风湿骨痛：粤丝瓜络9～15克，煎服。

老鹳草

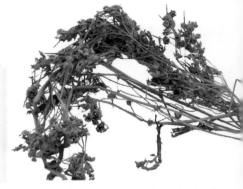

本品为牻牛儿苗科植物老鹳草的干燥地上部分，习称"短嘴老鹳草"。全国大部分地区均产。夏、秋二季果实近成熟时采割，捆成把，晒干。均以色灰绿、花果多者为佳。切段，生用。

中药识别 茎较细，分枝多，节膨大。叶片圆形，3～5深裂，裂片较宽，边缘具缺刻。果实球形，宿存花柱长1.00～1.55厘米，形似鹳喙，有5裂向上卷曲呈伞形。

药性 辛、苦，平。归肝、肾、脾经。

功效主治 祛风湿，通经络，止泻痢。用于风湿痹痛，麻木拘挛，筋骨酸痛，泄泻痢疾。

用法用量 煎服，9～15克。或熬膏、酒浸服。外用适量。

现代药理 老鹳草总鞣质（HGT）有明显的抗炎、抑制免疫和镇痛作用，另有抗癌、抑制诱变作用和抗氧化等作用。牻牛儿苗煎剂有明显的抗流感病毒作用，对金黄色葡萄球菌等球菌及痢疾杆菌也有抑制作用。此外，醇提物尚有镇咳、抑制十二指肠和小肠的活动，既促进盲肠的逆蠕动，又能促进大肠的蠕动而产生泻下作用。

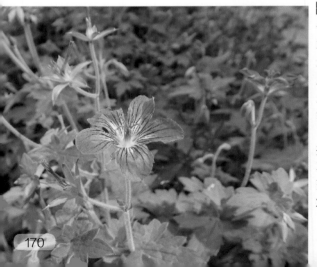

验方精选 ❶治腰扭伤：老鹳草根30克，苏木15克煎水，冲服血余炭9克。每日1剂，日服2次。❷治急慢性肠炎下痢：老鹳草18克，红枣4枚。煎水服，一日3次。❸治肠炎，痢疾：老鹳草30克，凤尾草30克，煎成90毫升药液，一日3次，连服2剂。

过岗龙

本品为豆科（含羞草亚科）植物榼藤子的干燥藤茎。主产于广东、广西、福建、海南、云南、西藏等地。全年均可采收，洗净，切厚片，晒干。以藤茎粗大、片块厚薄均匀、棕红色者为佳。生用。

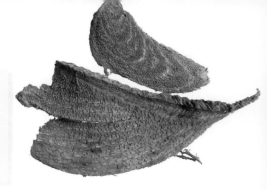

中药识别　本品呈不规则的块片状。外皮棕褐色或淡棕色，具明显纵皱纹或沟纹，常有1条棱脊状突起。切面皮部深棕色，有红棕色或棕黑色树脂状物，木部棕色或淡棕色，有多数小孔，可见红棕色树脂状环绕髓部呈偏心环纹，髓部较小，偏于有棱脊的一侧。质坚硬，不易折断。

药性　涩、微苦，凉。有小毒。归肝、脾经。

功效主治　祛风湿，活血行瘀。主治风湿痹痛，腰腿疼痛，跌打肿痛。

用法用量　煎服，9～15克，或浸酒服。外用适量，捣碎或煎水洗患处。

使用注意　阴虚火亢者慎用。

现代药理　本品的茎皮浸液和种子核仁中含两种毒性作用相似、毒性相等皂苷，能催吐、泻下，有强烈的刺激性，误入眼中可引起结膜炎。误食过量树皮可引起头晕、呕吐、血压急剧下降，呼吸减缓甚至死亡。种仁提取物具有显著抗肿瘤作用。

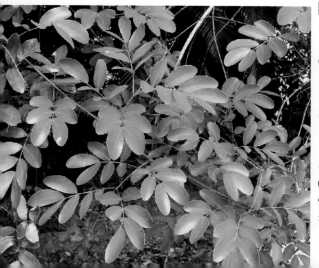

验方精选　❶ 治风湿性关节炎：过岗龙15克，煎服。❷ 治腰肌劳损：过岗龙6克，威灵仙、两面针各15克，海桐、三丫苦各6克。加米酒浸泡15日。每日服15～20毫升，每日2次。❸ 蛇咬伤：过岗龙9～15克，研末，酒调涂伤处。

171

防己

本品为防己科植物粉防己的干燥根。主产于浙江、江西、安徽、湖北等地。秋季采挖，洗净，除去粗皮，晒至半干，切段，个大者再纵切，干燥。以粉性足、质坚实者为佳。切厚片，生用。

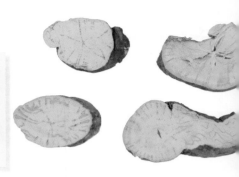

中药识别　根呈不规则圆柱形，常弯曲如结节样，状如"猪大肠"。体重，质坚实，断面平坦，灰白色至黄白色，富粉性，有排列较疏的放射状纹理。气微，味苦。

药性　苦，寒。归膀胱、肺经。

功效主治　祛风止痛，利水消肿。主治风湿痹痛，水肿，脚气肿痛，小便不利，湿疹疮毒。

用法用量　煎服，5～10克。

使用注意　阴虚体弱及胃纳不佳者慎服。

现代药理　本品能明显增加排尿量。总碱及流浸膏或煎剂有镇痛作用。粉防己碱具有抗炎作用。另对心肌有保护作用，具有扩张冠状血管，增加冠脉流量，显著降血压以及对抗心律失常等心血管方面的作用。此外，防己尚可显著抑制血小板聚集，促进纤维蛋白溶解，抑制凝血酶引起的血液凝固过程。对实验性矽肺有预防治疗作用。对子宫收缩有明显的松弛作用。

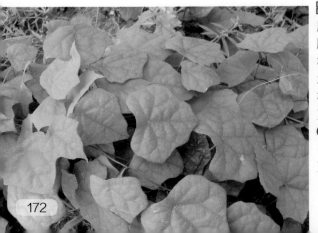

验方精选　❶治脚气肿痛：防己、木瓜、牛膝各10克，桂枝3克，枳壳5克，煎服。❷治水肿病：防己、黄芪、桂枝各10克，茯苓30克，甘草10克，煎服。❸治遗尿，小便涩：防己、防风、冬葵子各10克，煎服。

买麻藤

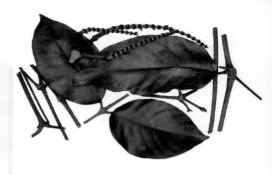

本品为买麻藤科植物小叶买麻藤的干燥带叶藤茎。主产于广东、广西、江西、福建、湖南等地。全年均可采收。割取带叶藤茎，趁鲜切斜片，晒干。以茎枝粗壮、叶片完整者为佳。生用或鲜用。

中药识别　木质藤茎多已切成斜片，表面灰褐色或棕褐色，具纵皱纹及淡棕色点状皮孔，节膨大成膝状，质硬，横切面有一棕色环纹，可见棕色放射状纹理，并密布针孔眼，中央有髓。叶对生，革质，叶表面黑褐色，光滑，侧脉细小，连接成网状。

药性　苦，温。入肝经。

功效主治　祛风除湿，散瘀止血，化痰止咳。主治风湿痹痛，腰痛，鹤膝风，跌打损伤，接骨，溃疡病出血，慢性气管炎，蛇虫咬伤。

用法用量　煎服，6～9克；鲜品15～60克。外用适量，研末调敷或鲜品捣敷。

使用注意　买麻藤种皮内的毛有毒应慎用。

现代药理　买麻藤水溶性生物碱有直接扩张气管平滑肌的作用，同时还有扩张外周血管、降低血压的作用，且不影响心率。此外，买麻藤100%煎剂对甲型链球菌、卡他奈菌、溶血性嗜血杆菌、流感杆菌、金黄色葡萄球菌、大肠埃希菌、伤寒杆菌及福氏痢疾杆菌都有不同程度的抑制作用。

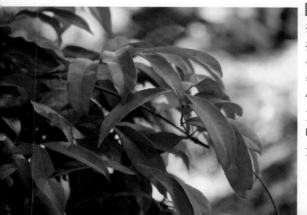

验方精选 ❶治骨折：买麻藤鲜品适量，捣烂，用酒炒热，复位后热敷包扎，固定，每日换药一次。❷治慢性气管炎：买麻藤9克，煎服。❸治虫蛇咬伤：买麻藤鲜品适量，捣烂敷患处。

扶芳藤

本品为卫矛科植物爬行卫矛的干燥地上部分。主产于山西、陕西、山东、江苏、浙江等地。全年均可采收，割取茎藤，清除杂质，切碎，晒干。以茎藤粗壮、叶片完整者为佳。

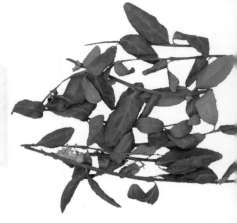

中药识别 本品茎枝呈圆柱形，表面灰棕色，可见不定根和细密微突起的皮孔。单叶对生，灰绿色或黄绿色，椭圆形，薄革质，叶脉两边隆起，侧脉每边5～6条，边缘有细锯齿。

药性 辛，平。归肝经。

功效主治 调补肝肾，舒筋活络，止血消瘀。主治腰肌劳损，风湿痹痛，咯血，血崩，月经不调，跌打骨折，创伤出血。

用法用量 煎服，10～15克，或浸酒。外用适量，研粉调敷，或煎水熏洗。

使用注意 孕妇忌服。

现代药理 扶芳藤水提液、醇提液均能使小鼠凝血时间和出血时间缩短，提示有止血作用。另可使小鼠胸腺和脾脏重量明显增加，表明可以提高机体非特异性免疫功能。此外。扶芳藤还具有镇痛的作用。

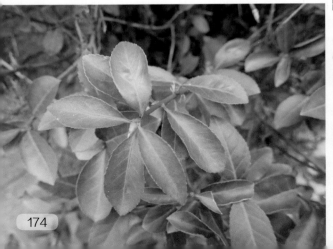

验方精选 ❶ 治跌打损伤：扶芳藤60克，浸酒饮服。❷治腰肌劳损，关节酸痛：扶芳藤30克，大血藤15克，梵天花根15克。水煎煮，冲红糖或黄酒服。❸治慢性腹泻：扶芳藤30克，白扁豆6克，红枣10枚，煎服。

走马胎

本品为紫金牛科植物走马胎的干燥根。主产于广东、广西、海南、福建、江西、云南等地。全年可采收，挖取根部，除去泥土及须根，洗净，鲜用，或切片晒干。以根条粗大、念珠状、皮色紫褐、多皱缩、断面有菊花纹者为佳。

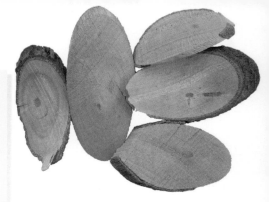

中药识别 根呈不规则圆柱形，常膨大呈结节状或念珠状。表面灰褐色或棕褐色，有较规则的节状横断纹，习称"蛤蟆皮"。用刀轻刮去外表皮可见红色小窝点，习称"血星点"。皮部较厚，易剥离，内表面淡黄色，现棕紫色网状或条纹状花。质坚硬，不易折断，断面皮部淡紫红色，木部宽广，带粉性，射线细密而清晰。

药性 辛，温。归肝、脾经。

功效主治 祛风除湿，活血化瘀。主治风湿痹痛，跌打损伤，产后血瘀腹痛，痈疽疮疡。

用法用量 煎服，9～15克；鲜品30～60克；或浸酒。外用适量，研末调敷患。

现代药理 走马胎提取液对血栓病模型SD大鼠体内凝血系统和血液流变学方面的各种指标均有显著影响，结果表明，走马胎提取液在体内抗血栓作用。

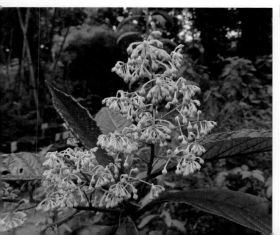

验方精选 ❶治跌打损伤，风湿骨痛：走马胎根60克，大罗伞、小罗伞各90克，五指毛桃、土牛膝各120克。浸白酒1500毫升，3日后即可饮用，每日早晚各服30毫升，兼可用药酒外擦患处。❷治疮疖肿痛：走马胎叶鲜品适量，煎水洗患处。

伸筋草

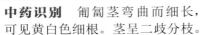

本品为石松科植物石松的干燥全草。主产于湖北、湖南、广西、江西、浙江、陕西等地。夏、秋二季茎叶茂盛时采收，除去杂质，晒干。以色黄绿者为佳。切段，生用。

中药识别 匍匐茎弯曲而细长，可见黄白色细根。茎呈二歧分枝。鳞叶皱而弯曲，密生，条状披针形或条形，黄绿色至浅黄棕色，先端渐尖呈芒状，全缘。质柔韧，不易折断，断面浅黄色，木心类白色。

药性 微苦、辛，温。归肝、脾、肾经。

功效主治 祛风除湿，舒筋活络。主治风寒湿痹，关节酸痛，屈伸不利，跌打损伤。

用法用量 煎服，3～12克。外用适量。

使用注意 孕妇慎用。

现代药理 伸筋草醇提取物有明显的镇痛作用。水浸液有解热作用。其混悬液能显著延长戊巴比妥钠睡眠时间和增强可卡因的毒性反应。其透析液对实验性矽肺有良好的疗效。所含石松碱对小肠及子宫有兴奋作用。

验方精选 ❶治风湿痹痛，筋骨不舒：伸筋草15克，煎服。❷治关节酸痛：伸筋草9克，虎杖根15克，大血藤9克。煎服。❸治小儿麻痹后遗症：伸筋草、南蛇藤根、松节、荨骨风各15克，威灵仙9克，茜草6克，杜衡1.5克。煎服。

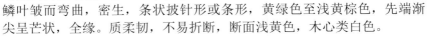

金刚藤

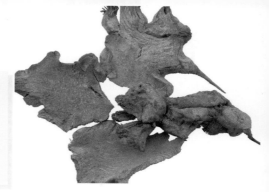

本品为百合科植物西南菝葜的干燥根茎。主产于浙江、江苏、江西、安徽、湖北、湖南、广西、广东等地。全年或秋季采挖，挖取根部，洗净，切片，晒干。以质坚实、断面红棕色者为佳。切片，生用。

中药识别 根茎呈不规则或略呈扁柱状，有隆起的结节。表面黄棕色或紫棕色，稍凹凸不平，有圆锥状突起，先端留有坚硬细根断痕。质极坚实，折断面红棕色，粗纤维性，可见维管束小点。气微，味微苦。

药性 甘、酸，平。归肝、肾经。

功效主治 祛风利湿，解毒散瘀。主治风湿性关节痛，跌打损伤，痢疾，瘰疬，蜂窝织炎，疔痈，胃肠炎。

用法用量 煎服，15～30克。外用适量，研末调敷。

现代药理 本品水煎液、醇浸液对炭疽杆菌具有抑菌作用。

验方精选 ❶治银屑病：土茯苓、菝葜制成的银屑冲剂。❷治烫伤：金刚藤鲜品适量，捣敷患处。❸治疮疖：菝葜叶鲜品，煎水洗。

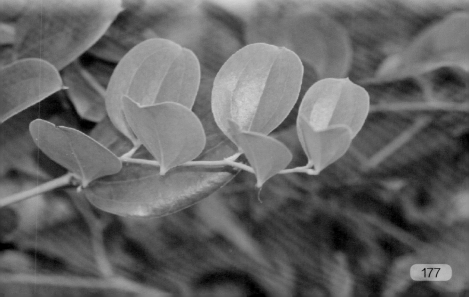

狗脊

本品为蚌壳蕨科植物金毛狗脊的干燥根茎。主产于广东、广西、四川、浙江、福建、江西等地。秋、冬二季采挖，除去泥沙，干燥；或去硬根、叶柄及金黄色绒毛，切厚片，干燥，为"生狗脊片"；蒸后晒至六、七成干，切厚片，干燥，为"熟狗脊片"。均以片厚薄均匀、坚实、无毛者为佳。生用或砂烫用。

中药识别　本品为不规则长形或圆形纵片，周边不整齐，偶有金黄色绒毛残存。切面浅黄棕色，较平滑，近外皮处有1条明显隆起的棕黄色环纹或条纹。质脆，易折断，有粉性。

药性　苦、甘，温。归肝、肾经。

功效主治　祛风湿，补肝肾，强腰膝。主治风湿痹痛，腰膝酸软，下肢无力，肾虚不固，遗尿尿频，带下清稀。

用法用量　煎服，6～12克。

使用注意　肾虚有热，小便不利，或短涩黄赤者慎服。

现代药理　狗脊有增加心肌营养血流量的作用，而且连续给药时可产生蓄积作用，另可抑制血小板聚集作用，炮制品的作用排序为砂烫品、盐制品、酒蒸品、单蒸品和蒸品。此外，狗脊还具有抗菌、抗炎、抗风湿以及降血脂等作用。狗脊毛茸还证实有较好的止血作用。

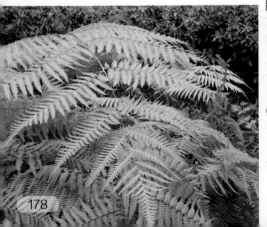

■验方精选■　❶治腰痛：狗脊、草薢（锉）、菟丝子（酒浸3日，晒干，另捣）各60克，上药捣罗为末，炼蜜制丸，如梧桐子大，每日空腹及晚餐前服30丸，以新鲜草薢浸酒14日，取此酒送服。❷治风湿骨痛，腰膝无力：狗脊12克，香樟根、马鞭草各12克，杜仲、续断各15各，威灵仙9克，怀牛膝6克，泡酒服。

南蛇藤

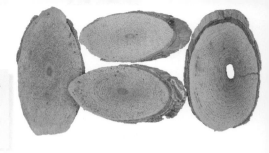

本品为卫矛科植物南蛇藤的干燥藤茎、根和叶。主产于湖南、江西、福建等地。根及藤茎全年均可采收。夏季采收叶，鲜用或切段晒干。

中药识别　藤茎圆柱形，有多数皮孔。表面棕褐色或暗褐色，常易脱落，断面淡棕红色，中部有髓。叶互生，近圆形或广倒卵形，先端尖，基部楔形，边缘有钝锯齿，下面叶脉隆起。

药性　微辛，温。归肝、膀胱经。

功效主治　祛风胜湿，行气散血，消肿解毒。主治风湿性关节炎，筋骨疼痛，四肢麻木，小儿惊风，闭经，痧症，痢疾。

用法用量　煎服，9～10克；或浸酒。

使用注意　孕妇忌服。

现代药理　南蛇藤种子油对实验性动物具有镇静、安定的作用，另有降压和利尿作用。对离体肠管有拮抗致痉剂等作用。根皮中有抑制吉田肉瘤的活性物质。

验方精选　❶治风湿性关节炎：南蛇藤根50克，酒水各半炖服。❷治带状疱疹：南蛇藤根15克。研末，醋调搽敷。❸治痢疾：南蛇藤茎25克，煎服。❹治虫蛇咬伤：南蛇藤叶鲜品适量，捣烂绞汁，用酒送服，渣敷伤处。

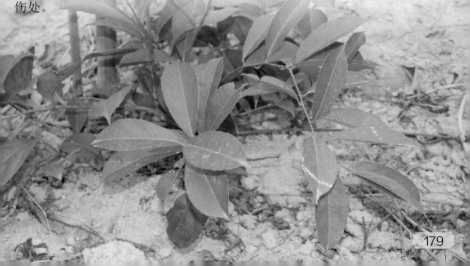

威灵仙

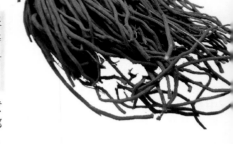

本品为毛茛科植物威灵仙的干燥根和根茎。主产于浙江、江苏、安徽、湖北等地。秋季采挖，除去泥沙，晒干。以条长、色黑者为佳。切段，生用。

中药识别 根茎呈柱状，表面灰黄色至棕褐色，顶端残留茎基，皮部常脱落而成纤维状，有隆起的节，下侧着生多数细根。根表面黑褐色，有多数明显的细皱纹，质脆，易折断，断面皮部较广，木部淡黄色，略呈方形。

药性 辛、咸，温。归膀胱经。

功效主治 祛风湿，通经络。主治风湿痹痛，肢体麻木，筋脉拘挛，屈伸不利。

用法用量 煎服，6～10克。

使用注意 气虚血弱，无风寒湿邪者忌服。

现代药理 威灵仙有镇痛、抗利尿、抗疟、降血糖、降血压、利胆等作用。所含皂苷类成分对革兰阳性及阴性菌和真菌都有较强的抑制作用。煎剂可使食管蠕动节律增强，频率加快，幅度增大，能松弛肠平滑肌。醋浸液对鱼骨刺有一定软化作用，并使咽及食管平滑肌松弛，增强蠕动，促使骨刺松脱。此外，其醇提取物尚有引产等作用。

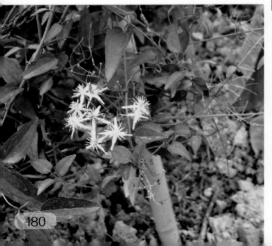

验方精选 ❶治牙痛：鲜威灵仙、鲜毛茛各等量，洗净捣烂，每1000毫升药汁加75%乙醇10毫升，以防腐，用时以棉签蘸药水擦痛牙处。注意不可多擦，以免起疱。❷治痔疮肿痛：威灵仙90克，水1000毫升，煎煮，先熏后洗，冷再温之。❸治腰脚疼痛：威灵仙150克，研成细末，每次3克，食前以温酒调下，每日少量服用。

香茅草

本品为禾本科植物香茅的干燥地上部分。主产于广东、广西、云南、四川、福建、台湾等地。全年均可采收，洗净，鲜用或晒干。以叶片色青绿、气香者为佳。

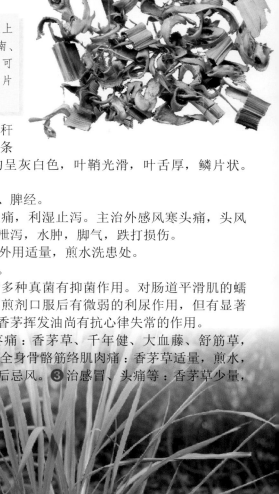

中药识别 全草长可达2米，秆粗壮，节处常被蜡粉。叶片条形，基部抱茎，两面粗糙，均呈灰白色，叶鞘光滑，叶舌厚，鳞片状。全体具柠檬香气。

药性 辛、甘、温。归肺、胃、脾经。

功效主治 祛风通络，温中止痛，利湿止泻。主治外感风寒头痛，头风头痛，风湿痹痛，脘腹冷痛，泄泻，水肿，脚气，跌打损伤。

用法用量 煎服，6～10克。外用适量，煎水洗患处。

使用注意 孕期妇女不宜使用。

现代药理 香茅所含挥发油对多种真菌有抑菌作用。对肠道平滑肌的蠕动有明显的抑制作用。香茅草煎剂口服后有微弱的利尿作用，但有显著的平喘和止咳的作用。此外，香茅挥发油尚有抗心律失常的作用。

验方精选 ❶治风湿筋骨疼痛：香茅草、千年健、大血藤、舒筋草，各10克，煎服。❷治冷骨风，全身骨骼筋络肌肉痛：香茅草适量，煎水，趁热熏洗，熏后汗出如浆，洗后忌风。❸治感冒、头痛等：香茅草少量，泡茶饮用。

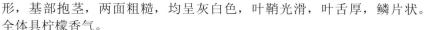

络石藤

本品为夹竹桃科植物络石的干燥带叶藤茎。主产于浙江、江苏、湖北、安徽等地。冬季至次春采割，除去杂质，晒干。以藤茎粗细均匀、带叶者为佳。切段，生用。

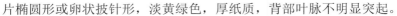

中药识别 藤茎呈细圆柱形，表面红褐色，散生细根和点状突起的根痕，质坚韧，易折断，断面淡黄白色，中空。叶对生，叶片椭圆形或卵状披针形，淡黄绿色，厚纸质，背部叶脉不明显突起。

药性 苦，微寒。归心、肝、肾经。

功效主治 祛风通络，凉血消肿。主治风湿热痹，筋脉拘挛，腰膝酸痛，喉痹，痈肿，跌打损伤。

用法用量 煎服，6～12克。

使用注意 畏寒易泄者慎服。

现代药理 络石藤甲醇提取物对动物双足水肿、扭体反应有抑制作用。所含黄酮苷对尿酸合成酶黄嘌呤氧化酶有显著的抑制作用而具有抗痛风活性。煎剂对金色葡萄球菌、福氏痢疾杆菌及伤寒杆菌有抑制作用。牛蒡苷可引起血管扩张、血压下降，对肠及子宫有抑制作用。

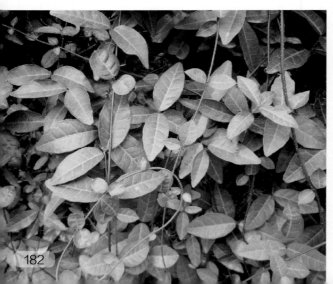

验方精选 ❶ 治筋骨痛：络石藤30～60克。浸酒服。❷治关节炎：络石藤、五加皮各30克，牛膝15克，煎服，白酒作引。❸治肺结核：络石藤30克，地苍30克，猪肺120克，同炖，服汤食肺，每日一剂。

珠兰

本品为金粟兰科植物金粟兰的干燥全株。主产于云南、贵州、福建、广东、四川、云南等地。夏季割取全株，洗净，切段，晒干。以枝条粗壮、叶片完整者为佳。切段，生用。

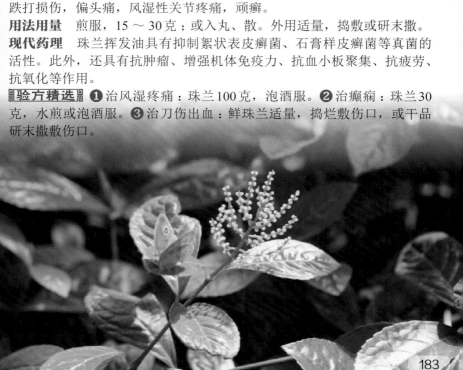

中药识别 茎圆柱形，表面棕褐色，茎节膨大，质脆，易折断，断面谈棕色，纤维性。叶棕黄色，椭圆形或倒卵状椭圆形，边缘具圆锯齿，齿端有一腺体。花穗芳香。

药性 辛、甘、微涩，温。归肝经。

功效主治 祛风除湿，接筋骨，止痛止血。主治风湿痹痛，风寒感冒，跌打损伤，偏头痛，风湿性关节疼痛，顽癣。

用法用量 煎服，15～30克；或入丸、散。外用适量，捣敷或研末撒。

现代药理 珠兰挥发油具有抑制絮状表皮癣菌、石膏样皮癣菌等真菌的活性。此外，还具有抗肿瘤、增强机体免疫力、抗血小板聚集、抗疲劳、抗氧化等作用。

验方精选 ❶治风湿疼痛：珠兰100克，泡酒服。❷治癫痫：珠兰30克，水煎或泡酒服。❸治刀伤出血：鲜珠兰适量，捣烂敷伤口，或干品研末撒敷伤口。

独活

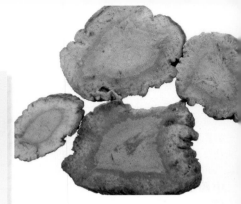

本品为伞形科植物重齿毛当归的干燥根。主产于四川、湖北、甘肃、陕西等地。春初苗刚发芽或秋末茎叶枯萎时采挖，除去须根和泥沙，烘至半干，堆置2～3日，发软后再烘至全干。以根条粗壮、质软、香气浓郁者为佳。切片，生用。

中药识别　根略呈圆柱形，下部常有2～3个分枝或更多。根头部膨大，圆锥状，多横皱纹，直径1.5～3.0厘米，表面灰褐色或棕褐色，具纵皱纹，有隆起的横长皮孔及稍突起的细根痕。质较硬，受潮则变软，断面皮部灰白色，有多数散在的棕色油室，木部灰黄色至黄棕色，形成层环棕色。有特异香气，味苦辛、微麻舌。

药性　辛、苦，微温。归肾、膀胱经。

功效主治　祛风除湿，通痹止痛，解表。主治风寒湿痹，腰膝疼痛，风寒挟湿头痛，少阴伏风头痛。

用法用量　水煎服，6～10克。或浸酒，或入丸、散。外用适量，煎汤洗。

使用注意　阴虚血燥者慎服。

现代药理　独活具有明显的抗炎、镇痛及镇静作用。通过对血小板聚集的抑制作用而达到抗血栓形成的目的。有一定降压作用，但不持久。所含香柑内酯、花椒毒素等有光敏感作用，一旦受到日光或紫外线照射，则有可能使受照射皮肤发生日光性皮炎。此外，实验还证实独活具有抗肿瘤作用。

验方精选　❶治疗慢性气管炎咳喘：独活9克，红糖15克，加水煎成100毫升，分3～4次服，疗程1周。❷治风湿性腰膝疼痛：独活10克，乌豆100克，加水煎至400毫升，兑入米酒适量，每日2次，温服。❸治头痛、头晕：独活、羌活、藁本、蔓荆子各9克。水煎服。

透骨草

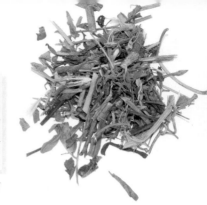

本品为凤仙花科植物凤仙花的干燥茎枝。种子和花也供药用。主产于江苏、浙江、安徽、河北、江西等地。夏、秋二季采收茎枝，除去根、叶及花果，鲜用或晒干备用。以茎粗壮、色红棕者为佳。切片，生用。

中药识别　茎长圆柱形，有分枝，表面黄棕色或红棕色，干瘪皱缩，有明显纵沟，节膨大，可见互生的深棕色叶痕。体轻，质脆，断面中空或有白色的髓。

药性　辛，温；有小毒。归肺、肝经。

功效主治　祛风除湿，活血，止痛。主治风湿疼痛，跌打损伤，瘀积肿痛，妇女闭经，虫蛇咬伤，疮疖肿毒，鹅掌风、灰指甲等。

用法用量　水煎服，3～10克。外用适量，煎水熏洗；或捣敷患处。

使用注意　孕妇忌服。

现代药理　透骨草花汁鲜品对多种真菌有抑制作用。

验方精选　❶治鹅掌风、灰指甲：一枝黄花、透骨草各60克，煎服温浸患处，每次半小时，每日3～5次，连用7～10日。❷治腰胁痛、慢性风湿性关节炎：凤仙花3～6克，煎服，或研末每次1.5～3.0克，以黄酒冲服，每日2次。

臭梧桐

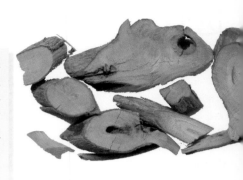

本品为马鞭草科植物海州常山的干燥根、茎、嫩枝及叶。主产于河北、陕西、甘肃、江苏、浙江等地。秋、冬二季采收根和茎。6～7月份开花前采收嫩枝及叶，捆扎成束，晒干。根和茎以粗壮、质坚实者为佳。嫩枝以花枝干燥，带有绿色叶者为佳。

中药识别 小枝类圆形，或略带方形，棕褐色，具黄色点状皮孔，密被短柔毛。质脆，易折断，断面黄白色，中央具白色的髓，髓中有淡黄色分隔。有特异臭气，味苦而涩。

药性 苦、微甘，平。归肝、胆、脾经。

功效主治 祛风湿，止痛，平肝降压，解毒杀虫。主治风湿痹痛，半身不遂，高血压病，偏头痛，疟疾，痢疾，痈疽疮毒，湿疹疥癣。

用法用量 煎服，10～15克，鲜品30～60克；或浸酒；或入丸、散。外用适量，煎水洗；或捣敷、研末调敷。

现代药理 臭梧桐煎剂具有明显的降血压作用，另具有镇痛、镇静等药理作用。

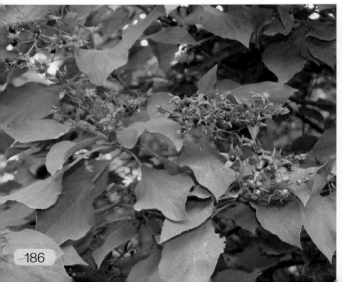

验方精选 ❶治高血压病：臭梧桐鲜叶9克，水煎，当茶饮服。❷治风湿性关节炎：臭梧桐500克，豨莶草400克，研末和匀，炼蜜丸内服。❸治下腿溃疡：臭梧桐鲜叶适量，捣烂，拌桐油贴敷患处。

徐长卿

本品为萝藦科植物徐长卿的干燥根和根茎。主产于江苏、浙江、安徽、山东、湖北、湖南等地。秋季采挖，除去杂质，阴干。以香气浓者为佳。切段，生用。

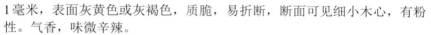

中药识别　根茎呈不规则柱状，有盘节，周围着生多数细长的根，直径约1毫米，表面灰黄色或灰褐色，质脆，易折断，断面可见细小木心，有粉性。气香，味微辛辣。

药性　辛，温。归肝、胃经。

功效主治　祛风，化湿，止痛，止痒。主治风湿痹痛，胃痛胀满，牙痛，腰痛，跌打伤痛，风疹、湿疹。

用法用量　煎服，3～12克，宜后下。外用适量，鲜品捣烂或干品研粉敷患处。

使用注意　孕妇慎用。

现代药理　本品有明显的镇静、镇痛、抗菌、消炎作用，并有改善心肌缺血、降血压、降血脂的作用。对肠道平滑肌有解痉作用。

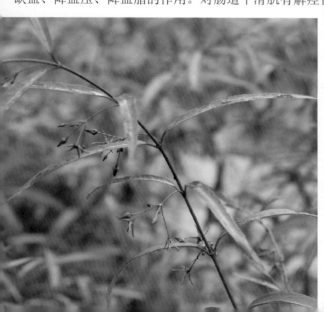

验方精选　❶治动脉粥样硬化，高脂血症：徐长卿、何首乌各12克，煎服。❷治皮肤瘙痒：徐长卿适量，煎水洗。❸治风湿痛：徐长卿24克，猪精肉200克，老酒100毫升，酌加水煎成半碗，饭前服，一日2次。

海桐皮

本品为豆科（蝶形花亚科）植物刺桐的干燥树皮。主产于广东、广西、云南、贵州、海南等地。栽后8年左右，即可剥取树皮，通常于春、夏季。剥取茎干、枝条、根部皮，刮去灰垢，晒干。以带钉者为佳。

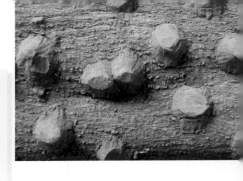

中药识别 茎干皮板片状，两边略卷曲。外表面淡棕色，常有宽窄不等的纵凹纹，散布钉刺。钉刺长圆锥形，顶端锐尖，基部长圆形，纵向处长。内表面黄褐色，较平坦，有细密网纹。质硬而韧，断面裂片状。

药性 苦、辛、平。归肝经。

功效主治 祛风湿，通络止痛，杀虫止痒。主治风湿痹痛，肢节拘挛，跌打损伤，疥癣，湿疹。

用法用量 煎服，6～12克；或浸酒。外用适量，煎水熏洗；或浸酒搽；或研末调敷。

使用注意 血虚者不宜服。

现代药理 海桐皮水浸剂在试管内对堇色毛癣菌、许兰黄癣菌、铁锈色小芽脑癣菌、腹股沟表皮癣菌等皮肤真菌均有不同程度的抑制作用。对金黄色葡萄球菌等致病菌也有抑制作用。此外，尚有镇痛、镇静作用，并有增强心肌收缩力、降低血压等作用。

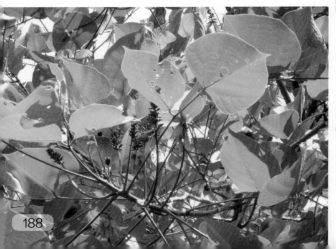

验方精选 ❶治乳痈初起：海桐皮15克，红糖适量，煎服。❷治风癣疥虫：海桐皮、蛇床子各等份。研为粉末，调和外搽。❸治赤毒眼疾：海桐皮30克。盐水洗，或微炒，用沸水浸泡，待温洗眼。

宽筋藤

本品为防己科植物中华青牛胆的干燥藤茎。主产于广东、广西、云南、海南、湖南等地。全年可采收，切成段或厚片，晒干。以片大、厚薄均匀、色灰白者为佳。切片，生用。

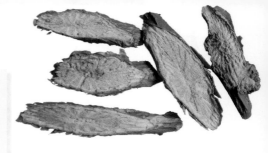

中药识别 饮片为长圆状斜切片或短段，表面棕黄色或棕褐色，具明显的纵皱纹，稀疏的皮孔白色或黄白色，栓皮易剥离，破裂向外卷曲，质坚硬，不易折断。断面灰白色，具明显的放射状纹理，木部导管呈针孔状，中央髓部白色。

药性 苦，微寒。归肝经。

功效主治 舒筋活络，祛风止痛。主治风湿痹痛，筋脉拘挛，屈伸不利，跌打损伤。

用法用量 煎服，9 ~ 15 克。

使用注意 孕妇及产后忌服。

现代药理 水醇提取物能快速减低实验动物血糖水平，提高大鼠对葡萄糖的耐受性。此外，宽筋藤还有抗结核等作用。

验方精选 ❶治筋络不舒：鲜宽筋藤60克，猪肉适量。煲汤，饮汤吃肉。❷治风湿性关节炎：宽筋藤15克，桑寄生、钩藤根、三桠苦根各30克，煎服。❸治抽筋：宽筋藤、杜仲各15克，土牛膝、络石藤各15克。煎服。

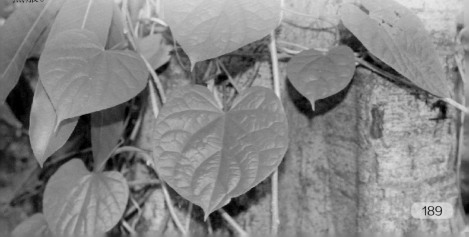

桑枝

本品为桑科植物桑的干燥嫩枝。主产于江苏、浙江等地。春末夏初采收，去叶，晒干，或趁鲜切片，晒干。以枝细质嫩、断面色黄白者为佳。生用或炒用。

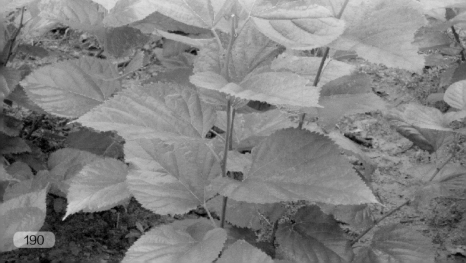

中药识别 桑枝饮片呈类圆形或椭圆形的厚片。外表皮灰黄色或黄褐色，有点状皮孔。切面皮部较薄，木部黄白色，射线放射状，髓部白色或黄白色。气微，味淡。

药性 微苦，平。归肝经。

功效主治 祛风湿，利关节。主治风湿痹病，肩臂、关节酸痛麻木。

用法用量 煎服，9～15克。外用适量。

现代药理 桑枝有较强的抗炎活性，可提高人体淋巴细胞转化率，具有增强免疫力的作用。另具有抗氧化、降血脂、降糖、抗癌和降血压等作用。

验方精选 ❶治水气脚气：桑枝60克，炒香，加水1000毫升，煎水服，空腹饮服。❷治颈椎病：黄芪20克，桂枝10克，白芍10克，葛根20克，威灵仙10克，桑枝15克，鸡血藤30克，煎服。❸治风湿性关节炎：桑枝15克，怀牛膝10克，汉防己10克，丝瓜络30克，煎服。

接骨木

本品为忍冬科植物接骨木的干燥带叶茎枝。主产于江苏、福建、四川、广西、浙江等地。全年均可采收，将茎枝斜切成片，鲜用或切段晒干。以茎片完整、黄白色者为佳。

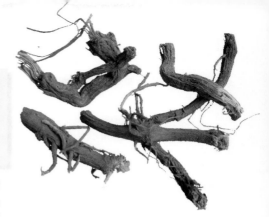

中药识别　多加工为斜向横切的薄片，呈长椭圆状，外表绿褐色，有纵向条纹及棕黑点状突起的皮孔，木部黄白色，年轮呈环状，极明显，且有细密的白色髓线，呈放射状，髓部通常褐色，海绵状。质轻，气微。

药性　甘、苦，平。归肝经。

功效主治　祛风湿，通经络，利尿消肿，止血。主治风湿痹痛，痛风，大骨节病，急慢性肾炎，风疹，跌打损伤，骨折肿痛，外伤出血。

用法用量　煎服，15～30克；或入丸、散。外用适量，捣敷或煎服熏洗；或研末撒。

使用注意　孕妇忌服。

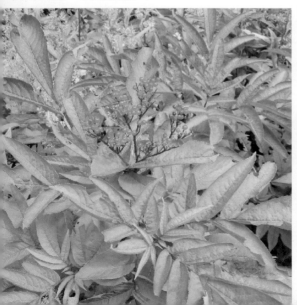

现代药理　接骨木煎剂具有抗炎、镇痛的作用，作用强度次于吗啡。水或醇提取物对小鼠注射有利尿作用，同时常会引起泻下作用。

验方精选　❶治肾炎水肿：接骨木15克，煎服。❷治创伤出血：接骨木适量，研成粉末，外敷患处。❸治漆疮：接骨木茎叶120克，水煎，待凉，擦洗患处。

191

黄兰

本品为木兰科植物黄兰的干燥根。主产于云南、福建、广东、广西等地。全年均可采收，晒干。以根粗壮，质坚实者为佳。切片，生用。夏秋二季采收果实，去皮，晒干，研粉，备用。

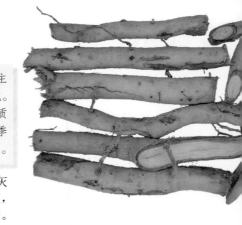

中药识别 根呈圆柱形，表面灰黄色，较光滑，具少量须根痕，表皮易脱落。质坚硬，不易折断。断面木部宽广，黄白色，放射状纹理明显。气微，味微辛、微苦。

药性 苦，凉。归肺、脾经。

功效主治 祛风除湿，清利咽喉。主治风湿骨痛，咽喉肿痛，腹部肿瘤。

用法用量 煎服10～15克；或浸酒服。

现代药理 黄心树宁碱对葡萄球菌、沙门菌属、分枝杆菌以及枯草杆菌皆有显著的抑菌作用。

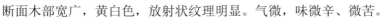

验方精选 ❶ 治风湿骨痛：黄兰根15～50克，泡酒服。❷ 治骨刺卡喉：黄兰根切薄片，每次含1～2片，徐徐咽下药液，30分钟后吐出药渣更换。❸ 治胃痛、消化不良：黄兰果实粉末0.3～0.6克，开水冲服。

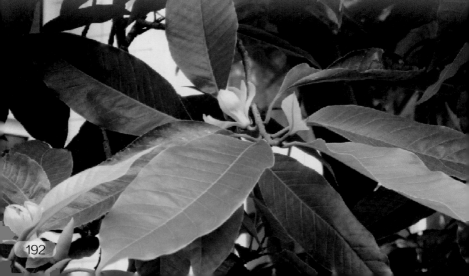

梵天花

本品为锦葵科植物梵天花的全草。主产于浙江、福建、广东、广西、湖南、湖北等地。夏、秋季采挖全草，洗净，除去杂质，切片，晒干或鲜用。以茎粗壮、叶多、完整者为佳。切段，生用。

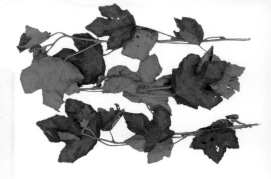

中药识别　茎圆柱形，棕褐色，幼枝暗绿色至灰青色，质坚硬，纤维性，木部白色，中心有髓。叶通常3～5深裂，裂片倒卵形或菱形，灰褐色至暗绿色，微被毛。蒴果腋生，扁球形，副萼宿存，被毛茸和倒钩刺。

药性　甘，苦，凉。归肝、大肠经。

功效主治　祛风利湿，消热解毒。主治风湿痹痛，泄泻，痢疾，感冒，咽喉肿痛，肺热咳嗽，疮疡肿毒，跌打损伤，毒蛇咬伤。

用法用量　煎服，9～15克；鲜品15～30克。外用适量，捣敷患处。

现代药理　梵天花根甲醇提取物具有广谱抗菌活性，且可以抑制巨噬细胞释放一氧化氮的作用和抗氧化活性。

验方精选　❶治毒蛇咬伤：梵天花鲜叶捣烂，浸米泔水洗之，以渣敷伤口。❷治痢疾：梵天花9～15克，煎服。❸治妇女白带：梵天花根60克，猪肉适量，水煎，炖汤服。

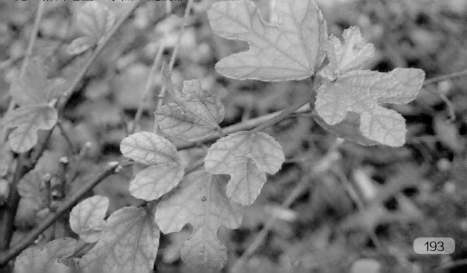

雪下红

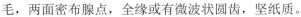

本品为紫金牛科植物雪下红的干燥根
或全草。主产于云南、广西、广东、
台湾等地。秋、冬二季采挖，洗净，
鲜用或晒干。以茎粗壮、叶多者为佳。

中药识别　根茎和茎均呈圆柱形，
长短不一，表面有铁锈色长柔毛。
叶互生，叶片椭圆状披针形，上面
中脉处有毛，下面密被铁锈色长柔
毛，两面密布腺点，全缘或有微波状圆齿，坚纸质。

药性　苦、辛，平。归肺经。

功效主治　活血散瘀，消肿止痛。主治跌打肿痛，寒气腹痛，痢疾，痈
疮，咳嗽吐血。

用法用量　煎服，6～12克。或浸酒。外用鲜叶适量，捣烂外敷。

现代药理　煎剂含有三萜皂苷类成分。尚未见相关药理作用的研究。

『验方精选』❶治关节风湿痛：雪下红根15～30克。水煎或调酒服。
❷治扭伤肿痛、久年积伤痛：鲜雪下红茎15～30克，捣碎，浸酒2～3
日，每次服30毫升，每日2～3次。❸治冷气腹痛：雪下红根12克，煎服。

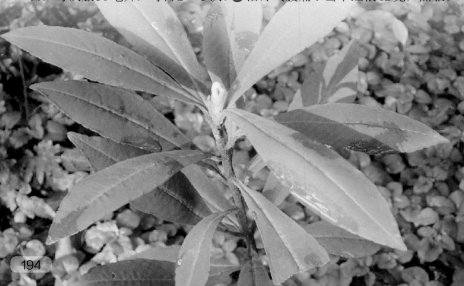

铜锤玉带草

本品为桔梗科植物铜锤玉带草的干燥全草。主产于浙江、江苏、广东、广西、湖北、湖南等地。夏季采收，洗净，鲜用或晒干。以茎粗壮、叶片多者为佳。切段，生用。

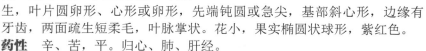

中药识别 细小草本相互缠绕成团。茎平卧，节上生根。叶互生，叶片圆卵形、心形或卵形，先端钝圆或急尖，基部斜心形，边缘有牙齿，两面疏生短柔毛，叶脉掌状。花小，果实椭圆状球形，紫红色。

药性 辛、苦，平。归心、肺、肝经。

功效主治 祛风除湿，活血解毒。主治风湿疼痛，跌打损伤，月经不调，目赤肿痛，乳痈，无名肿毒。

用法用量 煎服，9～15克；研末吞服，或浸酒。外用适量，捣敷患处。

使用注意 孕妇忌服。

现代药理 铜锤玉带草具有抗炎镇痛作用。实验表明其可抑制二甲苯致小鼠耳郭肿胀和10%蛋清致小鼠足跖肿胀，能提高热板法小鼠的痛阈值，减少醋酸致小鼠扭体反应的次数。

验方精选 ❶治风湿疼痛，月经不调，子宫脱垂：铜锤玉带草9～15克，煎水服或配伍用。❷治跌打损伤，骨折：鲜铜锤玉带草适量，捣烂，以白酒少许调制，敷患处。

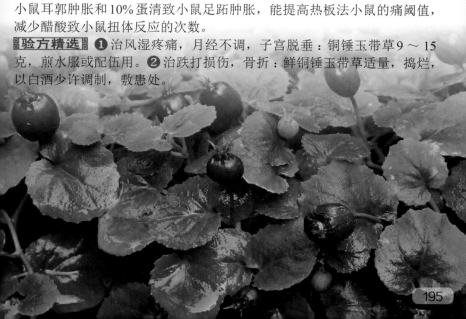

黑老虎

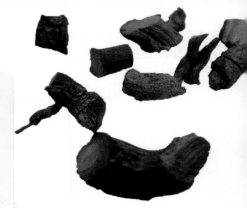

本品为木兰科植物厚叶五味子的干燥根。主产于江西、湖南、广东、广西、四川、贵州、云南等地。全年均可采收，挖取根部，洗净，晒干。以根条大小均匀、皮厚、表面黑褐色、无须根并香气浓者为佳。切段，生用。

中药识别　根圆柱形，略扭曲，表面深棕色至灰黑色，有多数纵皱纹及横裂纹，弯曲处裂成横沟。质坚韧，不易折断，断面粗纤维性，栓皮深棕黑色，皮部宽厚，棕色，易剥离，木质部浅棕色，质硬，密布导管小孔。气微香，味微甘，嚼之有生番石榴味。

药性　辛，温。归肝、脾经。

功效主治　行气活血，祛风止痛。主治风湿痹痛，痛经，脘腹疼痛，跌打损伤。

用法用量　煎服，9～18克；或研粉，0.9～1.5克；或浸酒。外用适量，研末撒；或捣敷；或煎水洗。

使用注意　孕妇慎服。

现代药理　根的乙醇提取物有镇痛和抗炎作用。另有抗氧化、抗凝血作用、抗HIV病毒作用。此外，黑老虎所含五味子类化合物具有明显的抗衰老作用。

验方精选　❶治风湿骨痛：黑老虎、檫树根、光叶海桐各30克，鸡血藤、豨莶草各15克，煎服或浸酒内服，并取少许搽患处。❷治慢性胃炎，溃疡病：黑老虎、山姜各15克，野桂皮、高良姜各10克，香附6克，煎服。并发出血者加侧柏炭15克。❸治闭经、月经不调：黑老虎根、茎30～60克，黄荆枝30克，鸡血藤15克，煎服。

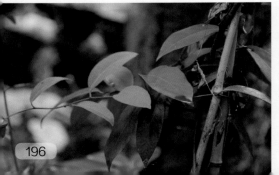

路路通

本品为金缕梅科植物枫香树的干燥成熟果序。主产于江苏、浙江、安徽、江西、福建等地。冬季果实成熟后采收，除去杂质，干燥。以个大、无果梗者为佳。生用。

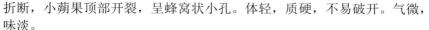

中药识别　聚花果果序由多数小蒴果集合而成，呈圆球形。表面灰棕色或棕褐色，有多数尖刺和鸟嘴状小钝刺，常折断，小蒴果顶部开裂，呈蜂窝状小孔。体轻，质硬，不易破开。气微，味淡。

药性　苦，平。归肝、肾经。

功效主治　祛风活络，利水，通经。主治关节痹痛，麻木拘挛，中风半身不遂，水肿胀满，跌打损伤，经行不畅，经闭，乳少，乳汁不通。

用法用量　煎服，5～10克。外用适量，研末敷；或烧烟闻嗅。

使用注意　孕妇及月经过多者忌用。

现代药理　枫香乙醇溶剂外用，能防止钩蚴侵入小鼠皮肤。其防护效力与溶剂浓度成正比。所含桦木酮酸成分对培养的大鼠肝细胞的细胞毒性具有明显的保护作用。

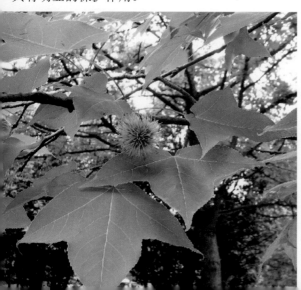

验方精选 ❶治耳鸣：路路通15克，珍珠母30克（包煎），水煎，代茶频饮。❷治颈椎病：当归15克，川芎12克，红花9克，刘寄奴15克，姜黄12克，路路通30克，羌活9克，白芷12克，威灵仙12克，桑枝30克，胆南星9克，白芥子9克，煎服，每日1剂，分2次服。

蜈蚣草

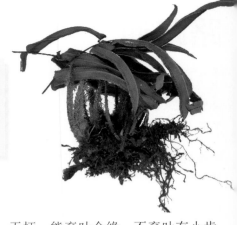

本品为凤尾蕨科植物蜈蚣草的全草或根茎。主产于湖北、湖南、江西、广东、广西等地。全年可采收，洗净，鲜用或晒干。以叶多、色绿者为佳。切段，生用。

中药识别　根状茎短，直立，密被褐色鳞片。叶丛生，轮廓为椭圆形至倒卵形，一回羽状复叶，羽片多数，革质，近对生或互生，无柄，能育叶全缘，不育叶有小齿。孢子囊群线形，生于能育羽片的边缘。

药性　甘，淡，微寒。归肝、大肠、膀胱经。

功效主治　祛风活血，解毒杀虫。主治风湿筋骨疼痛，腰痛，肢麻屈伸不利，半身不遂，跌打损伤，流行性感冒，痢疾，乳痈，疮毒，疔疮；虫蛇咬伤。

用法用量　煎服，6～12克。外用适量，捣敷；或煎水熏洗患处。

现代药理　蜈蚣草总黄酮类粗提物具有较强的清除羟自由基和超氧阴离子作用，其抗氧化作用呈现明显的浓度依赖关系。蜈蚣草乙酸乙酯萃取物对芒果炭疽菌等果蔬农产品致病菌或害虫等具有较好的抑制作用。

验方精选　治疔疮：蜈蚣草60克，大蒜杆160克，煎水洗，一日3次。同时须内服：白土茯苓、白鲜皮、蒲公英各30克，煎水服，一日3次。

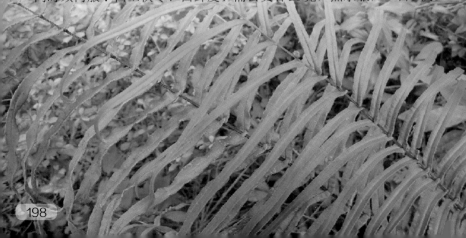

豨莶草

本品为菊科植物腺梗豨莶的干燥地上部分。夏、秋二季花开前和花期均可采割，除去杂质，晒干。以叶多、枝嫩、色深绿者为佳。生用或酒蒸用。

中药识别 茎略呈方柱形，多分枝，表面灰绿色、黄棕色或紫棕色，有纵沟，被灰色柔毛，节明显，略膨大，质脆，易折断，断面髓部宽广，类白色。叶对生，卵圆形，两面皆有白色柔毛，主脉3出。有的可见黄色头状花序，总苞片匙形。

药性 辛、苦，寒。归肝、肾经。

功效主治 祛风湿，利关节，解毒。用于风湿痹痛，筋骨无力，腰膝酸软，四肢麻痹，半身不遂，风疹湿疮。

用法用量 煎服，9～12克。

现代药理 豨莶草水浸剂和稀醇浸剂均有降低麻醉动物血压的作用，并具有抗血栓形成，促进微循环等活性。此外，豨莶草煎剂还具有抗炎、抗病毒，抗早孕、对免疫系统有抑制作用。

验方精选 ❶治疟疾：豨莶草10克。水煎煮，分2次服，连服3日。❷治疗疮肿毒：豨莶草、五爪龙、小蓟、大蒜各等份。捣烂取汁，就热酒1碗服用。❸治痈疽肿毒，一切恶疮：豨莶草、乳香各50克，白矾（烧）25克。研成粉末，每次服10克，热酒送服。

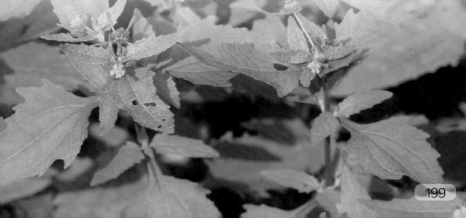

鹰不泊

本品为芸香科植物簕欓的干燥根。主产于广东、福建、台湾、海南等地。全年均可采挖，洗净，晒干。以皮部厚、片块大小均匀者为佳。

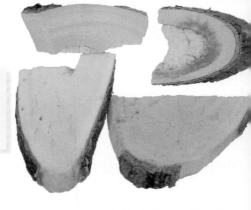

中药识别　根呈圆柱形。表面黄棕色，有不显著的纵皱纹及沟纹，密布突起略钝尖的刺基。质坚硬。横断面皮部较厚，易剥离，木部黄白色，具有较密的同心性环纹。气香，根皮嚼之味辛辣而苦。

药性　苦、辛，温。归肺、胃经。

功效主治　祛风化湿，消肿通络。主治黄疸，咽喉肿痛，疟疾，风湿骨痛，跌打挫伤。

用法用量　煎服，30～60克。主治风湿骨痛、胃气痛、跌打瘀痛、湿性水肿。

使用注意　孕妇慎用。

现代药理　簕欓所含挥发油类成分具有抗菌、抗肿瘤活性。簕欓根水提取物、正丁醇提取物具有较好的抗炎、镇痛作用。

验方精选　❶治慢性肝炎：鹰不泊30～60克，煎服，每日1剂，分2次服。❷治跌打劳损：簕欓、小果蔷薇根各45克，用白酒500毫升浸泡15日，每次服50毫升，每日2次。❸治疮疖肿痛：簕欓叶鲜品适量，捣烂取汁，敷涂患处。

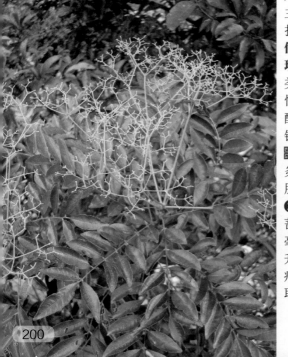

第五章　化湿药

广藿香

本品为唇形科植物广藿香的干燥地上部分。主产于广东、广西、海南等地。枝叶茂盛时采割，日晒夜闷，反复至干。以茎粗壮、叶茂盛、不带须根、气香浓者为佳。切段，生用。

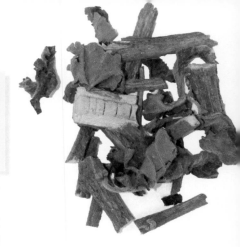

中药识别 茎略呈方柱形，多分枝，表面被柔毛，质脆，易折断，断面中部有白色髓。叶对生，皱缩成团，展平后叶片呈卵形或椭圆形，两面均被灰白色茸毛，边缘具不规则的钝齿。气香特异，味微苦。

药性 辛，微温。归脾、胃、肺经。

功效主治 芳香化浊，和中止呕，祛暑解表。主治湿浊中阻，脘痞呕吐，暑湿表证，湿温初起，发热倦怠，胸闷不舒，寒湿闭暑，腹痛吐泻，鼻渊头痛。

用法用量 煎服，3～10克，鲜者加倍，不宜久煎。

使用注意 阴虚者禁服。

现代药理 广藿香所含挥发油能刺激胃黏膜，促进胃液分泌，增强消化功能，止呕、解痉作用。另有防腐和抗真菌作用。此外，尚有收敛止泻、扩张微血管而略有发汗的作用。

验方精选 ❶治急性胃炎：广藿香、厚朴、陈皮、苍术、清半夏各6克，甘草3克，煎服。❷治口气恶臭：广藿香、佩兰各等份，水煎，漱口。❸治中暑：广藿香、连翘、制半夏各6克，陈皮3克，煎服。

水蓼

本品为蓼科植物辣蓼的干燥全草。全国大部分地区均产。夏、秋二季开花时采收，洗净，晒干。以叶多、带花、辣味甚者为佳。生用或鲜用。

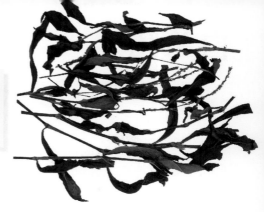

中药识别　根呈须状，表面紫褐色或灰棕色。茎圆柱形，表面灰绿色或棕红色，节膨大，质脆，断面浅黄色。叶互生，有柄，披针形，全缘。穗状花序长2～10厘米，花蕾米粒状，花淡绿色。气微，味辛辣。

药性　辛，温。归大肠经。

功效主治　利湿热，止痢，止痒。主治菌痢，肠炎，月经过多，虫蛇咬伤，皮肤湿疹，顽癣等。

用法用量　煎服，15～30克，鲜品30～60克。外用适量，煎水浸洗；或捣敷患处。

使用注意　孕妇忌服。

现代药理　水蓼叶所含的苷类化合物能加速血液凝固而具有止血作用。另有镇痛、降血压等作用。所含鞣质体外试验对痢疾杆菌、金黄色葡萄球菌、福氏痢疾杆菌、伤寒杆菌有抑制作用。此外，水蓼根乙醇提取物对雌性大鼠和小鼠有抗生育作用。

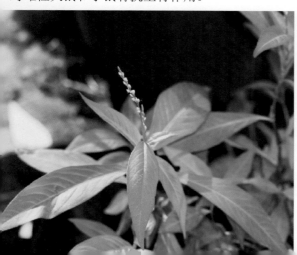

验方精选　❶治菌痢、肠炎：水蓼30克，马齿苋30克，煎服，连服3日。❷治虫蛇咬伤：水蓼鲜品适量，捣烂外敷患处。❸治皮肤湿疹：水蓼适量，煎水洗患处。

白兰花

本品为木兰科植物白兰的干燥花。主产于广东、广西、福建、湖北、湖南、江西、浙江、四川、云南等地。夏末秋初采收。摘取近开放的花朵，晒干。以花朵完整、色棕褐、气香者为佳。生用或鲜用。

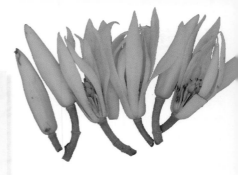

中药识别　近开放的花朵似毛笔头似，已开放的花瓣张开，扭曲状。花梗暗棕色。花瓣10～20片不等，棕褐色，线状披针形或长舌状。除去花瓣，可见伸长的下部具多数雌蕊，均螺旋排列。气香，味淡。

药性　辛，温。归肺经。

功效主治　芳香化浊，下气止咳。主治肺寒咳嗽，虚劳久咳，妇女湿浊带下，近有用于前列腺炎、小儿支气管炎。

用法用量　煎服，15～30克。

现代药理　白兰花蒸馏液对实验性动物具有镇咳、祛痰、平喘等作用。

验方精选　❶治急性泌尿系感染：白兰花30克，煎服。❷肺寒咳嗽：白兰花15克，煎服。❸治疗慢性气管炎：取白玉兰叶500克，加水1000毫升，经2次蒸馏，取回蒸馏液250毫升（浓度为1∶4），即为玉兰露。每日20毫升，顿服。

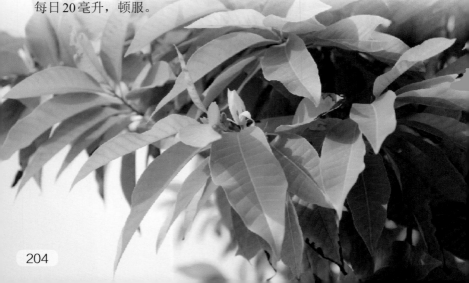

红豆蔻

本品为姜科植物大高良姜的干燥成熟果实。主产于广东、广西、云南、海南、台湾等地。秋季果实变红时采收，除去杂质，阴干。以粒大、饱满、不破碎、气味浓者为佳。生用。

中药识别 果实呈长球形，中部略细，表面红棕色或暗红色，顶端有黄白色管状宿萼，基部有果梗痕。果皮薄，易破碎。种子6枚，多面形，黑棕色，外被黄白色膜质假种皮。气香，味辛辣。

药性 辛，温。归脾、肺经。

功效主治 散寒燥湿，醒脾消食。主治脘腹冷痛，食积胀满，呕吐泄泻，饮酒过多。

用法用量 煎服，3～6克。外用适量，研末搐鼻或调搽。

使用注意 阴虚有热者禁服。

现代药理 本品煎液具有明显的抗菌、抗病原虫、镇痛、抗炎作用，另有抗动物实验性胃溃疡的形成及止泻活性。此外，水提液或挥发油还具有、祛痰、抗血栓形成等作用。

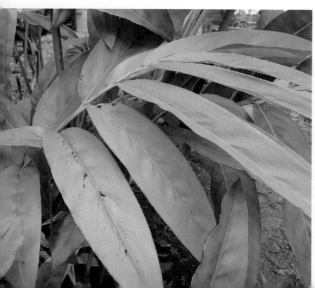

验方精选 ❶治水肿胀满：红豆蔻6克，鲤鱼1条，煮汤，食用。❷治胃脘痛：红豆蔻3克，研成粉末，每次服1克，红糖水送服。❸治慢性气管炎，咯痰不爽：红豆蔻3克，莱菔子、苏子各6克。水煎，分2次服。

苍术

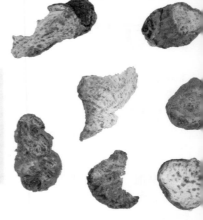

本品为菊科植物茅苍术的干燥根茎。主产于江苏、河南、山西、陕西、湖北等地。春、秋二季采挖，除去泥沙，晒干，撞去须根。以个大、质坚实、断面"朱砂点"多、可见"起霜"、香气浓者为佳。生用或麸炒用。

中药识别　根茎呈不规则连珠状或结节状圆柱形。外表皮灰棕色至黄棕色。切面黄白色或灰白色，散有多数橙黄色或棕红色油室，习称"朱砂点"。有的暴露稍久，可析出白色细针状结晶，习称"起霜"。气香特异。

药性　辛、苦，温。归脾、胃、肝经。

功效主治　燥湿健脾，祛风散寒，明目。主治湿阻中焦，脘腹胀满，泄泻，水肿，脚气痿躄，风湿痹痛，风寒感冒，夜盲，眼目昏涩。

用法用量　煎服，3～9克；或入丸、散。

使用注意　阴虚内热，气虚多汗者忌服。

现代药理　苍术所含挥发油有明显的抗副交感神经介质乙酰胆碱引起的肠痉挛，对交感神经介质肾上腺素引起的肠肌松弛。苍术醇有促进胃肠运动作用，对胃平滑肌也有微弱的收缩作用。苍术挥发油对中枢神经系统的作用表现出双向性，小剂量是镇静作用，大剂量则呈抑制作用。此外，苍术煎剂尚有降血糖，排钠、排钾等作用。

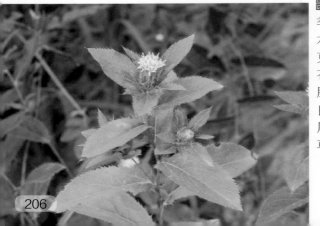

验方精选　❶治夏季水泻，湿热较重：苍术、金银花、茯苓各9克，煎服。❷治夜盲：苍术9克，配猪肝或羊肝同煎服。❸治消化不良，脘腹胀满：苍术、厚朴各5克，陈皮、甘草各3克，煎服。

佩兰

本品为菊科植物佩兰的干燥地上部分。主产于江苏、浙江、河北、山东等地。夏、秋二季分两次采割，除去杂质，晒干。以质嫩、叶多、色绿、香气浓者为佳。切段，生用。

中药识别　茎呈圆柱形，表面黄棕色或黄绿色，有明显的节及纵棱线，质脆，断面髓部白色或中空。叶对生，叶片多皱缩，绿褐色，完整者多呈3裂，中间裂片较大，边缘有锯齿。气芳香，味微苦。

药性　辛，平。归脾、胃、肺经。

功效主治　芳香化湿，醒脾开胃，发表解暑。主治湿浊中阻，脘痞呕恶，口中甜腻，口臭，多涎，暑湿表证，湿温初起，发热倦怠，胸闷不舒。

用法用量　煎服，3～10克，鲜品可用15～20克。

使用注意　阴虚、气虚者忌服。

现代药理　佩兰水煎剂对白喉杆菌、金黄色葡萄球菌、八叠球菌、变形杆菌、伤寒杆菌有抑制作用。其挥发油及油中所含的伞花烃、乙酸橙花酯对流感病毒有直接抑制作用，并能抑制排卵。佩兰挥发油及其有效单体对伞花烃具有明显的祛痰作用。

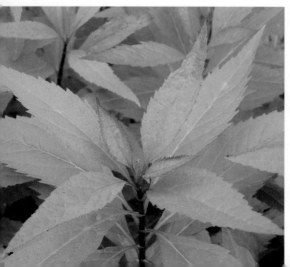

验方精选　❶治中暑头痛：佩兰、青蒿、菊花各9克。煎服。❷治风齿疼痛红肿及血出不止：佩兰250克。水煎，漱口。❸治温暑初起，身大热，背微恶寒：广藿香叶、薄荷叶、佩兰叶、荷花各3克。另用枇杷叶30克，水芦根30克，鲜冬瓜100克，煎服代水。

豆蔻

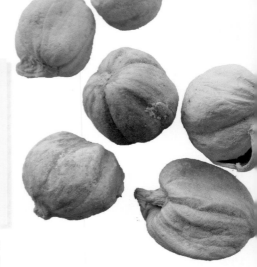

本品为姜科植物白豆蔻或爪哇白豆蔻的干燥成熟果实。主产于柬埔寨、泰国、越南、缅甸等国。现我国海南、云南和广西有栽培。秋季果实即将成熟但未开裂时采集果穗，去净残留的花被和果柄，晒干。以个大、饱满、果皮薄而完整、皮色洁白、气味浓者为佳。生用，用时捣碎。

中药识别　果实呈类球形或椭圆形，具较明显的3条纵向槽纹。果皮表面乳白色或黄棕色，木质而脆，易纵向裂开。内分3室，每室种子7～10粒。种子呈卵圆状多面体，外被类白色膜状假种皮。种皮暗棕色，质硬，断面乳白色。气芳香，味辛、辣。

药性　辛，温。归肺、脾、胃经。

功效主治　化湿行气，温中止呕，开胃消食。主治湿浊中阻，不思饮食，湿温初起，胸闷不饥，寒湿呕逆，胸腹胀痛，食积不消。

用法用量　水煎服，3～6克，入煎剂宜后下。

使用注意　阴虚血燥者慎用。

现代药理　豆蔻能促进胃液分泌，增进胃肠蠕动，制止肠内异常发酵，祛除胃肠积气，故有良好的芳香健胃作用，并能止呕。所含挥发油能增强小剂量链霉素治疗豚鼠实验性结核的效用。

验方精选　❶治胃寒呕吐：豆蔻9克，白胡椒4.5克。共研为细末，分成9包，每次1包，一日3次，开水冲服。❷治腹痛：豆蔻3克，沉香1.5克，广木香1.5克。共研为细末，用开水一次冲服。若痛不止，过20分钟再服1剂。❸治偏头痛：豆蔻5克，玄参5克，五灵脂5克，桔梗15克。共研为细末，用蜂蜜调成糊状，摊于布上，贴患处穴位。

草豆蔻

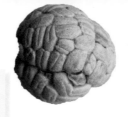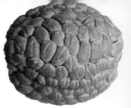

本品为姜科植物草豆蔻的干燥近成熟种子。主产于云南、广东、海南、广西等地。夏、秋二季采收，晒至九成干，或用水略烫，晒至半干，除去果皮，取出种子团，晒干。以个大、饱满、气味浓者为佳。生用，用时捣烂。

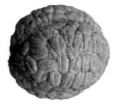

药性 辛，温。归脾、胃经。

功效主治 燥湿行气，温中止呕。主治寒湿内阻，脘腹胀满冷痛，不思饮食，嗳气呕逆。

用法用量 煎服，3～6克，宜后下；或入丸、散。

使用注意 阴虚血燥者慎用。

现代药理 草豆蔻煎剂在试管内对金黄色葡萄球菌、痢疾杆菌及大肠埃希菌有抑制作用，对豚鼠离体肠管低浓度呈兴奋，高浓度则为抑制作用。挥发油对离体肠管为抑制作用。

验方精选 ❶治急性胃炎：草豆蔻、吴茱萸、延胡索、高良姜、香附等各6克，煎服。❷治慢性菌痢，慢性结肠炎：煨木香、煨草豆蔻各3克，煨诃子2.4克，黄芩、火炭母各9克，煎服。❸治口臭：草豆蔻适量，研为粉末，含服。

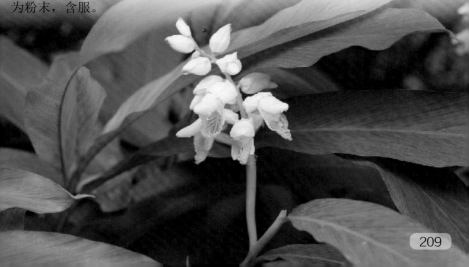

草果

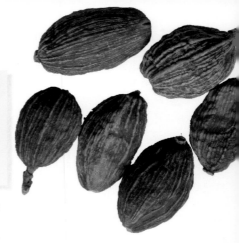

本品为姜科植物草果的干燥成熟果实。主产于云南、广西、贵州等地。秋季果实成熟时采收，除去杂质，晒干或低温干燥。以个大、饱满、色红棕、气味浓者为佳。清炒去壳取仁用，或姜汁炙用。

中药识别　果实呈长椭圆形，具三钝棱。表面灰棕色至红棕色，具纵沟及棱线，果皮质坚韧，易纵向撕裂。剥去外皮，中间有棕黄色隔膜，种子团3瓣，每瓣有种子8～11粒。种子圆锥状多面体，表面红棕色，外被灰白色假种皮。有特异香气。

药性　辛，温。归脾、胃经。

功效主治　燥湿温中，截疟除痰。主治寒湿内阻，脘腹胀痛，痞满呕吐，疟疾寒热，瘟疫发热。

用法用量　煎服，3～6克；或入丸、散。

使用注意　阴虚血少者禁服。

现代药理　本品所含的α-蒎烯和β-蒎烯有镇咳祛痰作用。1，8-桉油素有镇痛、解热、平喘等作用。β-蒎烯有较强的抗炎作用，并有抗真菌作用。大鼠口服香叶醇能抑制胃肠运动，小量口服有轻度利尿作用。

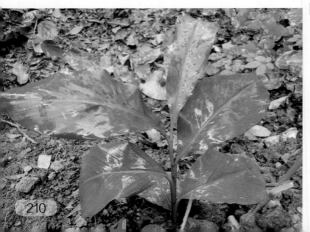

验方精选　❶治温病初起，寒热往来：槟榔10克，厚朴、知母、赤芍、黄芩各5克，草果、甘草各3克，煎服。❷治腹痛胀满：草果2个，酒浸服之。❸治妇科手术后腹胀：草果3枚，煎服。

厚朴

本品为木兰科植物厚朴的干燥干皮、根皮及枝皮。主产于湖北、湖南、江西、福建、浙江等地。4～6月份剥取，根皮和枝皮直接阴干；干皮置沸水中微煮后，堆置湿润处，"发汗"至内表面变紫褐色或棕褐色时，蒸软，取出，卷成筒状，干燥。均以皮细、内面皮紫棕色、油性足、断面有小亮星、气味浓厚者为佳。切丝，生用或姜汁炙用。

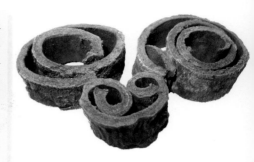

中药识别 皮片呈卷筒状或不规则块状，外表面灰棕色或灰褐色，有明显的圆形皮孔，内表面较平滑，紫色或深紫褐色，具细密直条纹，划之显油痕。质坚硬，断面颗粒性，可见发亮的细小结晶。气香烈，味辛辣、微苦。

药性 苦、辛，温。归脾、胃、肺、大肠经。

功效主治 燥湿消痰，下气除满。主治湿滞伤中，脘痞吐泻，食积气滞，腹胀便秘，痰饮喘咳。

用法用量 煎服，3～10克；或入丸、散。

使用注意 孕妇慎用。

现代药理 厚朴煎剂对肺炎球菌、白喉杆菌、溶血性链球菌、枯草球菌、志贺及施氏痢疾杆菌、金黄色葡萄球菌、炭疽杆菌及若干皮肤真菌均有抑制作用。厚朴碱、异厚朴酚有明显的中枢性肌肉松弛作用。厚朴碱、木兰箭毒碱能松弛横纹肌。对肠管，小剂量出现兴奋，大剂量则为抑制。厚朴酚对实验性胃溃疡有防治作用。厚朴有降压作用，降压时反射性地引起呼吸兴奋，心率增加。

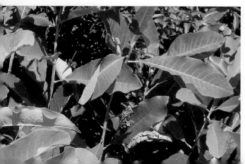

验方精选 ❶治腹满胀痛，大便秘结：厚朴、枳实各10克，大黄6克，煎服。❷治虫积腹痛：厚朴、槟榔各6克，乌梅2枚，煎服。❸治阿米巴痢疾：厚朴6克，煎服。

砂仁

本品为姜科植物阳春砂的干燥成熟果实。主产于广东、云南、广西、海南等地。夏、秋二季果实成熟时采收，晒干或低温干燥。以果大而均匀、种子团饱满、气芳香、味辛者为佳。生用，用时打碎。

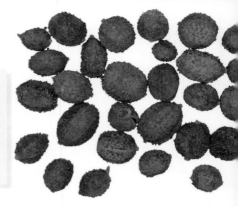

中药识别　果实呈椭圆形或卵圆形，有不明显的三棱。果皮薄而软，表面棕褐色，密生刺状突起。种子集结成3瓣，每瓣有白色隔膜，每瓣有种子5～26粒。种子为不规则多面体，表面棕红色或暗褐色，外被膜质假种皮。气芳香而浓烈，味辛凉、微苦。

药性　辛，温。归脾、胃、肾经。

功效主治　化湿开胃，温脾止泻，理气安胎。主治湿浊中阻，脘痞不饥，脾胃虚寒，呕吐泄泻，妊娠恶阻，胎动不安。

用法用量　煎服，3～6克，后下；或入丸、散。

使用注意　阴虚有热者忌服。

现代药理　本品煎剂可增强胃的功能，促进消化液的分泌，增强肠道运动，排出消化管内的积气。砂仁尚可明显抑制因ADP所致家兔血小板聚集，对花生四烯酸诱发的小鼠急性死亡有明显保护作用，同时有明显的对抗由胶原和肾上腺素所诱发的小鼠急性死亡作用。

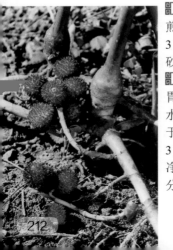

■验方精选■　❶治急性肠炎：砂仁、苍术各6克，煎服。❷治胃腹胀痛，食积不化：砂仁4.5克，木香3克，枳实6克，白术9克，煎服。❸治妊娠呕吐：砂仁适量，研为细末，每次服用6克，温水送服。

■食疗方■　❶砂仁茶：下气止痛、消食，适于气滞胃痛。砂仁3克捣碎，制成极细粉末，用滚开的开水沏泡，当茶饮用。❷干姜砂鸡：益气温中，适用于胃下垂、腹胀、呕逆等。干姜、公丁香、砂仁各3克，食盐适量，童子鸡1只。将童子鸡去毛杂，洗净，诸药研粉置童子鸡腹中，调入食盐，文火炖熟，分2次吃完，3日1剂，连续3～5剂。

扁豆花

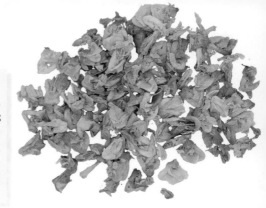

本品为豆科（蝶形花亚科）植物扁豆的干燥花。主产于浙江、安徽、河南、陕西、辽宁、山东等地。7～8月份采摘未完全开放的花，迅速晒干或烘干，晒时要经常翻动，至干足为止。鲜用时随用随采。以花大、完整、未完全开放、色黄白者为佳。

中药识别　花多皱缩，呈不规则三角形，下部有绿褐色钟状的花萼，有5齿裂。花瓣5片，黄白色或黄棕色，有脉纹，其中2枚含抱，弯曲成虾状。雄蕊10枚，其中9枚基部联合，雌蕊1枚，黄绿色，弯曲，先端有白色毛绒。质软，体轻。气微香，味淡。

药性　甘，平。归脾、胃、大肠经。

功效主治　解暑化湿，和中健脾。主治中暑发热，呕吐泄泻，痢疾，赤白带下，跌打伤肿。

用法用量　煎服，3～9克，鲜者加倍。外用适量，捣敷患处。

现代药理　扁豆花水煎液可抑制宋内型、福氏型痢疾杆菌生长。

验方精选　❶治细菌性痢疾：扁豆花100克，制成100%水煎液，每次服6毫升，每6小时服1次。❷治妇人白带：扁豆花适量，焙干，研成细末，炒米煮饮，每次3～9克，空腹服用。❸治跌打肿痛：扁豆花鲜品适量，捣碎取汁，涂敷患处。

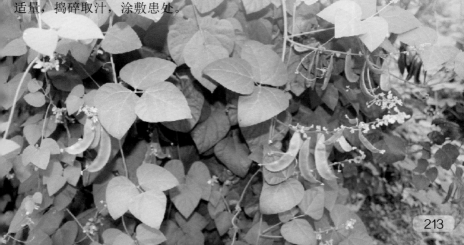

蜡梅花

本品为蜡梅科植物蜡梅的干燥花蕾。主产于湖北、湖南、四川、贵州等地。在小寒至立春时节，花初开放时采收。摘取花蕾，晒干或晾干。以花蕾大、完整饱满、色蜡黄鲜艳、气清香者为佳。生用或鲜用。

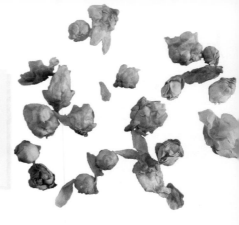

中药识别 花蕾呈类圆球形、短圆形或倒卵形，色蜡黄，微具光泽，略透明。花被片叠合，下半部被多数膜质鳞片，鳞片黄褐色，三角形，有微毛。气清香，味微甜后苦，稍有油腻感。

药性 辛、甘、微苦，凉；有小毒。归肺、胃经。

功效主治 解毒清热，理气开郁。主治暑热烦渴，头晕，胸闷脘痞，梅核气，咽喉肿痛，百日咳，小儿麻疹，火烫伤。

用法用量 煎服，3～6克。外用适量，浸油涂敷或滴耳。

使用注意 湿邪盛者慎用。

现代药理 蜡梅花提取液给兔静脉注射可降低血糖。对离体兔肠、子宫有兴奋作用。所含的蓝肌醇成分具有催吐作用。

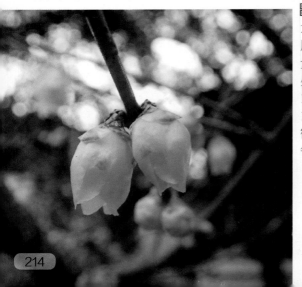

验方精选 ❶治久咳不愈：蜡梅花9克，泡开水服。❷治烫伤：蜡梅花适量，用茶油浸泡，涂抹患处。❸治胃气痛：蜡梅花12克，白马骨、红檵木根12克，高粱泡根15克，仙鹤草9克。煎服，加红糖，每日早晚空腹各服一次。

第六章 利水渗湿药

广金钱草

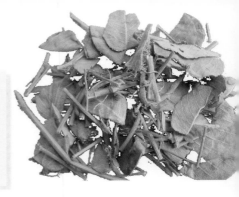

本品为豆科（蝶形花亚科）植物广金钱草的干燥地上部分。主产于广东、广西、云南等地。夏、秋二季采收。割取地上部分，除去杂质，扎成小把，晒干。以叶多、色灰绿者为佳。切段，生用。

中药识别　茎呈圆柱形，密被黄色伸展的短柔毛。叶互生，小叶1或3片，圆形或矩圆形，先端微凹，基部心形或钝圆，全缘，上表面黄绿色或灰绿色，无毛，下表面具灰白色紧贴的绒毛，侧脉羽状。气微香，味微甘。

药性　甘、淡，凉。归肝、肾、膀胱经。

功效主治　利湿退黄，利尿通淋。主治黄疸尿赤，热淋，石淋，小便涩痛，水肿尿少。

用法用量　煎服，15～30克，鲜用30～60克。外用适量，捣敷患处。

现代药理　广金钱草煎汁可引起输尿管上段腔内压力增高，输尿管蠕动增强，尿量增加，对输尿管结石有挤压和冲击作用，促使输尿管结石排出。广金钱草及其总黄酮及酚酸物腹腔注射，对组胺引起的小鼠血管通透性增加有显著的抑制作用，对巴豆油所致的小鼠耳部炎症具有非常显著的抑制作用，对注射蛋清引起的大鼠踝关节肿胀和大鼠棉球肉芽肿均有显著的抑制作用。

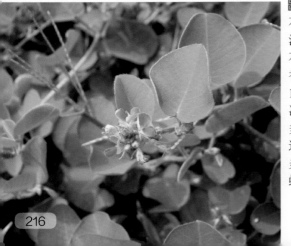

验方精选　❶治膀胱结石：广东金钱草60克，海金沙15克。煎服。❷治肾结石：广东金钱草18克，小茴香、大茴香各3.5克，大黄15克（后下），萹蓄30克。净水三碗，煎至一碗服。并多饮黄豆卷汤，助肾结石加速排出。❸治口腔炎及喉头炎：广金钱草15克。煎水冲蜂蜜服。

天胡荽

本品为伞形科植物天胡荽的干燥全草。主产于江西、福建等地。全年均可采收，以春夏季花叶茂盛时为佳。拔取全草，洗净，阴干或鲜用。以叶片多、黄绿色者为佳。切段，生用。

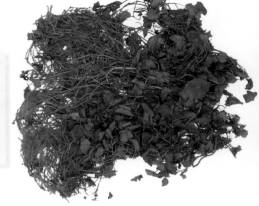

中药识别　全草缠绕成团。根呈细圆柱形，外表淡黄色或灰黄色。茎纤细柔弱，节处残留极细须根。叶互生，具扭状柄，叶皱缩，展平后呈圆形或肾形，5～7浅裂，裂片宽卵形，边缘稍具钝齿，纸质而柔软。

药性　甘、淡、微辛，微寒。归肺、脾经。

功效主治　清热利湿，祛痰止咳。主治下焦湿热，热淋，小便不利，外感风热，肺热咳嗽。近用于治黄疸型传染性肝炎，胆石症，急性咽喉炎，急性扁桃体炎，角膜翳。外用治带状疱疹，皮肤湿疹。

用法用量　煎服，9～15克，鲜品30～60克。外用适量，捣烂取汁涂敷患处。

现代药理　天胡荽水煎剂对金黄色葡萄球菌有较强的抑制作用，对变形杆菌，福氏痢疾杆菌、伤寒杆菌也有不同程度的抑制作用。另对糖尿病大鼠有显著的降血糖作用。

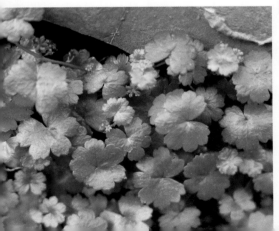

验方精选　❶ 治肝炎发黄：天胡荽15克，茵陈蒿15克，煎水服，日服3次。❷ 治急性黄疸型肝炎：鲜天胡荽30～60克，白糖30克，酒水各半煎服，每日1剂。❸ 治小儿夏季热：天胡荽鲜品适量，捣汁半小碗，每服3～5匙，每日5～6次。

217

无根藤

本品为樟科植物无根藤的干燥全草。主产于广东、广西、四川、福建、江西、台湾等地。夏、秋二季采收全草。禁采寄生在有毒植物，如大茶药、鱼藤、夹竹桃等上的无根藤。割取草质茎，洗净，晒干或阴干。以茎粗壮、色灰绿者为佳。切段，生用。

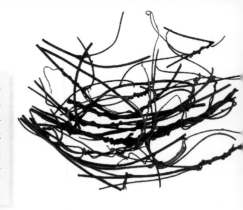

中药识别 茎呈缠绕弯曲的线状，绿色或绿褐色，叶退化为微小鳞片。表面略有细纵皱，质脆，易折断，断面木心细小。

药性 甘、微苦，凉。有小毒。归肝、肾经。

功效主治 清热利湿，凉血止血。主治感冒发热，疟疾，急性黄疸型肝炎，咯血，衄血，尿血，泌尿系结石，肾炎水肿；外用治皮肤湿疹，多发性疖肿。

用法用量 煎水服，9～15克。外用适量，鲜品捣烂外敷，或煎水洗。

使用注意 孕妇忌服。

现代药理 无根藤具有抗肿瘤、抗寄生虫、降血压、抗血小板凝集等多种生物活性。无根藤所含无根藤定碱另有利尿作用，对动物有致惊厥作用，大量可致死。

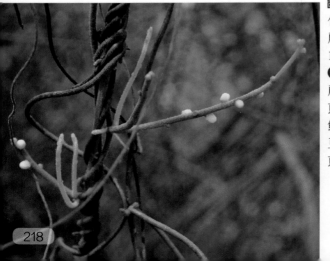

验方精选 ❶ 治传染性肝炎：鲜无根藤10～15克，茵陈10～20克，煎服。❷治尿路感染：无根藤（鲜品）60克，水煎。❸治糖尿病：鲜无根藤15克，赤小豆、山萆薢各9克，煎服。

木棉花

本品为木棉科植物木棉的干燥花。主产于广东、广西、福建、四川等地。春季花盛开时采收，除去杂质，晒干。以花朵大、完整、色棕黄者为佳。生用或鲜用。

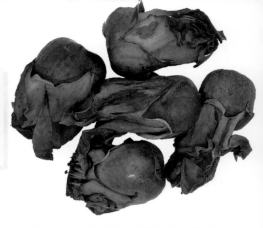

中药识别　常呈干缩的不规则团块状。花萼杯状，3或5浅裂，裂片钝圆，反卷，厚革质而脆，外表面棕褐色。花瓣5片，倒卵状椭圆形，外表棕黄色或深棕色，密被星状毛，内表紫棕色或红棕色。雄蕊多数，卷曲。

药性　甘、淡，微寒。归大肠经。

功效主治　清热利湿，解毒。主治泄泻，痢疾，痔疮出血。

用法用量　煎服，9～15克，或研末服。

现代药理　木棉花沸水提取物对肝脏具有明显的保护作用。乙醇提取物对多种急性渗出型炎症模型及慢性增殖性炎症模型均有显著的抗炎作用。

验方精选　❶治暑热肠胃不适：木棉花适量，煮粥加少量红糖食用。❷治腹胀、腹泻：鲜木棉花30克，水煎煮，调蜂蜜服。❸治痢疾：木棉花、金银花、凤尾草各15克，煎服。

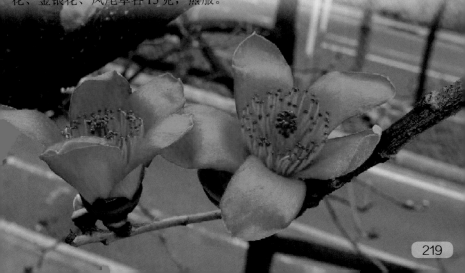

木槿花

本品为锦葵科植物木槿的干燥花。主产于江苏、河南、湖北、陕西、河北、四川等地。夏、秋二季选晴天早晨，花半开时采摘，晒干。以朵大、完整、色白者为佳。生用或鲜用。

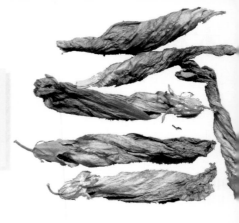

中药识别　本品常皱缩成团，全体被毛。苞片6～7片，条形。花萼呈钟状，黄绿色，先端5裂，裂片三角形。花冠类白色、黄白色或浅棕褐色。雄蕊多数，花丝连成筒状。气微香，味淡。

药性　甘、苦，微寒。归脾、肺、肝经。

功效主治　清热利湿，凉血消疮。主治湿热带下，赤白痢疾，痔疮出血，肺热咳嗽，咯血，白带，疮疖痈肿，烫伤，湿疹。

用法用量　煎服，3～9克，鲜品30～60克。外用适量，研末或鲜品捣烂调敷患处。

现代药理　木槿花具有抗氧化及清除自由基的作用，有一定的促凝血作用。另对致病性大肠埃希菌及痢疾杆菌有明显的抑菌作用。此外，其水煎液可抑制和调节排卵功能，服用一定时间后，可达到避孕目的。

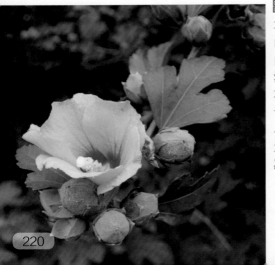

验方精选　❶治小儿腹泻：木槿花、白扁豆花各20克，焦山楂10克，炒山药15克，鸡内金6克，煎服。❷治湿热泻泄、痢疾：马齿苋30克，木槿花15克，清水煎服，加食糖少许，当茶饮服，连服5～7日。小儿酌减。❸治吐血、下血：木槿花9～13朵，酌加开水和冰糖炖，饭前服，每日2次。

车前草

本品为车前科植物平车前的干燥全草。全国各地均产。夏季采挖，除去泥沙，晒干。以叶片完整、色灰绿者为佳。切段，生用。

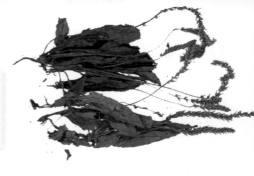

中药识别　主根直而长。叶片较狭，长椭圆形或椭圆形，表面灰绿色或污绿色，弧形叶脉明显。穗状花序数条，花茎长。气微，味微苦。

药性　甘，寒。归肝、肾、肺、小肠经。

功效主治　清热利尿通淋，祛痰，凉血，解毒。主治热淋涩痛，水肿尿少，暑湿泄泻，痰热咳嗽，吐血衄血，痈肿疮毒。

用法用量　煎服，9～30克；鲜品30～60克，或捣汁服。外用鲜品适量，捣敷患处。

现代药理　车前草有一定的利尿作用，可使犬、家兔及人的水分排出增多，并增加尿素、尿酸及氯化钠的排出。车前草水浸剂对多种真菌有不同程度的抑制作用。对金黄色葡萄球菌、宋氏痢疾杆菌、大肠埃希菌、铜绿假单胞菌、伤寒杆菌等具有抑制作用。此外，车前草提取物对艾氏腹水癌及小鼠肉瘤S180有较弱的抑制作用。所含车前黄酮苷小剂量能使家兔心跳变慢，振幅加大，血压升高，大剂量可引起心脏麻痹，血压降低。同时还可促进支气管及消化道的分泌，促进肠管和子宫的运动。

验方精选　❶治尿血：车前草鲜品60克，捣绞取汁，空腹服。❷治白带：车前草根9克，捣烂，用糯米淘米水兑服。❸治黄疸：车前草15克，观音螺30克，加酒一杯炖服。

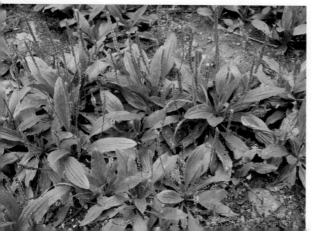

水飞蓟

本品为菊科植物水飞蓟的干燥成熟果实。主产于辽宁、河北、江苏、陕西等地。秋季果实成熟时采收果序，晒干，打下果实，除去杂质，晒干。以粒大、饱满、色黑者为佳。全草亦入药用。

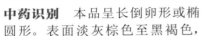

中药识别 本品呈长倒卵形或椭圆形。表面淡灰棕色至黑褐色，光滑，有细纵花纹，顶端钝圆，稍宽，有一圆环，中间具点状花柱残迹，基部略窄。质坚硬。破开后可见子叶2片，浅黄白色，富油性。气微，味淡。

药性 苦，凉。归肝、胆经。

功效主治 清热解毒，疏肝利胆。主治肝胆湿热，胁痛，黄疸。

用法用量 煎服，6～15克；或制成冲剂、胶囊、丸剂。

现代药理 水飞蓟对肝脏有强化及修护作用，能对抗肝脏中毒，并有抗X线的作用，稳定肝细胞膜，抗氧化，减少肝细胞被游离自由基破坏的机会。所含水飞蓟素另具有调节胆汁分泌，降低血脂，抗动脉粥样硬化，保护心肌，抗心肌梗死和脑缺血/再灌注损伤，降低血黏度，抗血小板聚集，抑制醛糖还原酶等作用。

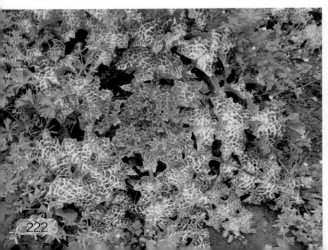

验方精选 ❶ 治疗肝炎：水飞蓟素糖衣丸剂口服每次70～140毫克，每日3次。❷ 治丹毒：水飞蓟全草鲜品适量，捣碎取汁，涂敷患处。❸ 治胆石症：水飞蓟15克，煎服。

牛筋草

本品为禾本科植物牛筋草的干燥全草。主产于福建、浙江、江苏、江西、湖南、广西等地。夏、秋二季采收全草，洗净，鲜用或晒干。以茎粗壮、叶多、色鲜艳者为佳。

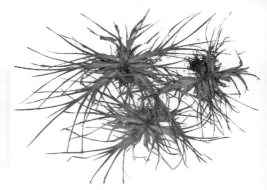

中药识别 根呈须状，黄棕色。茎呈扁圆柱形，淡灰绿色，有纵棱，节明显。叶线形，长达15厘米，叶脉平行条状。穗状花序数个呈指状排列于茎顶端常为3个，气微，味淡。

药性 甘、淡，凉。归肝、脾经。

功效主治 清热利湿，凉血解毒。主治伤暑发热，小儿惊风，流行性脑脊髓膜炎，流行性乙型脑炎，黄疸，淋证，小便不利，痢疾，便血，疮疡肿毒，跌打损伤。

用法用量 煎服，9～15克，鲜品30～90克。

现代药理 牛筋草含有黄酮类成分，具有利尿、祛痰作用。

验方精选 ❶治湿热黄疸：鲜牛筋草60克，山芝麻30克，煎服。❷治高热，抽筋神昏：鲜牛筋草120克，水三碗，炖成一碗，加食盐少许，12小时内服尽。❸治下痢：牛筋草60克，水煎，调红糖送服，一日2次。

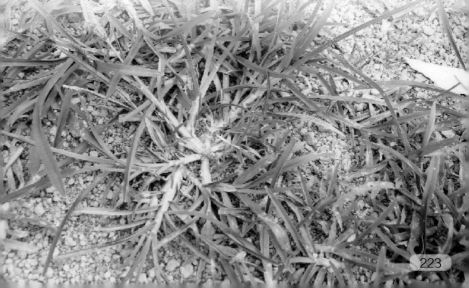

凤尾草

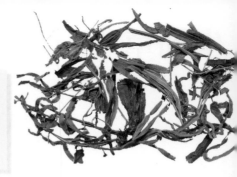

本品为凤尾蕨科植物凤尾草的干燥全草。主产于浙江、江苏、福建、广东、广西、江西、湖北等地。春、夏、秋季均可采收，去根，洗净，鲜用或晒干用。以色绿、叶多者为佳。

中药识别 根茎短，棕褐色，下面丛生须根，上面有簇生叶，叶柄细而有棱，棕黄色或黄绿色，易折断，叶片草质，一回羽状复叶，下部羽片常2～3叉，能育叶呈长条形，边缘反卷，孢子囊群生于羽片下面边缘。气微，味淡或微涩。

药性 微苦，寒。归大肠、心、肝经。

功效主治 清热利湿，凉血止血，消肿解毒。主治黄疸型肝炎，肠炎，菌痢，淋浊，带下，吐血，衄血，便血，尿血，扁桃体炎，腮腺炎，痈肿疮毒，湿疹。

用法用量 煎服，9～15克，鲜品30～60克；或捣汁。外用适量，捣敷患处。

使用注意 虚寒证忌服。

现代药理 凤尾草煎剂对金黄色葡萄球菌、大肠埃希菌、痢疾杆菌、结核杆菌、伤寒杆菌均有抑制作用。全草或根醇浸出液具有抗肿瘤作用。

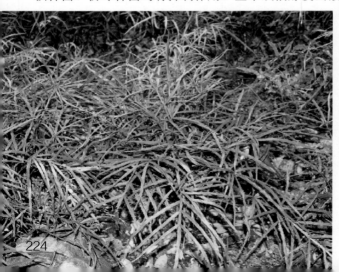

验方精选 ❶治扁桃体炎：凤尾草鲜品适量，捣烂，酌加冷开水取汁含咽。❷治痢疾：鲜凤尾草30～60克，煎服。❸治荨麻疹：凤尾草适量，加食盐少许，水煎洗患处。

火炭母

本品为蓼科植物火炭母的地上部分。主产于江西、福建、四川、云南、广东、广西、海南等地。夏、秋二季采收。拔取全草，抖去泥土，鲜用或晒干。以叶多、色黄绿者为佳。切段，生用。

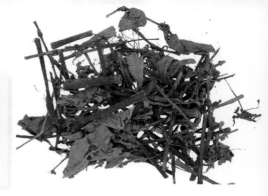

中药识别 茎呈扁圆柱形，棕色至棕紫色，有纵皱纹，节部膨大，老茎质坚实，嫩枝断面中空有髓。叶互生，卵状长椭圆形，枯黄色或黄绿色，主脉两侧隐约可见紫黑色斑块，托叶鞘状，膜质，浅黄棕色。气微，味淡，味微酸涩。

药性 酸、甘、寒。归肝、脾经。

功效主治 清热利湿，凉血解毒。主治湿热泄泻，痢疾，黄疸，咽喉肿痛，皮肤湿热疮毒。

用法用量 煎服，9～15克，鲜品30～60克。外用适量，捣敷或煎水洗。

现代药理 火炭母的醇提取液或水提取液对金黄色葡萄球菌、大肠埃希菌、铜绿假单胞菌、肺炎杆菌和痢疾杆菌等具有较强的抑制作用。对乙型肝炎病毒也具有抑制作用。此外，水煎液对离体子宫和回肠有收缩作用。

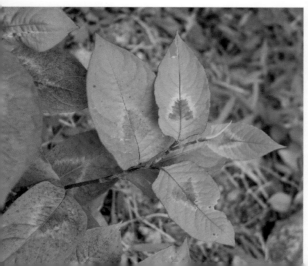

验方精选 ❶治赤白痢疾：火炭母鲜品30克，海金沙30克，捣烂取汁，冲沸水，加糖少许服之。❷治痢疾，肠炎，消化不良：火炭母、小凤尾草、布渣叶各18克，煎服。❸治湿热黄疸：火炭母30克，鸡骨草30克，煎服。

玉米须

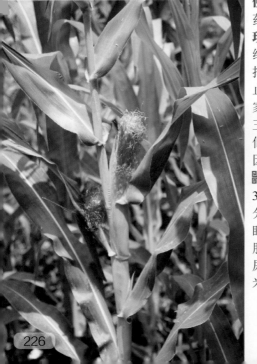

本品为禾本科植物玉蜀黍的花柱和柱头。全国大部分地区均产。秋季玉米成熟时采收，摘取花柱，晒干或鲜用。以柔软、有光泽者为佳。

中药识别　花柱为线状或须状，常集结成团。淡黄色至棕红色，有光泽，柱头短，2裂。质柔软。气微，味微甜。

药性　甘、淡，平。归肾、肝、胆、膀胱经。

功效主治　利尿消肿，清肝利胆。主治水肿，小便淋沥，黄疸，胆囊炎，胆石症，高血压，糖尿病，乳汁不通。

用法用量　煎服，15～30克；大剂量60～90克；或烧存性研末。外用适量，烧烟吸入。

使用注意　煮食应去除苞须，不作药用时勿服。

现代药理　玉米须含大量硝酸钾、维生素K、谷固醇、豆固醇和一种挥发性生物碱。具有利尿、降压、止血等作用。玉米须的发酵制剂对家兔有非常显著的降低血糖作用。玉米须制剂尚能促进胆汁排泄，降低胆汁黏度，并减少胆色素含量，因而可作为利胆药应用于临床。

验方精选　❶治咳嗽：玉米须30克，陈皮9克，煎服，每日1剂，分2次服。❷治高血压，头晕目眩：玉米须50克，菊花10克，煎服，分2次服。❸治尿少、尿频、尿急、尿道灼热疼痛：玉米须、玉米芯各50克，水煎去渣代茶饮。

石韦

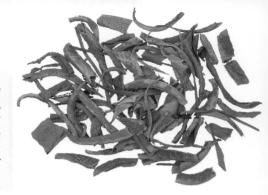

本品为水龙骨科植物石韦的干燥叶。主产于河南、浙江、安徽、湖北、广东、广西、云南等地。全年均可采收，除去根茎和须根，洗净，晒干或阴干。以身干、叶大、质厚、完整、黄绿色者为佳。切段，生用。

中药识别　叶片披针形，常卷曲呈筒状。上表面黄绿色或灰褐色，下表面密生红棕色星状毛。孢子囊群着生侧脉间或下表面布满孢子囊群。叶全缘，叶柄短于叶片，叶片革质。气微，味微涩苦。

药性　甘、苦，微寒。归肺、膀胱经。

功效主治　利水通淋，清热泻肺，凉血止血。主治热淋，血淋，石淋，小便不通，淋沥涩痛，肺热喘咳，吐血，衄血，尿血，崩漏。

用法用量　煎服，9～15克。外用适量，研末涂敷。

使用注意　阴虚及无湿热者忌服。

现代药理　石韦煎剂对金黄色葡萄球菌、变形杆菌、大肠埃希菌等有不同程度的抑制作用。另有抗病毒，镇咳，祛痰等作用。

验方精选 ❶治小便黄赤，淋沥涩痛：石韦叶20片，煎服，每日2次。❷治肺热咳嗽：石韦30～60克，水煎，煎液加冰糖30克，每日1剂，分2次服。❸治尿路结石：石韦、车前草各30克，生栀子15克，甘草9克，煎服，分2次服。

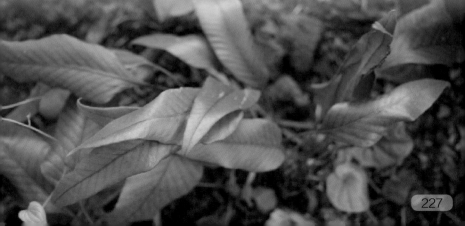

石黄皮

本品为肾蕨科植物肾蕨的干燥叶或全草。主产于广东、广西、浙江、江西、福建等地。夏、秋季采取叶或全草，洗净，鲜用或晒干。根茎亦可入药。

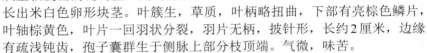

中药识别 根茎有直立的主轴及从主轴发出的匍匐茎，匍匐茎上长出米白色卵形块茎。叶簇生，草质，叶柄略扭曲，下部有亮棕色鳞片，叶轴棕黄色，叶片一回羽状分裂，羽片无柄，披针形，长约2厘米，边缘有疏浅钝齿，孢子囊群生于侧脉上部分枝顶端。气微，味苦。

药性 甘、淡、微涩，凉。归肝、肾、胃、小肠经。

功效主治 清热利湿，通淋止咳，消肿解毒。主治感冒发热，肺热咳嗽，黄疸，淋浊，小便涩痛，痢疾，疝气，乳痈，瘰疬，烫伤，刀伤。

用法用量 煎服，9～15克，鲜品30～60克。外用适量，鲜全草或根茎捣敷。

现代药理 肾蕨全草水煎液对金黄色葡萄球菌、表皮葡萄球菌、乙型溶血性链球菌、变形杆菌、大肠埃希菌、痢疾杆菌、伤寒杆菌等多种致病菌均有显著的抑制作用。此外，肾蕨还具有抗衰老作用。

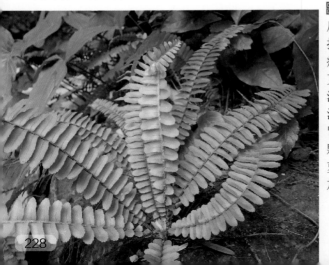

验方精选 ❶治乳房肿痛：肾蕨嫩茎叶，捣绒敷患处。❷治久痢不止：肾蕨鲜叶90克，捣烂取汁，加米泔水调匀服。❸治淋浊，小便疼痛难忍：肾蕨15克，杉树尖21颗，夏枯草15克，野萝卜菜12克，煎水，加食糖少许送服。

田基黄

本品为藤黄科植物地耳草的全草。主产于广东、广西、四川、湖南、福建、湖北等地。春、夏二季开花时采收全草，晒干或鲜用。以色黄绿、带花者为佳。切段，生用。

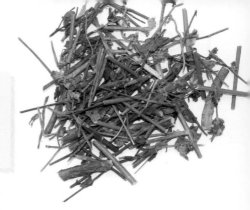

中药识别 根须状，黄褐色。茎光滑，具4棱，表面黄绿色或黄棕色；质脆，易折断，断面中空。叶对生，无柄，叶片卵形或卵圆形，全缘，具细小透明腺点基出脉3～5条。聚伞花序顶生，花小橙黄色。气无，味微苦。

药性 甘、微苦，微寒。归肺、肝、胃经。

功效主治 清热利湿，消肿解毒。主治湿热黄疸，泄泻痢疾，毒蛇咬伤，疮疖痈肿，外伤积瘀肿痛。

用法用量 煎服，15～30克，鲜品30～60克，大剂可用至90～120克；或捣汁。外用适量，捣烂外敷，或煎水洗。

现代药理 田基黄可抑制多种癌细胞的生长，另有保护肝脏的作用，还能明显提高机体免疫功能。低浓度流浸膏对肠管有兴奋作用，高浓度呈痉挛收缩。此外，田基黄尚有抗疟和抗菌等作用。

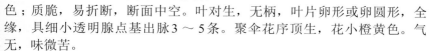

验方精选 ❶治肝癌：田基黄120克，煎服。❷治痢疾：田基黄60克，水煎和黄糖服。❸治肾炎水肿：田基黄30～60克，煎服。

白英

本品为茄科茄属植物白英的干燥全草。主产于江苏、浙江、安徽等地。夏、秋二季采收全草，晒干或鲜用。以粗壮、叶色绿者为佳。切段，生用。

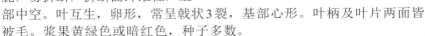

中药识别　老茎木质化，嫩茎圆柱形，密被灰白色柔毛。质硬脆，易折断，折断面纤维性，上部中空。叶互生，卵形，常呈戟状3裂，基部心形。叶柄及叶片两面皆被毛。浆果黄绿色或暗红色，种子多数。

药性　甘，寒；有小毒。归肝、胃经。

功效主治　清热解毒，祛风利湿，消肿化瘀。主治湿热黄疸，感冒发热，风热头痛，慢性肾炎水肿，痈疖肿毒，风湿痹痛。

用法用量　煎服，15～30克，大剂量30～60克。外用鲜品，捣烂敷患处。

现代药理　白英具有抗肿瘤、抗氧化作用，同时可提高细胞免疫功能和保护肝脏的作用。此外，还具有抗病毒、抑菌、抗炎、抗过敏等作用、

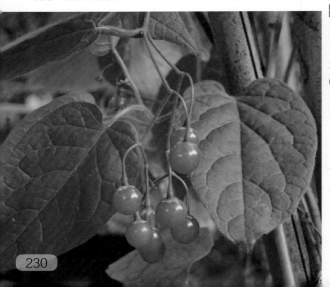

验方精选　❶ 治黄疸性肝炎：白英鲜品60～90克，茵陈30～60克，煎服。❷治声带癌：白英、龙葵各30克，蛇莓、石见穿、野荞麦根各15克，麦冬、石韦各12克，煎服。❸治慢性肾炎：白英30克，玉米须、金银花各10克，煎服。

冬瓜皮

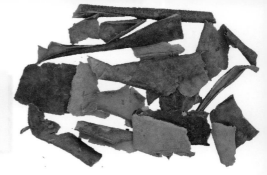

本品为葫芦科植物冬瓜的干燥外层果皮。全国大部分地区均产。食用冬瓜时，洗净，削取外层果皮，晒干。以片薄、色灰绿者为佳。生用。

中药识别 外果皮呈不规则的碎片，常向内卷曲，大小不一。外表面灰绿色或黄白色，被有白霜，有的较光滑不被白霜，内表面较粗糙，有的可见筋脉状维管束。体轻，质脆。气微，味淡。

药性 甘，凉。归脾、小肠经。

功效主治 利尿消肿。主治水肿胀满，小便不利，暑热口渴，小便短赤。

用法用量 煎服，9～30克。外用适量，煎水洗。

使用注意 因营养不良而致之虚肿慎用。

现代药理 冬瓜皮具有显著的利尿作用。另证实冬瓜皮多种成分均有很好的抗氧化活性和抑制血管紧张素转换酶的能力。此外，冬瓜皮炭具有降低氮质代谢产物，纠正酸中毒，以及降低血糖的作用。

验方精选 ❶治水肿：冬瓜皮、紫苏根叶各250克，生姜皮90克，煎服熏洗，暖卧取汗。洗3次，小便清长，水肿消退。❷治肾炎，小便不利，全身浮肿：冬瓜皮、西瓜皮、白茅根各18克，玉米须12克，赤豆90克，水煎，一日3次分服。❸治损伤腰痛：冬瓜皮适量，焙干研末，每次3克，用酒送服。

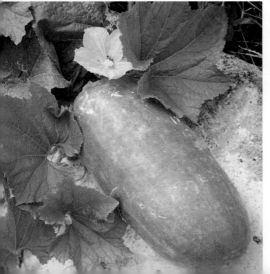

扛板归

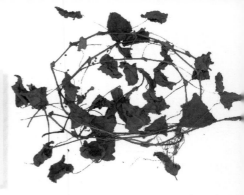

本品为蓼科植物扛板归的干燥地上部分。主产于广东、广西、江苏、浙江、福建、四川、云南等地。夏季开花时采割，洗净、晒干或鲜用。以茎嫩、叶多、紫红色者为佳。切段，生用。

中药识别　茎略呈方柱形，有棱角，多分枝，表面紫红色或紫棕色，棱角上有倒生钩刺，节略膨大，断面纤维性，黄白色。叶互生，有长柄，盾状着生。叶片多皱缩，展平后呈近等边三角形，灰绿色至红棕色，下表面叶脉和叶柄均有倒生钩刺。短穗状花序顶生或生于上部叶腋。

药性　酸，微寒。归肺、膀胱经。

功效主治　清热解毒，利水消肿，止咳。主治咽喉肿痛，肺热咳嗽，小儿顿咳，水肿尿少，湿热泻痢，湿疹，疔肿，虫蛇咬伤。

用法用量　煎服，15～30克，鲜品30～60克。外用适量，捣碎或研末调敷；或煎水熏洗。

使用注意　体质虚弱者慎服。

现代药理　本品煎剂对金黄色葡萄球菌、乙型链球菌、炭疽杆菌、白喉杆菌、枯草杆菌、伤寒杆菌、铜绿假单胞菌及流感嗜血杆菌等具有较强抑制生长的作用。另对流感病毒也具有一定抑制作用。此外，扛板归还具有抗高血压、抗肿瘤、镇咳、祛痰等活性。

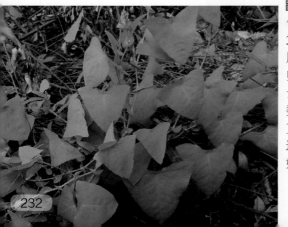

验方精选　❶治急性扁桃体炎：扛板归60克，石豆兰30克，一枝黄花15克，煎服。❷治带状疱疹：鲜扛板归叶适量，捣烂绞汁，用凡士林适量，调涂患处，一日数次。❸治瘰疬：扛板归20克，野南瓜根90克，猪瘦肉适量，炖汤，以汤煎药。孕妇忌服。

地肤子

本品为藜科植物地肤的干燥成熟果实。主产于河南、河北、江苏、山东、湖北等地。秋季果实成熟时采收植株，晒干，打下果实，除去杂质。以色灰绿、饱满者为佳。

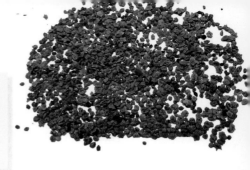

中药识别 果实五角星形，外被宿存花被，表面灰绿色或浅棕色，周围具膜质小翅5枚，背面中心有微突起的点状果梗痕及放射状脉纹5～10条，剥离花被，可见膜质果皮，半透明。种子黑色，形似芝麻。气微，味微苦。

药性 辛、苦，寒。归肾、膀胱经。

功效主治 清热利湿，祛风止痒。主治小便涩痛，阴痒带下，风疹，湿疹，皮肤瘙痒。

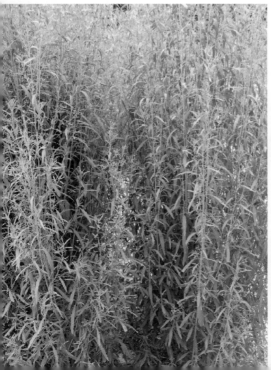

用法用量 煎服，9～15克；或入丸、散。外用适量，煎水熏洗。

现代药理 地肤子水浸液对多种皮肤真菌有抑制作用。另具有抗过敏反应作用。此外，地肤子尚具有利尿作用。

验方精选 ❶治痈疮肿痛：地肤子、莱菔子各50克，文火煎水，趁热洗患处，每日2次，每次10～15分钟。❷治小便不畅：地肤子15克，煎服。❸治疝气：地肤子适量，炒香，研末，每次服5克，用酒送服。

灯心草

本品为灯心草科植物灯心草的干燥茎髓。主产于江苏、福建、四川、云南、贵州等地。夏末至秋季割取茎，晒干，取出茎髓，理直，扎成小把。以色白、条长、粗细均匀、有弹性者为佳。剪段，生用或制炭用。

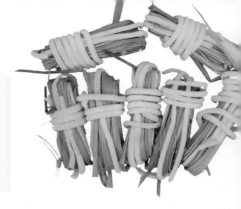

中药识别 茎髓呈细圆柱形，直径1～3毫米。表面白色或淡黄白色，有细纵纹。体轻，质软，略有弹性，易拉断，断面白色。气无，味淡。

药性 甘、淡，微寒。归心、肺、小肠经。

功效主治 清心火，利小便。主治心烦失眠，尿少涩痛，口舌生疮。

用法用量 煎服，1～3克。外用适量，煅存性研末撒；或用鲜品捣烂敷，扎把外擦。

使用注意 下焦虚寒，小便失禁者禁服。

现代药理 灯心草乙醇提取物有显著的镇静和催眠作用。对枯草芽孢杆菌、草分枝杆菌、环状芽孢杆菌、金黄色葡萄球菌和白色念珠菌有一定的抗菌作用。灯心草水提取物另有抗氧化作用。

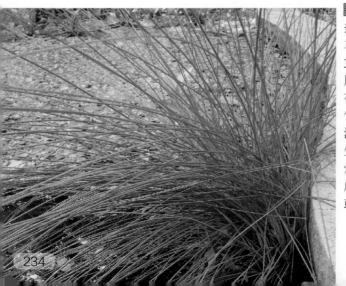

验方精选 ❶治热淋：鲜灯心草、车前草、凤尾草各30克，淘米水煎服。❷治小儿心热夜啼：灯心草、淡竹叶各3克，开水泡服。❸治口舌生疮，咽喉肿痛：灯心草炭适量，研成粉末，涂抹患处或蘸盐吹喉。

红豆杉

本品为红豆杉科植物东北红豆杉的干燥枝和叶。主产于黑龙江、辽宁、吉林等地。全年均可采收，晒干或鲜用。以叶片肥厚、色鲜者为佳。

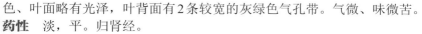

中药识别 红豆杉叶片呈条形，革质，质脆，易断，表面绿色或灰绿色、叶面略有光泽，叶背面有2条较宽的灰绿色气孔带。气微、味微苦。

药性 淡，平。归肾经。

功效主治 利尿消肿，温肾通经。主治肾炎浮肿，小便不利，淋症，月经不调，产后瘀血，痛经，糖尿病。现用于治疗卵巢癌和乳腺癌，肺癌、大肠癌、黑色素瘤、头颈部癌、淋巴瘤、脑瘤等。

用法用量 煎服，叶5～18克；小枝（去皮），9～15克。

现代药理 红豆杉所含紫杉醇是当前唯一的促微管聚合的新型抗肿瘤药物，对多种肿瘤细胞具有很强的杀伤作用，对人体肿瘤如乳腺癌、结肠癌、肺癌的异种移植也具有明显的抑制作用。此外，红豆杉尚有降血糖作用。

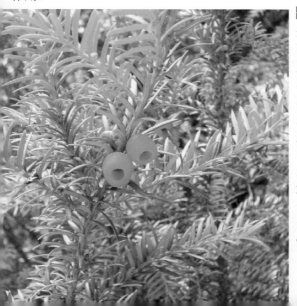

验方精选 ❶治糖尿病：红豆杉叶6克。水煎服，日服2次，连续用，如有恶心、呕吐等不良反应，则停药；无不良反应，可逐渐加量至15克。❷治肾炎水肿，小便不利：红豆杉叶6克，木通9克，玉米须9克。煎服，日服2次。❸治恶性肿瘤：红豆杉叶3～6克，或红豆杉小枝（去皮）9～15克，煎服。

李子

本品为蔷薇科植物李的果实。主产于河南、山东、辽宁、吉林、陕西、甘肃、四川、云南等地。夏季果实成熟时采摘，去核鲜用，或晒干用。

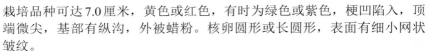

中药识别 核果球形、卵球形或近圆锥形，直径3.5～5.0厘米，栽培品种可达7.0厘米，黄色或红色，有时为绿色或紫色，梗凹陷入，顶端微尖，基部有纵沟，外被蜡粉。核卵圆形或长圆形，表面有细小网状皱纹。

药性 甘、酸，平。归肝、脾、肾经。

功效主治 清肝涤热，生津，利水。主治肝虚有热，虚劳骨蒸，胃阴不足，口中干渴，腹水肿胀。

用法用量 煎服，10～15克；鲜者生食，每次100～300克。

使用注意 不可过量食用，易引起虚热脑胀，损伤脾胃。

现代药理 果肉味酸，可促进胃酸和胃消化酶的分泌，并能促进胃肠蠕动，因而有改善食欲，促进消化的作用。核仁中所含的苦杏仁苷和大量的脂肪油，具有显著的利水降压作用，并可加快肠道蠕动，促进干燥的大便排出，同时还具有止咳祛痰的作用。

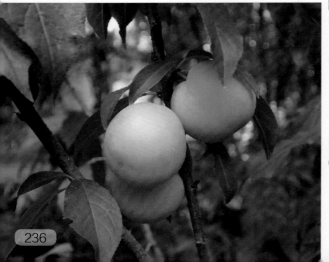

验方精选 ❶治慢性子宫出血、月经过多：鲜李子2～3枚，醋浸后水煎，每次服用20～50毫升，一日4次。❷治肝硬化腹水：李子100克，去核捣碎，绞取汁液，加蜂蜜少许调服。❸治体癣：鲜李或醋李4～8枚，捣烂，水煎后洗患处。

连钱草

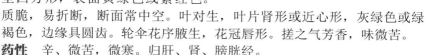

本品为唇形科植物活血丹的干燥地上部分。主产于江苏、浙江、江西、安徽、广东、广西等地。春至秋季采收，除去杂质，晒干。以叶大、须根少者为佳。切段，生用。

中药识别　饮片多呈不规则的段。茎四方形，表面黄绿色或紫红色。质脆，易折断，断面常中空。叶对生，叶片肾形或近心形，灰绿色或绿褐色，边缘具圆齿。轮伞花序腋生，花冠唇形。搓之气芳香，味微苦。

药性　辛、微苦，微寒。归肝、肾、膀胱经。

功效主治　利湿通淋，清热解毒，散瘀消肿。主治热淋，石淋，湿热黄疸，疮痈肿痛，跌打损伤。

用法用量　煎服，15～30克。外用适量，煎水洗。

现代药理　连钱草能促进胆汁分泌，肝胆管内胆汁增加，内压增高，胆道括约肌松弛，而使胆汁排出。连钱草不仅具有显著的利尿作用，同时还能改变尿液酸碱度，使存在于碱性条件下的尿道结石溶解排出。此外，连钱草对金黄色葡萄球、宋内痢疾杆菌、大肠埃希菌、铜绿假单胞菌、伤寒杆菌等病菌有一定程度的抑菌活性。

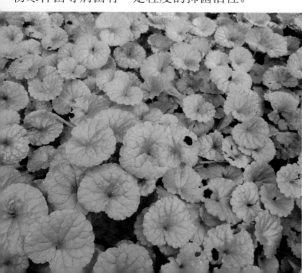

验方精选　❶治膀胱结石：连钱草、龙须草、车前草各15克，煎服。❷治黄疸、腹部膨胀：连钱草24克，白茅根、车前草各15克，荷包草15克，煎服。❸治肾炎水肿：连钱草、萹蓄各30克，荠菜花15克，煎服。

鸡骨草

本品为豆科（蝶形花亚科）植物广州相思子的干燥全株。主产于广东、广西、湖南等地。全年均可采挖，除去泥沙，摘除荚果，扎成小把，干燥。以主根粗壮、质坚硬，茎叶全者为佳。切段，生用。

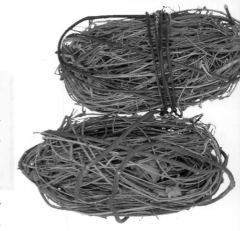

中药识别　根多呈圆锥形，有分枝，表面灰棕色，粗糙，质硬。茎丛生，灰棕色至紫褐色，小枝纤细，疏被短柔毛。羽状复叶互生，小叶8～11对，多脱落，小叶矩圆形，先端平截，有小突尖，下表面被伏毛。气微香，味微苦。

药性　甘，微苦，凉。归肝、胃经。

功效主治　利湿退黄，清热解毒，疏肝止痛。主治湿热黄疸，胁肋不舒，胃脘胀痛，乳痈肿痛。

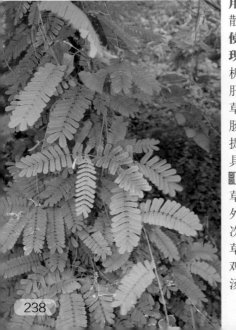

用法用量　煎服，15～30克；或入丸、散。外用适量，鲜品捣敷患处。

使用注意　凡虚寒体弱者慎用。

现代药理　鸡骨草醇提取液具有提高机体免疫力的作用。粗皂苷对实验性肝脏损伤具有明显的保护作用。鸡骨草根煎剂可显著增强正常离体家兔回肠的收缩幅度，也能使在位肠管张力提高，蠕动略增强。此外，鸡骨草还具有抗炎活性。

验方精选　❶治黄疸型肝炎：鸡骨草60克，红枣7～8枚，煎服。❷治外感风热：鸡骨草60克，煎服，分2次服。❸治烦热、尿黄、疲倦：鸡骨草30克，山栀根30克，瘦猪肉50克，鸡蛋2个，共煮，蛋熟后去壳再煮，饮汤，食肉和鸡蛋。

鸡蛋花

本品为夹竹桃科植物鸡蛋花的干燥花朵。主产于福建、广东、广西、云南等地。夏、秋二季采摘盛开的花朵或捡拾刚落地的花朵，晒干。以花朵完整、色黄褐、气芳香者为佳。生用。

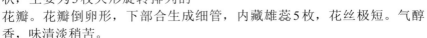

中药识别　干燥花呈黄褐色至棕褐色，皱缩成条状或扁平三角状，主要为5枚大形旋转排列的花瓣。花瓣倒卵形，下部合生成细管，内藏雄蕊5枚，花丝极短。气醇香，味清淡稍苦。

药性　甘、淡，凉。归肺、大肠经。

功效主治　清热利湿，润肺解毒。主治湿热下痢，里急后重，肺热咳嗽。

用法用量　煎服，5～15克，外用适量，捣敷患处。

使用注意　凡暑湿兼寒，寒湿泻泄，肺寒咳嗽，皆宜慎用。

现代药理　鸡蛋花所含鸡蛋花苷对革兰阴性和阳性细菌有显著抑制作用。水提液具有局部麻醉及非特异性的解痉作用。此外，鸡蛋花还有明显的通便和利尿作用。

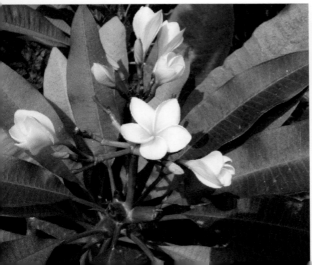

验方精选　❶治痢疾、夏季腹泻：鸡蛋花12～24克，煎服。❷治感冒发热：鸡蛋花15～30克，煎服。❸治大便不畅：鸡蛋花5～15克，加少许红糖，煎服。

苦石莲子

本品为豆科（苏木亚科）植物喙荚云实的干燥种子。主产于广东、广西、四川、云南、海南等地。秋季采收，摘取成熟果实，晒至裂开，取出种子，晒干。以颗粒大小均匀、饱满、黑褐色、有光泽者为佳。生用或鲜用。

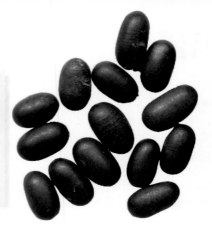

中药识别　种子椭圆形或长圆形，两端钝圆，外面黑褐色或暗棕色，光滑，有的具细密的环状横纹或横裂纹。质坚硬，不易破开。除去种皮，可见2片棕色肥厚的子叶，富油质。气微，味极苦。

药性　苦，寒。归大肠、脾经。

功效主治　清热利湿，散瘀止痛。主治感冒发热，湿热泄泻，痢疾，淋浊，尿血，呃逆不止，痈肿疮癣，跌打损伤，虫蛇咬伤。

用法用量　煎服，9～15克。外用适量，煎水洗，或捣烂敷患处。

使用注意　虚寒无火者忌用。

现代药理　苦石莲95%乙醇提取物对大肠埃希菌、金黄色葡萄球菌、铜绿假单胞菌、镰刀菌具有抑制作用。乙醇提取物还具有抗体外流感甲型病毒的作用。

验方精选　❶治感冒发热：苦石莲9克，煎服。❷治跌打伤：苦石莲适量，捣烂敷患处。❸治头癣：苦石莲鲜品适量，煎水洗。

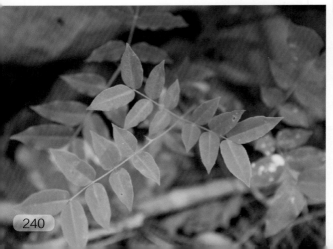

虎杖

本品为蓼科植物虎杖的干燥根茎和根。主产于山东、河南、陕西、湖北、湖南、江西等地。春、秋二季采挖，除去须根，洗净，趁鲜切短段或厚片，晒干。以粗壮、坚实、断面色黄者为佳。生用。

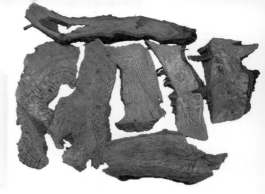

中药识别　多为圆柱形短段或不规则厚片。外皮棕褐色，有纵皱纹和须根痕，横切面皮部薄，木部宽广，棕黄色，有放射状纹理，皮部与木部较易分离。根茎横切面中央有髓，髓中有隔或呈空洞状。气微，微苦、涩。

药性　微苦，微寒。归肝、胆、肺经。

功效主治　利湿退黄，清热解毒，散瘀止痛，止咳化痰。主治湿热黄疸，淋浊，带下，风湿痹痛，痈肿疮毒，水火烫伤，经闭，癥瘕，跌打损伤，肺热咳嗽。

用法用量　煎服，9～15克；或浸酒；或入丸、散。外用适量，研末调敷；或熬膏涂擦。

使用注意　孕妇慎用。

现代药理　虎杖具有泻下、祛痰、止咳、降压、止血、镇痛等作用。水煎液对金黄色葡萄球菌、铜绿假单胞菌等多种细菌及钩端螺旋体具有抑制作用，对某些病毒亦有抑制作用。

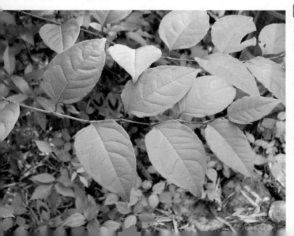

验方精选 ❶治小便淋涩：虎杖10克，研成粉末，米汤送服。❷治月经不通：虎杖150克，凌霄花、没药各50克，共研为末。每次5克，热酒送服。❸治湿疮烂趾：虎杖适量，水煎煮，浓缩成膏状，涂擦患处。

垂盆草

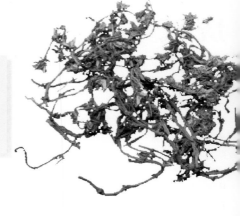

本品为景天科植物垂盆草的干燥全草。全国大部分地区均产。夏、秋二季采收，拔取全草，除去杂质，鲜用或晒干。以茎叶完整、叶色黄绿者为佳。切段，生用。

中药识别　茎纤细，表面黄绿色至淡褐色，节部明显，部分节上可见纤细的不定根。3叶轮生，叶片呈倒披针形至矩圆形，黄绿色。有的带花，聚伞状花序顶生，小花黄白色。气微，味微苦。

药性　甘、淡，凉。归肝、胆、小肠经。

功效主治　利湿退黄，清热解毒。主治湿热黄疸，小便不利，痈肿疮疡。

用法用量　煎服，15～30克；鲜品50～100克。外用适量，捣敷；或煎水洗。

使用注意　脾胃虚寒者慎服。

现代药理　垂盆草具有肝脏保护、免疫抑制等作用。对葡萄球菌、链球菌、伤寒杆菌、白色念珠菌等致病菌具有抑制作用，并有抗炎、祛痰等作用。

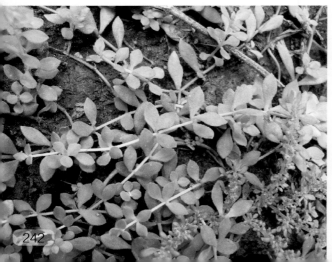

验方精选　❶治迁延性肝炎：垂盆草15～30克，煎服，分2次服。❷治毒蛇咬伤：垂盆草鲜品100克，捣烂绞汁，内服，每日1～2次。❸治水火烫伤：垂盆草鲜品适量，捣汁外涂患处。

金针菜

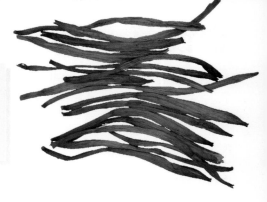

本品为百合科植物黄花菜的花蕾。主产于河北、陕西、甘肃、山东、河南等地。5～8月份采集即将开放的花，蒸后晒干或鲜用。以花朵完整、色泽鲜艳者为佳。

中药识别　花呈弯曲的条状，表面黄棕色或淡棕色，湿润展开后花呈喇叭状，花被管较长，先端5瓣裂，雄蕊6枚。质韧。气微香，味鲜，微甜。有的花基部具细而硬的花梗。

药性　甘，凉。归肝、肾经。

功效主治　清热利湿，宽胸解郁，凉血解毒。主治小便短赤，黄疸，胸闷心烦，少寐，痔疮便血，疮痈。

用法用量　煎服，15～30克；或作蔬菜食用。外用适量，捣敷；或研末调蜜涂敷。

现代药理　金针菜有明显的镇静、促进睡眠以及肝脏保护作用。此外，金针菜所含总黄酮类成分尚具有显著的抗氧化活性，同时还具有降低血清胆固醇、抑菌、抗炎、抗肿瘤等作用。

验方精选　❶治小便赤涩：金针菜15～30克，煎服。❷治小儿疳积：金针菜叶15克，煎服。❸治乳痈肿痛，疮毒：黄花菜根适量，捣敷患处。

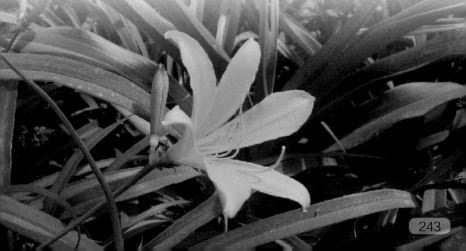

金钱草

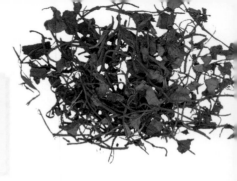

本品为报春花科植物过路黄的干燥全草。主产于四川、贵州、湖南、湖北等地。夏、秋二季采收，除去杂质，晒干。以叶大、须根少者为佳。切段，生用。

中药识别　本品茎扭曲，表面棕色或暗棕红色，有纵纹，实心。叶对生，展平后呈宽卵形或心形，上表面灰绿色或棕褐色，下表面色较浅，主脉明显突出，用水浸后，对光透视可见黑色或褐色的条纹。偶见黄色花，单生叶腋。气微，味淡。

药性　甘、咸，微寒。归肝、胆、肾、膀胱经。

功效主治　利水通淋，清热解毒，散瘀消肿。主治湿热黄疸，胆胀胁痛，石淋，热淋，小便涩痛，痈肿疔疮，蛇虫咬伤。

用法用量　煎服，15～60克，鲜品加倍。外用鲜品，捣敷患处。

使用注意　凡阴疽诸毒，脾虚泄泻者，忌捣汁生服。

现代药理　金钱草水煎液能明显促进胆汁分泌，使胆管泥沙状结石易于排出，胆管阻塞和疼痛减轻，黄疸消退。此外，金钱草所含总黄酮类成分具有抑菌、抗炎等活性。对体液免疫、细胞免疫均有抑制作用。其程度与环磷酰胺相似。金钱草对血管平滑肌有松弛作用，同时对实验诱导的人血小板聚集也有一定的抑制作用。

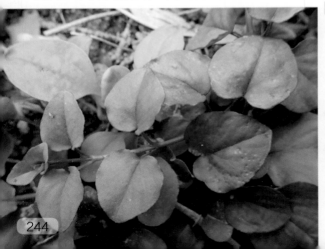

■验方精选■ ❶治腮腺炎：金钱草鲜品适量，加少量食盐捣烂，敷于两侧腮部（不论一侧或两侧腮腺肿大，均须两侧同时用药）。❷治肝胆结石：金钱草60～120克，煎服。❸治急性乳腺炎：金钱草鲜品适量，捣烂敷于患处。

泽泻

本品为泽泻科植物泽泻的干燥块茎。主产于福建、四口、江西等地。冬季茎叶开始枯萎时采挖，洗净，干燥，除去须根和粗皮。以个大、质坚、色黄白、粉性足者为佳。切厚片，生用、麸炒、盐炙或酒炙用。

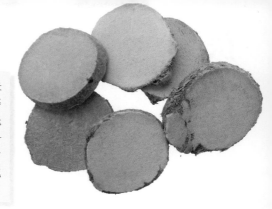

中药识别　根茎常切成圆形或椭圆形厚片。外表皮淡黄色至淡黄棕色，可见不规则的环状浅沟纹及多数细小突起的须根痕。质坚实，断面黄白色至淡黄色，粉性，有多数细孔。气微，味微苦

药性　甘、淡、寒。归肾、膀胱经。

功效主治　利水渗湿，泄热，化浊降脂。主治小便不利，水肿胀满，泄泻尿少，痰饮眩晕，热淋涩痛，高脂血症。

用法用量　煎服，6～10克；或入丸、散。

使用注意　肾虚精滑者忌服。

现代药理　有利尿作用，能增加尿量，增加尿素与氯化物的排泄，对肾炎患者利尿作用更为明显。此外，不具有降压、降血糖、抗脂肪肝等作用。对金黄色葡萄球菌、肺炎双球菌、结核杆菌有一定的抑制作用。

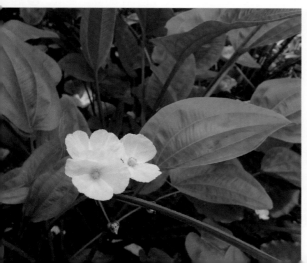

验方精选 ❶治臌胀水肿：泽泻、白术各15克，研为细末，水煎，茯苓适量煎水送服。❷治湿热黄疸：茵陈、泽泻各30克，滑石9克。煎服。❸治头目晕眩，呕吐痰涎：泽泻、白术各9克，荷叶蒂5枚，佩兰3克。泡煎代茶饮。

茯苓

本品为多孔菌科真菌茯苓的干燥菌核。主产于湖北、安徽、河南、云南、广西、广东等地。多于7～9月份采挖，挖出后除去泥沙，堆置"发汗"后，摊开晾至表面干燥，再"发汗"，反复数次至现皱纹、内部水分大部散失后，阴干，称为"茯苓个"；或将鲜茯苓按不同部位切制，阴干，分别称为"茯苓块"和"茯苓片"。以体重坚实、外皮呈褐色而略带光泽、皱纹深、断面白色细腻、粘牙力强者为佳。

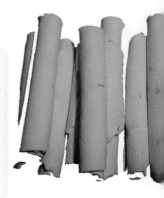

中药识别　茯苓个呈类球形或不规则团块，大小不一。外皮薄而粗糙，棕褐色至黑褐色，有明显的皱缩纹理。体重，质坚实，断面颗粒性，外层淡棕色，内部白色，有的中间抱有松根。气微，味淡，嚼之粘牙。

药性　甘、淡，平。归心、肺、脾、肾经。

功效主治　利水渗湿，健脾和胃，宁心安神。主治水肿尿少，痰饮眩悸，脾虚食少，便溏泄泻，心神不安，惊悸失眠。

用法用量　煎服，10～15克；或入丸散。

使用注意　阴虚而无湿热、虚寒滑精、气虚下陷者慎服。

现代药理　茯苓煎剂、糖浆剂、醇提取物、乙醚提取物，分别具有利尿、镇静、抗肿瘤、增加心肌收缩力的作用。茯苓多糖有增加免疫力的作用。此外，茯苓还有保护肝脏、降低血糖、延缓衰老、抑制胃溃疡等作用。

验方精选　❶治久泻不愈：茯苓30克，芍药、白术各60克。煎服。❷治虚烦不眠：茯苓9克，酸枣仁15克，知母6克，川芎5克，甘草3克。煎服。❸治小便白浊：赤茯苓、沉香各30克，共研细末，每次服6克，临睡时温水送服。

食疗方　❶茯苓膏：健脾渗湿，补气安神。茯苓、松子仁、柏子仁各500克，蜂蜜1500克。将茯苓、松子仁、柏子仁粉碎为末，备用。将蜂蜜放入锅中，文火加热，不断地搅拌防止糊锅，当沸腾的蜂蜜由大气泡变为细小的鱼眼泡时立即关火，倒入上述粉末搅匀，根据喜好制成块状、条状、丸状。❷茯苓馒头：健脾化湿。适用于暑湿天气胃口不佳者。茯苓粉100克，面粉500克，鸡蛋清1个，牛奶200毫升，豆渣50克。将豆渣、茯苓粉与面粉混匀，加入蛋清充分搅拌，加入适量清水和牛奶揉成面团，做成馒头，上锅蒸熟即可。

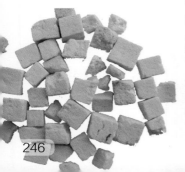

枳椇子

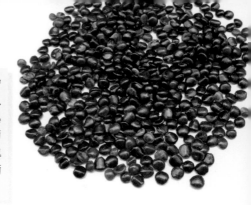

本品为鼠李科植物枳椇的干燥成熟种子。主产于浙江、江西、广东、广西、福建、湖南、河南等地。秋季果实成熟时采收，将果实连果柄一并摘下，晒干，碾碎果壳，筛出种子，晒干。以饱满、有光泽为佳。带果实的肉质花序柄亦作药用。

中药识别　种子呈扁平圆形，背面稍隆起，腹面较平。表面红棕色至红褐色，平滑而有光泽，基部有点状种脐，腹面有一条纵行而隆起的种脊，种皮坚硬，其内包围有2片肥厚的淡黄绿色子叶。

药性　甘，平。归心，脾，肺经。

功效主治　解酒醉，止渴除烦，止呕，通利二便。主治醉酒，烦渴，呕吐，二便不利。

用法用量　煎服，6～15克；或浸酒服。

使用注意　脾胃虚寒者禁用。

现代药理　枳椇子有显著的利尿作用。所含枳椇子皂苷有降压、抗脂质过氧化、增强耐寒和耐热等活性。

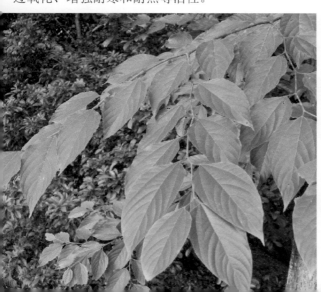

验方精选　❶治小儿疳积：枳椇带肉质果柄的果实30克，煎服。❷治烦渴不安：枳椇子60克，麝香3克，研成细末，制成糊丸，如梧子大。每次服30丸，空腹盐水送服。❸治醉酒：枳椇子15克，煎服。

荷莲豆草

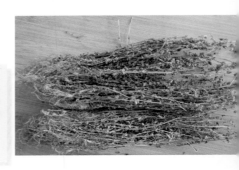

本品为石竹科植物荷莲豆草的干燥全草。主产于浙江、福建、广东、海南、广西、贵州等地。夏秋二季采收，洗净，鲜用或晒干。以茎粗壮、叶多者为佳。切段，生用。

中药识别 茎光滑，纤细，下部有分枝。叶对生，完整者卵圆形至近圆形，叶脉3～5条，膜质，叶具短柄。顶生或腋生绿色小花。气微，味微涩。

药性 苦，凉。归肝、胃、膀胱经。

功效主治 清热解毒，利尿通便，活血消肿，退翳。主治黄疸，水肿，疟疾，腹水，便秘，小儿疳积，疮痈疔毒，虫蛇咬伤。

用法用量 煎服，6～9克，鲜品15～30克；或泡酒；或绞汁。外用适量，鲜品捣敷患处。

现代药理 本品所含抗白血病物质荷莲豆素，能延长白血病鼠的半数生存时间，毒性低且无积蓄。

验方精选 ❶治黄疸：荷莲豆菜、金针花各30克。煎水服。❷治风湿脚气：荷莲豆菜30克。泡酒服。❸治疮痈肿块：荷莲豆菜鲜品，适量，捣烂，炒热包敷患处。

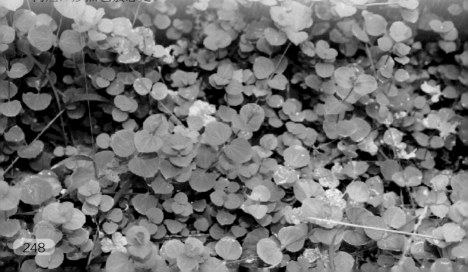

积雪草

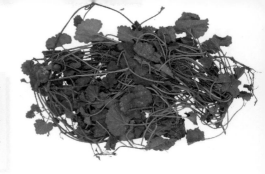

本品为伞形科植物积雪草的干燥全草。全国大部分地区均产。全年可采收，拔取全株，除去泥沙，晒干或鲜用。以叶片多，绿色者为佳。切段，生用。

中药识别　根纤细，表面黄绿色或灰黄色，细纵皱纹，节间长，节处常着生须状根。叶数片自节处生，黄绿色，完整叶展平后呈近肾形，边缘有粗钝齿，纸质，基部有一明显缺口。气微，味淡。

药性　苦，辛，寒。归肝、脾、肾经。

功效主治　清热利湿，解毒消肿。主治湿热黄疸，感冒高热，中暑腹泻，石淋血淋，痈肿疮毒，跌仆损伤。

用法用量　煎服，9～15克，鲜者15～30克。外用适量，捣敷或绞汁涂敷患处。

使用注意　虚寒者不宜。

现代药理　积雪草煎剂对铜绿假单胞菌、变形杆菌、金黄色葡萄球菌均有一定的抑制作用。水提液具有解痉作用。所含的积雪草苷类成分有镇静、安定作用。

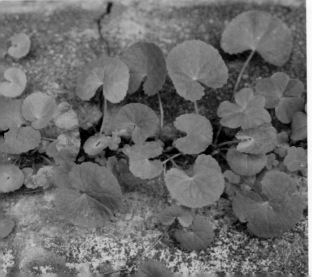

验方精选　❶治湿热黄疸：积雪草30克，冰糖30克。煎服。❷治中暑腹泻：积雪草鲜叶适量，搓成小团，嚼碎，开水吞服1～2团。❸治砂淋：积雪草30克。用第2次的淘米水煎服。❹治小便不通：鲜积雪草30克，捣烂，贴肚脐，小便通即去药。

海金沙

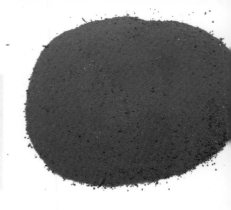

本品为海金沙科植物海金沙的干燥成熟孢子。主产于广东、广西、浙江、江苏等地。秋季孢子未脱落时采割藤叶，晒干，搓揉或打下孢子，除去藤叶。以色棕黄、体轻、手捻光滑，燃烧时爆响者为佳。

中药识别　孢子为细小、均匀的颗粒，棕黄色或浅棕黄色。体轻，手捻有光滑感，置手中易由指缝滑落。气微，味淡。取少量粉末，投入火焰之中，立即出现爆鸣声及闪光，但不留灰渣。

药性　甘、咸，寒。归膀胱、小肠经。

功效主治　清利湿热，通淋止痛。主治热淋，石淋，血淋，膏淋，尿道涩痛。

用法用量　煎服，6～15克，包煎。

使用注意　肾阴亏虚者慎服。

现代药理　海金沙煎剂对金黄色葡萄球菌、铜绿假单胞菌、福氏痢疾杆菌、伤寒杆菌等均有抑制作用。海金沙还具有利胆、利尿等作用。

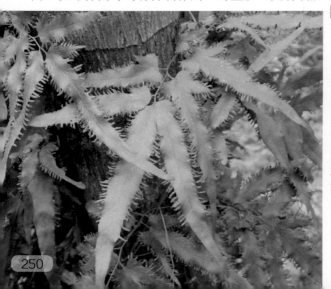

验方精选　❶ 治热淋急痛：海金沙6克，滑石30克，甘草6克，煎服。❷ 治烫火伤：鲜海金沙茎叶适量，烧存性，研成粉末，用麻油调搽患处。❸ 治肝炎：海金沙15克，阴行草30克，车前草18克，煎服。

通草

本品为五加科植物通脱木的干燥茎髓。主产于广西、云南、贵州、四川、台湾、浙江、福建等地。秋季选择生长3年以上的植株，割取地上茎，截成段，趁鲜取出髓部，理直，晒干。以条粗、色洁白者为佳。切厚片，生用。

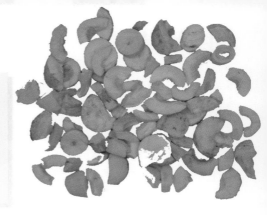

中药识别　茎髓呈圆柱形，直径1.0～2.5厘米。表面白色或淡黄色，有浅纵沟纹。体轻，质松软，稍有弹性，易折断，断面平坦，显银白色光泽，中部有直径0.3～1.5厘米的空心或半透明的薄膜，纵剖面呈梯状排列，实心者少见。气微，味淡。

药性　甘、淡，微寒。归肺、胃经。

功效主治　清热利尿，通气下乳。主治湿热淋证，水肿尿少，乳汁不下。

用法用量　煎服，3～5克。

使用注意　孕妇慎用。

现代药理　通草醇沉煎剂具有明显的利尿作用，并能明显增加尿钾排出量，另有促进乳汁分泌等作用。通草多糖具有一定调节免疫和抗氧化的作用。

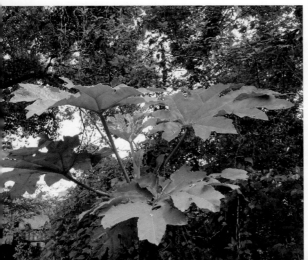

验方精选　❶ 治膀胱积热尿闭：通草、车前草、龙胆草、瞿麦各5克，煎服。❷治急性肾炎：通草5克，茯苓皮12克，大腹皮9克，煎服。❸治产后乳汁不通：通草5克，与猪蹄炖汤同服，或通草9克，王不留行4.5克。煎服。

排钱草

本品为豆科（蝶形花亚科）植物排钱树的干燥枝叶。主产于云南、广东、海南、广西、贵州、福建、云南等地。夏、秋二季割取枝叶，鲜用或晒干。以茎粗壮、叶片多者为佳。切段，生用。排钱树根亦作药用，功效与枝叶类似。

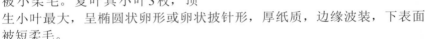

中药识别 茎枝圆柱形，柔弱，被小柔毛。复叶具小叶3枚，顶生小叶最大，呈椭圆状卵形或卵状披针形，厚纸质，边缘波装，下表面被短柔毛。

药性 淡、涩，凉。归肺、脾、肝经。

功效主治 祛风利水，散瘀消肿。主治感冒发热，风湿痹痛，水肿臌胀，牙痛，风湿痛，跌打损伤。

用法用量 内服：煎服，6～15克，鲜品60～120克；或浸酒。外用适量，捣敷患处。

使用注意 孕妇忌服。

现代药理 排钱草所含芦竹碱小剂量能升高麻醉猫的血压，但增大剂量则表现为降血压作用。另对哺乳类动物中枢神经系统有兴奋作用，大剂量则导致麻痹。此外，尚可引起离体子宫收缩。

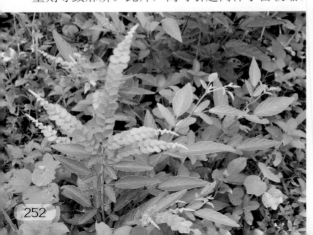

验方精选 ❶治感冒发热：排钱草9～18克，煎服。❷治关节炎：排钱草6～12克，煎服，调酒送服。❸治风湿性关节炎：排钱草根100克与猪瘦肉100克同炖，饭前服，连服数日。

猫须草

本品为唇形科植物肾茶的干燥全草。主产于广东、海南、云南、广西、福建等地。全年均可采收，挖取全草，除去泥沙和根头，鲜用或晒干。以茎枝幼嫩、色紫红、叶多者为佳。切段，生用。

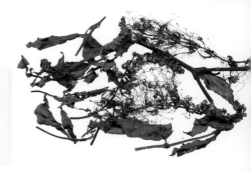

中药识别　茎枝呈方柱形，节稍膨大，嫩枝对生，紫褐色或紫红色，被短小柔毛。叶对生，完整者展平后呈卵形或卵状披针形，先端尖，基部楔形，中部以下的叶缘有锯齿，叶脉紫褐色，两面呈黄绿色或暗绿色，均有小柔毛。轮伞花序每轮有6花，多脱落。

药性　甘、微苦，微寒。归脾、小肠、膀胱经。

功效主治　清热利湿，通淋排石。主治热性水肿，小便不利，热淋，沙淋，急慢性肾炎，膀胱炎，尿路结石，风湿性关节炎。

用法用量　煎服，30～60克，鲜品90～120克，煎服。

使用注意　脾胃虚寒者慎用。

现代药理　猫须草水提液可有效地降低血清尿素氮和肌酐含量，并可改善贫血症状。另具有抗菌、抗炎、降低血压、减少血栓形成、抗生物膜氧化损伤等作用。此外，对肿瘤细胞具有明显的抑制作用。

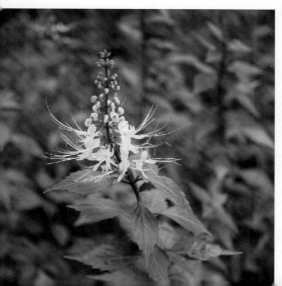

验方精选　❶治肾结石、膀胱结石：猫须草60克，沸水适量，冲泡15分钟，代茶饮用。❷治肾炎、小便不利：猫须草、爵床各30克，茅莓根20克，煎服。❸治胆囊炎：猫须草、紫花地丁、蒲公英各30克，青皮9克，郁金10克，海金沙15克，煎服。

绵萆薢

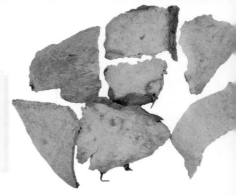

本品为薯蓣科植物绵萆薢的干燥根茎。主产于浙江、湖北、安徽、福建、江西等地。秋、冬二季采挖，除去须根，洗净，切片，晒干。以片大、切面色灰白者为佳。生用。

中药识别　根茎呈不规则的斜切片，大小不一。外皮黄棕色至黄褐色，周边多卷曲，有稀疏凸起的根痕。切面灰白色，可见黄棕色点状维管束散在。质疏松，略呈海绵状。

药性　苦，平。归肾、胃经。

功效主治　利湿去浊，祛风除痹。主治膏淋，白浊，白带过多，风湿痹痛，关节不利，腰膝疼痛。

用法用量　煎服，9～15克；或浸酒；或入丸、散。外用适量，鲜品捣敷患处。

使用注意　肾虚阴亏、遗精滑精者慎用。

现代药理　绵萆薢具有抗骨质疏松作用。所含薯蓣皂苷有抗真菌作用。此外，还具有抗心肌缺血和抗肿瘤等活性。

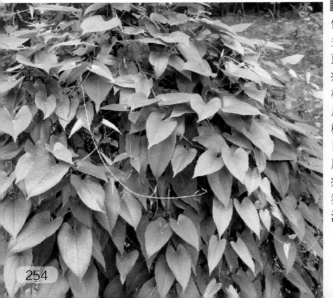

验方精选　❶治小便浑浊：鲜绵萆薢根头60克，刮去皮须，煎服。❷治脚气肿痛：绵萆薢15克，黄柏、苍术、牛膝、木瓜、猪苓、泽泻、槟榔各6克。煎服，每日饭前服1剂。❸治风寒湿痹，腰骨强痛：绵萆薢根15克，猪脊骨250克。炖汤服。

葫芦茶

本品为豆科（蝶形花亚科）植物葫芦茶干燥全株。主产于广东、海南、广西、福建、贵州、云南等地。夏、秋二季采挖，鲜用或晒干。以叶多、色绿带红、无粗梗者为佳。切段，生用。

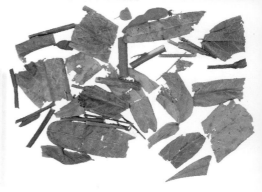

中药识别　多切为短段。根表面灰棕色至棕红色，质硬稍韧，茎上部三棱形，棱上被粗毛。叶片红棕色，革质，叶柄具翅，与叶片相连，似葫芦状。气微，味淡。

药性　微苦，凉。归胃、大肠经。

功效主治　清热利湿，消滞杀虫。主治中暑烦渴，感冒发热，湿热积滞之脘腹满痛，膀胱湿热之小便赤涩，水肿腹胀，小儿疳积。

用法用量　煎服，15～60克。外用适量，捣汁涂；或煎水洗。

现代药理　葫芦茶水煎液具有镇吐作用。对金黄色葡萄球菌、肝炎双球菌、铜绿假单胞菌等致病菌有不同程度的抑菌作用。对乙型肝炎病毒具有一定的破坏作用。葫芦茶的正丁醇提取物还具有降糖作用。

验方精选　❶治咽喉肿痛：葫芦茶60克，煎水含咽。❷治风湿性关节炎：葫芦茶茎60克，猪脚节250克，炖汤服。❸治肺热咳嗽：葫芦茶60克，煎服。

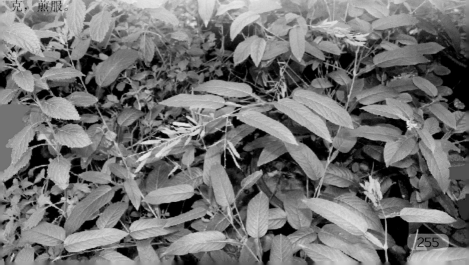

萹蓄

本品为蓼科植物萹蓄的干燥地上部分。主产于河南、四川、浙江、山东、吉林、河北、湖北等地。夏季叶茂盛时采收，除去根和杂质，晒干。以质嫩、叶多、色灰绿者为佳。切段，生用。

中药识别 茎呈圆柱形而略扁，表面灰绿色或棕红色，有细密微突起的纵纹，节部稍膨大，有浅棕色膜质的托叶鞘。切面髓部白色。叶片多破碎，完整者展平后呈披针形，全缘。气微，味微苦。

药性 苦，微寒。归膀胱经。

功效主治 利尿通淋，杀虫，止痒。主治热淋涩痛，小便短赤，虫积腹痛，皮肤湿疹，阴痒带下。

用法用量 煎服9～15克。外用适量，煎洗患处。

现代药理 萹蓄水煎剂有显著的利尿作用。另有驱蛔虫、蛲虫及缓泻作用。对葡萄球菌、福氏痢疾杆菌、铜绿假单胞菌及多种皮肤真菌均有抑制作用。其水及乙醇提取物能促进血液凝固，增强子宫张力。静脉注射有降压作用。

■验方精选■ ❶治热淋涩痛：萹蓄15克，水煎液，代茶饮用。❷治腮腺炎：鲜萹蓄30克，洗净，切细捣烂，加入适量生石灰水，调入蛋清，涂敷患处。❸治恶疮肿痛：萹蓄适量，捣烂，敷于患处。

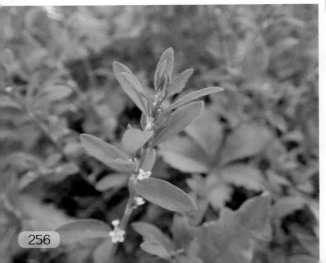

酢浆草

本品为酢浆草科植物酢浆草的全草。主产于江苏、浙江、福建、广东、广西、湖南、湖北等地。夏、秋二季采收，鲜用或晒干。以带有花、果者为佳。切段，生用。

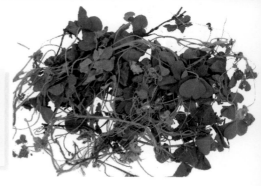

中药识别　全体多卷曲成团。茎扁圆柱形，表面黄绿色至浅棕色，有纵棱及柔毛，质轻脆，断面白色。三出复叶，小叶片倒心形，叶柄细长，纸质。花黄色。蒴果倒圆锥形，具5条棱，褐色。

药性　酸，寒。归大肠、小肠经。

功效主治　利湿，清热，消肿，安神。主治小便不利，尿道涩痛，尿路结石，尿血，白带，黄疸型肝炎，疔疮，疖肿。

用法用量　煎服，9～15克，鲜品30～60克。外用适量，煎水洗或捣烂敷患处。

现代药理　酢浆草乙醇提取物对病菌具有选择性抑菌活性，如对金黄色葡萄球菌、枯草杆菌、巴氏杆菌、肠炎沙门菌具有抑菌作用。对大肠埃希菌则无抑制作用。

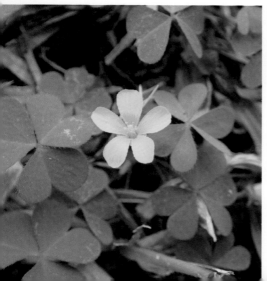

验方精选　❶治湿热黄疸：酢浆草鲜品60克，煎服。❷治咽喉肿痛：酢浆草鲜品50克，食盐少许，共捣烂，用纱布过滤，取汁漱喉，并缓缓咽下。❸治跌打损伤：酢浆草20克，加少量酒煎服，另用酢浆草加少量酒共捣，炒热，用布包热熨患处。

257

滑石

本品为硅酸盐类矿物滑石族滑石，主含水硅酸镁$[Mg_3 \cdot (Si_4O_{10}) \cdot (OH)_2]$。主产于山东、辽宁、山西、陕西等地。采挖后，除去泥沙和杂石。洗净，砸成小碎块，粉碎成细粉用。以色白或淡青、润滑、无杂质者为佳。

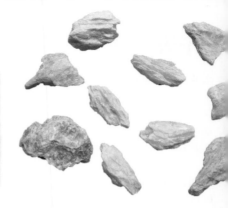

中药识别　本品多呈不规则的块状。白色、黄白色或淡蓝灰色，有蜡样光泽。质软，细腻，手摸有滑润感，无吸湿性，置水中不崩散。气微，味淡。

药性　甘、淡，寒。归膀胱、肺、胃经。

功效主治　利尿通淋，清热解暑；外用祛湿敛疮。主治热淋，石淋，尿热涩痛，暑湿烦渴，湿热水泻；外治湿疹，湿疮，痱子。

用法用量　煎服，10～20克，滑石块先煎，滑石粉包煎。外用适量，研末撒或调敷患处。

使用注意　脾虚气弱，精滑及热病津伤者忌服。孕妇慎服。

现代药理　本品有吸附和收敛作用，内服能保护肠壁。滑石粉撒布创面形成被膜，有保护创面，吸收分泌物，促进结痂的作用。在体外，10%滑石粉对伤寒杆菌、甲型副伤寒杆菌有抑制作用。

验方精选　❶治烦热多渴：滑石60克，捣碎，水煎，去渣留水，用其煮粥服用。❷治小便赤涩：滑石120克，广藿香3克，丁香3克，共研成细末。每次服6克，米汤送服。❸治跌打肿痛：滑石、赤石脂、大黄各等份，共研成细末，热茶洗伤处口，敷于患处。

塘葛菜

本品为十字花科植物印度蔊菜的干燥全草。主产于山东、河南、江苏、陕西、浙江、江西等地。夏、秋开花期采收全草，除去泥沙，晒干。以枝叶肥壮、色绿、带花果者为佳。切段，生用。

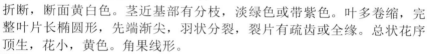

中药识别　根细长而弯曲，表面淡黄色，有不规则纵皱纹，质脆，易折断，断面黄白色。茎近基部有分枝，淡绿色或带紫色。叶多卷缩，完整叶片长椭圆形，先端渐尖，羽状分裂，裂片有疏齿或全缘。总状花序顶生，花小，黄色。角果线形。

药性　辛，凉。归肺、肝经。

功效主治　清热解毒，活血通经，镇咳化痰。主治感冒发热，麻疹不透，咽喉肿痛，咳嗽痰喘，风湿痹痛，食少，腹痛，黄疸，水肿，淋症，经闭，跌打损伤，疔疮痈肿，漆疮，汤火伤。

用法用量　煎服，30～60克。

现代药理　塘葛菜含蔊菜素和蔊菜酰胺，均具有祛痰和镇咳作用。另对肺炎球菌及流感杆菌具有抑制作用。此外，塘葛菜根的水提取物尚有降血压作用。

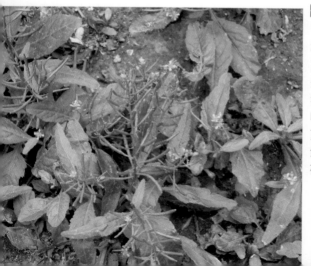

验方精选　❶ 治肾炎水肿，小便不利：鲜塘葛菜250克，生鱼（黑鱼）1条，清水适量，煲汤饮用。❷治肺热咳嗽：塘葛菜60克，煎水服。❸治眩晕：鲜塘葛菜适量，切碎，调鸡蛋炒食。

溪黄草

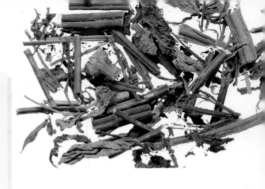

本品为唇形科植物线纹香茶菜的干燥地上部分。主产于湖南、江西、安徽、浙江、湖北、云南、福建、江苏、台湾等地。夏、秋二季采收，除去杂质，晒干。以叶片多、色青绿、无花者为佳。切段，生用。

中药识别　茎呈四方形。叶对生，纸质，黄褐色至棕褐色，完整叶展平后呈卵形至卵状椭圆形，先端短尖或渐尖，基部阔楔形，边缘具粗锯齿，上面被稀疏的短细毛，下面近无毛，有红褐色或褐棕色腺点，具柄。叶干燥品水浸润后和鲜品一样，手搓有黄色汁液渗出。腋生圆锥花序，花细小，淡紫棕色。果实由4个小坚果组成，藏于萼的基部。

药性　苦，寒。归肝、胆、大肠经。

功效主治　清热利湿，凉血散瘀。主治湿热黄疸，腹胀胁痛，湿热泻泄，热毒泻痢，跌打损伤。

用法用量　水煎服，15～30克。外用鲜品适量，捣敷或煎水洗患处。

使用注意　脾胃虚寒者慎服。

现代药理　溪黄草所含二萜类和黄酮类成分具有抗菌、抗炎、抗氧化、抗肿瘤、保肝利胆等活性。溪黄草提取物对人类免疫缺陷病毒1型具有一定的抑制作用，并可增强机体免疫功能。

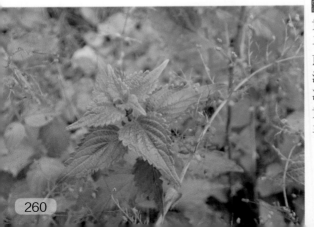

验方精选　❶治急性黄疸型肝炎：溪黄草、马蹄金、车前草各30克，煎服。❷治湿热下痢：溪黄草鲜叶适量，捣汁冲服。❸治癃闭：鲜溪黄草60克，鲜石韦、鲜车前草各30克，煎服。

翠云草

本品卷柏科植物翠云草的干燥全草。主产于广东、福建、广西、湖南、湖北、安徽等地。夏、秋二季采收。拔取全草，洗净，鲜用或晒干。以茎枝幼嫩、叶多、色绿者为佳。生用或制炭用。

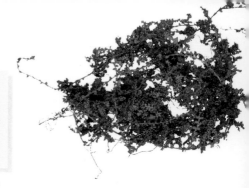

中药识别 茎纤细，灰黄色，不浅沟，节上有根。叶片黄绿色，主茎叶片较大，斜卵圆形，不对称，非主茎的叶片呈卵状椭圆形，两侧近对称。顶端有孢子叶穗，淡黄色，触之有刺手感。质柔软，气微，味微苦。

药性 甘、微苦，微寒。归肝、脾、肺经。

功效主治 清热利湿，凉血止血，止咳化痰。主治湿热黄疸，痢疾，泄泻，水肿，风湿痹痛，血热吐血，咯血，创伤出血，疮疖肿毒，缠腰火丹。

用法用量 煎服，15～30克，鲜品可用至60克。外用适量，晒干或炒炭存性，研末调敷；或鲜品捣敷。

现代药理 翠云草煎剂对金黄色葡萄球菌有明显的抑制作用。

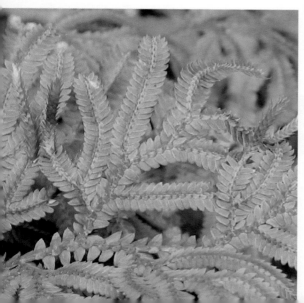

验方精选 ❶治水肿：鲜翠云草60克，煎服，每日服2次。忌盐100日。❷治吐血、咯血：翠云草9克，煎服。❸治肠炎、痢疾：翠云草、马齿苋各30克，煎服。

薏苡仁

本品为禾本科植物薏苡的干燥成熟种仁。主产于辽宁、河北、山西、山东、河南、陕西等地。秋季果实成熟时采割植株，晒干，打下果实，再晒干，除去外壳、黄褐色种皮和杂质，收集种仁。以粒大、饱满、色白者为佳。生用或麸炒用。

中药识别 种仁呈宽卵形或长椭圆形，表面乳白色，光滑，一端钝圆，另端较宽微凹，有一淡棕色点状种脐，背面圆凸，腹面有一条较宽而深的纵沟。质坚实，断面白色。气微，味微甜。

药性 甘、淡，凉。归脾、胃、肺经。

功效主治 利水渗湿，健脾止泻，除痹，排脓，解毒散结。主治水肿，脚气，小便不利，脾虚泄泻，湿痹拘挛，肺痈，肠痈，赘疣，癌肿。

用法用量 煎服，9～30克；或入丸、散，浸酒，煮粥，作羹。

使用注意 孕妇慎用。

现代药理 薏苡仁煎剂、醇及丙酮提取物对癌细胞有明显的抑制作用。薏苡仁内酯对小肠有抑制作用。其脂肪油能使血清钙、血糖量下降，并有解热、镇静、镇痛等作用。

验方精选 ❶治慢性肾炎水肿：薏苡仁、鱼腥草各15克，煎服。❷治肺痈：薏苡仁、冬瓜仁、苇茎、桃仁各10克，煎服。❸治浮肿倦怠：薏苡仁（炒熟）、白茅根各30克，煎服。

食疗方 ❶薏苡仁粥：利湿清热。薏苡仁30克，粳米60克用薏苡仁、粳米共同煮粥。❷薏苡冰糖饮：可治扁平疣、雀斑、痤疮。薏苡仁50克，百合10克，上两味水煎汁，加冰糖服用。

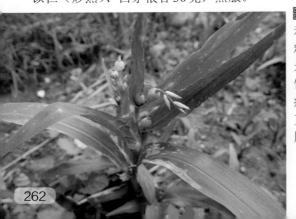

爵床

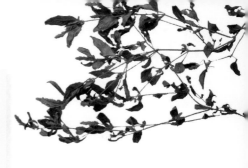

本品为爵床科植物爵床的干燥全草。主产于广东、广西、湖北、湖南、云南、福建、浙江、江苏等地。秋季开花时采收，除去泥土及杂质，晒干。以茎枝幼嫩、叶色绿、花多者为佳。切段，生用。

中药识别 根细而弯曲。茎具纵棱，表面黄绿色，被毛，节膨大成膝状，质脆，易折断，断面可见白色的髓。叶对生，展平后呈卵状披针形，两面及叶缘有毛。穗状花序顶生或腋生。

药性 咸、辛，寒。归肺、脾、肝经。

功效主治 清热解毒，利湿消滞，活血散瘀。主治感冒发热，咽喉肿痛，湿热泻痢，黄疸，热性水肿，筋骨疼痛，疳积，痈疽疔疮，跌打损伤，湿疹。

用法用量 煎服，9～15克，鲜品30～60克。外用适量，煎水洗或取鲜品捣烂敷患处。

现代药理 爵床煎剂对金黄色葡萄球菌、痢疾杆菌等多种致病菌具有抑制作用。

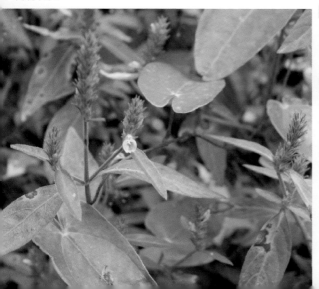

验方精选 ❶ 治肝硬化腹水：爵床鲜品60克，煎服，服药期间低盐饮食。❷ 治肾盂肾炎：爵床9克，地稔、凤尾草、海金沙各15克，艾棉桃（寄生在艾叶上的虫蛀球）10个，煎服。❸ 治酒毒血痢：爵床、秦艽各9克，陈皮、甘草各3克，煎服。

瞿麦

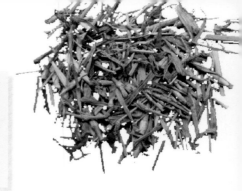

本品为石竹科植物瞿麦的干燥地上部分。主产于山东、江苏、浙江、江西、河南、湖北、四川等地。夏、秋二季花果期采割，除去杂质，干燥。以色黄绿、穗及叶多者为佳。切段，生用。

中药识别　茎圆柱形，表面淡绿色或黄绿色，光滑无毛，节明显，略膨大。断面中空。叶对生，呈条形。枝端着生花及果实。花萼筒状，花瓣先端深裂成丝状。蒴果长筒形，与宿萼等长。种子细小，多数。气微，味淡。

药性　苦，寒。归心、小肠经。

功效主治　利尿通淋，活血通经。主治热淋，血淋，石淋，小便不通，淋沥涩痛，经闭瘀阻。

用法用量　煎服，9～15克。外用适量，煎服洗；或研末撒。

使用注意　脾、肾气虚及孕妇慎用。

现代药理　瞿麦煎剂有明显的利尿作用，其穗作用较茎强。另有降低血压，影响肾血容积的作用。对金黄色葡萄球菌、大肠埃希菌、伤寒杆菌、福氏痢疾杆菌、铜绿假单胞菌有抑制作用。

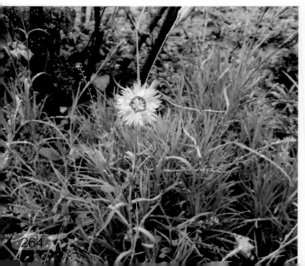

验方精选　❶治小便涩痛：瞿麦、车前子、玉竹、滑石各15克，煎服。❷治产后泌尿感染而致的血淋：瞿麦、蒲黄各15克，煎服。❸治便秘：瞿麦15克，瓜蒌子9克，煎服。

第七章　温里药

丁香

本品为桃金娘科植物丁香的干燥花蕾。主产于坦桑尼亚、马来西亚、印度尼西亚等地。中国广东、海南有少量出产。当花蕾由绿色转红色时采摘，除去花梗等杂质，晒干。以个大、粗壮、鲜紫棕色，香气浓烈、油多者为佳。生用。

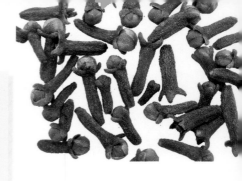

中药识别 本品略呈研棒状。花冠圆球形，花瓣4，复瓦状抱合，棕褐色或褐黄色，花瓣内为雄蕊和花柱，搓碎后可见众多黄色细粒状的花药。萼筒呈圆柱状，略扁，有的稍弯曲，红棕色或棕褐色，上部有4枚三角状的萼片，十字状分开。质坚实，富油性。气芳香浓烈，味辛辣、有麻舌感。

药性 辛，温。归脾、胃、肺、肾经。

功效主治 温中降逆，补肾助阳。主治脾胃虚寒，呃逆呕吐，食少吐泻，心腹冷痛，肾虚阳痿，宫冷。

用法用量 煎服，1～3克，或研末外敷。

使用注意 不宜与郁金同用。

现代药理 丁香内服能促进胃液分泌，增强消化能力，减轻恶心、呕吐，缓解腹部气胀，为芳香健胃剂。丁香水提物、醚提物均有镇痛、抗炎作用。此外，尚有抗惊厥、抗菌、驱虫杀螨等作用。另有抗血小板聚集、抗凝、抗血栓形成、抗腹泻、利胆和抗缺氧等作用。

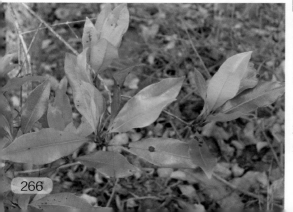

验方精选 ❶治胃虚寒呃逆：丁香3克，柿蒂6克。煎服。❷治胃痛：丁香3克，肉桂、木香、乌药各12克，共研细粉服，每次2克，每日3次。❸治急性胃肠炎，消化不良：丁香5克，砂仁3克，白术、党参、陈皮、生姜各15克。煎服。

小茴香

本品为伞形科植物茴香的干燥成熟果实。主产于内蒙古、山西。秋季果实初熟时采割植株，晒干，打下果实，除杂质。以粒大饱满、色黄绿、香气浓郁者为佳。生用或盐水炙用。

中药识别　果实为双悬果，呈圆柱形，表面黄绿色或淡黄色，两端略尖，顶端残留有黄棕色突起的柱基。分果呈长椭圆形，背面有纵棱5条，接合面平坦。有特殊香气，味微甜、辛。

药性　辛，温。归肝、肾、脾、胃经。

功效主治　散寒止痛，理气和胃。主治寒疝腹痛，睾丸偏坠，痛经，少腹冷痛，脘腹胀痛，食少吐泻。

用法用量　煎服，3～6克。外用适量。

使用注意　有实热、虚火者不宜。

现代药理　小茴香对家兔在体肠蠕动有促进作用，十二指肠或口服给药对大鼠胃液分泌及Shay溃疡和应激性溃疡的胃液分泌均有抑制作用，能促进胆汁分泌，并使胆汁固体成分增加。小茴香挥发油对豚鼠气管平滑肌有松弛作用，并能促进肝组织再生。此外，小茴香还具有镇痛及己烯雌酚样等作用。

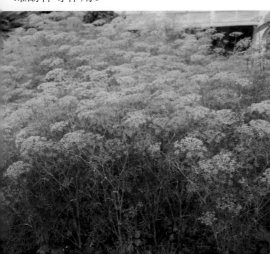

验方精选　❶治疝气小腹痛：小茴香10克，橘核6克，荔枝核6克，山楂15克。共炒焦，研细末，每次服6克，温酒送服，每日2次。❷治胃寒腹痛：小茴香、炮姜等份。共研细末，每次服6克，温开水送服，每日2次。❸治妇女月经疼痛：在月经前3日煎服小茴香15克，连服3日。

八角茴香

本品为木兰科植物八角茴香的干燥成熟果实。主产于广西、福建、广东、云南、贵州等地。秋、冬二季果实由绿变黄时采摘，置沸水中略烫后干燥或直接干燥。以个大、完整、香气浓者为佳。生用或盐水炒用。

中药识别　聚合果多由8个蓇葖果聚合而成，轮状排列于中轴上。蓇葖果长1～2厘米，宽约1厘米。外表面红棕色，先端钝或钝尖，上侧多开裂呈小艇形，内表面色浅，有光泽，内含种子一枚，扁卵形，红棕色或灰棕色，有光泽。具有浓郁特异的香气，味辛而甜。

药性　辛，温。归肝、肾、脾、胃经。

功效主治　温阳散寒，理气止痛。主治寒疝腹痛，肾虚腰痛，胃寒呕吐，脘腹冷痛。

用法用量　水煎服，3～6克。

使用注意　阴虚火旺者慎服。

现代药理　水煎剂对人型结核杆菌及枯草杆菌有抑菌作用。乙醇提取物对金黄色葡萄球菌、肺炎球菌、白喉杆菌、霍乱弧菌、伤寒杆菌、痢疾杆菌、大肠埃希菌及常见致病菌均有较强的抑制作用。所含挥发性成分能刺激胃肠神经血管，促进消化液分泌，增加胃肠蠕动，有缓解痉挛、减轻疼痛的作用。茴香烯能促进骨髓细胞成熟并释放入外周血液，有明显升高白细胞的作用，特别是升高中性粒细胞。

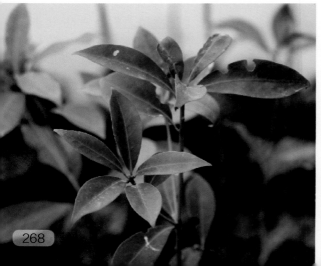

验方精选　❶治小肠气坠：八角茴香、小茴香各9克，乳香少许。水煎服。❷治大小便皆秘，腹胀如鼓，气促：火麻仁（炒）15克，八角茴香7个。研成粉末，生葱白3～7个，同研煎汤，调五苓散服。❸治腰重刺胀：八角茴香适量，炒后研末，饭前用酒送服6克。

山柰

本品为姜科植物山柰的干燥根茎。主产于广西、云南、广东等。冬季采挖，洗净，除去须根，切片，晒干。以色白、粉性足、饱满、气浓厚而辣味强者为佳。生用。

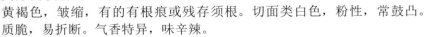

中药识别　本品多为圆形或近圆形的横切片。外皮浅褐色或黄褐色，皱缩，有的有根痕或残存须根。切面类白色，粉性，常鼓凸。质脆，易折断。气香特异，味辛辣。

药性　辛，温。归胃经。

功效主治　行气温中，消食，止痛。用于胸膈胀满，脘腹冷痛，饮食不消。

用法用量　煎服，6～9克。外用适量，研末调敷或吹鼻。

使用注意　阴虚血亏或胃有郁火者忌用。

现代药理　山柰所含反式-对甲氧基桂皮酸酯是一种细胞毒素成分，对人宫颈癌传代细胞（Hela细胞）具有较强的抑制作用。煎剂在低浓度（0.25%～0.75%）时对肠道平滑肌具有兴奋作用，当高浓度（1%～1.25%）时则表现出抑制作用，其挥发油的饱和水溶液与煎剂的作用类似。此外，山柰还对常见致病真菌具有不同程度的抑制作用，对动物尚表现出消炎作用和维生素P样活性。

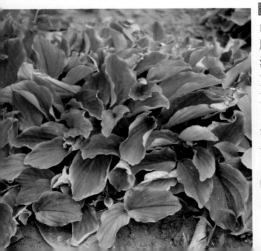

验方精选　❶治跌伤肿痛：山柰、赤芍、威灵仙等份，煎服。❷治胸腹胀满，腹痛泄泻：山柰15克，山苍子根6克，南五味子根9克，乌药5克，陈茶叶3克。研末，每次15克，开水泡或煎数沸后取汁服。❸治一切牙痛：山柰子6克（用面裹煨热），麝香1.5克。为细末，每日3次，口噙温水，随牙痛处一边鼻内搐之，漱水吐去，即可。

肉桂

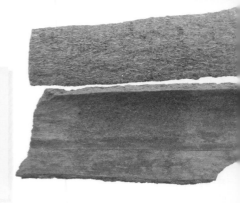

本品为樟科植物肉桂的干燥树皮。主产于广西、广东、云南等地。多于秋季剥取，阴干。因剥取部位及品质的不同而加工成多种规格，常见的有企边桂、板桂、桂通等。以体重、肉厚、油性大、气香浓厚、嚼之少渣者为佳。生用。

中药识别　本品呈槽状或卷筒状。外表面灰棕色，有不规则的细皱纹和横向突起的皮孔，有的可见灰白色的斑纹。内表面红棕色，略平坦，有细纵纹，划之显油痕。质硬而脆，易折断，断面外层棕色而较粗糙，内层红棕色而油润，两层间有1条黄棕色的线纹。气香浓烈，味甜、辣。

药性　辛、甘，大热。归肾、脾、心、肝经。

功效主治　补火助阳，引火归元，散寒止痛，温通经脉。主治阳痿宫冷，腰膝冷痛，肾虚作喘，虚阳上浮，心腹冷痛，虚寒吐泻，寒疝腹痛，痛经。

用法用量　煎服，1～5克。宜后下或焗服，研末冲服，每次1～2克。

使用注意　有出血倾向者及孕妇慎用，不宜与赤石脂同用。

现代药理　肉桂有增强冠脉及脑血流量的作用，其甲醇提取物及桂皮醛有抗血小板凝聚、抗凝血酶作用。所含桂皮油、桂皮醛、肉桂酸钠具有镇静、镇痛、解热、抗惊厥等作用。桂皮油能缓解胃肠痉挛性疼痛，并可引起子宫充血。肉桂水提取物、醚提取物对动物实验性胃溃疡的形成以及多种致病性真菌有一定的抑制作用。

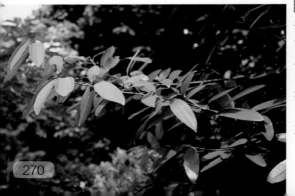

验方精选　❶治产后腹痛：肉桂3克，山楂9克，红糖30克，水煎，分2次服。❷治湿疹、皮癣等：肉桂粉适量，用蜂蜜调和，涂抹患处。❸治胃气胀，胃寒痛：肉桂3克，研细末，一日2次，温水送服。

花椒

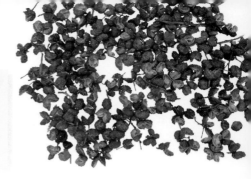

本品为芸香科植物花椒的干燥成熟果皮。主产于辽宁、河北、四川、陕西等地。秋季采收成熟果实，晒干，除去种子及杂质。以粒大、色紫红、香气浓烈者为佳。生用或炒用。

中药识别　蓇葖果多单生，球形，沿腹缝线开裂。外表面紫红色或棕红色，散有多数疣状突起的油点，对光观察半透明，内表面淡黄色。种子呈卵形，表面黑色，有光泽。气香浓，味麻辣而持久。

药性　辛、温。归脾、胃、肾经。

功效主治　温中止痛，杀虫止痒。主治脘腹冷痛，呕吐泄泻，虫积腹痛，湿疹，阴痒。

用法用量　煎服，3～6克。外用适量，煎服熏洗。

使用注意　阴虚火旺者及孕妇忌用。

现代药理　花椒具有抗动物实验性胃溃疡形成的作用，对动物离体小肠有双向调节作用，小剂量时兴奋，大剂量时抑制，并有镇痛、抗炎作用。花椒所含挥发油对11种皮肤癣菌和4种深部真菌均有一定的抑制和杀灭作用，其中对羊毛小孢子菌和红色毛癣菌最敏感，并能杀疥螨等寄生虫。

验方精选　❶治头上白秃：花椒末，猪脂调敷。❷治妇人阴痒不可忍：花椒、吴茱萸、蛇床子各30克，藜芦15克，陈茶适量，烧盐60克。水煎熏洗。❸治呃噫不止：花椒120克。炒后研粉，制成糊丸，梧子大，每次服10丸，醋汤送服。

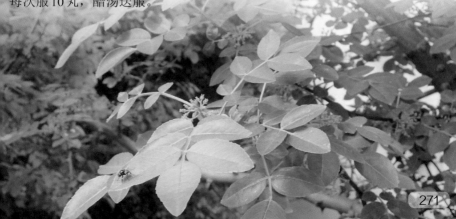

271

吴茱萸

本品为芸香科植物吴茱萸的干燥近成熟果实。主产于四川、贵州、广西、陕西、浙江等地。8～11月份果实尚未开裂时，剪下果枝，晒干或低温干燥，除去枝、叶、果梗等杂质。以粒小、饱满、色绿、香气浓郁者为佳。生用或甘草汤炙用。

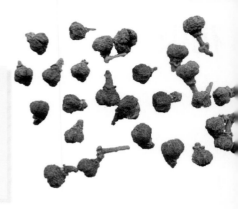

中药识别　果实呈球形或略呈五角状扁球形，表面暗黄绿色至褐色，粗糙，有多数点状突起或凹下的油点。顶端有五角星状的裂隙，基部残留被有黄色茸毛的果梗。气芳香浓郁，味辛辣而苦。

药性　辛，苦，热；有小毒。归肝、脾、胃、肾经。

功效主治　散寒止痛，降逆止呕，助阳止泻。主治厥阴头痛，寒疝腹痛，寒湿脚气，经行腹痛，脘腹胀痛，呕吐吞酸，五更泄泻。

用法用量　煎服，2～5克。外用适量，煎酒涂搽患处。

使用注意　阴虚火旺者忌用。

现代药理　吴茱萸甲醇提取物、水煎剂有抗动物实验性胃溃疡的作用。同时，对药物性导致动物胃肠痉挛有显著的镇痛作用和止呕作用。另证实还具有降低血压、抑制血小板聚集、抑制血栓形成、保护心肌缺血、兴奋子宫等作用。

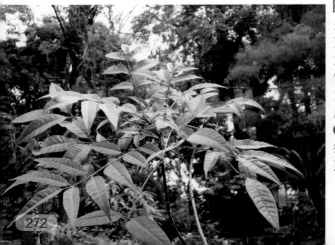

验方精选 ❶治肝火：吴茱萸15～30克，黄连180克，研为细末，制水丸或蒸饼丸。温水每次服50丸。❷治牙齿疼痛：用吴茱萸煎酒含漱。❸治老人、小儿风疹：用吴茱萸适量，煎酒涂搽。

附子

本品为毛茛科植物乌头的子根的加工品。主产于四川、陕西、湖北、湖南等地。6月下旬至8月上旬采挖，除去母根、须根及泥沙，习称"泥附子"。加工成"盐附子"、"黑顺片"、"白附片"、"熟附片"等规格。均以个大、均匀、断面半透明、有光泽者为佳。生品外用，内服须经炮制。

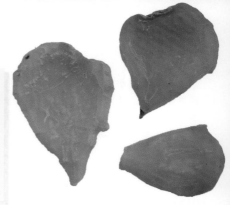

中药识别 盐附子：呈圆锥形，长5～8厘米，直径3～4厘米。顶端宽大，中央有凹陷的芽痕，上身肥满，周围生有瘤状隆起的分支，习称"钉角"，表面灰黑色，被盐霜。体重，横切面灰褐色，具不整齐的筋脉或中心有小空隙，其中充满盐霜。无臭，味咸而麻辣。

黑顺片：呈不规则形的纵切片，上宽下窄，周边略翘起，长2.5～4.0厘米，宽1.5～2.5厘米，厚约5毫米。外皮黑褐色，内部暗黄色半透明状，油润而有光泽，并可见有纵向的筋脉。质硬而脆，破碎面角质状。无臭，味淡。

白附片：形状与黑顺片相同，唯全体均为黄白色半透明状，片较薄，厚约3毫米。气味同黑顺片。

药性 辛、甘，大热；有毒。归心、肾、脾经。

功效主治 回阳救逆，补火助阳，散寒止痛。主治亡阳虚脱，肢冷脉微，阳痿，宫冷，心腹冷痛，虚寒吐泻，阴寒水肿，阳虚外感，寒湿痹痛。

用法用量 水煎服，3～15克；宜先煎，久煎，口尝至无麻辣感为度。

使用注意 孕妇慎用；不宜与半夏、瓜蒌、瓜蒌子、瓜蒌皮、天花粉、川贝母、浙贝母、平贝母、伊贝母、湖北贝母、白蔹、白及同用。

现代药理 附子煎剂及水溶性部分对实验性动物心脏均有明显的强心作用，可增加股动脉血流量，降低血管压力，对冠状血管有轻度扩张作用，同时，对小鼠心室颤动有预防作用。另对血压有双向影响而显著延长休克动物生存时间。此外，附子还具有镇痛，增强机体抗氧化能力，提高机体免疫功能等作用。

验方精选 ❶治手足冻裂：附子去皮，研为细末，以水和面调和，涂敷患处。❷治月经不调：熟附子、当归等份，每次服9克，水煎服。❸治脚气肿痛：黑附子一枚（生，去皮）研为细末，加生姜汁调成膏状，涂抹患处，药干后再涂，至肿消为止。

荜茇

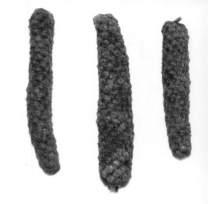

本品为胡椒科植物荜茇的干燥近成熟或成熟果穗。主产于云南、广东、海南等地。国外主产于印度尼西亚、菲律宾、越南等国。果穗由绿变黑时采收，除去杂质，晒干。以肥大、饱满、坚实、气味浓者为佳。生用。

中药识别 果穗呈圆柱形，稍弯曲，由多数小浆果集合而成，长1.5～3.5厘米，直径0.3～0.5厘米。表面黑褐色或棕色，有斜向排列整齐的小突起，基部有果穗梗残存或脱落。质硬而脆，易折断，断面不整齐，颗粒状。小浆果球形。有特异香气，味辛辣。

药性 辛，热。归胃、大肠经。

功效主治 温中散寒，下气止痛。主治脘腹冷痛，呕吐，泄泻，寒凝气滞，胸痹心痛，头痛，牙痛。

用法用量 煎服，1.5～3.0克，或入丸、散用。外用适量，研末注入患处。

使用注意 实热郁火、阴虚火旺者均忌用。

现代药理 荜茇所含挥发油能降低动物外源性及内源性总胆固醇，对抗多种条件所致的缺氧及心肌缺血，可以纠正动物实验性心律失常，并有镇静、镇痛、解热等作用。

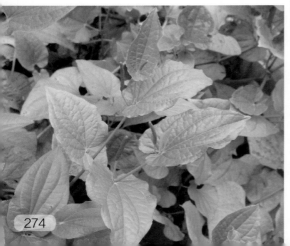

验方精选 ❶治牙齿疼痛：荜茇、胡椒二味等份，捣罗为末，化蜡丸，如麻子大。每次用一丸，塞入蛀牙孔内。❷治鼻塞，流清涕：荜茇、香附、大蒜各适量，杵作饼，纱衬炙热贴囟门上，用熨斗火熨透，其涕自止。❸治痰饮恶心：荜茇适量，捣细罗为散，食前服药1.5克，用清粥送服。

荜澄茄

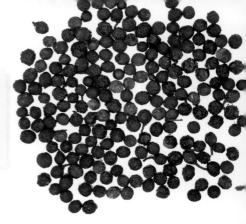

本品为樟科植物山鸡椒的干燥成熟果实。主产于广西、江苏、浙江、四川、云南等地。秋季果实成熟时采收，晒干。以粒大、油性足、香气浓者为佳。生用。

中药识别　果实呈类球形，直径4～6毫米。表面棕褐色至黑褐色，有网状皱纹。基部偶有宿萼和细果梗。除去外皮可见硬脆的果核，种子1粒，子叶2片，黄棕色，富油性。气芳香，味稍辣而微苦。

药性　辛，温。归脾、胃、肾、膀胱经。

功效主治　温中散寒，行气止痛。主治胃寒呕逆，脘腹冷痛，寒疝腹痛，寒湿郁滞，小便浑浊。

用法用量　煎服，1～3克。外用适量，捣敷患处。

使用注意　对阴虚火旺之人忌用。

现代药理　荜澄茄的醚提取物和水提取物均有抗动物实验性胃溃疡及小鼠实验性腹泻的作用。同时，荜澄茄所含挥发油有抗心律失常，改善兔心肌缺血的作用，并能松弛豚鼠气管平滑肌而具有平喘作用等。

验方精选 ❶治支气管哮喘：荜澄茄、胡颓子叶、地黄根各15克。煎服。忌食酸、辣。❷治噎食不纳：荜澄茄、白豆蔻等份。研为细粉末。用舌干舐之。❸治无名肿毒：荜澄茄鲜果适量，捣烂敷于患处。

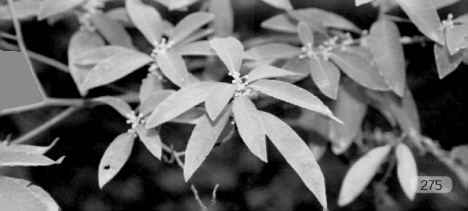

胡椒

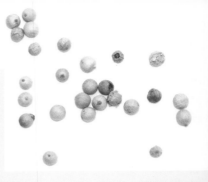

本品为胡椒科植物胡椒的干燥近成熟或成熟果实。主产于海南、广东、广西、云南。秋末至次春当果穗基部的果实开始变红时，剪下果穗，晒干或烘干后，即成黑褐色，取下果实，习称"黑胡椒"。如全部果实均已变红时采收，用水浸渍数日，擦去外果皮，晒干，则表面呈灰白色，习称"白胡椒"。黑胡椒以粒大、饱满、色黑、皮皱、气味强烈者为佳。白胡椒以个大、粒圆、坚实、色白、气味强烈者为佳。生用，用时粉碎成细粉。

中药识别　果实呈球形。黑胡椒表面黑褐色，具隆起网状皱纹，顶端有细小花柱残迹，基部有自果轴脱落的瘢痕。质硬，外果皮可剥离，内果皮灰白色或淡黄色。断面黄白色，粉性。气芳香，味辛辣。白胡椒表面灰白色或淡黄白色，平滑，顶端与基部间有多数浅色线状条纹。

药性　辛，热。归胃、大肠经。

功效主治　温中散寒，下气，消痰。主治胃寒呕吐，腹痛泄泻，食欲缺乏，癫痫痰多。

用法用量　0.6～1.5克，研粉吞服。外用适量，研末调敷。

使用注意　阴虚有火者忌用。

现代药理　胡椒所含胡椒碱能延长服用戊巴比妥的大鼠睡眠时间，并具有抗惊厥、镇静等中枢抑制作用。此外，口服胡椒能促进大鼠胆汁的分泌增加，并有抗炎、杀虫等作用。

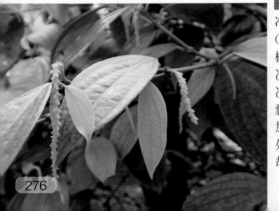

验方精选　❶治五脏风冷，冷气心腹痛，吐清水：红枣（去核）七个，每个内装入白胡椒七粒，线扎好，饭锅上蒸七次，共捣为丸，如绿豆大，每次服7丸，温水送服。❷治阴囊湿疹：胡椒十粒。研成粉末，加水2000毫升，煮沸。外洗患处，每日2次。❸治蜈蚣咬伤：胡椒适量，研末调敷。

韭菜子

本品为百合科植物韭菜的干燥成熟的种子。主产于河北、山西、吉林、江苏、山东、安徽、河南等地。秋季果实成熟时采收果序，晒干，搓出种子，除去杂质。以粒饱满、色黑、无杂质者为佳。生用或盐水炒用。

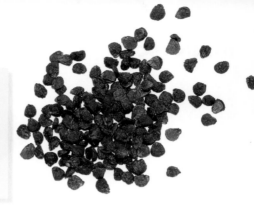

中药识别 种子扁卵形，一面微凹，另面隆起，先端钝，基部稍尖。表面黑色，隆起面有明显的网状皱纹，凹入面皱纹不甚明显，基部有两个小突起，较短的突起顶端灰棕色或灰白色为种脐，较长的突起顶端为珠孔。种皮菲薄，胚乳灰白色，质坚硬。气特异，嚼之有韭菜味。

药性 辛、甘，温。归肝、肾经。

功效主治 温补肝肾，壮阳固精。用于肝肾亏虚，腰膝酸痛，阳痿遗精，遗尿尿频，白浊带下。

用法用量 煎服，3～9克，或入丸、散。

使用注意 阴虚火旺者忌用。

现代药理 韭菜子水煎剂对环磷酰胺所致免疫功能低下小鼠模型具有免疫增强作用，表现在可以有效地纠正免疫功能低下，显著提高小鼠各项免疫功能指标，而对正常免疫功能无明显作用。

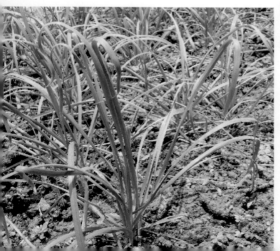

验方精选 ❶治神经衰弱：韭菜子、丹参各9克，茯神、何首乌各12克，五味子6克，煎服。❷治白痢、赤痢：韭菜子研末，治白痢用白糖拌，治赤痢用红糖拌，陈米汤送服。❸治顽固性呃逆：韭菜子炒后研末服，每次9～15克，每日2次。

高良姜

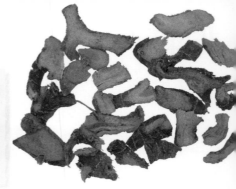

本品为姜科植物高良姜的干燥根茎。主产于广东、海南、广西、云南等地。栽培4～6年后，夏末秋初采挖，除去须根和残留的鳞片，洗净，切段，晒干。以分枝少、色棕红、气香、味辛辣者为佳。切薄片，生用。

中药识别　根茎呈圆柱形，有分枝，常切成薄片。外表皮棕红色至暗棕色，有的可见环节和须根痕。切面灰棕色至红棕色，外周色较淡，具多数散在的筋脉小点，中心圆形，约占1/3。气香，味辛辣。

药性　辛、热。归脾、胃经。

功效主治　温胃止呕，散寒止痛。主治脘腹冷痛，胃寒呕吐，嗳气吞酸。

用法用量　煎服，3～6克。

使用注意　阴虚有热者禁服。胃热者忌服。

现代药理　高良姜煎剂能显著延迟小鼠的痛觉反应时间，其镇痛作用可能与其抑制前列腺素合成酶系和磷酸酯酶系有关。高良姜醚提取物和水提取物具有抗缺氧活性，可以提高小鼠在低氧条件下的氧利用能力。

验方精选　❶治胃痛：用高良姜、干姜等份，研细，加面糊制成丸剂，如梧子大。每次服15丸，饭后服用，橘皮煎水送服。❷治气滞腹痛：高良姜、香附、乌药各6克，延胡索、紫苏叶各10克，陈皮、木香（后下）、干姜、甘草各6克，煎服。

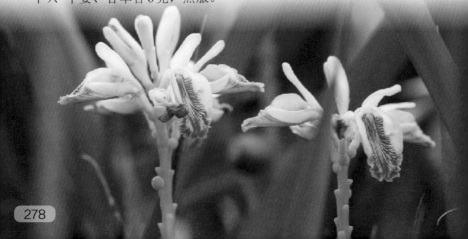

辣椒

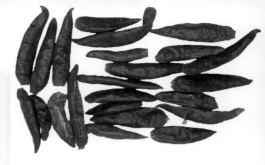

本品为茄科植物辣椒或其栽培变种的干燥成熟果实。我国各地广泛栽培。主产于四川、贵州、云南、湖南、河南等地。夏、秋二季果皮变红时采收，除去枝梗，晒干或鲜用。以果皮色鲜艳、味辛辣者为佳。

中药识别　果实呈圆锥形、类圆锥形，略弯曲。表面橙红色、红色或深红色，光滑或较皱缩，显油性，基部微圆，常有绿棕色、具5裂齿的宿萼及果柄。果肉薄。质较脆，横切面可见中轴胎座，有菲薄的隔膜将果实分为2～3室，内含多数种子。气特异，味辛、辣。

药性　辛，热。归心、脾经。

功效主治　温中散寒，开胃消食。主治寒滞腹痛，呕吐，泻痢，冻疮。

用法用量　煎服，0.9～2.4克。外用适量。

使用注意　凡阴虚火旺、咳嗽、咯血、吐血、便血、目疾、疮疖和消化道溃疡的患者不宜服用。

现代药理　辣椒中的辣椒素具有解热镇痛、抗炎、抗氧化、抗辐射、加速脂肪分解代谢、促进血液循环等作用，有助于降低心脏病和肿瘤等疾病的风险。

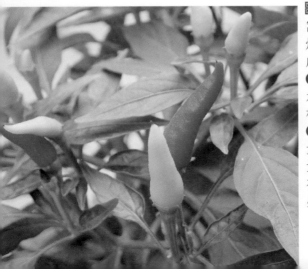

验方精选 ❶治蜂窝织炎：辣椒适量，焙焦，研碎，麻油调成糊状，敷于患处。❷治冻疮：辣椒适量，水煎外洗，或煎剂加樟脑调匀，涂擦患处。❸治关节炎：辣椒适量，研末，加面粉适量，水调成糊状，摊在塑料纸上，敷于患处，用胶布固定。

第八章 理气药

木香

本品为菊科植物云木香的干燥根。原产于印度、缅甸、巴基斯坦等国。现主产于云南、重庆、湖北、湖南等地。秋、冬二季采挖，除去泥沙及须根，切段，再纵剖成瓣，干燥后再撞去粗皮。以根条肥壮均匀、质坚实、色黄棕、香气浓郁者为佳。生用或煨用。

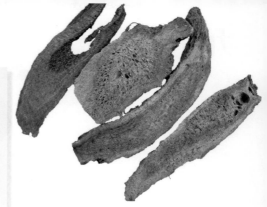

中药识别　根圆柱形或呈枯骨状，长5～15厘米，直径0.5～5.5厘米。表面黄棕色、灰褐色或棕褐色，栓皮大多已除去，有明显的皱纹、纵沟及侧根痕，有时可见网状纹理。质坚硬，难折断，断面呈灰黄色、灰褐色或棕褐色，有深褐色油室小点和放射状纹理。气芳香浓烈而特异，味微苦，稍刺舌。

药性　辛、苦，温。归脾、胃、大肠、三焦、胆经。

功效主治　行气止痛，健脾消食。主治脾胃气滞，胸腹胀痛，食积不消，不思饮食，泻痢后重，胸胁胀痛，黄疸，疝气疼痛。煨木香实肠止泻，用于泄泻腹痛。

用法用量　水煎服，3～6克。

使用注意　阴虚津液不足者慎服。

现代药理　木香提取物对实验性急性胃溃疡具有显著的抑制作用，对慢性胃溃疡也有明显的抑制作用。同时，木香水煎液能促进胃肠运动。煨木香具有显著的抗腹泻作用。此外，木香挥发油、醇提物和乙醚提取物尚有抑菌、抗炎、抗肿瘤、扩张血管、抑制血小板聚集等作用。

验方精选　❶治寒疝疼痛：川楝子12克，木香6克，茴香6克，吴茱萸3克。水煎服。❷治急性腰扭伤：木香、川芎各等量。共研细末，每次6克，每日早晚各用黄酒冲服1次。❸带状疱疹后遗顽固性肋间神经痛：木香、郁金各6克。水煎服。

九里香

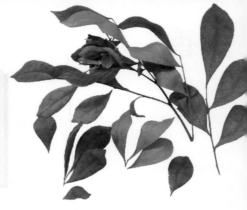

本品为芸香科植物九里香的干燥叶和带叶嫩枝。主产于广东、海南、广西、云南、福建、贵州等地。全年均可采收，除去老枝，阴干。鲜品随采随用。以叶多、色绿、气香浓者为佳。切段，生用。

中药识别 嫩枝呈圆柱形。表面灰褐色，具纵皱纹。质坚韧，不易折断，断面不平坦。羽状复叶有小叶3～9片，多已脱落。小叶片呈倒卵形或近菱形，最宽处在中部以上，基部略偏斜，全缘，黄绿色，薄革质，上表面有透明的腺点。气香，味苦、辛，有麻舌感。

药性 辛、微苦，温；有小毒。归肝、胃经。

功效主治 行气止痛，活血散瘀。主治胃痛，风湿痹痛；外治牙痛，跌打肿痛，虫蛇咬伤。

用法用量 煎服，6～12克。

使用注意 阴虚火盛者忌用。

现代药理 茎叶煎液有局部麻醉作用。九里香石油醚提取物对离体鼠肠有明显的松弛作用，能对抗组胺、氯化钡所致的平滑肌痉挛，但对乙酰胆碱引起的平滑肌痉挛无对抗作用。九里香中所含糖蛋白具有终止孕兔妊娠的作用。

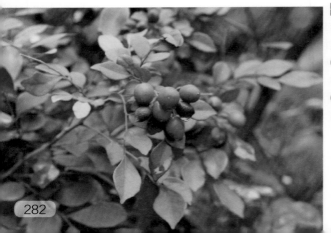

验方精选 ❶治湿疹：九里香鲜枝叶，水煎液，擦洗患处。❷治胃痛：九里香、香附各9克，煎服。❸治牙痛：九里香鲜叶适量捣敷。

刀豆

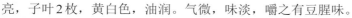

本品为豆科（蝶形花亚科）植物刀豆的干燥成熟种子。主产于江苏、安徽、湖北、四川等地。秋季采收成熟果实，剥取种子，晒干。以粒大、饱满者为佳。生用或炒用。

中药识别　种子扁卵形或扁肾形。表面淡红色至红紫色，略有光泽。边缘具眉状黑色种脐，上有白色细纹3条。质硬，难破碎。种皮革质，内表面棕绿色而光亮，子叶2枚，黄白色，油润。气微，味淡，嚼之有豆腥味。

药性　甘，温。归胃、肾经。

功效主治　温中，下气，止呃。主治虚寒呃逆，呕吐。

用法用量　煎服，6～9克。用时捣碎。或烧存性研末。

使用注意　胃热盛者慎服。

现代药理　本品所含刀豆球蛋白A（Con A）是一种植物血凝素，具有强力的促有丝分裂作用，有较好的促淋巴细胞转化反应的作用，其促淋巴细胞转化最适浓度为40～100微克/毫升，能沉淀肝糖原，凝集羊、马、狗、兔、猪、大鼠、小鼠、豚鼠等动物及人红细胞。同时，刀豆还能选择性激活抑制性T细胞（Ts）细胞，对调节机体免疫反应具有重要作用。

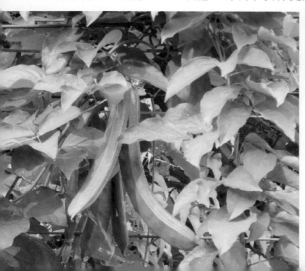

验方精选　❶治鼻渊：老刀豆，文火焙干为末，酒服9克。❷治小儿疝气：刀豆子研粉，每次5克，开水冲服。❸治肾虚腰痛：刀豆子二粒，包于猪腰子内，外裹叶，烧熟食。

大腹皮

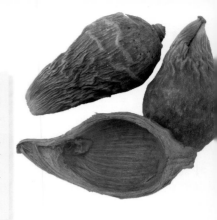

本品为棕榈科植物槟榔的干燥果皮。主产于广东、海南、云南、台湾、广西、福建。冬季至次春采收未成熟的果实，煮后干燥，纵剖两瓣，剥取果皮，习称"大腹皮"；春末至秋初采收成熟果实，煮后干燥，剥取果皮，打松，晒干，习称"大腹毛"。大腹皮以色深褐、皱皮结实者为佳；大腹毛以色黄白、质柔韧者为佳。

中药识别 果皮略呈椭圆形或长卵形瓢状，外果皮深棕色至近黑色，具不规则的纵皱纹及隆起的横纹。内果皮凹陷，褐色或深棕色，光滑呈硬壳状。体轻，质硬，纵向撕裂后可见中果皮纤维。气微，味微涩。

药性 辛，微温。归脾、胃、大肠、小肠经。

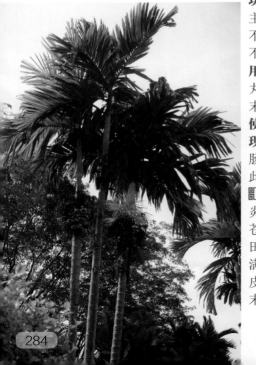

功效主治 行气宽中，行水消肿。主治湿阻气滞，脘腹胀闷，大便不爽，水肿胀满，脚气水肿，小便不利。

用法用量 煎服，5～10克，或入丸、散。外用适量，煎水洗，或研末调敷。

使用注意 气虚体弱者慎服。

现代药理 大腹皮煎剂能使兔离体肠管紧张性升高，收缩幅度减少，此肠平滑肌作用可被阿托品所拮抗。

验方精选 ❶治乙型病毒性肝炎：大腹皮9克，瓜蒌仁、厚朴、苍术、茵陈各10克，生大黄9克，田基黄15克，煎服。❷治心腹胀满，水肿等：生姜皮、桑白皮、陈皮、大腹皮、茯苓皮各等份，研粗末，每服9克，水煎去渣温服。

川楝子

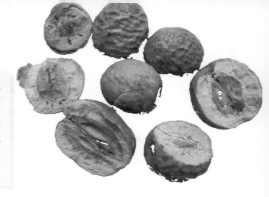

本品为楝科植物川楝的干燥成熟果实。主产于四川、甘肃、湖北、湖南、贵州等地。冬季果实成熟时采收，除去杂质，干燥。以个大、饱满、外皮色黄、果肉色黄白者为佳。生用或炒用。

中药识别　果实呈球形或椭圆形，直径 1.5～3.0 厘米。表面棕黄色至红棕色，具深棕色小点。果皮革质，与果肉间常有空隙，果肉松软，淡黄色。果核卵圆形，具 6～8 条纵棱，质坚硬，每室有 1 枚扁平种子。

药性　苦，寒；有小毒。归肝、小肠、膀胱经。

功效主治　疏肝泄热，行气止痛，杀虫。主治肝郁化火，胸胁、脘腹胀痛，疝气疼痛，虫积腹痛。

用法用量　煎服，5～10 克。外用适量，研末调敷。

使用注意　本品有毒，不宜过量或持续服用。脾胃虚寒者慎用。

现代药理　川楝子有松弛奥狄括约肌、收缩胆囊、促进胆汁排泄的作用。能兴奋肠管平滑肌，使其张力和收缩力增加。所含川楝素具有驱蛔虫作用，且作用缓慢而持久。川楝子对金黄色葡萄球菌、多种致病性真菌有抑制作用。此外，尚有抗炎、镇痛、抗氧化、抗生育、抗癌等作用。

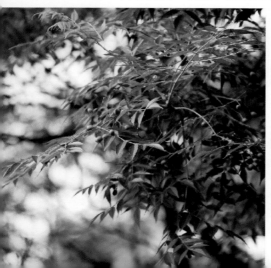

验方精选　❶治急性乳腺炎：苦楝子炒微黄，研细末。每次服苦楝子末 9 克，红糖适量，用黄酒或温水 100～200 毫升冲服，每日 2 次，连服 2～3 日。❷治头癣：苦楝子炒黄研成细末，熟猪油或凡士林调成 50% 油膏。先将患处头发剪短或剃光，用 5～10 明矾水洗净，擦干，涂上油膏，每日 1 次，10 日为一个疗程。

广玉兰

本品为本兰科植物荷花玉兰干燥的树皮和花。主产于江苏、安徽、浙江等地。树皮全年均可采用，晒干。花夏、秋二季采摘，晒干或鲜用。树皮以块大、皮厚者为佳。

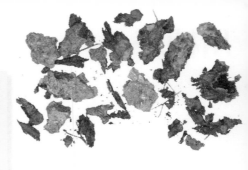

中药识别 树皮呈不规则块片状。外表面灰褐色，常有灰白色菌斑，内表面棕褐色，较光滑。质脆，易折断，断面不平坦，呈纤维状。气味，味微苦。

药性 辛，温。归肺、胃、肝经。

功效主治 祛风散寒，行气止痛。主治外感风寒，头痛鼻塞，脘腹胀痛，呕吐腹泻，高血压，偏头痛。

用法用量 煎服。花3～10克，树皮6～12克。外用适量，捣敷患处。

现代药理 树皮中所含木兰花碱具有箭毒样作用，可导致肌肉松弛及神经节阻断。这种作用可被抗胆碱酯酶药所拮抗。同时，树皮中所含木兰花碱静脉注射后可使麻醉猫立即出现降压作用，血压降低50%～60%，持续90～120分钟，对肾性高血压犬静脉注射也有明显的降压作用。此外，所含厚朴酚还具有抗菌、抗真菌和抗溃疡等作用。

验方精选 ❶治感冒发热：广玉兰20克，紫苏叶6克，开水泡服。❷胃痛：广玉兰树皮9克，煎水服。

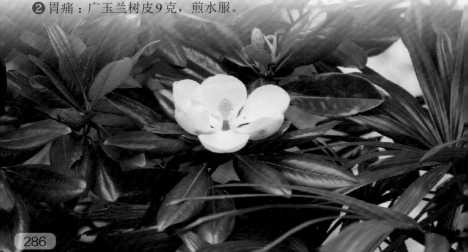

广陈皮

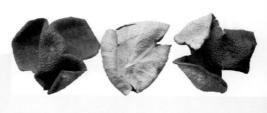

本品为芸香科植物橘的栽培变种茶枝柑的干燥成熟果皮。主产于广东新会、江门、四会等地。采摘成熟果实，将果皮开成相等的三瓣或十字横开四瓣，底部相连。剥下，晒干。以片大肉厚、外表面深紫红色或深红色、油点明显、质柔软、香气浓郁者为佳。切丝，生用或麸炒用。

中药识别　果皮常3～4瓣相连，底部相连。裂片向外反卷，厚度约1毫米。外表面棕红色、橙红色至棕褐色，皱缩，有众多凹入的油点。内表面淡黄白色，可见圆形的油点和海绵状的经络，质柔而韧，富有弹性，不易折断。气清香，味甘微辛。

药性　苦、辛，温。归肺、脾经。

功效主治　理气健脾，燥湿化痰。主治胸脘胀满，食少吐泻，咳嗽痰多。

用法用量　煎服，3～10克。

现代药理　广陈皮所含黄酮类成分具有抗氧化活性，清除氧自由基作用，可以抗衰老、抗疲劳，同时还具有不同程度的抗癌作用，对肺癌、直肠癌、肾癌有显著的抑制作用，能拮抗多种化疗药物的致突变作用。陈皮的挥发油有祛痰平喘和扩张支气管的作用，对胃肠道平滑肌有温和的刺激作用，能促进消化液的分泌，排除肠道积气，增加食欲。

验方精选 ❶治胸痞作呕：广陈皮、半夏、茯苓各9克，甘草3克。煎服。❷治风寒感冒、咳嗽痰多：广陈皮、前胡、杏仁各9克，紫苏叶4.5克。煎服。❸治痰膈气胀：广陈皮9克，水煎温服。

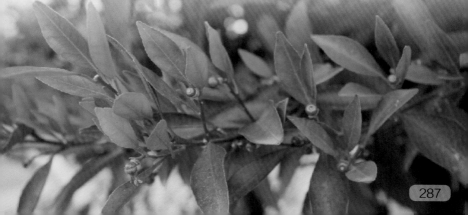

化橘红

本品为芸香科植物化州柚的未成熟或近成熟的干燥外层果皮。主产于广东、广西等地。夏季果实未成熟时采收，置沸水中略烫后，将果皮割成5～7瓣，除去果瓤和部分中果皮，压制成形，干燥。以片薄均匀、色绿、茸毛多、香气浓郁者为佳。生用或蜜炙用。

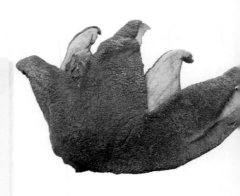

中药识别 果皮呈对折的七角或展平的五角星状。完整者展平后直径15～28厘米，厚约2毫米。表面绿褐色，密被细绒毛，内表面灰棕色，细结而筋脉少。质坚结，断面不整齐，外缘有1列不整齐的下凹的油室，内侧稍软而有弹性。气芳香，味苦、微辛。

药性 辛、苦，温。归肺、脾经。

功效主治 理气宽中，燥湿化痰。主治咳嗽痰多，食积伤酒，呕恶痞闷。

用法用量 煎服，3～6克。

使用注意 气虚及阴虚有燥痰者不宜用。

现代药理 化橘红所含柚皮苷具有消炎镇痛作用，可抑制炎症导致的毛细血管通透性，此外，还具有降低血小板聚集和血液黏度等作用。

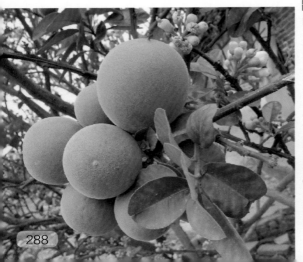

验方精选 ❶治咳嗽气喘：化橘红6克，炙麻黄1克，生石膏10克，杏仁、前胡、芦根、炙甘草各5克，煎服。❷治中风、半身不遂：白术、茯苓、天麻、化橘红各6克，半夏、甘草各10克，生姜3片，大枣3枚，煎服。❸治小儿肺炎：化橘红、苏子各6克，青黛、银杏各3克，鱼腥草、莱菔子各5克，煎服。

乌药

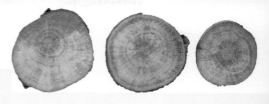

本品为樟科植物乌药的干燥块根。主产于浙江、安徽、湖南、湖北、江苏、福建等地。全年均可采收，除去细根，洗净，趁鲜切片，晒干，或直接晒干。以乌药个以块根呈纺锤形、肥壮质嫩者为佳。乌药片以片厚均匀、色黄白、气香者为佳。切薄片，生用。

中药识别　块根常切为厚为1～2毫米类圆形薄片。横切面黄白色或淡黄棕色而微红，微显粉性，有放射状纹理及环纹，中心颜色较深，平滑而有弹性。气芳香，味微苦、辛，有清凉感。

药性　辛，温。归肺、脾、肾、膀胱经。

功效主治　行气止痛，温肾散寒。主治寒凝气滞，胸腹胀痛，气逆喘急，膀胱虚冷，遗尿尿频，疝气疼痛，经寒腹痛。

用法用量　煎服，6～10克。

使用注意　孕妇及体虚者慎服。

现代药理　本品对胃肠道平滑肌有兴奋和抑制的双向调节作用，能促进消化液的分泌。还具有抗病毒、抑菌、抗肿瘤、兴奋心肌、改善中枢神经系统功能、抗炎、镇痛、防治糖尿病肾病、保护肝脏、调节凝血功能等药理作用。

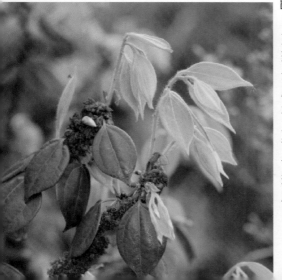

验方精选 ❶治消化不良：乌药20克，神曲15克，煎服。❷治痛经：乌药40克，醋制香附30克，分别炒干，研细末，每次服3～5克，米酒或温开水送服。❸治疳积：乌药、五谷虫、鸡内金各30克，青黛1.5克。将前三味药烘干，研末，加青黛和匀，瓶装备用。每日清晨空腹服3～5克，温开水送服。

佛手

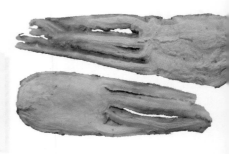

本品为芸香科植物佛手的干燥果实。主产于广东、浙江、四川等地。秋季果实尚未成熟或变黄时采收，纵切成薄片，晒干或低温干燥。以片大、果肉色黄白、香气浓者为佳。切片，生用。

中药识别 果实常切为类椭圆形或卵圆形的薄片，长6～10厘米，顶端稍宽，常有3～5个手指状的裂瓣，基部略窄。外皮黄绿色或橙黄色，有皱纹和油点。果肉浅黄白色或浅黄色，散有凹凸不平的线状或点状维管束。质硬而脆，受潮后柔韧。气香，味微甜后苦。

药性 辛、苦、酸，温。归肝、脾、胃、肺经。

功效主治 疏肝理气，和胃止痛，燥湿化痰。主治肝胃气滞，胸胁胀痛，胃脘痞满，食少呕吐，咳嗽痰多。

用法用量 煎服，3～10克。

使用注意 阴虚有火、无气滞症状者慎服。

现代药理 佛手醇提取物对肠道平滑肌有明显的抑制作用，有扩张冠状血管、增加冠脉血流量的作用。高浓度时抑制心肌收缩力，减缓心率，降低血压，保护实验性心肌缺血。佛手所含的挥发油具有平喘和祛痰的作用。此外，佛手还有抗应激、调节免疫和抗肿瘤等作用。

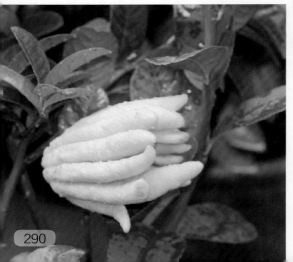

验方精选 ❶治痰气咳嗽：佛手6～9克，煎服。❷治胃腹冷痛：佛手30克，切成1厘米左右的小块，风干后，浸入白酒1000克中，10日后即可饮用，每次服用3～5克。

沉香

本品为瑞香科植物白木香含有树脂的木材。主产于广东、海南、广西、云南等地。全年均可采收，割取含树脂的木材，除去不含树脂的部分，阴干。以色黑褐、油润、体重、燃之有油渗出、香气浓郁者为佳。除去枯废白木，劈成小块，用时捣碎或研成细粉。生用。

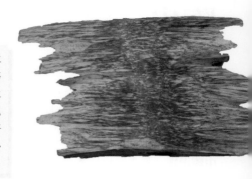

中药识别　沉香饮片呈不规则块、片状或盔帽状，有的为小碎块。表面凹凸不平，有刀痕，偶有孔洞，可见黑褐色树脂与黄白色木部相间的斑纹，孔洞及凹窝表面多呈朽木状。质较坚实，断面刺状。气芳香，味苦。

药性　辛，苦，微温。归脾、胃、肾经。

功效主治　行气止痛，温中止呕，纳气平喘。主治胸腹胀闷疼痛，胃寒呕吐，呃逆，肾虚气逆喘急。

用法用量　煎服，1～5克。锉粉或磨粉冲服或入丸散，每次0.5～1.0克。

现代药理　沉香的水煎液对体外豚鼠回肠的自主收缩有抑制作用，并能对抗组胺、乙酰胆碱引起的痉挛收缩，水煎醇沉液腹腔注射，能使新斯的明引起的小鼠肠推进运动减慢，呈现肠平滑肌解痉作用。此外，沉香尚具有镇静、安定、麻醉、镇痛、平喘、抗菌等作用。

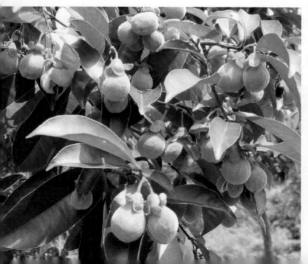

验方精选　❶ 治心腹疼痛：沉香、乌药各5克，加水磨汁服。❷ 治支气管哮喘：沉香1.5克，侧柏叶3克，研成粉末，睡前温水冲服。❸ 治月经不调：沉香（冲服）2.4克，乌药、槟榔各9克，木香（后下）3克，延胡索6克，香附3克，煎服。

291

陈皮

本品为芸香科植物橘及其栽培变种的干燥成熟果皮。主产于重庆、福建、广东、广西等地。秋季采摘成熟果实，剥取果皮，晒干或低温干燥。以外表面深红色鲜艳，气香者为佳。切丝，生用。

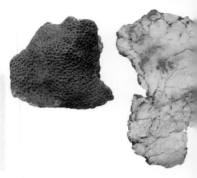

中药识别　陈皮饮片呈不规则的条状或丝状。外表面橙红色或红棕色，有细皱纹和凹下的点状油室。内表面浅黄白色，粗糙，附黄白色或黄棕色筋络状维管束。气香，味辛、苦。

药性　苦、辛，温。归肺、脾经。

功效主治　理气健脾，燥湿化痰。主治胸脘胀满，食少吐泻，咳嗽痰多。

用法用量　煎服，3～10克。

使用注意　气虚、燥咳、有胃火的人不宜多食。

现代药理　陈皮对消化系统的作用表现为抗胃溃疡、利胆，促进消化液分泌等作用。对心血管系统的作用主要表现在其煎剂和醇提取物及橙皮苷均能兴奋离体和在位蛙心，剂量过大时则呈抑制作用。此外，陈皮所含挥发油有刺激性祛痰作用，可使支气管扩张，灌流速度加速。橙皮苷与甲基橙皮苷均有维生素P样作用，具有降低毛细血管通透性，防止微血管出血等抗炎作用。陈皮提取物尚具有抗氧化、杀虫等药理作用。

验方精选　❶治反胃吐食：陈皮（土炒），研为末，每次6克，以生姜三片，枣肉一枚，加水二杯，煎成一杯后温服。❷治食积腹胀。陈皮15克，研为末，水煎代茶，细细饮服。❸治乳痈：陈皮泡开水中，去白，晒干，加面炒至微黄，研成粉末，每服6克，以麝香调酒送下。

食疗方　❶陈皮茶：理气调中，疏肝健脾，消积导滞。陈皮4克。将陈皮放入茶壶内，将沸水冲入，加盖浸泡10分钟，代茶饮。❷生果清润甜汤：健脾消食。苹果3个，雪梨2个，雪耳（银耳）少许，陈皮2片，南杏仁、北杏仁各1汤匙，冰糖适量。锅内放入适量清水，放入洗净的陈皮，水滚后放入切好的生果（苹果、雪梨）、南杏仁、北杏仁及雪耳（银耳），煲2小时，加入冰糖调味，即可饮用或待凉放入瓶中，冷饮用。

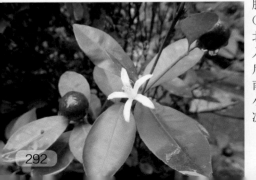

鸡骨香

本品为大戟科植物鸡骨香的干燥根。主产于福建、广东、广西、福建、海南等地。秋、冬二季采收，挖取根部，洗净切片或剥取根皮，晒干。以根条粗壮、色黄、气香者为佳。切片，生用。

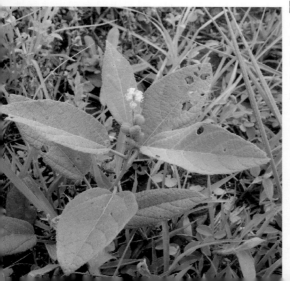

中药识别 根细长条状，径2～4毫米，表面灰棕色，有纵纹及突起，栓皮易脱落。质脆，易折断，断面黄色，不平坦，纤维性。气微弱芳香，味苦、涩。

药性 辛，苦，温；有小毒。归胃、大肠、肝经。

功效主治 行气活血，祛风除湿，消肿止痛。主治胃脘胀痛，疝气痛，风湿痹痛，痛经，咽喉肿痛，跌打肿痛，虫蛇咬伤。

用法用量 煎服，6～15克，研末吞服，每次2.5～3.0克。外用适量，研末调敷患处。

使用注意 内服不可过量或久服。

现代药理 鸡骨香醇提物和水提物均有抗炎、抗外周性疼痛的作用，其醇提物的抗炎、镇痛作用优于水提物。

验方精选 ❶治胃及十二指肠溃疡、胃肠胀气：鸡骨香15克，研粉，温水送服。❷治虫蛇咬伤：鸡骨香适量，研成粉末，水调后涂敷患处。

青皮

本品为芸香科植物橘及其栽培变种的干燥幼果或未成熟果实的果皮。主产于福建、广东、广西等地。5～6月份收集自落的幼果，晒干，习称"个青皮"；7～8月份采收未成熟的果实，在果皮上纵剖成四瓣至基部，除尽瓤瓣，晒干，习称"四花青皮"。个青皮以质硬、香气浓者为佳；四花青皮以外皮色黑绿、内面色黄白、香气浓者为佳。生用或醋炙用。

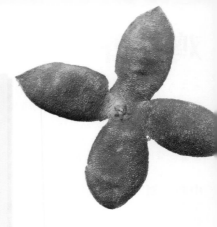

中药识别 青皮饮片呈类圆形厚片或不规则丝状。表面灰绿色或黑绿色，密生多数油室，切面黄白色或淡黄棕色，有时可见瓤囊8～10瓣，淡棕色。气香，味苦、辛。

药性 苦、辛，温。归肝、胆、胃经。

功效主治 疏肝破气，消积化滞。主治胸胁胀痛，疝气疼痛，乳癖乳痈，食积气滞，脘腹胀痛。

用法用量 煎服，3～10克。

使用注意 气虚者慎服。

现代药理 青皮所含挥发油有祛痰和平喘作用，对平滑肌表现出选择性解痉和兴奋作用，如可以降低离体豚鼠胃、肠、胆囊及小鼠子宫的紧张性收缩，但使膀胱平滑肌兴奋收缩；可解除支气管的痉挛作用，但可显著增加胆汁流量。此外，青皮水煎醇沉提取物有显著的升压作用，且能兴奋呼吸，而具有抗休克作用。

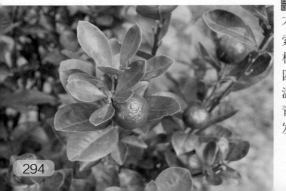

验方精选 ❶治心胃久痛不愈：醋青皮25克，醋延胡索15克，甘草5克，大枣三枚。煎服。❷治伤寒呃逆：四花青皮，研末。每服10克，温开水送服。❸治疟疾寒热：青皮50克，烧炭存性，研末，发前温酒服5克，临时再服。

294

玫瑰花

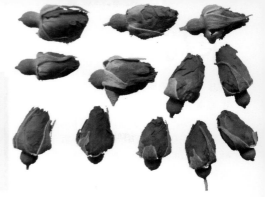

本品为蔷薇科植物玫瑰的干燥花蕾。主产于江苏、浙江、山东、安徽等地。春末夏初花将开放时分批采摘花蕾。及时文火烘干或阴干。以朵大、色紫红、含苞未放、香气浓者为佳。生用。

中药识别 花蕾略呈半球形或不规则团状。花托半球形，与花萼基部合生。萼片5枚，黄绿色或棕绿色，被有细柔毛。花瓣多皱缩，展平后宽卵形，呈覆瓦状排列，紫红色，雄蕊多数，黄褐色。花柱多数，柱头在花托口集成头状，短于雄蕊。体轻，质脆。气芳香浓郁，味微苦涩。

药性 甘、微苦，温。归肝、脾经。

功效主治 行气解郁，和血，止痛。主治肝胃气痛，食少呕恶，月经不调，跌仆伤痛。

用法用量 煎服，3～6克。

使用注意 阴虚火旺者和孕妇不宜多饮用。

现代药理 玫瑰花提取物对人类免疫缺陷病毒、白血病病毒和T细胞白血病病毒均具有抗病毒作用。玫瑰花水煎剂能解除小鼠口服锑剂的毒性反应，但仅对口服酒石酸锑钾有效，且同时使其抗血吸虫作用消失。玫瑰油对大鼠有促进胆汁分泌的作用。另所含儿茶精类物质有烟酸样作用，可用于放射病的综合治疗，并有抗肿瘤等作用。

验方精选 ❶治胸肋胀闷作痛：玫瑰花6克，香附6克，煎服。❷治肝胃气痛：玫瑰花9克，开水冲泡，代茶饮用。❸治月经过多：玫瑰花9克，鸡冠花9克，水煎去渣，加红糖服。

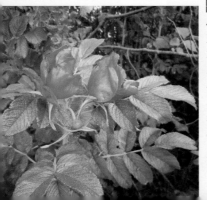

食疗方 ❶玫瑰美容茶：养颜，润喉4～5朵玫瑰花蕾热水冲代茶饮。❷玫瑰酱猪蹄：适合产后女性服用。鲜玫瑰花瓣、红糖各适量，猪蹄4个，油，老抽各适量。将鲜玫瑰花瓣和红糖按1：4比例腌制成玫瑰酱备用。将猪蹄炖熟捞出备用。锅中放少许油，放入2勺玫瑰酱爆香，倒入1碗水，放少许老抽，将猪蹄入锅，改成小火焖一会儿，20分钟后改大火收汁即可出锅。

茉莉花

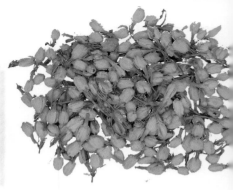

本品为木犀科植物茉莉的干燥花蕾。我国南方广泛栽培。主产于广西、福建、江苏、浙江等地。夏、秋二季，选择晴天采摘初开放的花朵，晒干或鲜用。以花朵完整、色白纯净、气香浓郁者为佳。生用。

中药识别　干燥花呈黄棕色至棕褐色，冠筒基部的颜色略深，未开放的花蕾全体紧密叠合成球形，花萼管状，具细长的裂齿 8 ～ 10 个。外表面有纵行的皱缩条纹，被稀短毛。花瓣呈椭圆形，先端短尖或钝，基部联合成管状。

药性　辛、甘，温。归肝、脾、胃经。

功效主治　理气和中，开郁辟秽。主治下痢腹痛，目赤红肿，疮疡肿毒。

用法用量　煎服，3 ～ 10 克。或代茶饮。外用适量，煎水洗患处。

使用注意　火热内盛，燥结便秘者慎用。

现代药理　茉莉花所含挥发油性物质对多种细菌有抑制作用。具有极强的清除自由基的能力，有抗辐射、预防心脑血管疾病、提高免疫力、延缓衰老等功效。

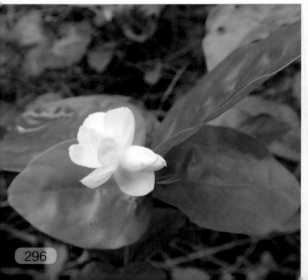

验方精选　❶治目赤肿痛，迎风流泪：茉莉花适量，煎水熏洗。❷治肝郁气滞，化火伤肺引起的咳嗽咯血：茉莉花 5 克，银耳 25 克，煎水饮用。❸治失眠：茉莉根 1.5 克，研磨加水服。

荔枝核

本品为无患子科植物荔枝的干燥成熟种子。主产于广东、广西、福建、台湾、海南。夏季采摘成熟果实，除去果皮和肉质假种皮，洗净，晒干。以粒大、饱满、光亮者为佳。生用或盐水炙用。

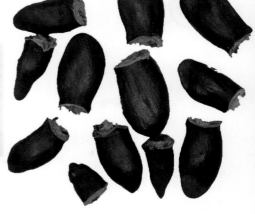

中药识别　种子呈长圆形或卵圆形，略扁，长 1.5～2.2 厘米，直径 1.0～1.5 厘米。表面棕红色或紫棕色，平滑，有光泽，略有凹陷及细波纹，一端有类圆形黄棕色的种脐。质硬。子叶 2 片，棕黄色。气微，味微甘、苦、涩。

药性　甘、微苦，温。归肝、肾经。

功效主治　行气散结，祛寒止痛。主治寒疝腰痛，睾丸肿痛。

用法用量　煎服，5～10 克。研末，1.5～3.0 克；或入丸、散。外用适量，研末调敷。

使用注意　无寒湿滞气者忌用。

现代药理　荔枝核可使血糖下降、肝糖原含量亦显著降低。

验方精选 ❶治男子疝痛：荔枝核、橘核各 9 克，小茴香 4.5 克。煎服。❷治心腹胃脘久痛：荔枝核 5 克，木香 4 克，研成细末，每次服 5 克，温水送服。❸治癣：荔枝核适量，研末，调醋涂搽患处。

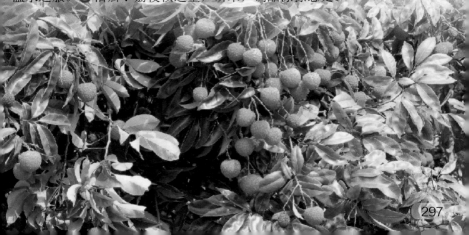

枳实

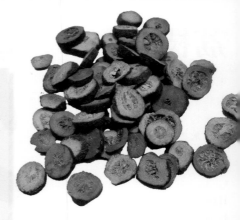

本品为芸香科植物酸橙的干燥幼果。主产于浙江、江西、四川、湖南、湖北、福建等地。5～6月份收集自落的果实，除去杂质，自中部横切两半，晒干或低温干燥，较小者直接晒干或低温干燥。以外果皮绿褐、果肉厚、质坚硬、香气浓者为佳。生用或麸炒。

中药识别 幼果饮片呈不规则弧状条形或圆形薄片。切面外果皮黑绿色至暗棕绿色，中果皮部分黄白色至黄棕色，近外缘有1～2列点状油室，条片内侧或圆片中央具棕褐色瓤囊。气清香，味苦、微酸。

药性 苦、辛、酸，微寒。归脾、胃经。

功效主治 破气消积，化痰散痞。主治积滞内停，痞满胀痛，泻痢后重，大便不通，痰滞气阻，胸痹，结胸，脏器下垂。

用法用量 煎服，3～10克。

使用注意 脾胃虚弱及孕妇慎用。

现代药理 枳实调节胃肠运动，微量枳实煎剂可明显地降低肠平滑肌的活动，小量对肠平滑肌有抑制作用，能缓解乙酰胆碱或氯化钡所致的小肠痉挛。对胃肠道平滑肌又有兴奋作用，可使胃底平滑肌的张力明显升高，有促进胃运动、加速胃排空的作用。此外，枳实具有持久的升压作用，可改善微循环，适用于治疗休克。同时，枳实还具有抗血栓形成、抗变态反应等活性。

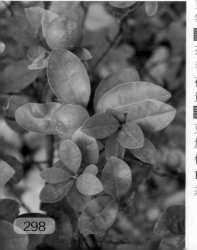

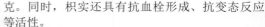

验方精选 ❶治偏头痛：枳实适量。水煎代茶饮。❷治虚烦所致惊悸，胸闷，口苦：枳实、半夏、竹茹、生姜各10克，大枣2枚，橘红15克，茯苓8克，炙甘草5克，煎服。❸治风疹：枳实适量，以醋渍令湿，火炙令热，适温熨患处。

食疗方 ❶化积解热饮：消食解热。山楂25克，麦芽15克，枳实6克，红糖少许。以上药物加红糖煲水3碗，煲1.5小时汤成。❷牛肚枳实砂仁汤：补气健脾，消痞除满。牛肚250克，枳实12克，砂仁2克。将牛肚、枳壳（炒）、砂仁加水共煮，肚熟后饮汤食肚。

柿蒂

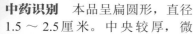

本品为柿子科植物柿的干燥宿萼。主产于辽宁、河北、河南、山东、陕西等地。冬季果实成熟时采摘，食用时收集，洗净，晒干。以个大而厚、质硬、色黄褐者为佳。生用。

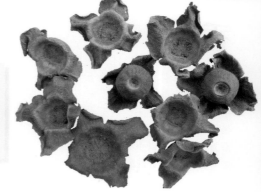

中药识别　本品呈扁圆形，直径1.5～2.5厘米。中央较厚，微隆起，有果实脱落后的圆形瘢痕，边缘较薄，4裂，裂片多反卷，易碎；基部有果梗或圆孔状的果梗痕。外表面黄褐色或红棕色，内表面黄棕色，密被细绒毛。质硬而脆。气微，味涩。

药性　苦、涩，平。归胃经。

功效主治　降逆，止呃。主治呃逆。

用法用量　煎服，5～10克。

现代药理　本品具有抗心律失常、镇静和一定的抗生育作用。

验方精选 ❶治呃逆：丁香、柿蒂、人参等份，研为细末，水煎，饭后服用。❷治血淋：柿蒂适量，烧炭存性，研为粉末，每次服6克，空心米汤调服。❸治胸满咳逆不止：柿蒂、丁香各30克。上细切，每服12克，水1.5杯，姜5片，煎至7分，去渣，热服，不拘时。

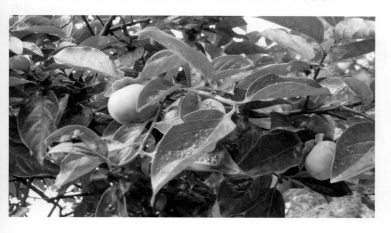

香附

本品为莎草科植物莎草的干燥根茎。主产于山东、江苏、浙江、福建、湖南、河南等地。秋季采挖，洗净泥土，晒至八成干，用火燎去须根，置沸水中略煮或蒸透后晒干，也可用火燎后直接晒干，以个大、质坚实、色棕褐、香气浓者为佳。生用或醋制用。

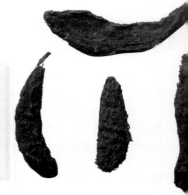

中药识别　根茎多呈纺锤形，长1～3厘米。表面棕褐色或黑褐色，并有隆起的环节，节上有棕色毛须。质坚硬，切面色白或黄棕色，内皮层环纹明显。气香，味微苦。

药性　辛，微苦、微甘，平。归肝、脾、三焦经。

功效主治　疏肝解郁，理气宽中，调经止痛。主治肝郁气滞，胸胁胀痛，疝气疼痛，乳房胀痛，脾胃气滞，胸脘痞闷，胀满疼痛，月经不调，经闭痛经。

用法用量　煎服，6～10克，或入丸、散。外用研末撒、调敷或作饼热熨。醋炙增强疏肝止痛的作用。

使用注意　凡气虚无滞、阴虚血热者忌服。

现代药理　5%香附浸膏对动物离体子宫有抑制作用，能降低其收缩力和张力，其挥发油有雌激素样作用。香附水煎剂可明显地增加胆汁流量，促进胆汁分泌，并对肝细胞有保护作用。另证实香附还具有解热镇痛、降低血压、抗菌抗炎、抗肿瘤等作用。

验方精选　❶治跌打损伤：炒香附12克，姜黄18克，共研细末，每日服3次，每次服3克。孕妇忌服。❷治乳痈，各种痈肿：香附（细末）30克，麝香0.6克。上二味研匀，以蒲公英60克，煎酒去渣，以酒调药，热敷患处。❸治耳卒聋闭：香附子（瓦炒）研末，莱菔子煎服，早夜各服6克，忌铁器。

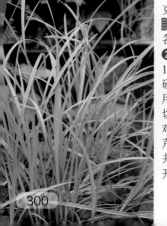

食疗方　❶香附玫瑰茶：调经止痛。香附、玫瑰花各适量。香附、玫瑰花放入杯子中用开水冲泡，代茶饮。❷香附鸡肝：温经行气。鸡肝100克，鸡肉200克，香附10克，洋葱2个，萝卜1个，芹菜、粉条、油豆腐、酒、砂糖、酱油、鸡汤各适量。香附切细，文火煎约1小时，用布滤去渣，留汁备用。鸡肝、洋葱、萝卜切片，芹菜切段，粉条在热水里浸软剪短，油豆腐切开。锅内先用鸡肉垫底，鸡肝片放上面，然后放入洋葱片、萝卜片、芹菜段、粉条、油豆腐，调料铺放最上层，加酒3匙，并放入香附汁、砂糖、酱油，加鸡汤适量。先用大火煮开，继用小火煮烂即可。

香橼

本品为芸香科植物枸橼的干燥成熟果实。主产于四川、云南、福建、江苏、浙江等地。秋季果实成熟时采收，趁鲜切片，晒干或低温干燥。以片色黄白、香气浓者为佳。生用。

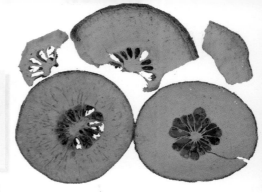

中药识别 果实饮片呈圆形或长圆形片。横切片外果皮黄色或黄绿色，边缘呈波状，散有凹入的油点；中果皮厚1～3厘米，黄白色或淡棕黄色，有不规则的网状突起的维管束，瓤囊10～17室。质柔韧。气清香，味微甜而苦辛。

药性 辛、苦、酸，温。归肝、肺、脾经。

功效主治 疏肝理气，宽中，化痰。主治肝胃气滞，胸胁胀痛，脾胃气滞，脘腹痞痛，呕吐噫气，痰多咳嗽，脚气水肿。

用法用量 煎服，3～10克。

使用注意 阴虚血燥及孕妇气虚者慎服。

现代药理 香橼有促进胃肠蠕动，健胃及祛痰作用。另尚有抗炎、抗病毒等作用。

验方精选 ❶治咳嗽：香橼适量，制为粗粉，水煮烂熟，以炼蜜拌匀成膏。睡中嗽起，每服二匙。❷治胃脘痛：香橼、附子、吴茱萸各10克，神曲20克，煎服。❸治臌胀：香橼一枚（连瓤），大核桃肉二枚（连皮），缩砂仁6克（去膜）。各煅炭性为散，砂糖拌调，空腹顿服。

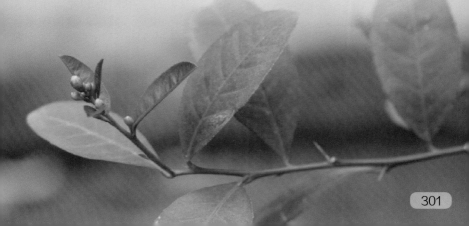

预知子

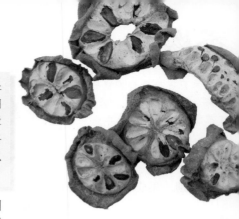

本品为木通科植物木通干燥近成熟果实。主产于江苏、浙江、安徽、湖北、湖南等地。夏、秋二季果实呈绿黄色时采收，摘取果实置沸水中略烫后晒干。以个大、色黄棕、质硬、皮皱者为佳。切厚片，生用。

中药识别 果实呈肾形或长椭圆形，稍弯曲，长3～9厘米，直径1.5～3.5厘米。表面黄棕色或黑褐色，有不规则的深皱纹，顶端钝圆，基部有果梗痕。质硬，破开后，果瓤淡黄色或黄棕色。种子多数，扁长卵形，黄棕色或紫褐色，具光泽，有条状纹理。气微香，味苦。

药性 苦，寒。归肝、胆、胃、膀胱经。

功效主治 疏肝理气，活血止痛，散结利尿。主治脘胁胀痛，痛经经闭，痰核痞块，小便不利。

用法用量 煎服，3～9克。熬膏或入丸剂。外用适量，研末调敷患处。

使用注意 凡脾虚作泻泄者忌用，孕妇慎服。

现代药理 预知子煎剂对金黄色葡萄球菌、铜绿假单胞菌、福氏痢疾杆菌及大肠埃希菌均有不同的抑制作用。另具有抗癌作用，临床上可用于治疗乳腺癌及消化系统癌症。

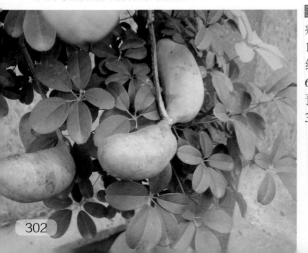

验方精选 ❶治中寒腹痛：预知子30克，小茴香12克，煎服。❷治输尿管结石：预知子、薏苡仁各60克，煎服。❸治肝癌：预知子、石燕、马鞭草各30克，煎服。

黄皮核

本品为芸香科植物黄皮的干燥成熟种子。主产于广东、福建、台湾、广西、四川等地。夏、秋二季采摘成熟果实，剥取果皮及果肉，收集种子，洗净，蒸透，晒干或鲜用。以种子饱满、黄绿色者、有香气者为佳。生用。

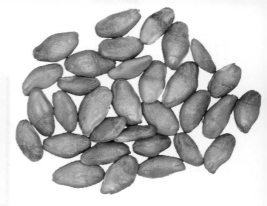

中药识别　种子呈扁平卵形，先端略尖而稍弯向一侧，基部圆钝，表面较平滑，明显分两色，上部呈棕黄色，下部黄绿色。种脐长椭圆形。种皮薄而脆，易破碎脱落。子叶2枚，扁平而肥厚，断面黄白色。气香，味苦。

药性　辛，苦，微温。归胃、肠经。

功效主治　理气消滞，散结止痛。主治食滞胃痛，疝气疼痛，睾丸肿痛。外用治小儿疮疖，蜈蚣咬伤，黄蜂蜇伤。

用法用量　煎服，4.5～9.0克。外用适量，捣烂敷患处。

现代药理　从黄皮核的乙醇提取物中分离得到11种化合物，主要为：N-甲基桂皮酰胺，桂皮酰胺，黄皮新肉桂酰胺A等。另有人对其挥发油部分进行了分析，鉴定出其中14种化学成分。目前尚未发现药理学方面的研究报道。

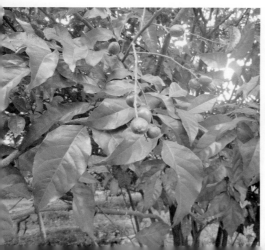

验方精选　❶治蜈蚣咬伤：黄皮核适量，捣烂敷患处。❷治肠痉挛，肠癌痛，胃神经痛：黄皮果核炒香，研细末，以水或黄酒送下，每次服6克，一日2～3次。❸治消化不良，胃脘饱胀：鲜黄皮果实，将果肉、果皮和果核放在口中嚼碎，连渣带汁一并吞下。

梅花

本品为蔷薇科植物梅的干燥花蕾。入药分白梅花和红梅花两种。白梅花主产于江苏、浙江；红梅花主产于四川、湖北。入药以白梅花为主。初春花未开放时采摘，及时低温干燥。以花蕾完整、含苞未放气清香者为佳。生用。

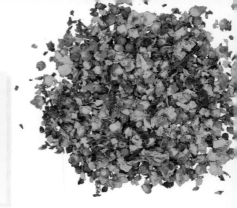

中药识别 花蕾呈类球形，直径3～6毫米，有短梗。苞片数层，鳞片状，棕褐色。花萼5枚，灰绿色或棕红色。花瓣5片或多数，黄白色或淡粉红色。雄蕊多数，雌蕊1枚，子房密被细柔毛。质轻。气清香，味微苦、涩。

药性 微酸、涩，平。归肝、胃、肺经。

功效主治 疏肝解郁，开胃生津，化痰散结。主治肝胃气痛，郁闷心烦，梅核气，瘰疬疮毒。

用法用量 煎服，2～6克，或入丸、散。外用鲜品适量，捣敷患处。

现代药理 梅花煎剂对金黄色葡萄球菌，大肠、伤寒、副伤寒、痢疾、结核等杆菌及皮肤真菌均有抑制作用，且能减少豚鼠蛋白质过敏性休克死亡的发生。

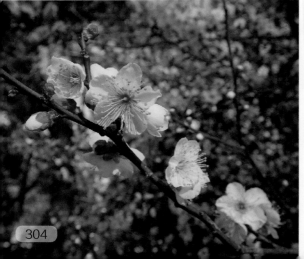

验方精选 ❶治暑热烦渴，郁闷心烦：梅花3克，煎服。❷治妊娠呕吐：梅花6克，开水冲泡代茶饮。❸治水痘隐在皮肤，已出或未出：梅花50克，桃仁、辰砂、甘草各6克，丝瓜15克，研末，涂敷患处。

檀香

本品为檀香科植物檀香的树干心材。国外主产于印度、澳大利亚、印度尼西亚，我国主产于海南、广东、云南等地。全年可采，以夏季采收为佳。采得后切成小段，除去边材，镑片或劈碎后入药。以色黄、质坚而致密、油性大、香气浓郁者为佳。生用。

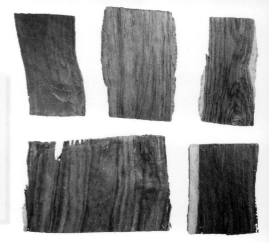

中药识别 心材段呈长圆柱形或稍扁，挺直。表面淡黄色或浅黄棕色，放置色渐深，木纹致密，光滑细腻，常见有裂隙呈放射状排列。体重，质坚实，难折断。横切面可见年纹呈波纹，深棕色。气清香，火燃之香气更浓郁。

药性 辛，温。归脾、胃、心、肺经。

功效主治 行气温中，开胃止痛。主治寒凝气滞，胸膈不舒，胸痹心痛，脘腹疼痛，呕吐食少。

用法用量 煎服，2～5克，宜后下。外用适量，磨汁涂敷患处。

使用注意 阴虚火盛者忌用。

现代药理 檀香木中的α-檀香醇、β-檀香醇具有与氯丙嗪类似的神经药理活性，对小鼠有中枢镇静作用。檀香挥发油对小鼠肠运动亢进有抑制作用。檀香油有利尿作用，对痢疾杆菌、结核杆菌有抑制作用。

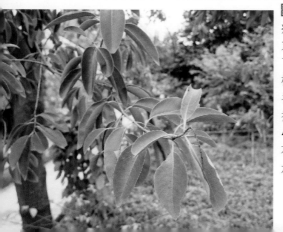

验方精选 ❶治心腹冷痛：檀香9克，研为极细末，干姜15克。泡汤调下。❷治噎膈饮食不入：檀香4.5克，茯苓、橘红各6克。俱为极细末，人参汤调下。❸治冠心病及心肌梗死：檀香2克，红花3克。放入杯中，用开水冲泡，代茶饮用。

第九章　消食药

人面子

本品为漆树科植物人面子的果实。主产于云南、广西、广东、海南等地。秋季采收果实，鲜用或晒干。以果实大、黄绿色鲜艳者为佳。生用。

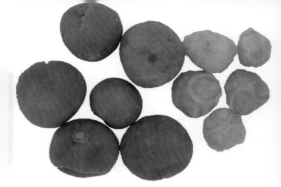

中药识别　核果扁圆球形，直径约2.5厘米。表面黄绿色，果肉柔软多汁。果核呈椭圆形，果核表面有人面样突起的纹理。质坚硬，难以破碎。气微，味甘、酸。

药性　甘、酸，凉。归胃、脾、肝。

功效主治　健胃，生津，消食，止喝。主治食欲缺乏，消化不良，热病口渴，醉酒，咽喉肿痛，风毒疮痒。

用法用量　生食，3～5枚；或煎服；或果核烧炭，研末。外用适量，捣敷或煎水洗患处。

现代药理　人面子叶乙酸乙酯部位成分群对金黄色葡萄球菌、大肠埃希菌及枯草芽孢杆菌抑菌作用最强。

验方精选　❶治小儿惊痫：人面子核烧灰服之。❷治背痈：人面子数粒，去核，鲫鱼1条，捣烂敷之。❸治风毒疮痒：人面子6～9克，酒煎服。

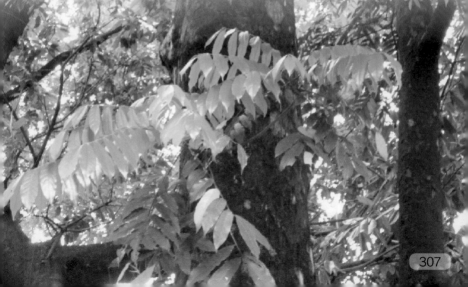

山楂

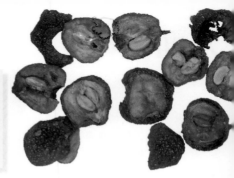

本品为山楂的干燥成熟果实。主产于山东、河南、河北、辽宁等地。秋季果实成熟时采收，切片，干燥。以片大、肉厚、皮红、核少者为佳。生用或炒黄、炒焦用。

中药识别　果实常切成圆形片，皱缩不平，直径1.0～2.5厘米。外皮红色，具皱纹，有灰白色小斑点。果肉深黄色至浅棕色。中部具5室，每室有浅黄色种子1枚。气微清香，味酸、微甜。

药性　酸、甘、微温。归脾、胃、肝经。

功效主治　消食健胃、行气散瘀、化浊降脂。主治肉食积滞，胃脘胀满，泻痢腹痛，疝气疼痛，血瘀经闭，产后瘀阻，心腹刺痛，胸痹心痛，高脂血症。

用法用量　煎服，9～12克。

使用注意　胃酸分泌过多者慎用。

现代药理　山楂所含蛋白酶、脂肪酸，可促进肉食分解消化，并能增加胃中消化酶的分泌，且对胃肠功能有一定的调整作用。山楂可以扩张外周血管并具有持久的降压作用，尤其对冷血动物的降压作用持续时间最长。山楂提取物可以抑制缺血/再灌注大鼠血清中乳酸脱氢酶（LDH）的升高，提高超氧化物歧化酶（SOD）的活力，降低丙二醛（MDA）的生成量，从而保护心肌，减轻缺血/再灌注导致的心肌细胞损伤，同时也具有抗脑缺血的作用。山楂总黄酮表现出显著的调血脂作用，对高脂血症所致大鼠血管功能损伤具有明显的保护作用。

【验方精选】　❶治消化不良：山楂肉200克水煮食之并饮其汁。❷治高血压、肝火头痛、暑热口渴：山楂15克，鲜荷叶50克，煎水代茶常饮。❸治高脂血症：山楂10克，杭菊花10克，决明子15克，稍煎后代茶饮，每日1次。

【食疗方】　❶蜜饯山楂：消脂，补虚，活血化瘀，对肥胖症有一定疗效。生山楂500克，蜂蜜250克。山楂除柄及核放入锅中，加水适量，煮至七成熟时，加蜂蜜以小火煎煮至熟透即可，冷却后放瓶内贮存，随取随吃。❷山楂乌梅饮：降血脂。适用于血管粥样硬化、血脂高者。山楂30克，乌梅15克。将山楂、乌梅和水1.5升煎1小时，浓缩至1升，过滤去渣，分次饮用。

六神曲

本品为辣蓼、青蒿、杏仁等药加入面粉或麸皮混合后，经发酵制成的曲剂。全国各地均有生产。取较大量面粉或麸皮，与杏仁泥、赤小豆粉以及鲜青蒿、鲜苍耳、鲜辣蓼自然汁，混合拌匀，使干湿适宜，放入筐内，筐上覆盖麻袋、草包或稻麦秆，使其发酵，待其表面生出菌丝时取出，切成小块晒干。以身干、陈久、无虫蛀、杂质少者为佳。生用或炒用。

中药识别 本品呈方形或长方形的块状，宽约3厘米，厚约1厘米，外表土黄色，粗糙。质硬脆，易折断，断面不平整，类白色，可见未被粉碎的褐色残渣及发酵后的空隙。具陈腐气，味苦。

药性 甘、辛，温。归脾经、胃经。

功效主治 消食和胃。主治脾胃虚弱，食积停滞，食少纳呆，肠鸣腹泻，胸痞腹胀。

用法用量 水煎服，6～15克，消食宜炒焦用。

使用注意 脾阴不足、胃火盛及孕妇慎服。

现代药理 神曲因含有多量酵母菌和复合维生素B，故有增进食欲，维持正常消化机能等作用。

验方精选 ❶治食积心痛：陈神曲一块，烧红，用黄酒淬之，温服。❷治食噎：神曲（炒）30克，橘皮60克。共研为细末，炼蜜和丸，如鸡头大。每次服一粒，含化咽服。❸治妇人产后回乳：神曲炒研，黄酒送服，每次6克，一日2次。

布渣叶

本品为椴树科植物破布树的干燥叶。主产于广东、广西、海南、云南、广西等地。夏、秋二季采收，摘取叶片，除去枝梗杂质，阴干或晒干。以叶片大而完整，色黄绿，少叶柄者为佳。切粗丝，生用。

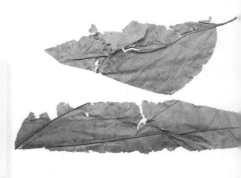

中药识别　本品多皱缩或破碎。完整叶展平后呈卵状长圆形或卵状矩圆形。表面黄绿色、绿褐色或黄棕色。先端渐尖，基部钝圆，稍偏斜，边缘具细齿。基出脉3条，侧脉羽状，小脉网状。具短柄，叶脉及叶柄被柔毛。纸质，易破碎。气微，味淡，微酸涩。

药性　甘，淡，微寒。归脾、胃、肝经。

功效主治　清热消滞，利湿退黄。主治感冒，湿热食滞之脘腹痛，食少泄泻，湿热黄疸。

用法用量　煎服，15～30克。

现代药理　布渣叶水提物具有解热作用，并能使干酵母致大鼠体温波段变化维持在正常水平。对消化系统的作用表现在降低胃排空率、促进小肠推进、增加胃液分泌量、降低胃液酸度及提高胃蛋白酶活性达到促进消化作用。布渣叶可通过降低胆汁淤积模型小鼠总胆红素含量，发挥退黄保肝作用。此外，布渣叶还具有抗炎、降血脂、抗衰老、杀虫等作用。

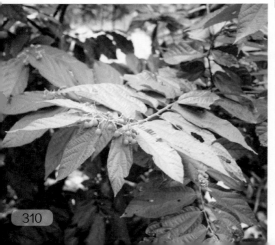

验方精选　❶治暑热口渴、食欲缺乏：布渣叶水煎，作茶饮用。❷治急性肠胃炎、痢疾、湿热泄泻：火炭母15克，布渣叶9克，山楂9克，谷芽9克，麦芽9克。将药材置煲中，加清水4碗，以中火煎40分钟，浓缩成一碗温服。❸治小儿呃逆：布渣叶10克，绿茶适量。将布渣叶和绿茶同热水瓶内，冲入开水1000毫升，当茶饮用，每日数次。

麦芽

本品为禾本科植物大麦的成熟果实经发芽干燥的炮制加工品。全国各地均产。将麦粒用水浸泡后，保持适宜温、湿度，待幼芽长至约5毫米时，晒干或低温干燥。以色淡黄、有胚芽者为佳。生用、炒黄或炒焦用。

中药识别　麦芽呈梭形。表面淡黄色，背面为外稃包围，具5脉，腹面为内稃包围。除去内稃后，腹面有1条纵沟，基部胚根处生出幼芽和须根，幼芽长披针形，长约5毫米。须根数条，纤细而弯曲。质硬，断面白色，粉性。气微，味微甘。

药性　甘，平。归脾、胃、肝经。

功效主治　气行消食，健脾开胃，回乳消胀。主治食积不消，脘腹胀痛，脾胃食少，乳汁淤积，乳房断乳，肝郁胁痛，肝胃气痛。

用法用量　煎服，10～15克。回乳炒用60克。生麦芽健脾和胃，疏肝行气，用于脾虚食少，乳汁淤积。炒麦芽行气消食回乳，用于食积不消，妇女断乳。焦麦芽消食化积，用于食积不消，脘腹胀痛。

使用注意　哺乳期妇女不宜使用。

现代药理　麦芽煎剂所含淀粉酶能帮助消化，对胃酸与胃蛋白酶的分泌也有轻度促进作用。此外，麦芽具有降血糖作用和抗真菌等活性。

验方精选　❶用于回乳：炒麦芽100克，熟地黄20克，当归20克，白芍20克，川芎20克，甘草10克。❷治食欲不佳：山楂15克，生麦芽30克，太子参15克，竹叶芯10克，用水煮沸，浸泡15分钟即成。代茶饮，随意饮用。❸治断乳及乳汁淤积引起的乳房肿痛：生麦芽60～120克，煎服。

验方精选　❶麦芽茶：消食健脾，利湿止痢。用于小儿痢疾、腹泻。炒麦芽6克，乌龙茶2克。炒麦芽、乌龙茶用沸水冲泡10分钟即可。❷麦芽鸡汤：消食回乳。适用于妇女产后停乳。母鸡1只，炒麦芽60克，鲜汤2000毫升，调味品适量。母鸡洗净切块，炒麦芽用纱布包好。锅内加猪油烧热，投葱段、姜片、鸡块煸炒几下，加清汤、炒麦芽包、细盐，用小火炖1～2小时，加味精、胡椒粉，取出麦芽包即成。

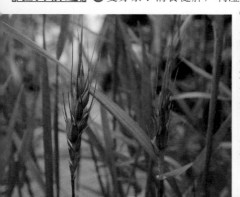

杧果核

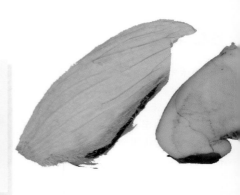

本品为漆树科植物杧果的干燥带果皮的种子（果核）。主产于广东、海南、云南、广西、福建、台湾等地。夏季果实成熟时，收集食果肉或加工果酱后被遗弃的带内果皮的种子，洗净，鲜用或晒干。以个均匀、饱满、色黄白色者为佳。生用。

中药识别　果核呈扁长卵形。表面黄白色或灰棕色，具数条斜向筋脉纹及绒毛状韧性纤维。中央隆起，边缘一侧扁薄，另一侧较圆钝。质坚硬，破开后种子1枚，种仁黄白色，光滑，肾形。

药性　酸、涩，平。归肺、胃、肝经。

功效主治　行气散结，化痰消滞。主治外感食滞引起的咳嗽痰多，胃脘饱胀，疝气疼痛。

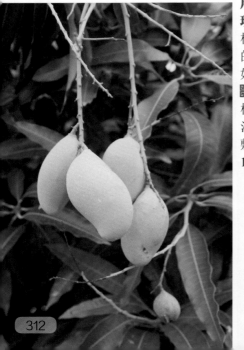

用法用量　煎服6～12克，或1～2枚。

现代药理　未成熟的果实及树皮、茎枝等均能抑制化脓球菌、大肠埃希菌的生长繁殖。杧果所含杧果苷具有较好的镇咳、祛痰的作用。

验方精选　❶治食滞咳嗽：杧果核1～2枚，布渣叶10克，煎服。❷治枪弹伤：杧果鲜叶适量，捣烂，敷于患处。❸治疝气疼痛：杧果叶15～30克，煎服。

谷芽

本品为禾本科植物粟的成熟果实经发芽干燥的炮制加工品。主产于河北、陕西、山西、山东等地。将粟谷用水浸泡后，保持适宜的温度、湿度，待须根长至约6毫米时，晒干或低温干燥。以颗粒饱满、色黄、有幼芽者为佳。生用、炒黄或炒焦。

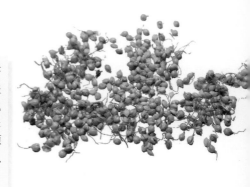

中药识别 谷芽呈类圆球形，直径约2毫米，顶端钝圆，基部略尖。外壳为革质稃片，淡黄色，具点状皱纹，下端有初生的细须根。剥去稃片，内含淡黄色或黄白色颖果（小米）1粒。

药性 甘，温。归脾、胃经。

功效主治 和中消食，健脾开胃。主治食积不消，腹胀口臭，脾胃虚弱，不饥食少。炒谷芽偏于消食，用于不饥食少。焦谷芽善化积滞不消。

用法用量 煎服，9～15克。

现代药理 谷芽所含淀粉酶有消化淀粉的作用。由于淀粉酶不耐高温，谷芽炒黄、炒焦或制成煎剂效力明显降低或失效，因此谷芽宜用生品或微炒者研粉冲服。

验方精选 ❶治外感风滞方：谷芽15克，藿香6克，蝉蜕4.5克，防风0.5克，茯苓7克，苏梗15克，薄荷3克（后下），川连2.1克，煎服。❷治消化不良，腹胀，嗳腐吞酸：麦芽、谷芽各15克，山楂20克，鸡内金6克，陈皮9克，煎服。

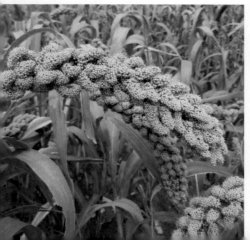

食疗方 ❶谷麦芽茶：健脾开胃。适用于小儿疳积，腹胀。谷芽5克，麦芽5克。将谷芽、麦芽炒香，研成细末，用沸水冲泡，焖10分钟即可。❷谷芽肉桂煲猪肾：补脾温肾止泻。适用于脾肾阳虚者。炒谷芽25克，炒麦芽10克，肉桂10克，木香6克，芡实20克，猪肾1个，葱、姜、盐各少许。猪肾洗净切块，将上述诸药一同放入煲内，加清水适量，武火煮沸后，文火煎煮30分钟，加葱、姜、盐调味，随量饮用。

鸡内金

本品为脊索动物门雉科动物家鸡的干燥砂囊内壁。全国各地均产。杀鸡后，取出鸡肫，立即取下内壁，洗净，晒干。以色黄、少破碎者为佳。生用或炒用。

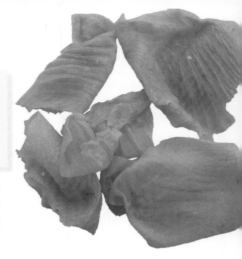

中药识别　鸡内金呈不规则囊形或片状物。表面黄色、黄绿色或黄棕色，薄而半透明，有数条棱状皱纹。质脆，易碎，断面角质样，有光泽。气微腥，味微苦。

药性　甘，寒。归脾、胃、小肠、膀胱经。

功效主治　健胃消食，涩精止遗，通淋化石。主治食积不消，呕吐泻痢，小儿疳积，遗尿，遗精，石淋涩痛，胆胀胁痛。

用法用量　煎服，3～10克；研末服，每次1.5～8.0克。

现代药理　鸡内金生品和不同炮制品：清炒品、砂烫品、醋制品、烘制品对小鼠肠胃推进功能均有促进作用。同时，还不同程度地提高胃液分泌量、酸度和消化能力。

验方精选　❶治小儿腹泻：炒车前子、炒鸡内金各30克，共研细末，装瓶备用。用时取药粉适量加蛋清调和如膏状贴于脐中，再用纱布和胶布固定。❷治骨结核，肠结核：鸡内金炒焦研末，每次15克，日服3次，空腹用温黄酒送下。❸治遗精：鸡内金30克，炒焦研末，分六包，早晚各服一包，以热黄酒半盅冲服。

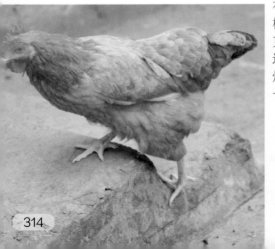

鸡矢藤

本品为茜草科植物鸡矢藤的干燥全草。主产于云南、陕西、贵州、四川、广东等地。全年均可采收。割取地上部分，晒干或阴干。以条匀、叶多、气浓者为佳。切段，生用。

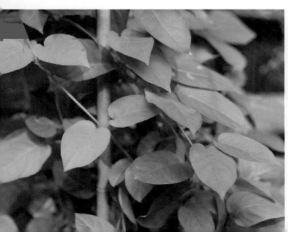

中药识别 茎呈扁圆柱形，稍扭曲，灰棕色，栓皮常脱落，易折断，断面平坦，灰黄色。叶对生，完整者展平后呈宽卵形或披针形，先端尖，基部楔形，圆形或浅心形，全缘，绿褐色，两面近无毛。聚伞花序顶生或腋生，花淡紫色。气特异，味微苦、涩。

药性 甘、酸，平。归心、脾、肝、肾经。

功效主治 清热解毒，祛湿消滞，祛风止痛。主治湿热泄泻，风湿痹痛，食滞不消，热滞腹痛，瘰疬，肠痈。外用治无名肿痛，毒蛇咬伤。

用法用量 煎服，10～15克，大剂量30～60克；或浸酒。外用适量，捣敷或煎水洗患处。

现代药理 鸡矢藤所含总生物碱能抑制小鼠自发性活动，延长戊巴比妥钠睡眠时间，有一定的镇静、镇痛、抗惊厥作用。尚能抑制肠肌收缩，并能拮抗乙酰胆碱所致的肠肌挛缩。鸡矢藤煎剂对体外金黄色葡萄球菌和福氏痢疾杆菌有抑制作用，浸膏对金黄色葡萄球菌及肺炎链球菌也有抑菌作用。

验方精选 ❶治食积腹泻：鸡矢藤30克，煎服。❷治关节风湿痛：鸡矢藤根或藤30～60克，酒煎服。❸治背疽：鲜鸡矢藤60克，酒煎服，药渣或另用鲜叶捣烂敷患处。

315

玫瑰茄

本品为锦葵科植物玫瑰茄的干燥肉质花萼。主产于福建、广东、广西、云南。11月中、下旬，叶黄籽黑时，将果枝剪下，摘取花萼连同果实，晒一日，待缩水后脱出花萼，置干净草席或竹箩上晒干。以肉质肥厚、色泽鲜艳者为佳。生用。

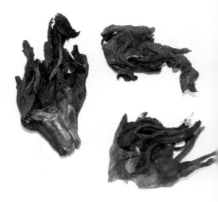

中药识别 肉质花萼略呈圆锥状或不规则形，直径约2厘米。花萼紫红色至紫黑色，5裂，裂片披针形，下部可见与花萼愈合的小苞片，约10裂，披针形，基部具有去除果实后留下的空洞。花冠黄棕色，外表面有线状条纹，内表面基部黄褐色。体轻，质脆。气微清香，味酸。

药性 酸、甘，微寒。归肾经。

功效主治 开胃生津，清热解暑，敛肺止咳。主治发热，食欲缺乏，暑热口渴津少，高血压，动脉硬化，醉酒，肺虚咳嗽。

用法用量 煎服，9～15克；或开水浸泡。

使用注意 胃酸过多的人慎用。

现代药理 玫瑰茄含有类黄酮素、原儿茶酸、花青素、异黄酮素以及丰富的氨基酸、维生素、糖类、有机酸、无机盐等成分，可降低胆固醇和三酰甘油，抑制低密度脂蛋白的氧化，抑制血小板的凝集，降低血栓的形成，减少动脉粥状硬化，可有效地预防心血管疾病的发生。此外，玫瑰茄还具有保肝、抗癌等作用。

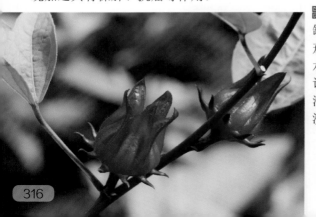

验方精选 ❶治食欲缺乏，腹部胀满：玫瑰茄、山楂干各适量，用水煮沸3分钟，晾凉后调入蜂蜜服用。❷治醉酒：玫瑰茄15克，沸水浸泡，代茶饮用。

南山楂

本品为蔷薇科植物野山楂的干燥成熟果实。主产于湖北、江西、安徽、江苏、浙江等地。秋季果实成熟时采收，置沸水中略烫后干燥或切成半圆形或压扁平饼状后，晒干。以个均匀或饼圆肉厚者为佳。

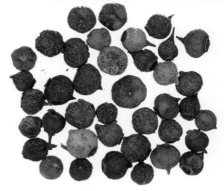

中药识别 果实近球形或呈饼状，直径1.5厘米。表面红棕色至棕色，有细密皱纹，顶端凹陷或有宿存花萼，基部有短果梗。质坚硬，破开后果肉薄，种子5枚，土黄色，表面平滑。气微，味微酸涩。

药性 酸、甘，微温。归脾、胃、肝经。

功效主治 消食健胃，行气散瘀。主治肉食积滞，胃脘胀满，嗳气吞酸，腹痛泄泻，瘀血经闭，产后瘀阻，心腹刺痛，疝气疼痛；高脂血症。

用法用量 煎服，6～15克。

使用注意 脾胃虚弱者慎服。

现代药理 南山楂主含黄酮类、三萜类、有机酸类和甾醇类等成分，主要有扩张血管、降低血压、降血脂、抗心肌缺血、抗动脉粥样硬化、增加冠脉流量、抗氧化等药理作用。此外，南山楂根在体外能改善弱精子症的精子运动能力，提高雄鼠的生育力。南山楂醇提取物还具有显著地促进毛发生长的作用。

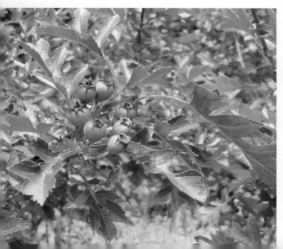

验方精选 ❶治水肿：南山楂根60～120克，煎服。❷治产后恶露不尽：南山楂9克，水煎后，加赤砂糖服。❸治小儿乳积伤食：南山楂、山药、布渣叶、青皮、神曲、竹茹各6克，煎服。

独脚金

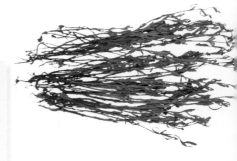

本品为玄参科植物独脚金的干燥全草。主产于广东、广西、贵州、福建、台湾等地。夏、秋二季采集，洗净，晒干或鲜用。以植株完整、柔嫩、色灰黑者为佳。切段，生用。

中药识别 全株长度不超过15厘米，全体呈灰黑色。茎细小，单一或略有分枝，粗糙。叶小，线性或披针形，长约1厘米，腋间常有黄白色或紫色小花。气微，味甘。

药性 甘，平。归肝、脾、肾经。

功效主治 健脾，平肝消积，清热利尿。主治小儿伤食，疳积，小便不利。

用法用量 煎服，9～15克。

现代药理 独脚金煎剂在试管内对金黄色葡萄球菌、炭疽杆菌和白喉杆菌有显著的抑制作用，对乙型链球菌、伤寒杆菌、铜绿假单胞菌和痢疾杆菌也有一定程度的抑制作用。独脚金水提物尚有显著的抗炎作用。

验方精选 ❶治小儿肝火盛：独脚金干品6克，清煎服。❷治小儿疳积：独脚金鲜品9克，加猪瘦肉同切碎，蒸熟服用。❸治食欲缺乏及小儿腹泻：葫芦茶、布渣叶、六角英等份，煎服。

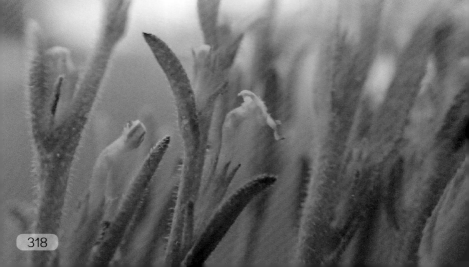

莱菔子

本品为十字花科植物萝卜干燥成熟种子。全国各地广泛栽培。夏季果实成熟时采割植株，晒干，搓出种子，除去杂质，再晒干。以粒大、饱满、坚实、色红棕者为佳。生用或炒用，用时捣碎。

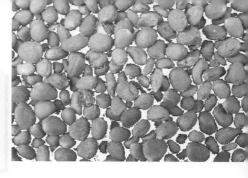

中药识别　种子呈类卵圆形或椭圆形，稍扁，长2.5～4.0毫米，宽2～3毫米。表面黄棕色、红棕色或灰棕色。一端有深棕色圆形种脐，一侧有数条纵沟。种皮薄而脆，子叶2枚，黄白色，有油性。气微，味淡、微苦辛。

药性　辛、甘，平。归肺、脾、胃经。

功效主治　消食除胀，降气化痰。主治饮食停滞，脘腹胀痛，大便秘结，积滞泻痢，痰壅喘咳。

用法用量　煎服，5～12克。生用吐风痰，炒用消食下气化痰。

使用注意　气虚无食积、痰滞者慎用。不宜与人参同用。

现代药理　莱菔子水提物对葡萄球菌和大肠埃希菌等有显著的抑制作用，另在体外与细菌外毒素混合后有明显的解毒作用。同时，还具有明显的降压和减低血管阻力作用。

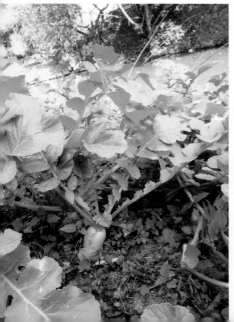

验方精选　❶治百日咳：莱菔子适量，焙干，研成细粉。白砂糖水送服少许，一日数回。❷治痢疾有积，后重不通：莱菔子25克，白芍药15克，大黄5克，木香2.5克。煎服。❸治跌打损伤，瘀血胀痛：莱菔子100克，生研烂，热酒调敷。

食疗方　❶莱菔子茶：行气化瘀。适用于痰瘀互结型糖尿病患者。莱菔子9克，丹参9克。莱菔子、丹参共研为细末，沸水冲泡饮用。❷莱菔子粳米粥：下气化痰，健脾消食。适用于咳嗽痰多兼消化不良者服食。炒莱菔子10克，粳米50克。炒莱菔子水洗过滤，加水煮20分钟，取汁100毫升，加入粳米，再加水350毫升，煮为稀粥，每日2次，温热服食。

蛋黄果

本品为山榄科植物蛋黄果的果。主产于广东、广西、云南、海南等地。果实12月份成熟，采收后需要后熟4～7日，果肉橙色，方可食用。以果实个大、果肉饱满、色黄者为佳。生用或鲜用。

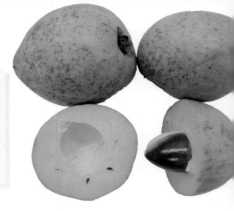

中药识别　蛋黄果实呈椭圆形或卵形，果顶长尖，成熟果外皮橙黄色、光滑，果肉橙黄色，带粉状组织，柔软而缺乏水分，极似煮熟卵黄，微带甘味，内藏一粒种子，种子椭圆形，两端尖锐。味甘，甜。

药性　甘、平。

功效主治　健脾止泻，化痰止咳，祛脂降压，降糖消渴。主治食欲减退，腹泻，乳汁不足，肾虚眩晕，腰膝酸软，耳鸣。

用法用量　煎服，3～9克。亦可鲜食。

使用注意　湿热或有瘀血者不宜用。

现代药理　蛋黄果含有丰富的磷、铁、钙、维生素C、胡萝卜素等营养物质及人体必需的17种氨基酸，具有帮助消化、化痰、补肾、提神醒脑、活血强身、镇静止痛、减压降脂等功效。

验方精选　❶治食欲缺乏：取蛋黄果1枚，与酸奶共同打汁，服用。❷治脾虚泻泄：蛋黄果9克，煎服。

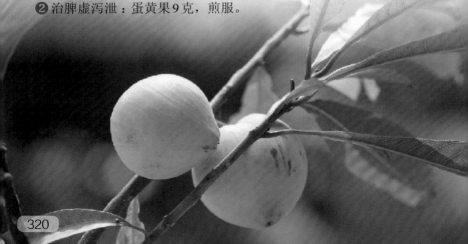

番木瓜

本品为番木瓜科植物番木瓜的干燥果实。主产于海南、广东、广西、云南等地。夏、秋果实成熟后采收，生食或熟食，或切片晒干。

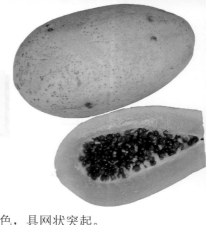

中药识别 果实呈长椭圆形或瓠形，表面黄棕色或深黄色，有十条浅纵槽，长15～25厘米，直径7～12厘米，果皮肉质，有白色浆汁。种子多数，椭圆形，外包有多浆、淡黄色的假种皮，种皮棕黄色，具网状突起。

药性 甘，平。

功效主治 消食健胃，滋补催乳，舒筋通络。主治脾胃虚弱，食欲缺乏，乳汁缺少，风湿关节疼痛，肢体麻木，胃、十二指肠溃疡疼痛。

用法用量 煎服，10～18克。鲜用适量，煎水洗或捣敷患处。

使用注意 孕妇、过敏体质人士不宜用。

现代药理 番木瓜所含木瓜蛋白酶，能帮助蛋白消化，可用于慢性消化不良及胃炎等。番木瓜具有中枢抑制作用，表现为可引起血压短暂下降，对心脏有抑制作用，减慢心率。果实的浆汁对豚鼠子宫有明显的加强收缩作用。此外，番木瓜尚具有抗菌、抗寄生虫、抗肿瘤等作用。

验方精选 ❶治产后缺乳：生木瓜与猪瘦肉适量，煮食。❷治手足麻痹，长期烂脚：木瓜鲜品30～60克，绞汁饮。外用适量，煎水洗。❸治肺热咳嗽：鲜木瓜1个，去皮、核后炖熟，加蜂蜜食用。

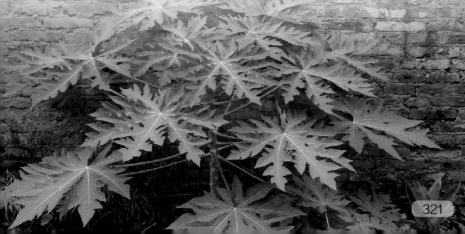

稻芽

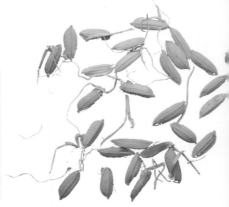

本品为禾本科植物稻的成熟果实经发芽干燥的炮制加工品。主产于湖南、湖北、贵州、四川等地。将稻谷用水浸泡后，保持适宜的温度、湿度，待须根长至约1厘米时，干燥。以粒饱满、均匀、有芽、色黄者为佳。生用、炒黄或炒焦用。

中药识别　稻芽呈扁长椭圆形，两端略尖，长7～9毫米，直径约3毫米。外稃黄色，有白色细茸毛，具5脉。一端有2枚对称的白色条形浆片，于一个浆片内侧伸出弯曲的须根1～3条，长0.5～1.2厘米。质硬，断面白色，粉性。

药性　甘，温。归脾、胃经。

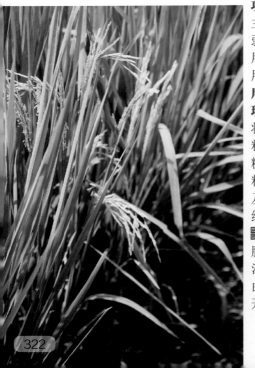

功效主治　和中消食，健脾开胃。主治食积不消，腹胀口臭，脾胃虚弱，不饥食少。炒稻芽偏于消食。用于不饥食少。焦稻芽善化积滞。用于积滞不消。

用法用量　煎服，9～15克。

现代药理　本品所含的β-淀粉酶能将糖淀粉完全水解成麦芽糖，α淀粉酶则使之分解成短直链缩合葡萄糖，但本品所含的α-淀粉酶和β-淀粉酶量较少，其消化淀粉的功能不及麦芽。谷芽可通过抑制肥大细胞组胺释放而具有抗过敏活性。

验方精选　❶治疗消化不良所致腹泻：炒稻芽9克，煎水服。❷治消化不良，食欲低下，腹胀腹痛：由谷芽、佛手、使君子组成的醒脾开胃冲剂，温水冲服。

第十章 驱虫药

苦楝皮

本品为楝科植物楝的干燥树皮和根皮。主产于云南、广西、广东、四川、湖北等地。春、秋二季剥取，晒干，或除去粗皮，晒干。以皮厚、断面层次分明、味苦者为佳。切丝，生用。

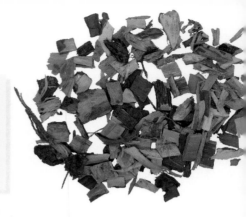

中药识别　本品呈不规则的丝状。外表面灰棕色或灰褐色，除去粗皮者呈淡黄色。内表面类白色或淡黄色。切面纤维性，略呈层片状，易剥离。气微，味苦。

药性　苦，寒；有毒。归肝、脾、胃经。

功效主治　杀虫，疗癣。主治蛔虫病，蛲虫病，虫积腹痛。外治疥癣瘙痒。

用法用量　煎服，3～6克。外用适量，研末，用猪脂调敷患处。

使用注意　孕妇及肝肾功能不全者慎用。不宜持续和过量服用。

现代药理　苦楝皮煎剂或醇提取物所含驱蛔作用的有效成分为川楝素，对猪蛔虫有抑制至麻痹作用。苦楝皮水浸剂对堇色毛癣菌、奥杜盎小孢子菌等有抑制作用。

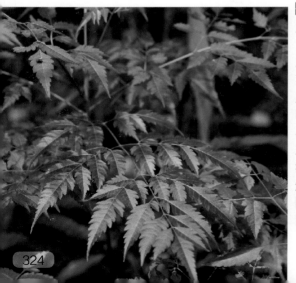

▌验方精选▐ ❶治小儿虫腹痛难忍者：苦楝根白皮100克，白芜荑25克。为末，每服10克，水一小盏，煎取半盏，放冷，待发时服，量大小可加减，不拘时。❷疥疮风虫：楝根皮、皂角（去皮子）等份。为末，猪脂调涂。❸顽固性湿癣：楝根皮，洗净晒干烧灰，调茶抽涂抹患处，隔日洗去再涂，如此三、四次。

使君子

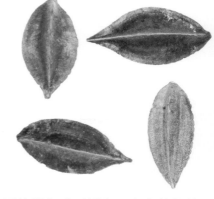

本品为使君子科植物使君子的干燥成熟果实。主产于福建、四川、广东、广西等地。秋季果皮变紫黑色时采收，除去杂质，干燥。以个大、色紫黑、具光泽、仁饱满、色黄白者为佳。多炒用，用时捣碎，去壳取仁用。

中药识别 使君子呈长椭圆形或纺锤形，长约2厘米，直径约1厘米。表面棕褐色或黑褐色，有多数纵皱纹。种皮易剥离，子叶2枚，黄白色，有油性，断面有裂隙。气微香，味微甜。

药性 甘、温。归脾、胃经。

功效主治 杀虫消积。用于蛔虫病，蛲虫病，虫积腹痛，小儿疳积。

用法用量 使君子9～12克，多入丸散或单用，作1～2次分服。小儿每岁1～1.5粒，炒香嚼服，1日总量不超过20粒。

使用注意 服药时忌饮浓茶。大量服用能引起呃逆、眩晕、呕吐等反应。

现代药理 使君子在体外试验中对蚯蚓、水蛭、猪蛔等均有较强的抑制效果。使君子水浸剂在体外对堇色毛癣菌、同心性毛癣菌、许兰黄癣菌、铁锈色小芽孢癣菌、羊毛状小芽孢癣菌、腹股沟表皮癣菌、星形奴卡菌等皮肤真菌有不同程度的抑制作用。

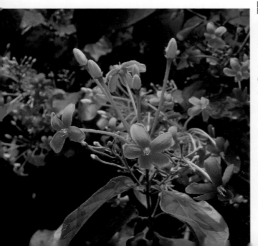

验方精选 ❶治钩虫病：使君子4克，槟榔4克，加水100毫升，煎成30毫升。成人全量为90毫升，儿童11～15岁为60毫升，9～10岁为45毫升，7～8岁为30毫升。分3次口服，每日早晨空腹服1次，连续3次。❷治虫牙疼痛：使君子煎服，频频漱口。❸治蛔虫病：使君子仁炒干，于早餐后1～2小时一次嚼吞，12岁下10克，13岁以上20克。

南瓜子

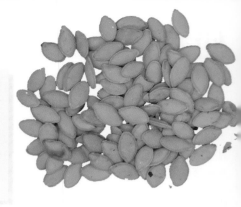

本品为葫芦科植物南瓜的干燥成熟种子。我国南北各地广泛栽培。主产于浙江、江苏、河北、山东、山西、四川等地。夏、秋二季采摘成熟果实，取出种子，除去瓤膜，晒干。以种子大小均匀、饱满、外壳黄白色者为佳。生用或炒用。

中药识别　南瓜子呈扁椭圆形，一端略尖，外表黄白色，边缘稍有棱，表面带有茸毛，边缘较多。种皮较厚，种脐位于尖的一端；除去种皮，可见绿色菲薄的胚乳，内有2枚黄色肥厚的子叶。胚根小。气香，味微甘。

药性　甘，平。归胃、大肠经。

功效主治　驱虫。主治绦虫病，蛔虫病，血吸虫病，丝虫病。产后手足浮肿，百日咳，痔疮。

用法用量　60～120克。连壳或去壳后研细末用冷开水调服。

使用注意　胃热患者宜少食，否则会感到脘腹胀闷。

现代药理　南瓜子乙醇提取物有驱虫作用，尤对绦虫、蛔虫等有明显的驱虫作用。体外试验对猪及牛绦虫的中段、后段节片有瘫痪作用。南瓜子有遏制日本血吸虫在动物体内向肝脏移行的作用。所含的活性成分可消除前列腺炎初期的肿胀，具有预防前列腺癌的作用。

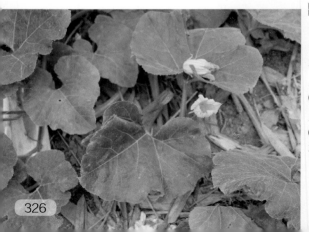

验方精选 ❶治绦虫病：配等量槟榔，先服生南瓜子，2小时后服槟榔煎剂，于30分钟后开水冲服芒硝15克。❷治肺结核低热：南瓜藤15～30克，煎服。❸治疗疮：南瓜蒂煅炭，研末，外敷患处。

南鹤虱

本品为伞形科植物野胡萝卜的干燥成熟果实。主产于江苏、河南、湖北、浙江、湖南、江西、贵州等地。秋季果实成熟时割取果枝，晒干，打下果实，除去杂质。以籽粒充实、种仁类白色、有油性者为佳。生用或炒用。

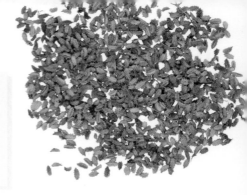

中药识别　双悬果呈椭圆形，多裂为分果，分果长3～4毫米，宽1.5～2.5毫米。表面淡绿棕色或棕黄色，顶端有花柱残基，背面隆起，具4条窄翅状次棱，翅上密生1列黄白色钩刺，次棱间的凹下处有不明显的主棱，其上散生短柔毛，接合面平坦，有3条脉纹。体轻。搓碎时有特异香气。

药性　苦、辛，平；有小毒。归脾、胃经。

功效主治　杀虫消积。主治蛔虫病，蛲虫病，绦虫病，虫积腹痛，小儿疳积。外治阴痒。

用法用量　煎服，3～9克，或入丸、散。外用适量，煎水熏洗。

现代药理　野胡萝卜果实的醇提取物，对离体猫心冠状动脉有扩张作用。种子中的苷类成分，对麻醉犬有短暂的降压作用。野胡萝卜种子醇提取物，对离体豚鼠和大鼠小肠、大鼠子宫、猫支气管等平滑肌均显示舒张作用。

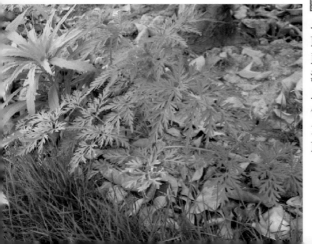

验方精选　❶治钩虫病：南鹤虱15克，煎服。❷牙痛：南鹤虱适量，与米醋同煎漱口。❸治蛔虫、绦虫、蛲虫病：南鹤虱、使君子、槟榔、雷丸、苦楝根皮各9克，煎服。

327

雷丸

本品为白蘑科真菌雷丸的干燥菌核。主产于四川、云南、贵州、湖北等地。秋季选取枝叶枯黄的竹蔸或根部，挖取菌核，洗净，晒干。个大、饱满、质坚、外紫褐色、内白色、无泥沙者为佳。生用。

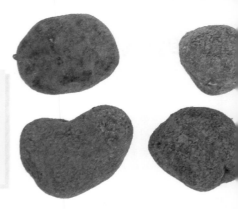

中药识别 菌核为球形或不规则的圆块状，大小不等，直径 1 ～ 2 厘米。表面呈紫褐色或灰褐色，全体有稍隆起的网状皱纹。质坚实，不易破裂，击开后断面不平坦，粉白色或淡灰黄色，常有黄白色半透明与不透明部分交错形成不规则纹理。气无，味淡，嚼之初有颗粒样感觉，微带黏液性，久嚼则溶化而无残渣。

药性 微苦，寒。归胃、大肠经。

功效主治 杀虫消积。主治绦虫病，钩虫病，蛔虫病，虫积腹痛，小儿疳积。

用法用量 15 ～ 21 克，不宜入煎剂，一般研粉服。一次 5 ～ 7 克，饭后用温开调服，一日 3 次，连服 3 日。

使用注意 不得蒸煮或高温烘烤。

现代药理 所含雷丸素为一种蛋白水解酶，通过该蛋白酶的作用，使虫体蛋白质分解破坏，虫头不再附于肠壁而排出。雷丸乙醇提取物对猪蛔、蚯蚓和水蛭有杀灭作用。此外，还对阴道滴虫的虫体也具有促其变形的作用。雷丸多糖类成分具有抗炎及提高动物免疫功能的作用，并对小鼠肉瘤 S180 有一定的抑制作用。

验方精选 ❶治疳积、杀虫：雷丸、使君子（炮，去壳）、鹤虱、榧子仁、槟榔各等量。上述药共研为细末，每次服 5 克，饭前温米汤送服。❷治绦虫病：雷丸一味，水浸软去皮，切碎，低温焙干，研为粉末。五更初先食炙肉少许，再取 3 克药粉，稀粥送服。❸治小儿寒热，惊啼不安：雷丸、牡蛎、黄芩、细辛各 1 克，蛇床子 30 克。水煎液外洗身体。

榧子

本品为红豆杉科植物榧的干燥成熟种子。主产于浙江。秋季种子成熟时采收，除去肉质假种皮，洗净，晒干。以个完整、种仁饱满、色黄白者为佳。连壳生用或炒熟去壳取种仁用。

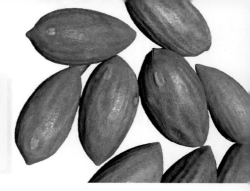

中药识别　本品呈卵圆形或长卵圆形，长 2.0～3.5 厘米，直径 1.3～2.0 厘米。表面灰黄色或淡黄棕色，有纵皱纹，一端钝圆，可见两个椭圆形浅色斑点。种皮质硬。种仁表面皱缩，外胚乳灰褐色，膜质，内胚乳黄白色，肥大，富油性。气微，味微甜而涩。

药性　甘，平。归肺、胃、大肠经。

功效主治　杀虫消积，润肺止咳，润燥通便。主治钩虫病，蛔虫病，绦虫病，虫积腹痛，小儿疳积，肺燥咳嗽，大便秘结。

用法用量　煎服，9～15克。驱虫宜用较大剂量，顿服；治便秘、痔疮宜小量常服。

使用注意　脾虚泄泻及肠滑大便不实者慎用。榧子不要与绿豆同食，否则容易发生腹泻。

现代药理　榧子种仁含脂肪油约54.3%，其中不饱和脂肪酸含量可达74.88%。榧子浸膏在试管内对猪蛔虫、蚯蚓无作用。种子油有驱钩虫的作用。

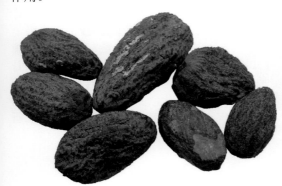

▌验方精选▌ ❶治疗钩虫病：每日吃炒榧子50克。如配合使君子肉、蒜瓣煎服，则疗效更佳。❷治绦虫病：榧子每日吃7枚，7日为1个疗程。

槟榔

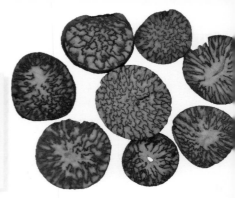

本品为棕榈科植物槟榔的干燥成熟种子。主产于海南、云南、广西、福建等地。春季至秋初采收成熟果实，用水煮后，干燥，除去果皮，取出种子，干燥。以个大、体重、质坚、无破裂者为佳。生用或炒焦用。

中药识别　种子呈扁球形或圆锥形。表面淡黄棕色，具稍凹下的网状沟纹，底部中心有圆形凹陷的珠孔，其旁有一瘢痕状种脐。质坚硬，不易破碎，切面可见棕色种皮与白色胚乳相间的大理石样花纹。气微，味涩、微苦。

药性　苦、辛，温。归胃、大肠经。

功效主治　杀虫，消积，行气，行水，截疟。主治绦虫病，蛔虫病，姜片虫病，虫积腹痛，积滞泻痢，里急后重，脚气水肿，疟疾。

用法用量　煎服，3～10克；单用驱绦虫、姜片虫30～60克。外用煎水洗或研末调敷。

使用注意　脾虚便溏或气虚下陷者忌用，孕妇慎用。

现代药理　槟榔所含槟榔碱有麻痹猪绦虫、牛绦虫、短小绦虫的作用，可使虫体产生弛缓性麻痹，对猪绦虫作用更为强大，能使虫体各部瘫痪。槟榔碱具有似胆碱作用，能增强胃肠蠕动而产生腹泻，故服槟榔煎剂驱虫，可以不用泻下剂。槟榔次碱具有镇静、安神和抗惊厥等活性。此外，槟榔水浸液具有对抗流感病毒的作用。

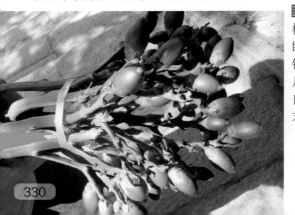

验方精选　❶治青光眼：槟榔片适量，水煎液，滴眼。❷治蛔虫病、绦虫病、钩虫病：鲜槟榔60克，切片，煎服。❸心脾疼：高良姜、槟榔等份，焙干，研末，米汤调下。

第十一章　止血药

三七

本品为五加科植物三七的干燥根及根茎。主产于云南、广西。秋季花开前采挖，洗净，分开主根、支根及根茎，晒至半干，经反复揉搓、发汗，再曝晒足干。主根习称"三七头子"，支根习称"筋条"，根茎习称"剪口"。以个大、肥满、体重坚实、断面灰棕色、无裂隙者为佳。

中药识别　主根呈类圆锥形或圆柱形。表面灰褐色或灰黄色，有断续的纵皱纹和支根痕。顶端有茎痕，周围有瘤状突起。体重，质坚实，断面灰绿色、黄绿色或灰白色，木部微呈放射状排列。气微，味苦回甜。

药性　甘、微苦，温。归肝、胃经。

功效主治　散瘀止血，消肿定痛。主治咯血，吐血，衄血，便血，崩漏，外伤出血，胸腹刺痛，跌仆肿痛。

用法用量　3～9克，研粉吞服，一次1～3克。外用适量。

使用注意　孕妇慎用。

现代药理　三七具有显著的止血作用，可明显缩短凝血时间，同时又可显著减少血栓形成，此作用与三七止血而不留瘀的中药理论极其相符。此外，三七还对造血干细胞的增殖具有明显的促进作用，尚具有抗心肌缺血、降血压、抗心律失常、抗炎等作用。

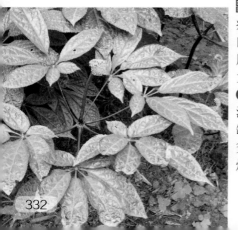

验方精选　❶预防冠心病与心绞痛：三七500克，丹参250克，山楂肉250克。把以上药材碾成粉，每次服3克，每日3次。也可用蜂蜜做成蜜丸，一粒6克，一次一粒，一日3次。❷外伤出血：三七打成粉，将三七粉涂抹在伤口上。❸治身体虚弱、食欲缺乏、神经衰弱、过度疲劳、失血、贫血等症：三七粉3～5克，用鸡肉炖或肉炖汤，或用牛奶、温开水送服。

土大黄

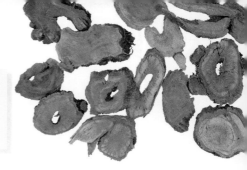

本品为蓼科植物皱叶酸模的干燥根。主产于我国东北、华北、西北等地。4～5月份采挖根，洗净，晒干或鲜用。以根粗壮、断面色黄者为佳。切片，生用。

中药识别　根肥厚粗大，外表暗褐色，皱折而不平坦，残留多数细根。多切成块片状，质坚硬，易折断，断面黄色至黄褐色，外层木部可见明显的放射状纹理，髓部有时中空。气微，味微苦。

药性　苦，寒；有小毒。归心、肝、大肠经。

功效主治　清热解毒，止血，通便，杀虫。主治干湿癣，疔疮，痢疾，淋证，崩漏，胃溃疡出血，血小板减少出血。

用法用量　煎服，10～15克。外用适量，捣敷或研末调搽。

使用注意　脾虚泄泻者忌用。

现代药理　土大黄根提取物对多种致病真菌有一定的抑制生长作用，并具有抗病毒活性。土大黄提取物对高血压大鼠具有良好的降压作用，并能延缓左心室肥厚，其降压机制可能与其影响肾素血管紧张素系统，降低 Ang Ⅱ 的含量有关。

验方精选　❶治疗癣秃癞：土大黄鲜品适量捣烂，调搽患处。❷治出血性紫斑，血小板减少和内出血：土大黄根10克，煎服。❸治便血：土大黄4克，槐花30克，绿茶2克，水煎，调拌蜂蜜送服，日服2次。

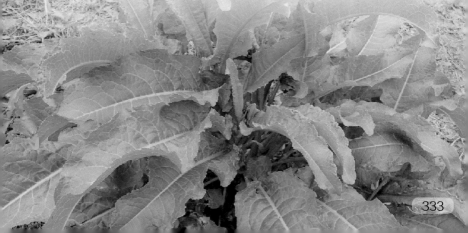

大叶紫珠

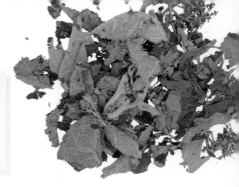

本品为马鞭草科植物大叶紫珠的干燥叶或带叶嫩枝。主产于广东、福建、海南、广西、贵州、云南等地。夏、秋二季采摘叶片，晒干或鲜用。切丝，生用。

中药识别　叶多皱缩、卷曲，有的破碎。完整叶片展平后呈长椭圆形至椭圆状披针形。上表面灰绿色或棕绿色，被短柔毛，较粗糙。下表面淡绿色或淡棕绿色，密被灰白色绒毛，主脉和侧脉突起，小脉伸入齿端，两面可见腺点，叶缘有锯齿。纸质。

药性　辛、苦，平。归肝、肺、胃经。

功效主治　散瘀止血，消肿止痛。主治衄血，咯血，吐血，便血，外伤出血，跌扑肿痛。

用法用量　煎服，15～30克。外用适量，干叶研粉撒敷患处。

现代药理　大叶紫珠具有抗炎和镇痛作用，对正常大鼠并无利尿作用，而对小鼠却有显著的利尿作用，并能增进大鼠及兔的尿酸排泄。此外，尚有抗菌、抗血凝等作用。

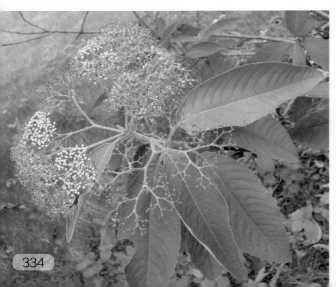

验方精选　❶ 治便血：大叶紫珠叶50克，煎服，每日1剂。❷治扭伤肿痛：大叶紫珠鲜叶适量，捣烂敷患处。❸治外伤出血：大叶紫珠叶适量，研粉撒患处。

334

大蓟

本品为菊科植物蓟的干燥地上部分或根。全国大部分地区均产。夏、秋二季开花时采割地上部分，或秋末挖根，除去杂质，晒干或用鲜品。以叶多、色绿、无杂质者为佳。切段，生用或炒炭用。

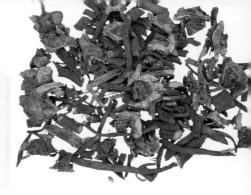

中药识别　药材饮片呈不规则的段。根头粗大，下部根呈圆柱形，表面棕褐色，有数条纵棱，被丝状毛。切面灰白色，髓部疏松或中空。叶皱缩，多破碎，边缘具不等长的针刺，两面均具灰白色丝状毛。头状花序多破碎。气微，味淡。

药性　甘、苦，凉。归心、肝经。

功效主治　凉血止血，散瘀解毒，消痈。主治衄血，吐血，尿血，便血，崩漏，外伤出血，痈肿疮毒。

用法用量　10 ～ 15克，鲜品可用30 ～ 60克。

现代药理　大蓟水、乙醇浸出液对麻醉狗、猫、兔均有降血压作用。根煎剂或全草蒸馏液对致病结核菌的生长有抑制作用，同时通过对凝血酶原激活物的生成有促进作用而达到止血目的。

验方精选　❶治传染性肝炎：大蓟根每日30克，分2次煎服。❷治肝炎转氨酶高：大蓟根15克，薏苡仁根30克，煎服。❸治口鼻出血：鲜大蓟草捣汁，和入少许黄酒，每次服一小杯，一日2 ～ 3次。

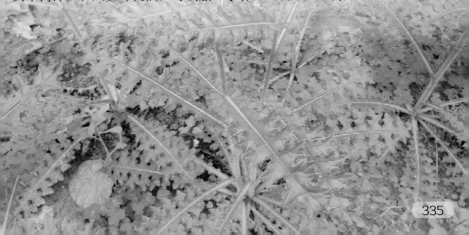

小槐花

本品为豆科（蝶形花亚科）植物小槐花的干燥枝叶。主产于安徽、浙江、江西、广东等地。夏、秋二季采摘叶，除去杂质，晒干或鲜用。以枝叶粗壮、色绿、无杂质者为佳。切段，生用。

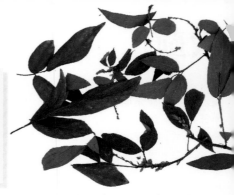

中药识别　茎多分枝，常呈不规则的段。表面棕褐色，有数条纵棱。三出复叶，叶柄扁，小叶片长椭圆形或披针形，先端尖，基部楔形，全缘，疏被短柔毛。蝶形花冠绿白色。荚果条形，被钩状短毛，节间紧缩，每节有椭圆形种子1枚。

药性　微苦、辛，平。

功效主治　清热凉血，散瘀解毒，祛风利湿。主治感冒发热，痢疾，尿血，便血，风湿痹痛，痈肿疮毒，虫蛇咬伤。

用法用量　煎服，15～30克，鲜品可用30～60克。外用适量，捣敷患处。

现代药理　小槐花水提液能明显促进实验动物睡眠，具有镇静催眠的作用。此外，小槐花还具有镇痛、增强机体免疫功能以及抗氧化作用。

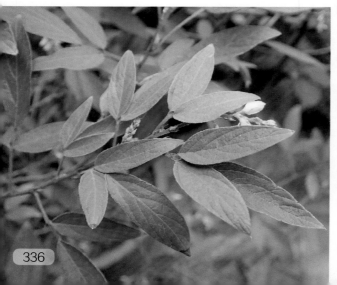

验方精选　❶治痢疾下血：小槐花30～60克，煎服。❷治斑痧发热：小槐花30克、蛇泡簕、鸭脚树皮、岗梅根、金盏银盘各15克。煎服。❸治小儿疳积：小槐花根30克，与猪瘦肉同炖，喝汤吃肉。

山茶花

本品为山茶科植物山茶的花。全国各地均产。4～5月份花朵盛开期分批采收，晒干或烘干。以干燥、朵大、色红者为佳。生用或鲜用。

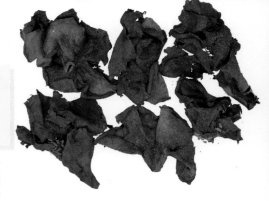

中药识别　干燥花朵多不带子房，全体卷缩成块状或不规则形，黄褐色至棕褐色，花萼背面密布灰白色细绒毛，有绢丝样光泽，花瓣5～7片，基部合生，上端倒卵形，先端微凹，具脉纹，雄蕊多数，2轮，外轮花丝连合成一体。质柔软，有香气，味甘淡。

药性　甘、苦、辛，凉。归肝、肺经。

功效主治　凉血止血，散瘀消肿。主治吐血，衄血，咯血，便血，痔血，赤白痢，血淋，血崩，带下，烫伤，跌仆损伤。

用法用量　煎服，5～10克；或研末。外用适量，研末麻油调涂患处。

现代药理　新鲜山茶花的甲醇提取物，具有保护胃黏膜作用和止血作用。所含山茶苷可抑制移植性软组织肿瘤的生长和横纹肌细胞瘤的形成。

验方精选　❶治吐血咳嗽：山茶花，瓦上焙成黑色，调红砂糖，日服不拘多少。❷治赤痢：山茶花，阴干，研为粉末，加白糖拌匀，蒸熟服用。❸治痔疮出血：山茶花，研末冲服。

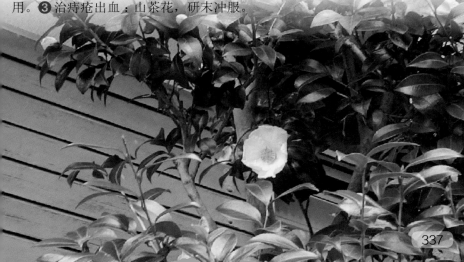

山黄麻

本品为榆科植物山黄麻的根、叶。主产于福建、广东、海南、广西、四川、贵州、云南等地。全年可采，晒干或鲜用。以叶片完整，色鲜艳者为佳。切丝，生用。

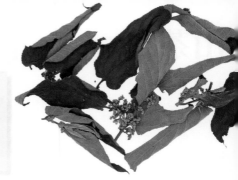

中药识别　叶多皱缩，展平后完整者呈卵形、卵状披针形或披针形，长6～18厘米，先端渐尖，基部心形或近截形，常稍斜，基部三出脉明显，边缘有小锯齿，上面有短硬毛而粗糙，下面密被淡黄色柔毛。质脆。气微，味涩。

药性　涩，平。归脾、肾经。

功效主治　止血，散瘀，消肿。主治跌打瘀肿，外伤出血。

用法用量　外用适量，鲜品捣敷，或研末敷。

现代药理　山黄麻属植物所含成分有三萜、甾体、黄酮和香豆素类，对心血管系统的心肌缺血/再灌注损伤具有保护作用，抗氧化，抗炎。临床上用于治疗和预防糖尿病、解痉和治疗皮肤老化等。

验方精选　❶治跌打瘀肿：鲜根皮捣烂，酒炒，外敷。❷治外伤出血：鲜叶捣烂外敷，或叶研粉撒患处。

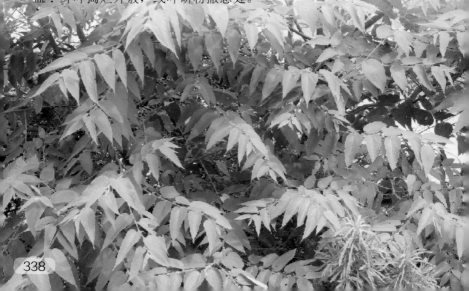

见血清

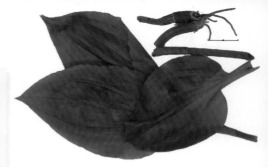

本品为兰科植物羊耳兰的干燥全草。主产于浙江、湖南、广东、四川、贵州等地。夏、秋二季采收，鲜用或晒干。以根茎粗壮、叶片大者为佳。切段，生用。

中药识别　根状茎褐色，其上着生细长的根数条。假鳞茎数枚，短，肉质，基部稍厚，表面有节。叶卵形至矩圆形，长 5 ～ 10 厘米，先端渐尖，全缘，基部鞘状抱茎。薄纸质。蒴果纺锤形。

药性　苦、涩，凉。归肺、肾经。

功效主治　凉血止血，清热解毒。主治胃热吐血，肺热咯血，肠风下血，崩漏，创伤出血，疮疡肿毒，毒蛇咬伤，跌打损伤。

用法用量　煎服，9 ～ 15 克，鲜品 30 ～ 60 克；或研末，每次 9 克。外用适量，鲜品捣敷；或研末调敷。

现代药理　见血清用活性炭处理过的水煎剂，敷于局部，对切断狗、猴股动脉或截断麻醉狗后肢引起的出血，均有止血作用。体外试验结果表明，能使人和兔抗凝血液的红细胞凝集，并缩短全血凝集时间。

验方精选　❶治跌打损伤：见血清适量浸酒饮服。❷治肺病吐血：见血清 60 ～ 120 克。作煎剂或泡酒饮。❸治疖肿：鲜见血清，捣烂外敷。

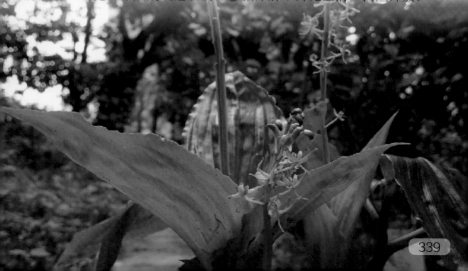

毛稔

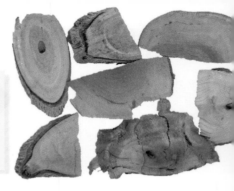

本品为野牡丹科植物毛稔的干燥根或叶。主产于广西、广东、海南等地。全年均可采收。根洗净切片，晒干。叶晒干，研末备用或鲜用。以根茎粗壮、断面色鲜艳者为佳。生用。

中药识别　根常切成薄片。外表面灰褐色，有不规则的纵皱纹，栓皮深红棕色，易剥离，切面光滑，木部宽广，可见明显的深浅不一的同心环纹，中心有髓。质硬而脆，易折断。气微香，味淡。

药性　苦、涩，凉。归脾、肝经。

功效主治　解毒止痛，生肌止血。主治痧气腹痛，肠道炎症，痢疾，便血，月经过多，疮疖，外伤出血，跌打肿痛。

用法用量　煎服，10～15克。外用适量，研末撒或捣烂敷患处。

现代药理　全草含黄酮苷、酚类、氨基酸、糖类成分。

验方精选　❶治月经过多：毛稔全株15～30克，煎服。❷治外伤出血：毛稔鲜叶适量，捣烂外敷，或用干叶研粉，撒敷。❸治肠炎，痢疾：毛稔、老鹳草叶各等量，煎服。

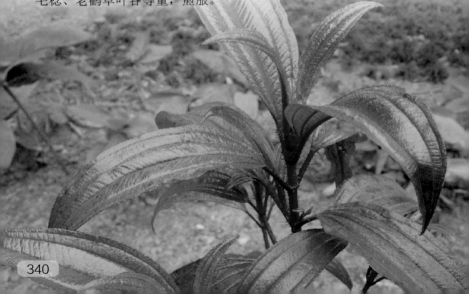

艾叶

本品为菊科植物艾的干燥叶。主产于河南、湖北、河北、浙江、江苏等地。夏季花未开时采摘，除去杂质，晒干。以色灰绿、质柔软、香气浓郁者为佳。

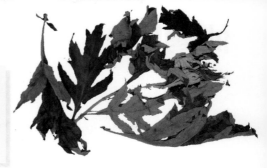

中药识别　艾叶多皱缩、破碎。完整叶展平后呈卵状椭圆形，羽状深裂，裂片椭圆状披针形，边缘有不规则的粗锯齿。上表面灰绿色或深黄绿色，有稀疏的柔毛和腺点。下表面密生灰白色绒毛。质柔软。气清香，味苦。

药性　苦、辛，温；有小毒。归肝、脾、肾经。

功效主治　温经止血，散寒止痛。外用祛湿止痒。主治吐血，衄血，崩漏，月经过多，胎漏下血，少腹冷痛，经寒不调，宫冷不孕。外治皮肤瘙痒。

用法用量　煎服，3 ～ 9克。外用适量，供灸治或熏洗用。

现代药理　艾叶对多种致病球菌和真菌具有抑制其生长的作用，同时还具有抗病毒的活性。实验研究表明，艾叶油能直接松弛豚鼠的气管平滑肌，也能对抗乙酰胆碱、氯化钡和组胺引起的气管收缩现象而具有平喘、镇咳及祛痰等作用。此外，艾叶尚具有止血、抗凝血、镇静、抗过敏以及护肝利胆等作用。

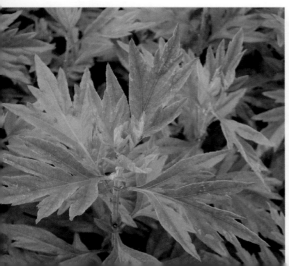

验方精选　❶治恶露不净和崩漏：艾叶炭和当归各15克，煎服，每日1剂。❷治功能性子宫出血和产后出血：艾叶炭30克，蒲黄、蒲公英各15克，煎服。❸治痛经：生艾叶5克，红花10克，放入杯内浸泡，20分钟后服下，于经前一日服用。

341

仙鹤草

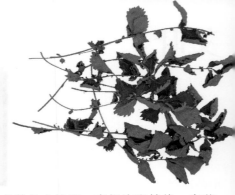

本品为蔷薇科植物龙芽草的干燥地上部分。全国大部分地区均产，主产于浙江、江苏、湖北等省区。夏、秋二季茎叶茂盛时采割，除去杂质，洗净晒干。以质嫩、色青黄、梗棕红、叶片完整且多者为佳。切段，生用。

中药识别 本品为不规则的段。茎多数呈方柱形，有纵沟和棱线，有节。切面中空。茎叶全体被白色柔毛。叶多破碎，暗绿色，边缘有锯齿，完整小叶片呈卵形或长椭圆形，托叶抱茎。有时可见黄色花或带钩刺的果实。气微，味微苦。

药性 苦、涩，平。归心、肝经。

功效主治 收敛止血，截疟，止痢，解毒，补虚。主治咯血，吐血，崩漏下血，疟疾，血痢，痈肿疮毒，阴痒带下，脱力劳伤。

用法用量 煎服，6～12克，大剂量30～60克。外用适量，捣敷患处。

现代药理 仙鹤草的热水或乙醇浸液在试管内对枯草杆菌、金黄色葡萄球菌、大肠埃希菌、铜绿假单胞菌、福氏痢疾杆菌及伤寒杆菌等均有抑制作用，对人型结核杆菌亦有抑制作用。鹤草酚对猪肉绦虫囊尾蚴、幼虫、莫氏绦虫和短膜壳绦虫均有确切的杀虫作用。鹤草酚的灭绦速度远远超过灭绦灵。仙鹤草嫩茎叶煎剂对阴道滴虫亦有较好的功效。

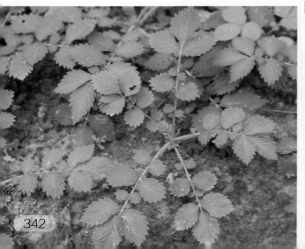

验方精选 ❶治疟疾寒热，仙鹤草15克，研末，于疟发前2小时吞服，或煎服。❷治经血不止：仙鹤草50克，煎服，每日3次。❸治菌痢：取鲜仙鹤草100克，鲜马齿苋200克，水煎频服。此为成人一日量，儿童酌减。

白及

本品为兰科植物白及的干燥块茎。主产于四川、贵州、云南、湖南、湖北等地。夏、秋二季采挖，除去须根，洗净，置沸水中煮或蒸至无白心，晒至半干，除去外皮，晒干。以个大、饱满、色白、半透明、质坚实者为佳。切片，生用。

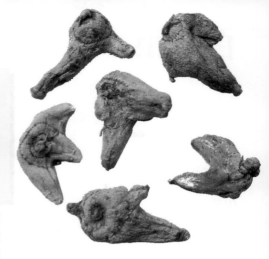

中药识别　白及呈不规则扁圆形，多有2～3个爪状分枝。表面灰白色或黄白色，有数圈同心环节和棕色点状须根痕。质坚硬，不易折断，断面类白色，角质样，半透明，维管束小点状，散生。气微，味苦，嚼之有黏性。

药性　苦、甘，涩，微寒。归肺、肝、胃经。

功效主治　收敛止血，消肿生肌。主治咯血，吐血，外伤出血，疮疡肿毒，皮肤皲裂。

用法用量　煎服，6～15克；研末吞服3～6克。外用适量。

使用注意　不宜与川乌、制川乌、草乌、制草乌、附子同用。

现代药理　白及能增强血小板第三因子活性，显著缩短凝血时间及凝血酶原形成时间，抑制纤维蛋白溶酶活性，对局部出血有止血作用。对胃黏膜具有保护作用。白及乙醇浸液对金黄色葡萄球菌、枯草杆菌、人型结核杆菌均有抑制作用。此外，白及黏液质部分对各种肿瘤也有明显的抑制作用。

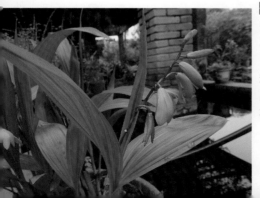

■验方精选■ ❶治支气管扩张：白及粉2～4克，每日3次，3个月为1个疗程。❷治胃、十二指肠溃疡出血：白及粉每次3～6克，每日3～4次。❸治肺热吐血不止：白及研细末，每服6克，温水服。

343

白茅根

本品为禾本科植物白茅的干燥根茎。主产于河南、辽宁、河北、山西、山东、陕西等地。春、秋二季采挖，洗净，晒干，除去须根和膜质叶鞘，捆成小把。以条粗壮、色白、味甜者为佳。切段生用或炒炭用。

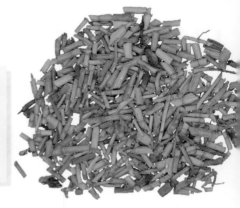

中药识别 根茎呈长圆柱形。表面黄白色或淡黄色，微有光泽，具纵皱纹，节明显，稍突起，节间长短不等。体轻，质略脆，断面皮部白色，多有裂隙，呈放射状排列，中柱淡黄色，易与皮部剥离。气微，味微甜。

药性 甘，寒。归肺、胃、膀胱经。

功效主治 凉血止血，清热利尿。主治血热吐血，衄血，尿血，热病烦渴，湿热黄疸，水肿尿少，热淋涩痛。

用法用量 煎服，9～30克。

使用注意 脾胃虚寒者忌用。

现代药理 白茅根煎剂和水浸剂具有显著的利尿作用。实验证实白茅根粉具有止血作用，同时其煎剂还具有一定的抗菌、消炎活性。

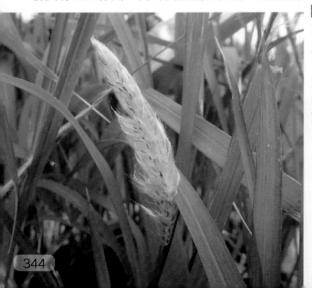

验方精选 ❶治吐血不止：白茅根一把。煎服之。❷治小便出血：白茅根一把。切段，以水煎至五分，去滓，温汤频服。❸治血尿：白茅根，车前子各30克，白糖适量。煎服。

地榆

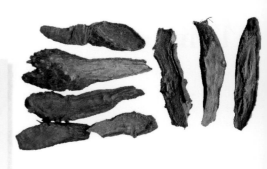

本品为蔷薇科植物地榆的干燥根。主产于全国大部分地区。春季发芽前，秋季植株枯萎后采挖，除去地上茎叶及须根，洗净晒干，或趁鲜切片干燥。以条粗、质硬、断面色粉红者为佳。生用或炒炭用。

中药识别　地榆饮片呈不规则的类圆形片或斜切片。外表皮灰褐色至深褐色，粗糙。质硬，断面较平坦，粉红色、淡黄色或黄棕色，木部略呈放射状排列，或皮部有多数黄棕色绵状纤维。气微，味微苦涩。

药性　苦，酸、涩，微寒。归肝、大肠经。

功效主治　凉血止血，解毒敛疮。主治便血，痔血，血痢，崩漏，水火烫伤，痈肿疮毒。

用法用量　煎服，9～15克。鲜品30～120克；或入丸、散，亦可绞汁内服。外用适量，研末涂敷患处。

使用注意　虚寒者忌服。

现代药理　地榆所含鞣质，具有收敛、止泻、止血作用。对烫伤创面有显著的收敛作用，能使渗出减少，感染率及死亡率降低。此外，地榆煎液对多种致病菌具有不同程度的抑制作用，同时还有明显的抗炎、抑制肉芽肿的增生，促进伤口愈合的作用。

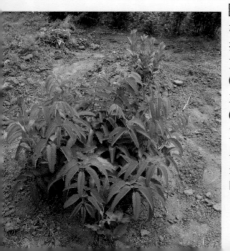

验方精选　❶ 治疗血痢不止：地榆100克，炙甘草25克，上二味粗捣成粉，每次取25克，用水一杯，煎取七分，去渣，温服。一日3次。

❷ 治疗面疮：地榆400克，研为粉末，水适量，煎煮后，待温后洗。

❸ 治宫颈癌阴道出血等：地榆60克，槐花30克，蜂蜜30克。地榆切片，煎煮加水适量，二次煎煮液合并浓缩，兑入蜂蜜，拌匀即成，早晚2次分服。

竹柏

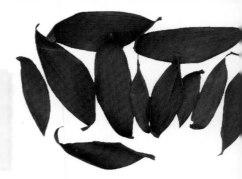

本品为罗汉松科植物竹柏的叶。主产于浙江、福建、广东、广西、海南、云南、四川等地。全年可采，洗净，鲜用或晒干。以呈片大、厚实、色黄绿者为佳。生用。

中药识别 叶片呈长卵形、卵状披针形或披针状椭圆形，有多数并列的细脉，无中脉，似竹叶。上表面深绿色，有光泽，下表面浅绿色。革质，难折断。

药性 甘、淡，平。

功效主治 止血，接骨，消肿。主治外伤出血，骨折，瘀肿疼痛。

用法用量 外用适量，鲜品捣敷；或干品研末调敷。

现代药理 从竹柏种子分离得到的多种内酯类成分，对白血病细胞P388具有抑制作用。从竹柏根皮中分离出的化合物2α-羟基竹柏内酯F在12种微生物试验中，可抑制啤酒糖酵母菌的生长。

验方精选 ❶治外伤出血：竹柏鲜品适量，捣碎，敷于患处。❷治精神病：瑶医以竹柏为主药组成的复方治疗精神疾病效果良好。

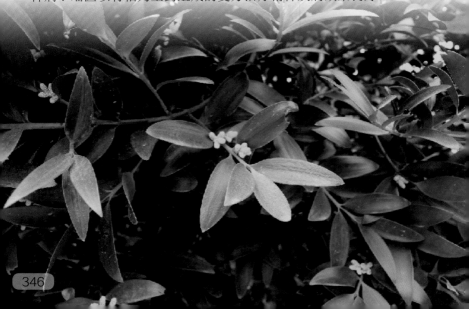

多花野牡丹

本品为野牡丹科植物多花野牡丹的全株。主产于云南、贵州、广东至台湾以南等地。秋季采集，切碎，晒干。以茎枝粗壮、叶片色鲜艳者为佳。切段，生用或鲜用。

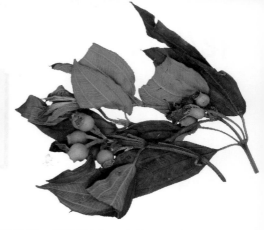

中药识别 茎呈钝四棱形或近圆柱形，分枝多，密被紧贴的鳞片状糙伏毛，毛扁平，边缘流苏状。叶片坚纸质，披针形，卵状披针形，顶端渐尖，全缘，五出下凹的基出脉，叶面密被糙伏毛。蒴果坛状球形，顶端平截。

药性 酸、涩，微寒。入脾、胃、大肠经。

功效主治 消除积滞，收敛止血，散瘀消肿。主治消化不良，肠炎腹泻，痢疾，刀枪伤；外用治刀伤出血。

用法用量 煎服，15～30克。外用适量，鲜品捣烂敷或干叶研粉撒患处。

现代药理 多花野牡丹水煎剂对金黄色葡萄球菌、溶血性链球菌、弗氏痢疾杆菌、伤寒杆菌、铜绿假单胞菌等有明显的抑制作用。此外，尚有抗腹泻作用。

验方精选 ❶治疗皮肤感染：多花野牡丹煎剂外洗患处。❷治疗烧伤：用多花野牡丹甘油剂湿敷患面，有利于创面干燥，炎症消退。❸治疗肠道感染：50%多花野牡丹糖浆，成人每次50毫升，小儿30毫升（婴幼儿酌减），日服3～4次。

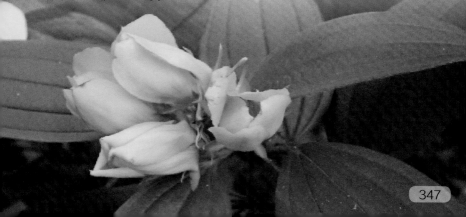

花生衣

本品为豆科（蝶形花亚科）植物落花生的干燥种皮。原产巴西。我国南北各地均有栽培。将花生米用热水烫后取皮，晒干。以干燥、色棕红者为佳。研碎，生用。

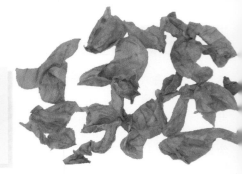

中药识别 种皮经剥离加工后呈薄片状，红棕色或淡棕红色。质轻，易破碎。

药性 甘、涩，平。入肺、脾、肝经。

功效主治 凉血止血，散瘀。主治血友病，类血友病，血小板减少性紫癜，手术后出血，咯血，便血，衄血，子宫出血。

用法用量 煎服，3～6克。

现代药理 花生衣能对抗纤维蛋白的溶解，可减轻出血，缩短凝血时间，促进骨髓造血机能，增加血小板的含量，改善血小板的质量，改善凝血因子的缺陷而不提高凝血因子水平，加强毛细血管的收缩机能，表现出综合性的止血作用。

验方精选 ❶治血小板减少性紫癜：花生衣20克，小红枣30克，煎服。❷治白细胞减少症：花生衣500克，炒香研末，与糯米粉500克炒香同拌成炒米粉，可放糖，每日适量服用。❸再生障碍性贫血：花生衣10克，煎服。日服3次。

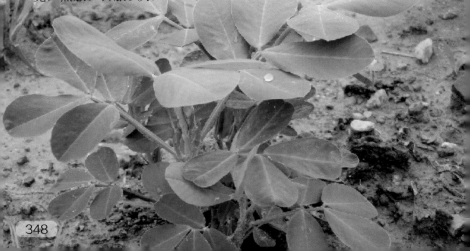

苎麻根

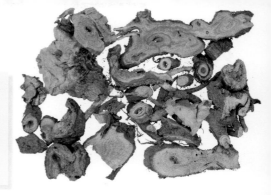

本品为荨麻科植物苎麻的干燥根及根茎。主产于浙江、江苏、安徽、山东、陕西、福建、广东、云南等地。秋、冬二季采挖，除去地上部分及泥沙，洗净，切厚片，晒干。以色灰棕、坚实者为佳。生用。

中药识别 药材根茎呈不规则圆柱形。表面灰棕色有纵皱纹及多数皮孔，并有疣状突起及残留须根。质坚硬，不易折断，断面纤维性，皮部棕色，木部淡棕色至淡黄白色，有时可见同心环纹，中央有髓或中空。气微，味淡。嚼之略有黏性。

药性 甘，寒。归肝、心、膀胱经。

功效主治 清热解毒，凉血止血，活血。主治血热吐血，衄血，便血，血淋，崩漏，热病大渴，发狂，外用治痈肿丹毒，跌打损伤，毒蛇咬伤。

用法用量 煎服，10 ～ 30 克；或捣汁。外用适量，鲜品捣敷；或煎服熏洗。

使用注意 无实热者慎服。

现代药理 苎麻浸膏酸化后的乙醇提取物和咖啡酸均有明显的止血作用，对实验性动物凝血时间及出血时间均显著缩短，另对^{60}Co照射的小鼠能其使白细胞及血小板数量显著增加。此外，所含绿原酸有促进大鼠胆汁分泌的作用。

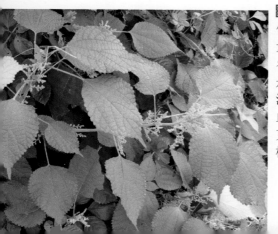

验方精选 ❶治跌打损伤：苎麻根30克，酒适量。将苎麻根切碎，酒水各半煎，分2次服。❷治丹毒：鲜苎麻根煮浓汁外洗。❸治小便不利，尿血：苎麻根15克，小蓟20克，生蒲黄10克，鲜白茅根30克，煎服，每日1剂。

苏铁叶

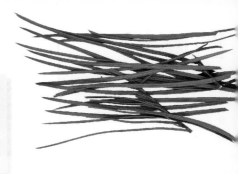

本品为苏铁科植物苏铁的干燥叶。多栽培于庭园中以供观赏。主产于广东、广西、云南等地。全年均可采收，鲜用或晒干。以色绿、有光泽者为佳。鲜用或煅炭存性研末用。

中药识别　叶大型，一回羽状，叶轴扁圆柱形，叶柄基部两侧具刺，黄褐色。质硬，断面纤维性。羽片线状披针形，黄色或黄褐色，边缘向背面反卷，背面疏生褐色柔毛。质脆，易折断，断面平坦。气微，味淡。

药性　甘、淡，平，小毒。归肝、胃经。

功效主治　行气止痛，收敛止血，解毒祛瘀。主治肝胃气痛，血瘀经闭，吐血，便血。外用治跌打损伤。

用法用量　煎服，9～15克。外用适量，烧灰或煅存性研末敷。

现代药理　中药复方制剂经煎煮后，有抑制小鼠肿瘤生长的作用，可用于治疗胃癌、肺癌、肝癌等。

验方精选　治肠癌、肝癌、胃癌等：铁树叶30克，红枣8～10枚，半枝莲30克，白花蛇舌草60克，煎服。

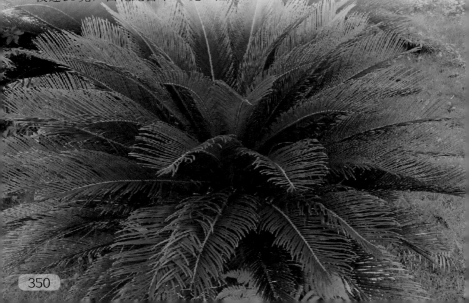

伽蓝菜

本品为景天科植物伽蓝菜的干燥全草。主产于广西、广东、台湾、福建等地。全年可采，多鲜用。以茎叶肥厚者为佳。

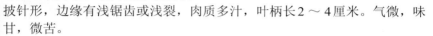

中药识别 茎呈圆柱形，肉质。叶呈羽状深裂，裂片线形或线状披针形，边缘有浅锯齿或浅裂，肉质多汁，叶柄长2～4厘米。气微，味甘，微苦。

药性 甘、涩，寒。归心、肝、肺经。

功效主治 凉血，散瘀，消肿，止痛。主治跌打损伤，外伤出血，毒蛇咬伤，脓肿，疮疡，烧烫伤，湿疹。

用法用量 煎服，鲜品10～15克。外用适量，鲜品捣烂敷患处。

现代药理 同属戴氏伽蓝菜具有显著的镇静作用，并能增强心肌收缩力和中枢神经系统的活性。剂量过高时可引起麻痹和肌肉痉挛等毒性反应。

验方精选 ❶治外伤出血：伽蓝菜鲜品30克，加酒捣烂取汁服，渣敷患处。❷治痈疮肿毒：取伽蓝菜鲜品适量，捣烂敷于患处。❸治中耳炎：鲜伽蓝菜适量捣绞汁滴耳。

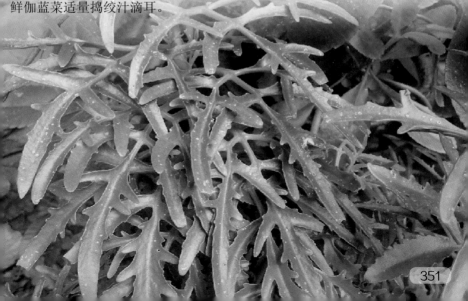

松花粉

本品为松科植物马尾松的干燥花粉。主产于浙江、江苏、辽宁、吉林、福建、广东、云南等地。春季花刚开时，采摘雄花穗，晒干，收集花粉，除去杂质。一般以体轻、均匀细腻、色淡黄者为佳。多生品外用。

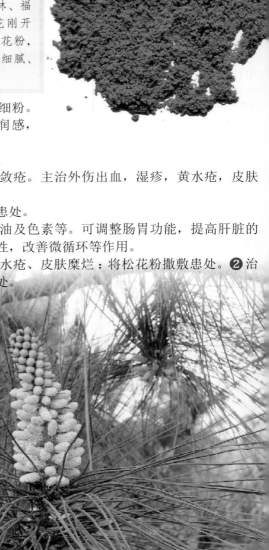

中药识别　花粉为淡黄色的细粉。体轻，易飞扬，手捻有滑润感，不沉于水。气微，味淡。

药性　甘，温。归肝、脾经。

功效主治　收敛止血，燥湿敛疮。主治外伤出血，湿疹，黄水疮，皮肤糜烂，脓水淋漓。

用法用量　外用适量，撒敷患处。

现代药理　松花粉中含脂肪油及色素等。可调整肠胃功能，提高肝脏的解毒功能，增强血管壁的弹性，改善微循环等作用。

验方精选　❶治湿疹、黄水疮、皮肤糜烂：将松花粉撒敷患处。❷治外伤出血：松花粉撒于伤口处。

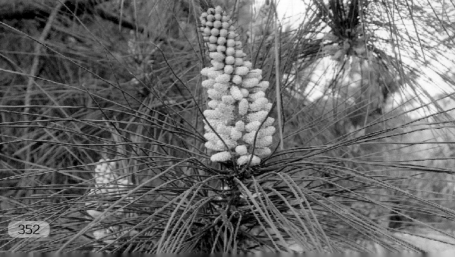

罗汉松

本品为罗汉松科植物小叶罗汉松的
干燥枝叶。主产于江苏、浙江、福
建、广西、广东、云南等地。全年
均可采集。以枝叶粗壮、色黄绿色
者为佳。生用。

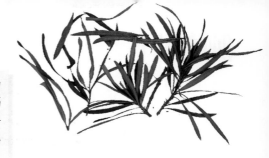

中药识别　叶呈螺旋状排列，狭长披针形，长 5 ～ 7 厘米，先端短尖或
钝，上表面灰绿色至绿褐色，下表面淡黄绿色至淡棕色，两面的中脉均
凸起，革质，有短柄。气微，味淡。

药性　苦、涩，微寒。归胃、肾经。

功效主治　凉血止血，止咳祛痰。主治血热吐血，衄血，咯血，便血，
血痢，崩漏下血，肺热咳嗽。

用法用量　煎服，3 ～ 9 克。

现代药理　罗汉松茎中所含的13种化合物具有抗肿瘤活性。

验方精选　❶治内伤咯血：罗汉松15克，牛大力15克，龙船花根15
克，五爪龙根15克，清水四碗，煎成一碗服。❷治胃出血、心胃疼痛：
罗汉松叶9克，煎服。

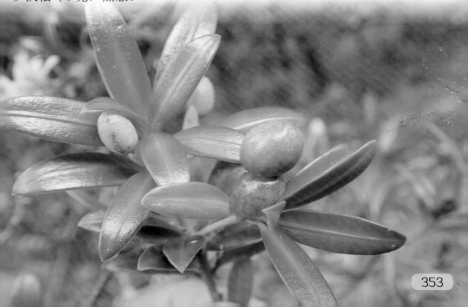

侧柏叶

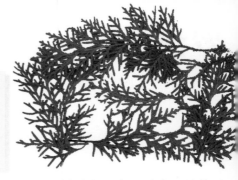

本品为柏科植物侧柏的干燥枝梢及叶。主产于山东、河南、河北等地。多在夏、秋二季采收，除去硬梗及杂质，阴干。以枝嫩、色深绿者为佳。生用或炒炭用。

中药识别　本品多分枝，小枝扁平。叶细小鳞片状，交互对生，贴伏于枝上，深绿色或黄绿色。质脆，易折断。气清香，味苦涩、微辛。

药性　苦、涩，寒。归肺、肝、脾经。

功效主治　凉血止血，化痰止咳，生发乌发。主治吐血，衄血，咯血，便血，崩漏下血，肺热咳嗽，血热脱发，须发早白。

用法用量　煎服，6～12克。外用适量。

使用注意　止血多炒炭用，化痰止咳宜生用。

现代药理　侧柏叶煎剂的醇提取物具有镇咳、祛痰以及平喘作用。侧柏叶煎剂能明显缩短小鼠出血时间及凝血时间，显示有一定的止血作用。此外，煎剂还具有镇静作用，能显著减少小鼠自发活动和延长戊巴比妥钠的睡眠时间，但对咖啡因所致惊厥无拮抗作用。同时，侧柏叶还具有抗菌、抗疱疹病毒等作用。

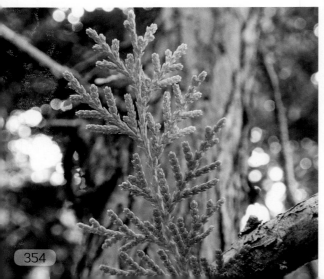

验方精选 ❶治头发不生：侧柏叶研成粉末，用麻油调和，涂抹头皮。❷治烧烫伤：侧柏叶，研细末，香油调膏，敷患处。

金毛耳草

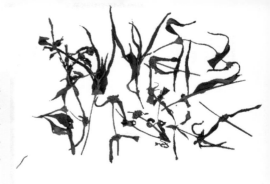

本品为茜草科植物黄毛耳草的干燥全草。主产于江西、江苏、浙江、广东、广西、福建等地。夏、秋二季采收，除去杂质，晒干或鲜用。以茎枝粗壮、叶多、肥厚者为佳。切段，生用。

中药识别　全株有黄色长柔毛，茎具棱。叶对生，卵形至长圆状披针形或椭圆形，托叶基部合生，上部长凸尖，边缘具疏齿。花1～3朵生于叶腋，花萼4裂，花冠淡紫色，漏斗状。蒴果扁球形，不开裂。

药性　苦，凉。归肝、胆、膀胱、大肠经。

功效主治　清热利湿，消肿解毒。主治湿热黄疸，泄泻，痢疾，带状疱疹，肾炎水肿，乳糜尿，跌打肿痛，毒蛇咬伤，疮疖肿毒，血崩，白带，外伤出血。

用法用量　煎服，30～60克；捣汁或浸酒。外用适量，捣敷患处。

现代药理　金毛耳草中的化学成分主要为环烯醚萜类、三萜类、黄酮类、生物碱类和甾醇类等。临床应用主要用于治疗各种类型肝炎、肠炎和胃炎等。

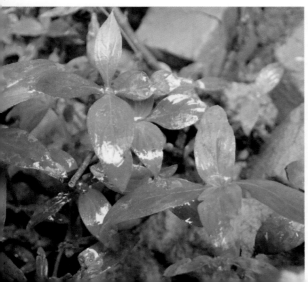

验方精选　❶治湿热黄疸：鲜金毛耳草30～60克，煎服，连服3～7日。❷治妇女血崩：金毛耳草30克，水煎，取汁冲红糖服。❸治跌打损伤及毒蛇咬伤：鲜金毛耳草捣汁饮，渣敷患处。

降香

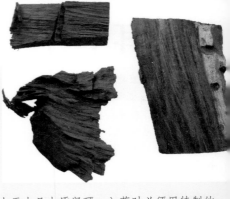

本品为豆科（蝶形花亚科）植物降香黄檀的树干和根的干燥心材。主产于海南、云南、广西。全年均可采伐。伐取树龄较长的树干及粗根，削去边材，选取红色心材，截成段，晒干。商品不少来自加工高档家具剩余的花梨木边材。一般以色红紫、坚硬、不带外皮和白木、油润、香气浓者为佳。由于本品木质坚硬，入药时必须用特制的镑刀镑刨成薄片，否则难以煎出有效成分。

中药识别　本品呈类圆柱形或不规细块状。表面紫红色或红褐色，刀削面略显光泽，有致密的纹理。木质细结而坚硬，体重，能沉于水。火烧之冒黑烟，具浓香气，有油性，灰烬白色。气香，味微苦。

药性　辛，温。归肝、脾经。

功效主治　化瘀止血，理气止痛。主治吐血，衄血，外伤出血，肝郁胁痛，胸痹刺痛，跌打损伤，呕吐腹痛。

用法用量　煎服，3～6克，宜后下；研末吞服每次1～2克。外用适量，研末外敷患处。

使用注意　痈疽溃后，诸疮脓多，阴虚火盛者，均不宜用。

现代药理　降香挥发油及其芳香水有抗血栓作用。体外试验，对大鼠血栓形成有抑制作用，使血栓重量减轻。所含黄檀素有微弱的抗凝作用，能显著地增加冠脉流量，减慢心率。此外，降香乙醇提取物具有镇静、安眠、抗惊厥等活性。

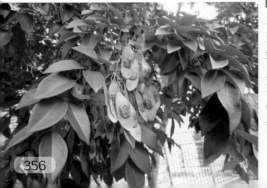

验方精选　❶治外伤性吐血：降香3克，花蕊石3克，没药1.5克，乳香1.5克，共研成极细末。每服0.3克，黄酒1杯送服。❷治金刃或打扑伤损，血出不止：降香末、五倍子末、铜末（削下镜面上铜于乳钵内研细）等份，搅匀后敷于患处。

茜草

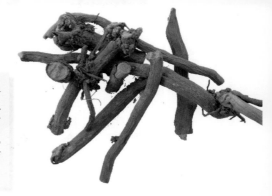

本品为茜草科植物茜草的干燥根及根茎。主产于陕西、河南、安徽、河北、山东等地。春、秋二季均可采挖，除去地上部分及泥土，晒干。一般以条粗长、外皮红棕色、断面黄红色者为佳。生用或炒炭用。

中药识别　本品呈不规则的厚片或段。根呈圆柱形，外表皮红棕色或暗棕色，具细纵纹。皮部脱落处呈黄红色。切面皮部狭，紫红色，木部宽广，浅黄红色，导管孔多数。气微，味微苦，久嚼刺舌。

药性　苦，寒。归肝经。

功效主治　凉血，祛瘀，止血，通经。主治吐血，衄血，崩漏，外伤出血，瘀阻经闭，关节痹痛，跌仆肿痛。

用法用量　煎服，9～12克。

现代药理　茜草根的温浸液具有明显的促进血液凝固作用。表现为复钙时间、凝血酶原时间及白陶土部分凝血活酶时间缩短。茜草炭口服也能明显缩短小白鼠尾部出血的时间。茜草还能明显地纠正肝素所引起的凝血障碍。茜草所含大叶茜草素对血小板聚集有显著的抑制作用。此外，茜草还具有升高白细胞、镇咳祛痰、抗菌、抗肿瘤等作用。

验方精选　❶治吐血：茜草根30克，捣成粉末，每次服6克。❷治脱肛：茜草和石榴皮各适量，加酒一碗，煎至七成，温服。❸治跌打损伤、痈肿：茜草藤鲜品，捣烂外敷。

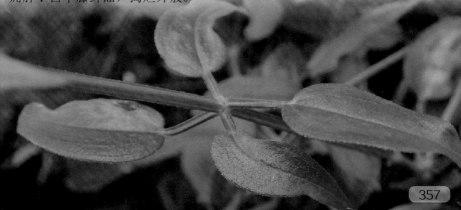

炮姜

本品为姜科植物姜的炮制加工品。我国大部分地区有栽培。主产于四川、贵州等地。秋、冬二季采挖，除去须根和泥沙，晒干或低温干燥。用砂烫至鼓起，表面棕褐色。以身干、表面棕褐色、断面色黄者佳。

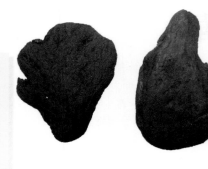

中药识别　本品呈不规则膨胀的块状，具指状分枝。表面棕黑色或棕褐色。质轻泡，断面边缘处显棕黑色，中心棕黄色，细颗粒性，维管束散在。气香、特异，味微辛、辣。

药性　辛，热。归脾、胃、肾经。

功效主治　温经止血，温中止痛。主治阳虚失血，吐衄崩漏，脾胃虚寒，腹痛吐泻。

用法用量　煎服，3～9克。

使用注意　孕妇及阴虚有热者禁服

现代药理　炮姜能显著地缩短出血和凝血时间，对应激性及幽门结扎型胃溃疡，醋酸诱发的胃溃疡均有抑制作用。

▌验方精选▌ ❶治脾胃虚寒之腹痛、腹泻：炮姜750克，大枣750克，红糖1000克，菜油50克。将菜油置锅内烧热后，倒入炮姜片，炒干后，再加入大枣，再加水2500毫升，将大枣煮烂压碎，过滤取汁，与红糖拌匀，文火熬炼成膏，每次用1～2匙，每日2次，饭前空腹开水调服。❷治急性睾丸炎：炮姜500克，切成薄片，每次用6～10片外敷于患侧阴囊，并盖上纱布，兜起阴囊，每日或隔日更换1次，直到痊愈。

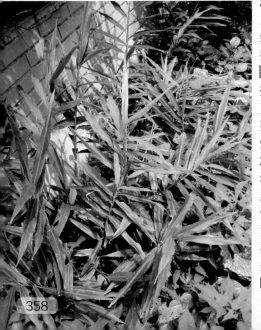

莲房

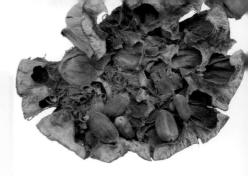

本品为睡莲科植物莲的干燥花托。主产于湖南、湖北、福建、浙江、江苏等地。秋季果实成熟时采收，割下莲蓬，剪下梗，除去果实，晒干。一般以身干、个大、表面紫棕色者为佳。生用或炒炭用。

中药识别　本品呈倒圆锥状或漏斗状，多撕裂。表面灰棕色至紫棕色，具细纵纹和皱纹。顶面有多数圆形孔穴，基部有花梗残基。体轻，质松软，破碎面海绵样，棕色。气微，味微涩。

药性　苦、涩，平。归肝经。

功效主治　散瘀止血。主治崩漏，月经过多，便血，尿血，痔疮出血，产后瘀阻，恶露不尽。

用法用量　煎服，5～10克。

现代药理　莲房中所含原花青素为一类独特的多酚类成分，具有抗氧化、抑制肿瘤生长、改善记忆、保护心脑血管系统、调节血脂、抗辐射等多方面的作用。

验方精选　❶治小便血淋：莲房，烧炭存性，研成粉末，入麝香少许。每服7克，米汤调下，一日2次。❷治乳裂：莲房炒研为末，外敷。❸治黄水疮：莲房烧炭存性，研成细末，香油调匀，敷患处，一日2次。

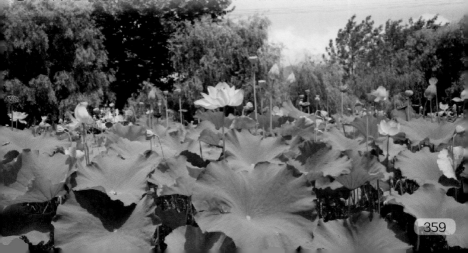

铜锤草

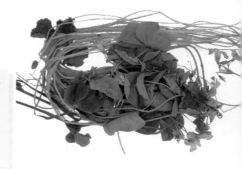

本品为酢浆草科植物红花酢浆草的全草。主产江苏、浙江、福建、广东、广西等地。夏、秋二季采收，鲜用或晒干。以茎叶粗壮、色鲜艳者为佳。切段，生用。

中药识别　叶柄细长，被毛。小叶3枚，扁圆状倒心形，顶端凹入，两侧角圆形，基部宽楔形，表面黄绿色，背面浅绿色，通常两面或仅边缘有棕黑色的小腺体。体轻，质柔软。气微，味微酸。

药性　酸，寒。

功效主治　化瘀，止血，消肿，解毒。主治跌打损伤，瘀滞作痛，崩漏，疮痈，咽喉肿痛，毒蛇咬伤，烧烫伤。

用法用量　10～30克，水煎或浸酒服。外用适量，鲜草捣烂敷患处。

使用注意　孕妇忌服。

现代药理　本品对金黄色葡萄球菌有抗菌作用，对大肠埃希菌则无效。

验方精选　❶治跌打肿痛、疔疮：取铜锤草鲜品加食盐少许，捣烂外敷患处。❷治痔疮脱肛：铜锤草适量，煎服洗患处。❸治久泻肠滑、久痢赤白：铜锤草15克用砂糖同煎服。

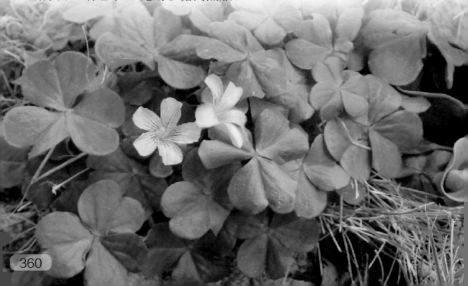

落地生根

本品为景天科植物落地生根的全草。主产于云南、广西、广东、海南、福建等地。全年可采，多鲜用。以茎枝粗壮、叶片厚实者为佳。

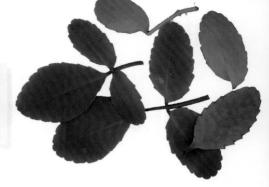

中药识别 肉质茎圆柱形，中空，节明显。叶有短柄，对生，单叶或羽状复叶，小叶3～5片，叶片厚，肉质，长圆形至椭圆形，边缘具粗圆齿，圆齿底部容易生芽。花下垂，花萼圆柱形，纸质，花冠呈筒状，淡红色或淡紫色。

药性 淡、酸、涩，寒。归肺、肾经。

功效主治 收敛消肿，拔毒生肌。主治创伤出血，跌打损伤，丹毒，急性结膜炎，烧烫伤，疮痈肿毒。

用法用量 煎服，鲜叶30～60克。外用适量，捣碎或绞汁涂敷患处。

使用注意 脾胃虚寒者忌用。

现代药理 煎剂对离体豚鼠回肠有非常显著的兴奋作用，水煮醇提取物作用稍弱，但二者对离体兔十二指肠及大鼠子宫均无明显作用。煎剂对离体兔心脏有抑制作用，水提取物作用较弱。煎剂及水提取液对血压均无明显影响。

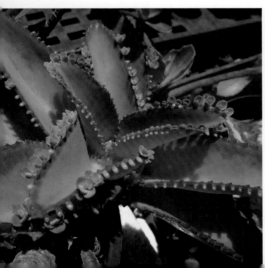

验方精选 ❶治疗疮，痈疽，无名肿毒：落地生根鲜叶60克，捣烂绞汁，调蜜饮服，渣敷患处。❷治喉风肿痛：落地生根鲜叶5～10片。绞汁，含漱。❸治急性中耳炎：落地生根鲜叶，捣烂绞汁滴耳。

楮叶

本品为桑科植物构树的干燥叶。主产于河南、湖北、湖南、山西、甘肃、浙江、福建、安徽等地。全年均可采收。摘取叶片，晒干或鲜用。以叶片大、完整、色黄绿者为佳。生用。

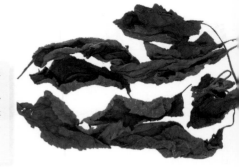

中药识别 叶卷曲皱缩，展开呈广卵形，边缘有细锯齿，通常3～5深裂，上面粗糙，下面密被柔毛，三出脉。叶柄密生绒毛。质脆，易碎。

药性 甘，寒。归脾、心经。

功效主治 凉血止血，利水消肿。主治吐血，衄血，血崩，外伤出血，水肿，疝气，痢疾，癣疮。

用法用量 煎服，3～6克。外用适量，捣汁或煎服熏洗患处。

现代药理 楮叶煎剂及醇提取物具有显著的降压作用，显著抑制心肌收缩力，这种抑制作用可被氯化钙部分桔抗。楮叶的丙酮提取物对金黄色葡萄球菌具有抑制作用。

验方精选 ❶治顽癣，虫咬：楮树鲜叶适量，捣汁外涂。❷治坐骨神经痛：楮树叶120克，艾叶60克，煎服熏洗。❸治菌痢、肠炎及消化不良性腹泻：鲜叶晒干或炒至半焦，研粉，每4小时服3克。

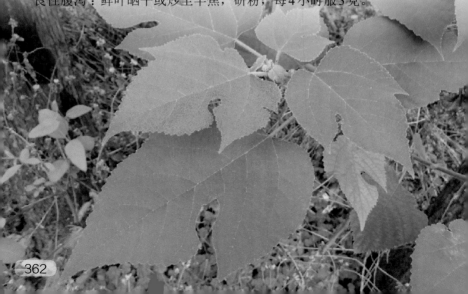

棕榈

本品为棕榈科植物棕榈的叶柄。主产于江西、江苏、安徽、浙江、福建、广东、广西等地。9～10月份剥取树干上的旧叶柄下延部分及鞘片，除去纤维状棕毛，晒干后，经炭化而成。以片大、体厚、红棕色者为佳。生用或炒炭用。

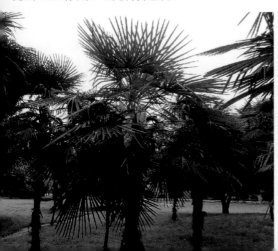

中药识别 呈长条块状或片状，一端较窄而厚，另端较宽而稍薄，大小不等。表面棕红色或深棕色，粗糙，有纵直皱纹。一面有明显的凸出纤维，纤维的两侧着生多数棕色茸毛。质硬而韧，不易折断，断面纤维性。无臭，味苦涩。

药性 苦、涩，平。归肺、肝、大肠经。

功效主治 收敛止血。主治吐血，衄血，尿血，便血，崩漏下血。

用法用量 煎服，6～9克，或研末服一次3～6克。外用适量，撒布患处。

现代药理 陈棕炭水煎剂能缩短小鼠毛细血管凝血时间及出血时间，表现出止血作用，而新棕无效。

验方精选 ❶治吐血、衄血、血崩及一切出血不止：由棕榈炭、大蓟炭等组成的十灰丸。❷治外伤出血：将棕榈炭粉末撒布于患处。❸治高血压：鲜叶2张，分14次煎服，每日1次。

紫珠叶

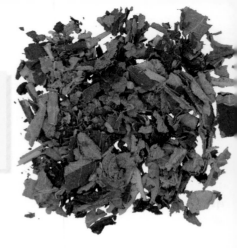

本品为马鞭草科植物杜虹花的干燥叶。主产于广东、广西、江西、贵州、云南等地。夏、秋二季枝叶茂盛时采摘，晒干或鲜用。以叶大、完整、色灰棕者为佳。切丝，生用。

中药识别　本品多皱缩、卷曲。完整叶片展平后呈卵状椭圆形或椭圆形。先端渐尖或钝圆，基部宽楔形或钝圆，边缘有细锯齿，近基部全缘。上表面灰绿色或棕绿色，被星状毛和短粗毛。下表面淡绿色或淡棕绿色，密被黄褐色星状毛和金黄色腺点，小脉伸入齿端。

药性　苦、涩，凉。归肝、肺、胃经。

功效主治　凉血收敛止血，散瘀解毒消肿。主治衄血，咯血，便血，崩漏，外伤出血，热毒疮疡，水火烫伤。

用法用量　煎服，3～15克；研末吞服1.5～3.0克。外用适量，敷于患处。

现代药理　紫珠叶的止血作用表现为多个方面，如使血小板增加，出血时间、血块收缩时间、凝血酶原时间缩短等。此外，紫珠草对大肠埃希菌、弗氏痢疾杆菌、金黄色葡萄球菌、链球菌等具有抑制作用。

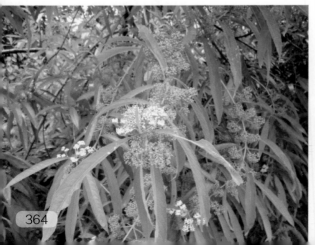

■验方精选　❶治胃肠出血：紫珠叶10克，水煎代茶饮。❷治咯血：干紫珠叶末1.5～2.1克。调鸡蛋清，每4小时服1次；继用干紫珠叶末6克，水煎，代茶常饮。❸治拔牙后出血不止：用消毒棉花蘸紫珠叶末塞之。

景天三七

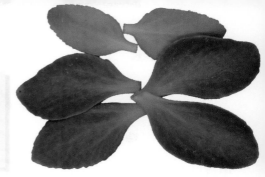

本品为景天科植物费菜的干燥全草。主产于我国西北、华北、东北至长江流域。夏、秋间开花时，割取地上部分，晒干。以茎粗壮、叶色绿者为佳。生用或鲜用。

中药识别　根状茎粗壮而木质。茎呈圆柱形，黄绿色，易折断，中间空心。叶多皱缩，大多已脱落。上表面和下表面均呈灰绿色。气无，味微涩。

药性　甘、微酸，平。心、肝、脾经。

功效主治　散瘀止血，安神止痛。主治血小板减少性紫癜，衄血，咯血，牙龈出血，崩漏，消化道出血，心悸，烦躁失眠。

用法用量　煎服，15～30克，鲜品绞汁，60～90克。外用适量，捣敷患处。

现代药理　景天三七水煮醇沉提取物可缩短凝血时间和出血时间。因此，临床上可用于内科、妇科和外科手术的各种出血，尤以对溃疡病合并上消化道出血的疗效最为满意。此外，景天三七对部分病人有提升血小板和白细胞的作用。

验方精选　❶治跌打损伤：鲜景天三七适量。捣烂外敷。❷治蝎子蜇伤：鲜景天三七适量。加食盐少许，捣烂敷患处。❸治癔症，惊悸，失眠，烦躁惊狂：鲜景天三七60～90克，猪心一个（不要剖开，保留内部血液）。置瓦罐中炖熟，去草，分2次服，连吃10日。

番薯藤

本品为旋花科植物番薯的全草。我国大部分地区有栽培。随时采摘叶，扎成小把。多鲜用。一般以叶片大、叶柄嫩者为佳。

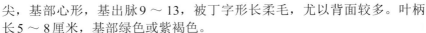

中药识别　单叶互生，叶形呈心形、三角形和掌形，叶缘有分缘、带齿、浅单缺刻等。顶端急尖，基部心形，基出脉9～13，被丁字形长柔毛，尤以背面较多。叶柄长5～8厘米，基部绿色或紫褐色。

药性　甘、淡，平。归脾、胃经。

功效主治　润肺，利小便，排脓去腐，解毒。主治肺热咳嗽，吐血，便血，蜈蚣咬伤，烧伤，吐泻，烂疮。

用法用量　煎服，15～24克。外用适量，捣敷患处。

使用注意　植物的某些部分含氢氰酸，曾有大量服用根芽或茎的嫩头等引起中毒死亡的报告。

现代药理　番藤叶中含有胰岛素样成分，可用此治疗糖尿病。另含有效成分，实验表明其具有抗癌活性。

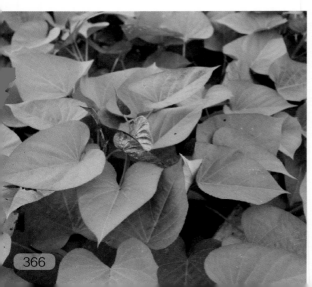

验方精选 ❶治热天吐泻：番薯藤煎水服。❷治妇人崩漏：番薯藤兑甜酒服。❸治对口疮：番薯叶、虾酱各适量，共捣烂敷。❹治大小便不通：番薯叶捣烂，调红糖，贴肚脐。

蒲黄

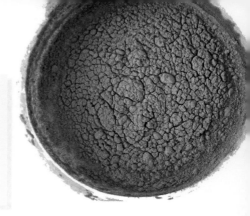

本品为香蒲科植物水烛香蒲的干燥花粉。主产于安徽、江苏、湖北等地。夏季采收蒲棒上部的黄色雄花序，晒干后碾轧，筛取花粉，剪去雄花后，晒干，成为带有雄花的花粉。以纯净、粉细、体轻、色鲜黄、滑腻感强者为佳。生用或炒炭用。

中药识别 花粉为黄色粉末。体轻，放入水中则飘浮于水面。手捻有滑腻感，易附着手指上，气微，味淡。

药性 甘，平。归肝、心包经。

功效主治 止血，化瘀，通淋。主治吐血，衄血，咯血，崩漏，外伤出血，经闭痛经，脘腹刺痛，跌打肿痛，血淋涩痛。

用法用量 煎服，5 ~ 10克，包煎。外用适量，敷患处。散瘀止痛多生用，止血多炒用，血瘀出血生熟各半。

使用注意 孕妇慎用。

现代药理 蒲黄提取液对离体兔心有明显增加冠脉流量的作用，对家兔心肌损害有防护作用，还可抗血小板聚集、抗心肌缺血，而具有对心脑缺氧的保护作用。实验表明，蒲黄尚具有降血脂、抗动脉粥样硬化等与心血管系统相关的作用。

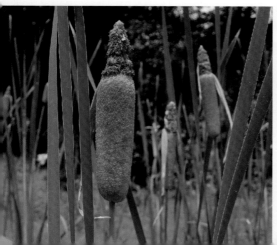

验方精选 ❶治吐血、唾血：蒲黄适量，捣为散，每服15克，温酒或冷水调服。❷便血不止：蒲黄（微炒）100克，郁金（挫）150克。上二味，捣罗为散，每服5克，粟米饮调下，空腹晚饭前服。

槐花

本品为蝶形花科植物槐的干燥花及花蕾。主产于河南、山东、山西、陕西、安徽、河北、江苏等地。夏季花开放或花蕾形成时采收，及时干燥，除去枝、梗及杂质。前者习称"槐花"，后者习称"槐米"。槐米以粒大、紧缩、色黄绿，浸水色鲜黄色者为佳。槐米以花朵将开放，整齐不碎，色黄者为佳。生用、炒用或炒炭用。

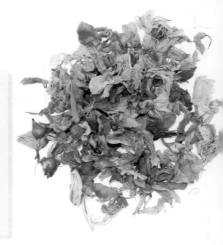

中药识别　槐米：呈卵形或椭圆形，花萼下部有数条纵纹。萼的上方为黄白色未开放的花瓣。槐花：多皱缩而卷曲，花瓣多散落。完整者花萼钟状，黄绿色，先端5浅裂；花瓣5，黄色或黄白色，1片较大，近圆形，先端微凹，其余4片长圆形。雄蕊10，其中9个基部连合。体轻。

药性　苦，微寒。归肝、大肠经。

功效主治　凉血止血，清肝泻火。主治便血，痔血，血痢，崩漏，吐血，衄血，肝热目赤，头痛眩晕。

用法用量　煎服，5～10克。

使用注意　阳气不足、脾胃虚寒者慎食。

现代药理　槐花所含芦丁具有维生素P样作用，具有维持血管弹性、降低血管通透性、减少脆性等活性。另与谷胱甘肽合用对脂肪浸润的肝有显著的祛脂作用。此外，槐花还具有抗炎、抗病毒等作用。

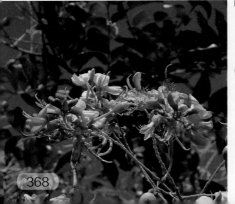

验方精选　❶治脾虚体倦，食欲不佳：槐花100克，装入纱布袋中，浸入白酒750毫升，白糖适量，密封，2个月后即可饮用，每次30～50毫升。❷治尿血：槐花、郁金等份。将槐花微炒，郁金煨热，共研细末，每次服5克，以米汤送服，日服3次，5日为1个疗程。❸治银屑病：槐花炒黄研成细粉，每次1克，每日2次，饭后用温开水送服。

蜀葵花

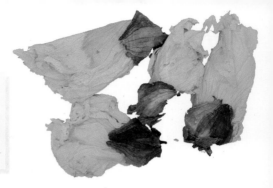

本品为锦葵科植物蜀葵的花。原产于我国西南地区。现各地广泛栽培。夏、秋二季花待开时采摘，晒干。以朵大、完整、色泽艳者为佳。生用或鲜用。

中药识别　本品多皱缩破碎，完整的花瓣呈三角状阔倒卵形，表面有纵向脉纹，呈放射状，淡棕色，边缘浅波状，内面基部紫褐色。雄蕊多数，联合成管状，花药近无柄。柱头紫黑色，匙状盘形，5裂。气微香，味甘淡。

药性　甘、咸，凉。归肺、大肠、膀胱经。

功效主治　活血止血，解毒散结。主治吐血，衄血，月经过多，赤白带下，二便不通，小儿风疹，疟疾，痈疽疔肿，蜂蝎蜇伤，烫伤，火伤。

用法用量　煎服，3～6克，或研末。外用适量，研末调敷或鲜品捣敷。

使用注意　孕妇忌用。

现代药理　有研究表明，黄蜀葵花的黄酮类成分具有抗炎、保护心脑缺血性损伤、促血管新生、改善肾功能、解热镇痛、降血糖、抗氧化和抗感染等多种功效。因此，对肾炎、心肌损伤、脑缺血损伤、糖尿病肾病具有一定的防治作用。

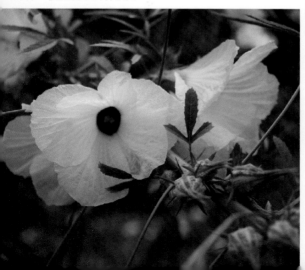

验方精选 ❶治烫伤：蜀葵花三朵，泡麻油100克，涂搽患处。❷治蝎蜇：蜀葵花、石榴花、艾心等份。同时阴干，合并捣烂，调水涂蜇处。❸治小便淋痛、尿血：蜀葵根6克，车前子3克，煎服。

薯莨

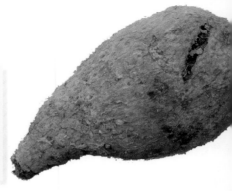

本品为薯蓣科植物薯莨的干燥块茎。主产于江西、广东、广西、湖南、四川等地。秋、冬二季采收，挖取块茎，洗净，捣碎鲜用或切片晒干。以个大、质结实、断面红棕色者为佳。生用。

中药识别 块茎呈长圆形、卵圆形、球形或结节块状。表面深褐色，有粗裂纹，瘤状突起和凹纹。纵切或斜切成块片，外皮皱缩，切面暗红色或红黄色。质硬而实，断面颗粒状，有明显的或隐约可见红黄相间的花纹。气微，味涩、苦。

药性 甘、酸，平。有小毒。

功效主治 活血止血，理气止痛，清利湿热。主治月经不调，崩漏，咯血，咯血，呕血，衄血，尿血，疮疖，带状疱疹，外伤出血。

用法用量 煎服，3～9克，绞汁或研末。外用适量，研末敷或磨汁涂。

现代药理 薯莨煎剂可显著缩短家兔的出血时间与凝血时间，有类似血小板的促凝作用。薯莨酊剂或煎剂对离体小鼠子宫有明显的兴奋作用，张力、振幅及频率均有增强，同时，对金黄色葡萄球菌等致病菌有一定的抑制作用。醇浸剂对离体蟾蜍心脏有抑制作用。

验方精选 ❶治产后腹痛：薯莨9克，煮甜酒服。❷治咯血：薯莨、藕节各9克，茅草根6克，共炒焦，煎水服。❸治关节痛：薯莨15克，煎水兑酒服。

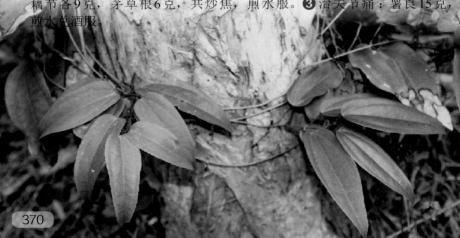

藕节

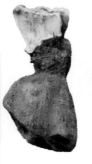
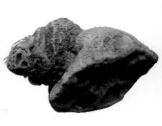

本品为睡莲科植物莲的干燥根茎节部。主产于浙江、湖南、福建、安徽、江苏、湖北等地。秋、冬二季采挖根茎（藕），切取节部，洗净，晒干，除去须根，鲜用或晒干用。以节部黑褐色、两头白色、无须根者为佳。生用或炒炭用。

中药识别　藕节呈短圆柱形，中部稍膨大，长2～4厘米，直径约2厘米。表面灰黄色至灰棕色，有残存的须根和须根痕。两端有残留的藕，表面皱缩有纵纹。质硬，断面有多数类圆形的孔。气微，味微甘、涩。

药性　甘、涩，平。归肝、肺、胃经。

功效主治　收敛止血，化瘀。主治吐血，咯血，衄血，尿血，崩漏。

用法用量　煎服，9～15克。

现代药理　藕节热水提取物具有止血作用，可以缩短小鼠切尾出血的时间。

验方精选　❶治鼻衄不止：将藕节捣汁饮用，并在鼻中滴3～4滴，每日2～3次。❷治大便下血：藕节晒干研末，人参、白蜜煎服调服10克，每日2次。❸红白痢：藕节500克，捣汁，和蜜糖，隔水炖成膏服。

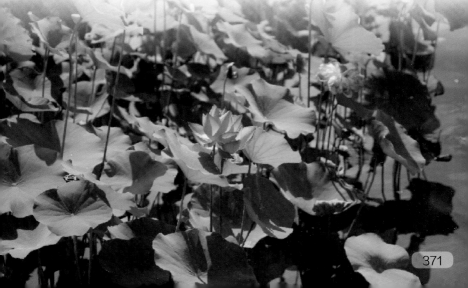

藤三七

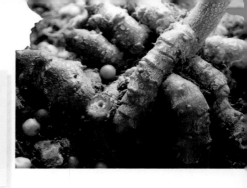

本品为落葵科植物藤三七的干燥瘤块状珠芽。主产于云南、江苏、浙江、福建、四川、贵州等地。全年可采，珠芽形成后采摘，除去杂质，鲜用或晒干。以个大、粗壮、质坚实者为佳。

中药识别 珠芽呈瘤状，少数圆柱形，直径0.5～3.0厘米。表面灰棕色或绿棕色，具不规则突起。质坚实而脆，易碎裂。断面灰黄色或灰白色，略呈粉性。气微，味微苦。

药性 微苦，温。归肝、胃经。

功效主治 补肾强腰，散瘀消肿。主治腰膝痹痛，病后体弱，外用治跌打损伤，骨折。

用法用量 内服用鸡或瘦肉炖服，30～60克。外用适量，捣敷患处。

现代药理 藤三七的主要成分为生物碱、齐墩果酸、谷甾醇、黄酮类等。其中的谷甾醇能阻止人体对胆固醇的吸收，并具有降血脂、防止血管硬化的作用。黄酮类成分可扩张血管，促进血液循环，降低心肌耗氧量，还具有降血糖、降血压和抗脑血栓和心绞痛的作用。齐墩果酸可以减轻肝细胞坏死，以及肝组织的炎性反应和延缓组织纤维化，促进肝细胞再生。

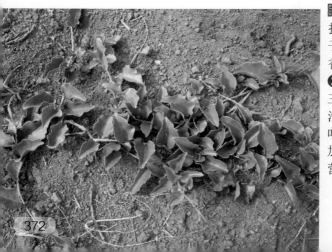

验方精选 ❶治跌打扭伤：藤三七、鱼子兰、土牛膝、马菌香各适量，捣敷患部。
❷用于滋补保健：藤三七适量，麻油或蚝油，大火速炒，趁热吃，清脆滑嫩，也可加入腰花或姜丝速炒，营养更好。

第十一章　活血祛瘀药

儿茶

本品为含羞草科植物儿茶的去皮枝、干的干燥煎膏。主产于云南。冬季采收枝条、茎干，除去外皮，砍成大块，加水煎膏，浓缩，干燥。用时打碎。

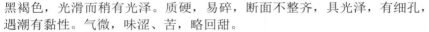

中药识别　儿茶药材呈方形或不规则块状，大小不一。表面棕褐色或黑褐色，光滑而稍有光泽。质硬，易碎，断面不整齐，具光泽，有细孔，遇潮有黏性。气微，味涩、苦，略回甜。

药性　苦、涩，微寒。归心、肺经。

功效主治　活血止痛，止血生肌，收湿敛疮，清肺化痰。主治跌仆伤痛，外伤出血，吐血，衄血，溃疡不敛，湿疹，湿疮。

用法用量　煎服，1～3克，包煎；多入丸散服。外用适量。

现代药理　儿茶具有收敛、止泻、降血压等作用。所含儿茶精成分有显著的保肝作用。另具有抗乙肝病毒活性，促进乙肝抗原的清除。此外，体外试验发现，儿茶对多种皮肤真菌及金黄色葡萄球菌、多种杆菌等有一定的抑制作用，并具有抑制肠道运动、抗腹泻以及降血糖、抗血小板聚集、抗血栓形成等活性。

验方精选　❶治痰多：儿茶、薄荷叶、细茶。研末制蜜丸。饭后含化三、五粒。❷治鼻渊流水：取儿茶末，吹鼻。❸治一切痈疽、诸疮破烂不敛者：儿茶、乳香、没药各9克，冰片3克，麝香0.6克，血竭9克，三七9克，上为末撒之。

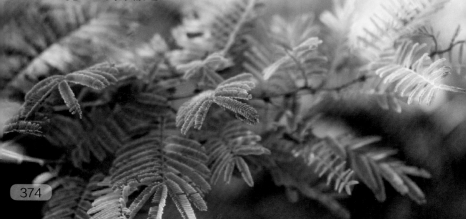

大驳骨

本品为爵床科植物大驳骨的干燥地上部分。主产于广东、香港、广西、台湾等地。全年可采，洗净，切段，晒干或鲜用。以茎枝细、叶多、色青绿者为佳。切段，生用。

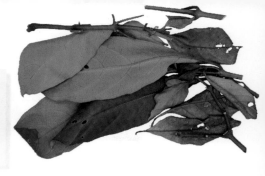

中药识别 枝圆柱形，老枝光滑，幼枝密被灰白色微毛。叶对生，皱缩，完整的叶片呈长圆状椭圆形至披针形，叶缘具稀疏波状齿，齿顶有黑色硬腺体，两面无毛，侧脉明显。气微，搓揉后有特殊臭气。

药性 苦、辛，平。归肝、脾经。

功效主治 活血止痛，续筋接骨，止血。主治跌打损伤，筋伤骨折，风湿痹痛，腰痛胁痛，崩漏经多，血瘀经闭，产后腹痛。

用法用量 煎服，15～30克；或浸酒。外用适量，研末调敷，或煎服洗。

使用注意 孕妇慎用。

现代药理 大驳骨所含鸭嘴花碱和鸭嘴花酮碱能产生轻度、持久的平滑肌收缩作用，从而使支气管扩张，临床可应用于哮喘。大驳骨还具有轻微降低血压的作用。从叶、花及根中提取的油脂部分，具有抗结核杆菌的作用。

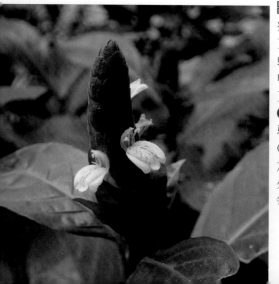

验方精选 ❶治风湿痹痛：大驳骨60克，泽兰30克，透骨消30克，双飞蝴蝶15克，小驳骨60克，幌伞枫90克，鸡骨香15克。共捣烂，酒炒热外敷。❷治骨折：大驳骨、小驳骨、酢浆草、两面针根（皆鲜）各30克。捣烂，加黄酒少许，骨折复位后外敷患处，小夹板固定，每日换药1次。

小驳骨

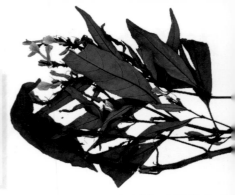

本品为爵床科植物小驳骨的干燥地上部分。主产于广东、广西、海南、云南、香港、台湾等地。全年均可采收，洗净，除去杂质，切段，晒干或鲜用。以茎枝细、叶多、色青绿者为佳。切段，生用。

中药识别　茎呈圆柱形，有分枝。茎表面黄绿色、淡绿褐色或褐绿色，有稀疏的黄色小皮孔。小枝微具四棱线，节膨大。质脆，易折断，断面黄白色。叶对生，卷缩破碎，展平后呈狭披针形或条状披针形，全缘，叶脉略带紫色。有的可见穗状花序，花冠二唇形。气微，味微辛、酸。

药性　辛，温。归肝、肾经。

功效主治　祛瘀止痛，续筋接骨。主治跌打损伤，筋伤骨折，风湿骨痛，血瘀经闭，产后腹痛。

用法用量　煎服，15～30克，并煎水熏洗。外用适量，酒、醋炒后外敷患处。

使用注意　孕妇慎用。

现代药理　小驳骨主要含有生物碱、挥发油、黄酮、苷类及香豆素等成分，具有抗炎镇痛、保肝、抗氧化、免疫抑制、新生血管形成抑制作用和抗人类免疫缺陷病毒等药理活性。

验方精选　❶治关节损伤，患处红肿疼痛，皮肤未破者（脱位或脱位合并骨折者）应用手法复位，敷药后外加包扎固定：用鲜小驳骨叶150克，将其捣烂，然后加入面粉50克，低度米醋适量调和，敷于患处，外加纱布包扎，并定时在纱布上倒入少许米醋，以保持敷药湿润，每日一换。❷治跌打损伤：小驳骨根50克，猪肺适量，水3碗，煎至2碗，分2次服（早晚）。❸治腰扭伤：小驳骨根25克，猪肾1个，煎水冲酒服。

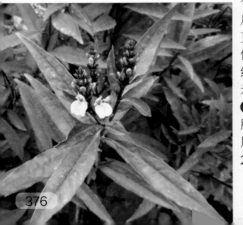

小罗伞

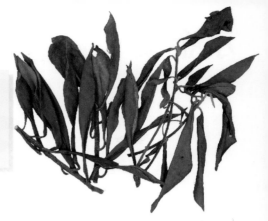

本品为紫金牛植物小罗伞的干燥根或全株。主产于广东、广西等地。全年均可采挖，除去泥沙，洗净，干燥。以表面色灰黑，质地坚实者为佳。切段，生用。

中药识别　茎幼嫩时被暗褐色小毛。叶互生，矩圆形至椭圆状披针形，先端短尖或钝，基部阔楔形，上面深绿色，秃净，下面淡绿色，被暗褐色小毛，全叶具无数黑色腺点，边缘处连成一明显的边脉，叶边缘有腺体。花冠内部白色，外被紫色斑点。浆果球形，熟时深红色。

药性　辛、微苦，温。归肺、肝经。

功效主治　祛风除湿，活血调经，消肿止痛。主治风湿痹痛，痛经，经闭，跌打损伤，咽喉肿痛。

用法用量　煎服，9～15克。

现代药理　尚未发现有相关研究报道。

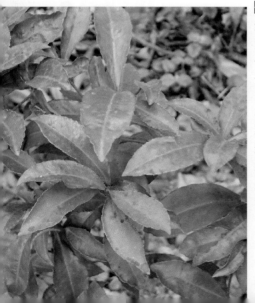

■验方精选■ ❶治月经不调，经闭，不孕症：小罗伞根30克，煎服。❷治各种跌打损伤：取小罗伞根、茎、切碎晒干，碾成粉末，贮瓶备用。取市售中药大黄碾成粉末，贮瓶备用。用时视伤处大小按比例取适量小罗伞粉、大黄粉，加适量面粉搅匀，然后倒入正骨水或白酒，捣成泥状，敷于患处，外用菜叶或树叶盖上，绷带包扎，每日换药1次。

小金樱

本品为蔷薇科植物小果蔷薇的干燥根。主产于江西、江苏、广东、广西等地。秋、冬二季采收，挖取根部，除去杂质，晒干。以根粗壮、坚实、断面放射纹清晰者为佳。切片，生用。

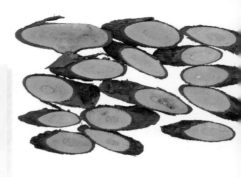

中药识别 根圆柱形，表面棕褐色，栓皮呈鳞片状，易脱落。质脆，易折断，断面棕红色至棕色，放射状纹理清晰，中心有髓。气微，味微苦。

药性 辛，苦，涩，温。归心，肝，肺经。

功效主治 消肿止痛，祛风除湿，收敛固涩，健胃止泻，止血。主治：风湿，劳倦，跌打，哮喘，烧烫伤，筋骨疼痛，外伤出血，小便出血，疮疖肿痛，慢性肿痛，慢性腹泻，风痰咳喘，遗精。

用法用量 煎服，25～100克；或浸酒。外用适量，捣敷患处。

现代药理 根皮的散剂外用有止血效果，其水提取物和二甲基甲酰胺提取物在试管内对兔血有促进凝血作用；水、醇提取物在试管内对金黄色葡萄球菌、溶血性链球菌等有抑制作用。

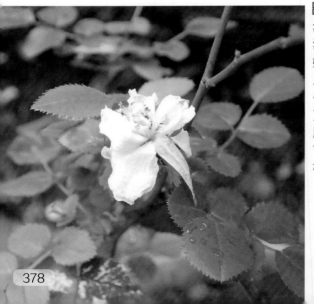

验方精选 ❶治疮伤溃烂日久，很少黄水脓液，久不生口：小金樱嫩叶捣敷。❷治小便出血：鲜小金樱根30克，牛膝、仙鹤草各3～6克，水煎，早晚饭前各服一次。❸治劳倦及关节风湿痛初起：小金樱根90～120克，煎服。

378

川芎

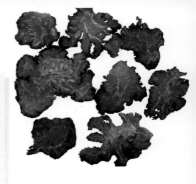

本品为伞形科植物川芎的干燥根茎。主产于四川、云南、贵州、广西、湖北、湖南、江西等地。栽后第2年5月下旬至6月上旬，当茎上的节盘显著突出，并略带紫色时采挖，除去泥沙，晒后烘干，再去须根。以个大、质坚实、断面色黄白、油性大、香气浓郁者为佳。切片，生用。

中药识别　本品为不规则结节状拳形团块，表皮黄褐色，粗糙皱缩，有多数平行隆起的轮节，顶端有凹陷的类圆形茎痕。质坚实，不易折断，断面黄白色或灰黄色，具有明显的波状环纹或多角形纹理，散生黄棕色油点。气浓香，味苦、辛，微甜。

药性　辛，温。归肝、胆、心包经。

功效主治　活血行气，祛风止痛。主治胸痹心痛，胸胁刺痛，跌仆肿痛，月经不调，经闭痛经，癥瘕腹痛，头痛，风湿痹痛。

用法用量　煎服，3～10克。研末，每次1.0～1.5克；或入丸、散。外用适量，研末撒；或煎服漱口。

使用注意　阴虚火旺，上盛下虚及气弱之人忌服。

现代药理　川芎嗪能扩张冠状动脉，增加冠脉血流量；扩张脑血管，降低血管阻力，显著增加脑及肢体血流量，改善微循环；能降低血小板表面活性，抑制血小板凝集，预防血栓的形成。此外川芎总生物碱、川芎嗪有显著而持久的降压作用；能显著增加肾血流，延缓慢性肾损害；扩张支气管平滑肌。阿魏酸大剂量能抑制子宫平滑肌。此外还有镇静、镇痛作用。

【验方精选】　❶治风热头痛：川芎5克，茶叶10克。水一盅，煎五分，食前热服。❷治产后血晕：当归50克，川芎25克，荆芥穗（炒黑）10克，煎服。❸治偏头痛，头风：甘菊、石膏、川芎各15克，研为末，每服5克，茶清调下。

【食疗方】　❶川芎酒：活血祛风止痛。适用于神经性头痛、慢性鼻炎、鼻窦炎、外感头痛者。川芎30克，白酒1000毫升，白糖适量。将川芎切碎，置容器

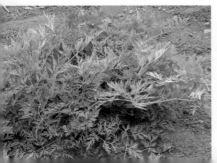

中，加入白酒和白糖，轻轻摇动，密封，浸泡5～7日后，过滤去渣，即成。❷川芎煮蛋：行气活血，祛风止痛。适用于风邪引起的头晕目眩，月经不调，痛经，闭经者。鸡蛋100克，川芎10克。将鸡蛋、川芎放入锅内，加入适量的清水，同煮至鸡蛋熟，捞出鸡蛋，剥去外壳，再放入锅中，煮20分钟即可，吃蛋饮汤。

飞机草

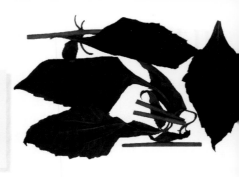

本品为菊科植物飞机草的干燥全草。原产于南美洲。主产于海南、广东、广西等地。夏季未开花时采收，割取全草，洗净泥沙，鲜用。以枝叶粗壮、叶片肥大者为佳。切碎，生用。

中药识别　茎有细纵纹，被灰白色柔毛，分枝与主茎成直角。单叶对生，叶片呈三角形或三角状卵形，先端渐尖，基部楔形，边缘有粗大锯齿，基出三脉，两面均被毛茸。薄质纸，易皱缩。

药性　微辛，温；有小毒。

功效主治　解毒消肿，散瘀止血。主治外用治跌打肿痛，外伤出血，疮疡肿毒，旱蚂蟥叮咬出血不止。全草切碎撒水田中，浸 1 ～ 2 日水变红后可杀灭钩端螺旋体，用以预防钩端螺旋体病。

用法用量　外用适量，煎水洗或鲜品捣敷患处。

使用注意　一般不作内服。该物种为有毒植物，其毒性为叶有毒，用叶擦皮肤可引起红肿、起疱，误食嫩叶出现头晕、呕吐。

现代药理　飞机草茎、叶煎剂对离体豚鼠回肠有兴奋作用，对离体兔十二指肠有抑制作用，对离体兔子宫无明显作用。此外，飞机草水提液具有抗炎、杀虫和抑菌活性。叶能趋避蚊虫、蚂蟥。用鲜叶揉擦四肢，可防旱蚂蟥叮咬。用枝叶切碎投入水田中，可用来预防钩端螺旋体病。

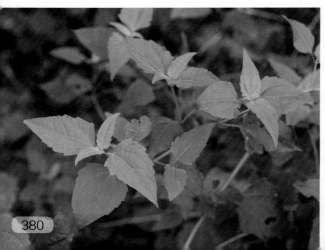

验方精选 ❶治旱蚂蟥咬后流血不止：用鲜叶揉烂涂伤口。❷治跌打损伤，外伤出血：用鲜飞机草捣烂外敷患处。

马钱子

本品为马钱科植物马钱的干燥成熟种子。主产于云南、广东、海南、广西等地。冬季采收成熟果实，取出种子，晒干。以饱满、质坚、有光泽者为佳。临床多用砂烫后的炮制品。

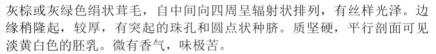

中药识别 本品形如纽扣状圆板形，常一面隆起，一面稍凹下。表面密被灰棕或灰绿色绢状茸毛，自中间向四周呈辐射状排列，有丝样光泽。边缘稍隆起，较厚，有突起的珠孔和圆点状种脐。质坚硬，平行剖面可见淡黄白色的胚乳。微有香气，味极苦。

药性 苦，温；有大毒。归肝、脾经。

功效主治 通经止痛，散结消肿。主治跌打损伤，骨折肿痛，风湿顽痹，麻木瘫痪，痈疽疮毒，咽喉肿痛。

用法用量 0.3～0.6克，炮制后入丸散用。外用适量，研末撒，或浸水、醋磨、煎油涂敷，或熬膏摊贴。

使用注意 孕妇禁用，不宜多服、久服及生用。运动员慎用。有毒成分能经皮肤吸收，外用不宜大面积涂敷。

现代药理 马钱子所含番木鳖碱对整个中枢神经系统都有兴奋作用，首先兴奋脊髓的反射机能，其次兴奋延髓的呼吸中枢及血管运动中枢，并提高大脑皮质的感觉中枢机能。所含有的马钱子碱具有镇痛和镇静作用，而番木鳖碱则无镇痛效果。番木鳖碱、马钱子碱均具毒性，成人一次服5～10毫克的番木鳖碱可致中毒，30毫克可致死亡。出现中毒现象者用绿豆100克，生甘草100克，煎水频服，以解毒性。

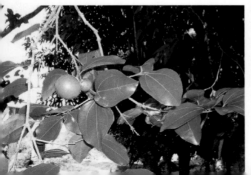

验方精选 ❶治喉痹作痛：番木鳖、青木香、山豆根等份。为末吹入喉中。❷治中耳炎：马钱子一个，以井水磨汁滴耳内。❸治热牙痛不可忍：马钱子半个，井花水磨一小盏，含漱，热即吐去，水完则疼止。

马鞭草

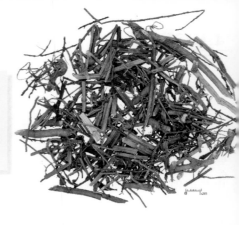

本品为马鞭草科植物马鞭草的干燥地上部分。主产于四川、贵州、云南、西藏等地。6～8月份花开时采割，除去杂质，晒干。以色绿、带花穗者为佳。切段，生用。

中药识别 本品茎方柱形，四面有纵沟，表面绿褐色，粗糙。质硬而脆，断面有髓或中空。叶对生，多破碎，绿褐色，完整者展平后叶片三深裂，边缘有锯齿。穗状花序细长，有小花多数。气微，味苦。

药性 苦，凉。归肝、脾经。

功效主治 活血散瘀，解毒，利水，退黄，截疟。主治癥瘕积聚，喉痹，痛经，经闭，痈肿，水肿，黄疸，疟疾。

用法用量 煎服，5～10克。鲜品加倍。外用适量，捣敷患处，或煎水洗。

使用注意 孕妇禁用。

现代药理 马鞭草的水及醇提取物对滴入家兔结膜囊内的芥子油引起的炎症均有良好的抗炎作用。水提取物对电刺激家兔齿髓引起的疼痛有镇痛作用，给药后1小时开始，3小时消失；醇提取物的镇痛作用在6小时后完全消失，水溶部分作用更大，而水不溶部分则无镇痛作用。马鞭草水煎液有一定的镇咳作用，其镇咳的有效成分为β-谷甾醇和马鞭草苷。

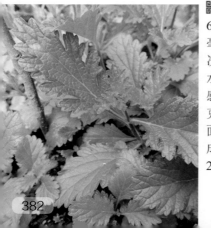

■验方精选■ ❶治疗疟疾：取鲜马鞭草60～150克（干品减半），加水浓煎成300毫升左右，于发作前4小时、2小时各服1次，连服2～4日。小儿酌减，每日1剂，水煎分2次服，连服6日。❷治疗流行性感冒：用马鞭草30克，青蒿、羌活各15克，煎服，每日1剂，分2次服，或研末加面粉做成茶剂冲服。❸取马鞭草500克制成煎液800毫升，成人40～50毫升，小儿20～30毫升，均每日服3次。

牛膝

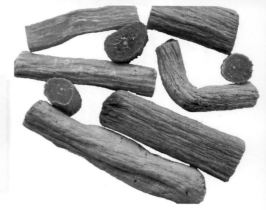

本品为苋科植物牛膝的干燥根。我国除东北外均有分布，主产于河南。冬季茎叶枯萎时采挖，除去须根和泥沙，捆成小把，晒至干皱后，将顶端切齐，晒干。以条细长、皮细色灰黄者为佳。生用或酒炙后用。

中药识别 本品呈细长圆柱形。表面灰黄色或淡棕色，有微扭曲的细纵皱纹及横长皮孔。质硬脆，易折断，受潮变软，断面平坦，淡棕色，略呈角质样而油润，中心木部较大，黄白色，其外围散有多数黄白色点状维管束，断续排列成2～4轮。气微，味微甜而稍苦涩。

药性 苦、甘、酸，平。归肝、肾经。

功效主治 逐瘀通经，补肝肾，强筋骨，利水通淋，引血下行。主治经闭，痛经，腰膝酸痛，筋骨无力，淋证，水肿，头痛，眩晕，牙痛，口疮，吐血，衄血。

用法用量 煎服，5～12克。或浸酒，或入丸散用。外用适量，捣敷患处。

使用注意 孕妇慎用。

现代药理 牛膝煎液或醇提取液可提高全血超氧化物歧化酶的活性，降低血清过氧化脂质的含量，具有延缓衰老功效。怀牛膝总皂苷对小鼠具有明显的抗着床、抗早孕作用，且呈剂量依赖性关系。牛膝有抗炎和镇痛作用，以河南产怀牛膝镇痛效果最佳。此外，牛膝还具有抑制肿瘤生长、强心、降血压、提高机体免疫力等作用。

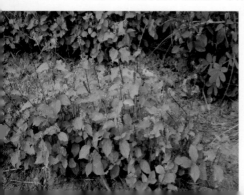

验方精选 ❶治口及舌上生疮：牛膝5克，切段，以水一杯和半盏酒同煎至七分，去滓放温，时时呷服。❷治齿痒风疳：牛膝（烧灰）、细辛（去苗叶）各5克，丁香1.5克，捣罗为散，更研令细，每次用5克，可患处贴之，一日3次。

月季花

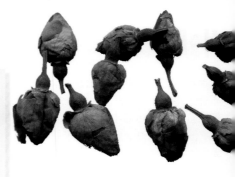

本品为蔷薇科植物月季的干燥花。全国各地大多有栽培。主产于江苏、山东、山西、湖北等地。全年均可采收，花微开时采摘，阴干或低温干燥。以完整、色紫红、含苞未放、气清香者为佳。生用。

中药识别　本品呈类球形，直径1.5～2.5厘米。花托长圆形，萼片5枚，暗绿色，先端尾尖。花瓣呈覆瓦状排列，有的散落，长圆形，紫红色或淡紫红色。雄蕊多数，黄色。体轻，质脆。气清香，味淡、微苦。

药性　甘，温。归肝经。

功效主治　活血调经，疏肝解郁。主治气滞血瘀，月经不调，痛经，经闭，胸胁胀痛。

用法用量　煎服或开水泡服，3～6克。鲜品9～15克。外用适量，捣敷或研末调搽患处。

使用注意　不宜久服；脾胃虚寒者及孕妇慎用。

现代药理　月季花所含没食子酸对17种真菌具有较强的抗菌作用。

验方精选　❶治月经过多、白带多：用月季花（或根）15克煎服或炖猪肉食。❷治经期潮热：月季花10克，大枣12克，同煎，汤成后加适量蜂蜜服用。❸治跌打损伤，筋骨疼痛：月季花30克，烘干，研细末，每服3克，热米酒适量冲服。如系新伤，可用嫩月季花叶，捣烂外敷伤处。

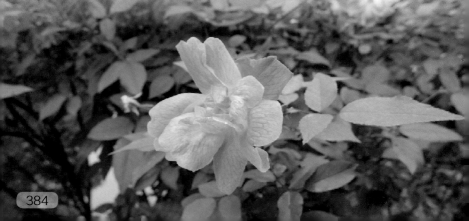

丹参

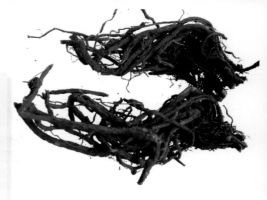

本品为唇形科植物丹参的干燥根和根茎。主产于陕西、山东、安徽、河北、四川、内蒙古、湖北等地。春、秋二季采挖，除去泥沙，除去茎叶，洗净，润透，切成厚片，晒干。以身干、条粗壮、色紫红、无芦头者为佳。生用或酒炙用。

中药识别　药材根茎短粗，有茎基残留。根数条，长圆柱形。外表皮棕红色或暗棕红色，粗糙，具纵皱纹。老根常呈鳞片状剥落。质坚实，断面有裂隙或略平整而致密，有的呈角质样，皮部棕红色，木部灰黄色或紫褐色，有黄白色放射状纹理。气微，味微苦涩。

药性　苦，微寒。归心、肝经。

功效主治　活血祛瘀，通经止痛，清心除烦，凉血消肿。主治胸痹心痛，脘腹胁痛，癥瘕积聚，热痹疼痛，心烦不眠，月经不调，痛经经闭，疮疡肿痛。

用法用量　煎服，10～15克。浸酒或泡茶。

使用注意　不宜与藜芦同用。

现代药理　丹参可加强心肌收缩力、改善心脏功能，又不增加心肌耗氧量，可扩张冠脉，增加心肌血流量，同时能延长出血凝血时间，抑制血小板聚集，抗血栓形成。此外，还具有保肝、抗菌等活性。

验方精选　❶治月经不调：丹参500克，切薄片，于烈日中晒脆，研为细末，用好酒泛为丸，每日服15克，清晨开水送下。❷治痛经：丹参15克，郁金6克，水煎，每日1剂，分2次服。❸治心腹诸痛属半虚半实者：丹参50克，檀香、砂仁各7.5克，煎服。

火棘

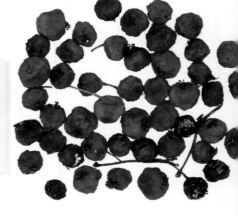

本品为蔷薇科植物火棘的干燥果实。主产于陕西、江苏、浙江、福建、湖北、湖南、广西、四川等地。秋、冬二季果实成熟时采收。摘取果实，除去杂质，晒干。以果实饱满、色红鲜艳者为佳。生用。

中药识别 果实近球形，直径约5毫米，表面橘红色或深红色，有不规则皱纹。顶端常有花萼宿存，果梗圆柱形。质坚实，不易剥开，断面可见类黄白色的种子。气微香，味酸、微甜。

药性 酸、甘、涩，平。归肝、胃、大肠经。

功效主治 果实消积止痢，活血止血，主治食积停滞，脘腹胀满，跌打损伤，痢疾，崩漏。

用法用量 煎服，15～30克。外用适量，捣烂敷患处。

现代药理 火棘总提取物具有清除氧自由基、保护心肌、降低血脂和全血黏度、增强机体免疫力和促进消化功能等作用。实验研究表明，火棘可明显地改善小鼠的肠道功能，缩短小鼠的排便时间，提高小肠的运动机能和小肠的推进率。火棘抑制大鼠小肠对水分的吸收，软化大便而起到润肠通便的作用。火棘根所含鞣质，具有抗菌、抗病毒等作用。

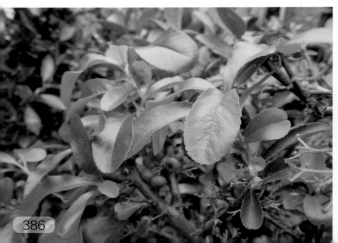

验方精选 ❶治疮疡肿毒：火棘果鲜品适量，捣烂敷于患处。❷治食欲不振：采集火棘叶适量，泡茶饮用。❸身体保健酒：火棘果和金樱子比例2：1，酿成火棘酒，适量服用。

龙血竭

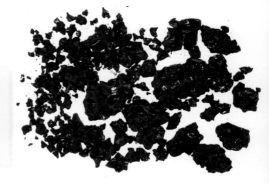

本品为龙舌兰科植物剑叶龙血树的含脂木材，经提取而得的红色树脂。主产于云南、海南等地。以表面色黑似铁，研粉红如血，火燃之呛鼻者为佳。打成碎粒或研成细末用。

中药识别 本品略呈类圆四方形或方砖形，表面暗红，有光泽，附有因摩擦而成的红粉。质硬而脆，破碎面红色，研粉为砖红色。气微，味淡。在水中不溶，在热水中软化。

药性 甘、咸，平。归肺、脾、肾经。

功效主治 祛瘀定痛，止血生肌。主治跌打损伤，内伤瘀痛，气血凝滞，外伤出血，脓疮久不收口。

用法用量 研末，3～6克，或入丸剂。外用适量，研末撒或入膏药。

使用注意 孕妇忌服。

现代药理 龙血竭具有活血化瘀和止血的双向调节作用，对于骨折、软组织损伤、咯血、月经过多、痛经等疾病的疗效与进口血竭相仿。此外，龙血竭还具有抗炎镇痛、降血糖、降血脂、抗菌、促进表皮修复、抗氧自由基等药理活性。

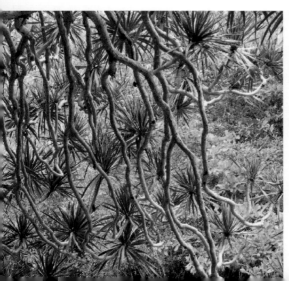

验方精选 ❶治跌打瘀肿：取龙血竭粉末，撒敷于患处或用酒调敷患处。❷治一切骨折，局部瘀血肿起：骨碎补25克，祖师麻15克，当归身25克，制乳香15克，制没药15克，血竭10克，儿茶6克，水煎，去渣取浓汁冲服自然铜20克（醋淬，研末），地鳖虫25个（研末）。

叶子花

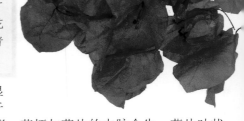

本品为紫茉莉科植物三角梅的干燥花。主产于福建、广东、海南、广西、云南、贵州等。冬、春季节开花时采收，晒干。以花苞大、色鲜艳者为佳。生用。

中药识别　花较细小，没有明显的花瓣，黄绿色，常3朵簇生于3枚较大的苞片内，小花为漏斗形，花柄与苞片的中脉合生。苞片叶状，暗红色或紫色，椭圆形，纸质。气微，味微苦。

药性　苦、涩，温。归肝经。

功效主治　活血调经，化湿止带。主治月经过多，外伤出血，骨折，跌打损伤，赤白带下，月经不调。

用法用量　煎服，9～15克。

现代药理　叶子花所含蛋白质成分可抑制烟草花叶病毒。根中所含阿魏酸可抑制二磷酸腺苷和胶原诱导的大鼠血小板聚集，对凝血酶诱导的血小板聚集也有明显的抑制作用。此外，叶中含有抗糖尿病作用的肌醇单甲基酯类成分。

验方精选　❶治妇女赤白带下，月经不调：叶子花15克，煎服，一日2次。❷治两胁气痛：叶子花10克，洗净，沸水冲泡，代茶饮。

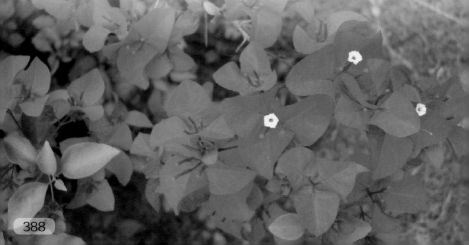

白花益母草

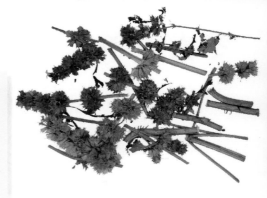

本品为唇形科植物錾菜的新鲜或干燥地上部分。全国大部分地区均产。鲜品春季幼苗期至夏季花前期采割。干品夏季茎叶茂盛、花未开或初开时采割，晒干，或切段晒干。以茎细、质嫩、叶多、色黄绿、花未开者为佳。切段，生用。

中药识别　药材茎呈方柱形，上部多分枝、四面凹下成纵沟。表面灰绿色或黄绿色。体轻，质韧。断面中部有髓。叶片灰绿色，多皱缩，破碎，易脱落，完整者下部叶掌状3裂，上部叶羽状深裂或浅裂呈3枚，裂片全缘或具少数锯齿。气微，味微苦。

药性　苦、辛，微寒。归肝、心包、膀胱经。

功效主治　活血调经，利尿消肿，清热解毒。主治月经不调，痛经，闭经，恶露不尽，水肿尿少，疮疡肿毒。

用法用量　煎服，9～30克，鲜品12～40克。外用适量捣烂或研末调敷。

使用注意　孕妇慎用。

现代药理　白花益母草具有较强的子宫兴奋作用，能增加子宫收缩幅度、频率及张力。同时，可以明显抑制血中和心肌组织中丙二醛（MDA）的产生，保护超氧化物歧化酶（SOD）和谷胱甘肽过氧化物酶（GSH-Px）的活性。尚可通过改善血液流变学及冠状血流量而减轻缺血/再灌注损伤。此外，白花益母草还具有抗血小板凝聚活性和提高机体的细胞免疫等功能。

验方精选　❶治经期不准，腰腹疼痛：白花益母草9克，鸡冠花15克，茜草9克。煎服。❷治产后腹痛：白花益母草9克，桃仁6克，红花6克。煎服。❸治疗疮肿毒：白花益母草鲜品适量，捣烂，敷于患处。

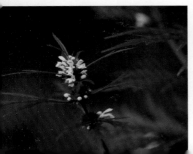

食疗方　益母糖茶：活血调经。适宜于月经不调、痛经或行经期过短者饮用。益母草15克，红糖10克，茶叶3克。上三味用沸水冲泡15分钟即可，代茶饮。

冬青卫矛

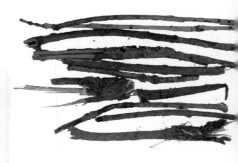

本品为卫矛科植物大叶黄杨的根、茎皮及叶。生于路旁、田野和旷野。原产于日本。我国南北各地栽培于庭园或作绿篱。根、茎、叶全年均可采，根、茎切片，晒干。叶鲜用。

中药识别　冬青卫矛根呈圆柱形，有分枝，表面灰棕色至灰黑色，外皮易成片脱落，内部呈淡黄色，有纵皱纹和根痕。质韧，难折断，断面纤维性，可见放射状纹理，木部黄色。气微，味微苦。

药性　辛、苦，温。

功效主治　活血化瘀，解毒利湿，利尿。主治月经不调，痛经，闭经，小便不利，风湿痹痛。

用法用量　根9～15克，煎服或浸酒。叶外用适量，捣烂敷患处。

现代药理　从冬青卫矛内生真菌的发酵液中分离得到部分化合物对多种致病菌具有强烈的抑制作用。

验方精选　❶治月经不调，闭经：冬青卫矛根30～50克，炖肉汤饮用。❷痛经：冬青卫矛根、水葫芦（凤眼兰）各15克，煎服。❸疮毒：冬青卫矛叶，捣烂敷患处。

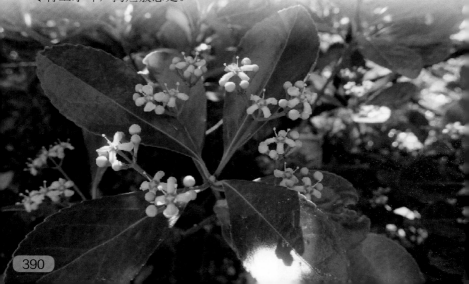

延胡索

本品为罂粟科植物延胡索的干燥块茎。主产于浙江。夏初茎叶枯萎时采挖，除去须根，洗净，置沸水中煮至恰无白心时，取出，晒干。以个大、饱满、质坚、色黄、内色黄亮者为佳。切厚片或捣碎，生用或醋炙用。

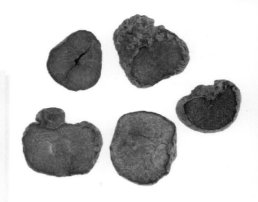

中药识别　块茎呈不规则的扁球形，直径0.5～1.5厘米。表面黄色或黄褐色，有不规则网状皱纹。顶端有略凹陷的茎痕，底部常有疙瘩状凸起。质硬而脆，断面黄色，角质样，有蜡样光泽。气微，味苦。

药性　辛、苦，温。归肝、脾、心经。

功效主治　活血，利气，止痛。主治气血瘀滞，胸胁、脘腹疼痛，经闭痛经，产后瘀阻，跌仆肿痛。

用法用量　水煎服，3～10克；研末吞服，每次1.5～3.0克。

使用注意　孕妇慎用。

现代药理　所含延胡索甲素等多种生物碱具有显著的镇痛、催眠、镇静及安定作用。醇提取物还能扩张冠脉、降低冠脉阻力、增加冠脉血流量、提高耐缺氧能力。延胡索总碱具有抗惊厥、抗心律失常等作用。此外，延胡索不具有一定的抗菌、抗炎、抗肿瘤和提高抗应激能力等活性。

验方精选　❶治胃寒疼痛：延胡索、高良姜各9克，水煎服。❷治下痢腹痛：延胡索9克。研成细末，米汤送服。❸治血瘀之诸痛：延胡索6克，当归9克，炒蒲黄3克，川芎4.5克，乳香6克，没药6克，肉桂3克，水煎服。

没药

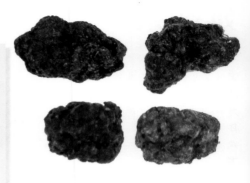

本品为橄榄科植物地丁树或哈地丁树的干燥树脂。分为天然没药和胶质没药。主产于索马里、埃塞俄比亚等国。11月份至次年2月份，采集由树皮裂缝处渗出于空气中变成红棕色硬块的油胶树脂，拣去杂质。以颗粒大、色红棕、气香浓者为佳。打碎，醋炙用。

中药识别　天然没药呈不规则颗粒状或黏结成团块，大小不等。表面黄棕色或红棕色，近半透明部分呈棕黑色，被有黄色粉尘。质坚脆，破碎面不整齐，无光泽。有特异香气，味苦而微辛。胶质没药多黏结成大小不等的团块，表面棕黄色至棕褐色，不透明，质坚实或疏松，有特异香气，味苦而有黏性。本品与水共研成黄色乳状溶液。

药性　辛、苦，平。归心、肝、脾经。

功效主治　散瘀定痛，消肿生肌。主治胸痹，胃脘疼痛，痛经经闭，产后瘀阻，癥瘕腹痛，风湿痹痛，跌打损伤，痈肿疮疡。

用法用量　3～5克，或入丸、散。外用适量，研末调敷。

使用注意　孕妇及胃弱者慎用。

现代药理　没药的油脂部分具有降脂、防止动脉内膜粥样斑块形成的作用，同时，还证实具有显著的镇痛、抗肿瘤、保肝等活性。没药的水浸剂和挥发油尚具有抗菌和消炎等作用。

验方精选　❶治跌打损伤，腰膝疼痛：川牛膝、杜仲、川续断、乳香、没药、宣木瓜、麻黄、马钱子各18克。共研细末，温开水送服，每次3克。❷治妇女经闭：血竭、制没药各等量。共为细末，每日服2次，每次6克。

乳香

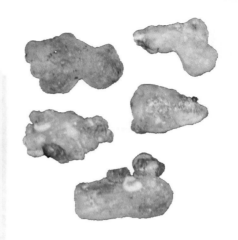

本品为橄榄科植物乳香树及同属植物树干皮部伤口渗出的油胶树脂。主产于埃塞俄比亚、索马里。分为索马里乳香和埃塞俄比亚乳香，每种乳香又分为乳香珠和原乳香。春、夏二季采收。将树皮的皮部由下向上顺序切伤，使树脂渗出，数日后凝成固体，即可采收。打碎，醋炙用。

中药识别 呈球形或泪滴状颗粒，或不规则小块状，长 0.5 ～ 2.0 厘米；淡黄色，微带蓝绿色或棕红色，半透明。质坚脆，断面蜡样。气芳香，味微苦，嚼之软化成胶块。本品遇水变白，与水共研成乳状液。

药性 辛、苦，温。入心、肝、脾经。

功效主治 活血定痛，消肿生肌。主治跌打损伤，痈肿疮疡，气滞血瘀，胸痹心痛，胃脘疼痛，痛经经闭，产后瘀阻，癥瘕腹痛，风湿痹痛，筋脉拘挛。

用法用量 煎汤或入丸、散，3 ～ 5 克。外用适量，研末调敷。

使用注意 孕妇及胃弱者慎用。

现代药理 乳香挥发油及醇提取物有显著的镇痛作用，并具有广谱抗菌、抗炎、消肿等活性。此外，乳香还有一定的抗氧化、抗胃溃疡等作用。醋制乳香后能降低血小板的黏附性，尚可抑制肿瘤细胞的扩散和恶化而具有抗肿瘤作用。

验方精选 ❶治冠心病、心绞痛：制乳香5克，水蛭9克，全蝎6克，蜈蚣2条，桃仁、人参（另煎）、延胡索各12克，降香10克。水煎服。❷治跌打损伤：乳香、没药各5克，当归尾、红花、桃仁各9克。水煎服。❸治疮疡疼痛不可忍：乳香、没药各5克，寒水石（煅）、滑石各12克，冰片2克。研为细末，撒于患处。

地稔

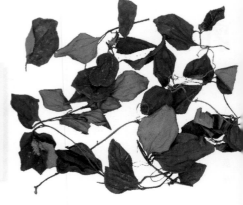

本品为野牡丹科植物地稔的干燥全草。主产于广东、广西、福建、四川、湖南、湖北、江西、浙江等地。全年均可采收，洗净，切段，晒干。以叶多、色绿、枝梗少、不带花果者为佳。切段，生用。

中药识别 本品根细小而弯曲。枝近无毛或被疏毛。叶小，卵形、倒卵形或椭圆形，黄绿色或暗黄绿色，先端短尖，基部浑圆，有主脉3～5条，脉上可见疏粗毛。质脆，易破碎。气微，味微甘、酸、涩。

药性 甘、酸、涩，凉。归肝、脾、胃、大肠经。

功效主治 清热化湿，祛瘀止痛，收敛止血。主治痛经，产后腹痛，崩漏带下，痢疾便血，痈肿疔疮。

用法用量 煎服，9～15克。外用适量，煎水洗或捣敷。

使用注意 孕妇忌用，恶麦冬、硫黄、雄黄。

现代药理 地稔可有效地阻止消化道出血。此外，地稔水煎液能显著提高小鼠的痛阈值，降低毛细血管的通透性，抑制由二甲苯所致的炎性反应，可显著减轻小鼠耳郭肿胀，但对小鼠凝血时间无影响。由此可见，地稔水煎液具有明显的镇痛和抗炎作用。对伤寒杆菌、痢疾杆菌、金黄色葡萄球菌等也有抑制作用。

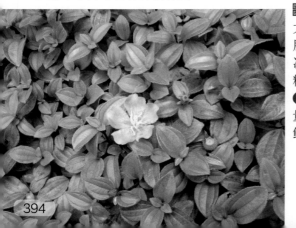

验方精选 ❶治胃出血、大便下血：地稔30克，煎服分4次服，隔4小时服一次，大便下血加雉鸡尾、粗糠材各等份，炖白酒服。❷治疔疮：地稔全草鲜品适量捣烂，敷患处。❸治痢疾：鲜地稔30～60克，煎服。

西红花

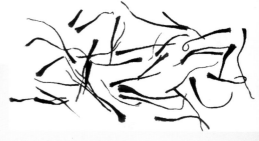

本品为鸢尾科植物番红花的干燥柱头。主产于伊朗，现我国上海、浙江、江苏等地有产。西红花自球茎萌芽至开花约50日，10月下旬开始开花。选择晴天早晨花瓣张开时，摘下雌蕊上部深红色柱头部分，去花瓣及雄蕊，置通风处晾干或用文火低温烘干，即为"干红花"；若在加工过程中加入白蜜，使其油润光亮，即为"湿红花"。以柱头色暗红、油润、黄色花柱少者为佳。

中药识别 本品呈线形，三分枝，长约3厘米。暗红色，上部较宽而略扁平，顶端边缘显不整齐的齿状，内侧有一短裂隙，下端有时残留一小段黄色花柱。体轻，质松软，无油润光泽，干燥后质脆易断。气特异，微有刺激性，味微苦。

药性 甘，平。归心、肝经。

功效主治 活血化瘀，凉血解毒，解郁安神。主治经闭癥瘕，产后瘀阻，温毒发斑，忧郁痞闷，惊悸发狂。

用法用量 1～3克，煎服或沸水泡服。

使用注意 孕妇慎用。

现代药理 西红花提取物具有显著的抗凝血作用，能延长血浆凝血酶原时间及活化部分凝血活酶时间，抑制血小板聚集，加速尿激酶及纤维蛋白溶酶的纤溶作用，而雄蕊和花瓣的醇提取物则无明显抑制作用。煎剂对小鼠、豚鼠、兔、犬及猫的离体、在体子宫均有兴奋作用。可引起子宫节律性地收缩，提高子宫的紧张性与兴奋性，大剂量时可出现痉挛性收缩，已孕子宫更为敏感。

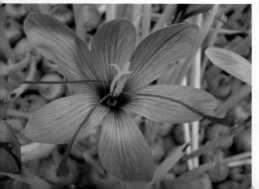

验方精选 ❶治闭经，痛经，产后腰痛：西红花2克，丹参15克，益母草30克，香附12克，煎服。❷治跌打损伤：西红花3克，煎汁，加白酒少许，外洗患处。❸治月经不调：西红花3克，黑豆150克，红糖90克，煎服。

竹节秋海棠

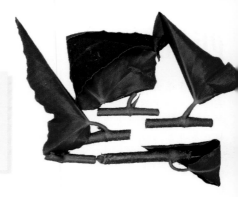

本品为秋海棠科植物竹节秋海棠的干燥全草。原产于巴西，我国广东、广西现多栽培。夏、秋二季采收，切段，晒干或鲜用。以茎粗壮、叶肉质厚者为佳。切段，生用。

中药识别 茎多分枝，节明显似竹节。叶片斜长圆形或长圆状卵形，先端尖，基部心形，边缘浅波状。上表面深绿色，有多数圆形的小白点，背部深红色。叶肉质。气微，味微苦涩。

药性 苦，平。入肝经。

功效主治 散瘀，利水，解毒。主治跌打瘀痛，半身不遂，小便不利，咽喉肿痛，疮疖，毒蛇咬伤。

用法用量 煎水服，9～15克。外用适量，煎服熏洗患处。

使用注意 有微毒，会引起皮肤瘙痒、呕吐、腹泻、咽喉肿痛、呼吸困难等症状。

验方精选 ❶治跌打肿痛：竹节秋海棠全草30克，煎水服，有外伤者用鲜品捣烂，外敷患处。❷治高热不退：南美洲的巴西人常用秋海棠作为退热利尿药服用。

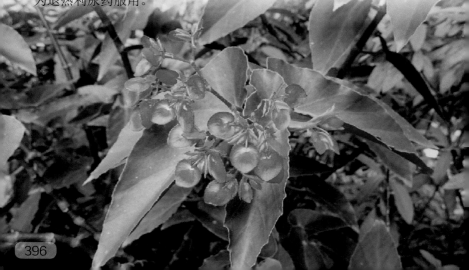

竹节蓼

本品为蓼科植物竹节蓼的干燥全草。主产于广东、广西、福建等地。全年均可采取，晒干或鲜用。以茎枝嫩、粗壮、有光泽者为佳。切段，生用。

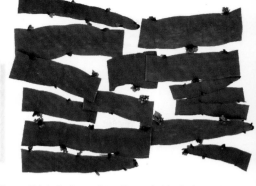

中药识别　老枝圆柱形，暗褐色，有纵向皱纹，幼枝扁平，多节，形似叶片。叶退化，全缺或有少数披针形小叶片，基部三角楔形。总状花序簇生在节上，形小。果为红色或淡紫色的浆果。气微，味微涩。

药性　甘、酸，微寒。归心、肝、脾经。

功效主治　清热解毒，散瘀消肿，生新止痛。主治痈疽肿毒，跌打损伤，毒蛇及蜈蚣咬伤。

用法用量　煎服，9～15克。外用适量，捣碎，敷于肿毒患处。

现代药理　竹节蓼粗提物以及黄酮醇类成分具有抗菌、抗炎、镇痛和抗肿瘤等药理活性。

验方精选　❶治跌打损伤：鲜竹节蓼60克，以酒代煎服，并以渣敷患处。❷治毒蛇咬伤：鲜竹节蓼捣烂，擦伤口周围。

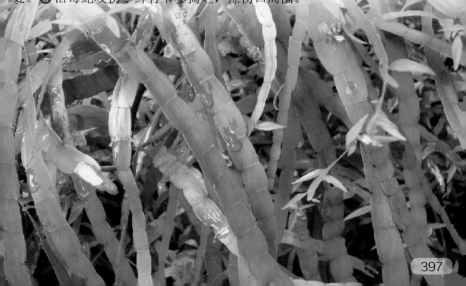

米仔兰

本品为楝科植物米仔兰的枝叶。主产于广东、广西、福建、四川、云南等地。夏季花开放时采收，除去杂质，晒干或鲜用。以枝叶粗壮者为佳。花亦入药。

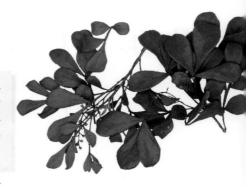

中药识别 茎多分枝，幼枝顶部被星状锈色的鳞片。叶轴和叶柄具狭翅，小叶3～5片，厚纸质，两面光滑无毛，侧脉纤细，侧脉和网脉均于两面凸起。枝叶质脆，易碎。气微，味微苦涩。

药性 辛，温。归胃、肺、肝经。

功效主治 活血散瘀，消肿止痛，主治跌打损伤，疮痈肿疖。

用法用量 煎服，6～12克。外用适量，熬膏涂敷。

使用注意 孕妇忌用。

现代药理 米仔兰属植物中特有的成分表现出显著的驱虫活性、抗肿瘤和抗炎活性。

验方精选 ❶治风湿关节痛：米仔兰枝叶9克，研粉敷患处。❷治气郁胸闷：米仔兰花3～9克，煎服或沸水浸泡，代茶饮用。

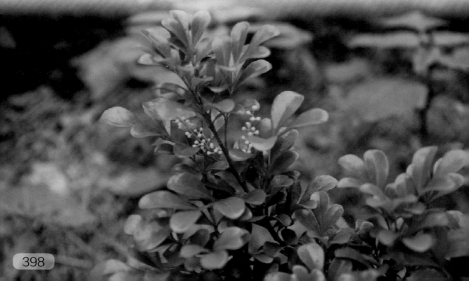

红花

本品为菊科植物红花的干燥花。主产于河南、四川、浙江、云南、新疆等地。一般在夏季采收为宜，当花由黄变红时采收，置于通风背阴处晾干或阴干，切忌强光曝晒或烈火烘烤，不宜用手翻动，以防变色。以色红黄、鲜艳、质柔软者为佳。生用或鲜用。

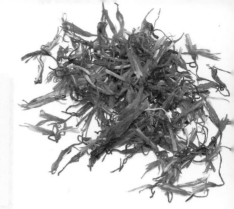

中药识别　本品为不带子房的管状花，长1～2厘米。表面红黄色或红色。花冠筒细长，先端5裂，裂片呈狭条形，长5～8毫米，雄蕊5枚，花药聚合成筒状，黄白色，柱头长圆柱形，顶端微分叉。质柔软。气微香，味微苦。

药性　辛，温。归心、肝经。

功效主治　活血，散瘀，通经。主治经闭崩漏，恶露不尽，腹部肿块，跌打损伤，疮疡肿痛等症。

用法用量　煎服，3～10克。入散剂或浸酒。外用适量，研末撒敷。

使用注意　孕妇慎用。

现代药理　红花煎剂大剂量对心脏有抑制作用，使心率减慢，心肌收缩力减弱，心搏出量减少，可以增加冠脉血流量及心肌营养性血流量的作用。红花对急性心肌缺血和实验性脑梗死的脑组织具有明显的保护作用。此外，红花还具有降血压、调血脂、抗疲劳、提高机体免疫力等作用。

验方精选　❶治各种静脉曲张、末梢神经炎：红花一小把，纱布包煮至沸，泡脚，一日2次。❷治痛经：黑豆30克，红花6克，红糖30克。将黑豆和红花水煎至黑豆烂，加红糖调味，每日2次。❸治血虚、血瘀、痛经：红花200克，酒1000毫升，浸酒，浸泡7日后即可饮用。每日1～2次，每次20毫升。

食疗方　❶红花酒：养血养肤，活血通经。适用于妇女血虚、痛经以及冠心病心绞痛、跌打损伤等症。红花200克，低度白酒1000毫升，红糖适量。将红花、红糖放入低度白酒内封闭7日即饮用，每日饮1～2次，每次饮20～30毫升。

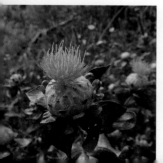

❷淡菜红花鱼头汤：补肝肾，祛瘀血，益精血，消瘿瘤。适用于慢性肝炎，兼腰痛、阳痿、带下患者。淡菜（又叫红蛤、壳菜等，为厚壳贝类，因其味鲜美而清淡，故名"淡菜"）50克，红花6克，鲤鱼头1个（500克），豆腐50克，姜5克，葱5克，盐5克。把鲤鱼头去鳃，与淡菜、红花、姜、葱、盐放入炖锅内，加水800毫升；武火烧沸，打去浮沫，再加入豆腐，用文火煮35分钟即成。

赤车

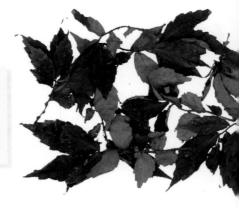

本品为荨麻科植物赤车的全草或根。主产于云南、广西、广东、福建等地。夏、秋季拔起全草，或除去地上部分，洗净，鲜用或晒干。以茎粗壮、叶多者为佳。切段，生用。

中药识别 根茎呈圆柱形，细长，长短不一，直径约1毫米，表面棕褐色。叶互生，皱缩卷曲多破碎，完整叶展平后呈狭卵形或卵形，基部不对称，上表面绿色，下表面灰绿色，质脆易碎。有的可见小花序。气微，味微苦、涩。

药性 辛，苦，温；有小毒。

功效主治 祛风除湿，活血化瘀。主治跌打损伤，疮疖，肿痛，牙痛，骨髓炎，淋巴管炎，肝炎，虫蛇咬伤，烧、烫伤。

用法用量 煎服，9～15克。外用适量，捣烂外敷。

验方精选 ❶治挫伤血肿：赤车鲜全草加食盐少许，捣烂外敷。❷治牙痛：赤车鲜全草15克，鸡蛋一枚。水煎，吃蛋和汤。❸治疮疖未破者：赤车根30克，煎服，另取赤车鲜品捣烂外敷。

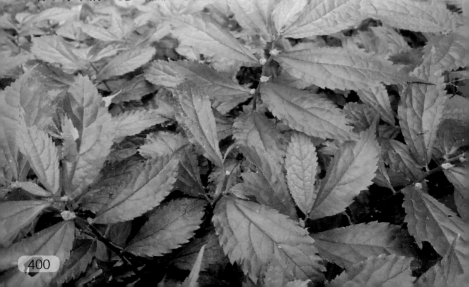

苏木

本品为苏木科植物苏木的干燥心材。主产于云南、广西、广东、海南等省。全年可采收，夏季为佳。将树砍下，除去粗皮及白色边材，取紫红色或红黄色的心材，锯成60厘米左右的段，晒干。以粗大、坚实、色红黄、无白边者为佳。多劈成片或碾成粗粉用。

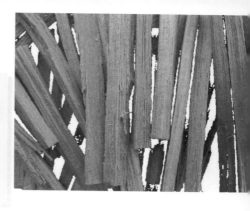

中药识别　本品呈长圆柱形或对剖半圆柱形。表面黄红色至棕红色，具刀削痕，常见纵向裂缝。质坚硬。断面略具光泽，年轮明显，有的可见暗棕色、质松、带亮星的髓部。气微，味微涩。

药性　甘、咸，平。归心、肝、脾经。

功效主治　行血祛瘀，消肿止痛。主治经闭痛经，产后瘀阻，胸腹刺痛，外伤肿痛。

用法用量　煎服，3～9克。

使用注意　月经过多、血虚无瘀者不宜。孕妇忌用。

现代药理　苏木水煎液对小鼠、家兔及豚鼠均能引起催眠作用，在大剂量时尚能引起麻醉作用，甚至死亡。苏木有一定的镇痛作用，该作用与其催眠作用有一定联系。苏木水煎醇提液能显著促进微动脉血流，促进微动脉管径的恢复。苏木能降低冠脉阻力，增进冠脉流量，减慢心率，显著降低血液黏度，还可抑制多种致病性球菌和杆菌的生长。此外，还具有一定的抗癌活性。

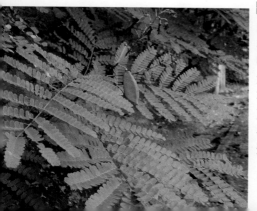

▎验方精选▎ ❶治血晕：苏木15克，煎水，加童小便一杯，顿服。❷治产后气滞作喘：苏木、人参、麦冬各等量，用煎服。❸治痛经：红花、当归、怀牛膝、苏木各3克，莪术、赤芍、三棱、芫花各2.4克，川芎1.5克，麸炒枳壳1.8克，水煎，睡前服。

豆瓣绿

本品为胡椒科植物豆瓣绿的全草。主产于台湾、福建、海南、广东等地。全年可采，晒干或鲜用。以茎秆粗壮、叶片肥厚者为佳。切段，生用。

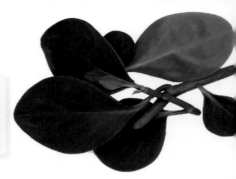

中药识别　茎表面具粗纵棱，下部节上有不定根。叶肉质，干时皱缩，展平后呈阔椭圆形或近圆形，形似豆瓣，表面淡黄色，有透明腺点，叶脉不甚明显，叶柄甚短。枝顶或叶腋常有穗状花序，花序轴密被毛茸。气微，味淡。

药性　辛、苦，微温。归肺、肝、脾经。

功效主治　舒筋活血，祛风除湿，化痰止咳。主治风湿筋骨痛，跌打损伤，疮疖肿毒，咽喉炎，口腔炎，痢疾水泻，宿食不消，小儿疳积，劳伤咳嗽。

用法用量　煎服，10～15克，浸酒或入丸散。外用适量，鲜品捣敷或绞汁涂，亦可煎服熏洗。

现代药理　豆瓣绿乙醇提取液具有抗肿瘤活性，对于多种肿瘤细胞株具有较强的生长抑制作用。

验方精选　❶治水泻：豆瓣草9克，胡椒1克，红糖3克，水煨服。❷治小儿疳积：豆瓣草9克，蒸瘦肉吃。❸治中耳炎：豆瓣绿鲜品适量，捣汁，滴耳。

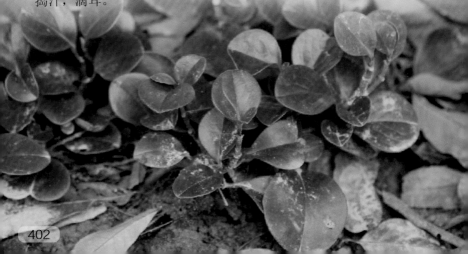

两面针

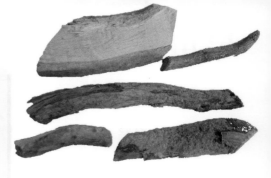

本品为芸香科植物两面针的干燥根。主产于广东、广西、福建、云南等地。一般栽培5～6年后采收。全年均可采挖，洗净，切片或段，晒干。以根皮厚、气味浓者为佳。切段，生用。

中药识别　根常切成厚片或圆柱形短段。表面淡棕黄色或淡黄色，有鲜黄色或黄褐色类圆形皮孔样斑痕。质坚硬，切面较光滑，皮部淡棕色，木部淡黄色，可见同心性环纹和密集的小孔。气微香，味辛辣、麻舌而苦。

药性　苦、辛，平；有小毒。归肝、胃经。

功效主治　活血化瘀，行气止痛，祛风通络，解毒消肿。主治跌打损伤，胃痛，牙痛，风湿痹痛，毒蛇咬伤。外用治烧烫伤。

用法用量　煎服，5～10克。外用适量，研末调敷或煎水洗患处。

使用注意　不能过量服用，忌与酸味食物同服。

现代药理　氯化两面针碱是两面针制剂的主要有效成分，具有抗炎、镇痛、抗肿瘤等方面的作用。此外，还有强心、降血压、抗真菌等药理作用。中毒后常引起腹痛、下痢。解救方法：导泻、服糖水或注射葡萄糖液。

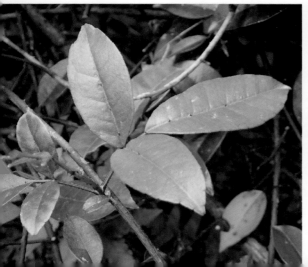

验方精选　❶治各种痛症：两面针醇提取物制成片剂，一日1～3次，一次2～4片。❷治尾蚴型稻田皮炎：两面针切碎，用50%乙醇浸泡3天，药液涂患处，止痒持续时间可达3～4小时。❸治烧烫伤：两面针适量煎水洗伤处，后用干粉撒布。

皂角刺

本品为豆科（苏木亚科）植物皂荚的干燥棘刺。主产于山东、河北、四川、陕西、湖北、贵州、云南等地。一般全年均可采收，干燥，或趁鲜切片，晒干。以棘刺粗壮、质坚、外皮紫棕色者为佳。生用。

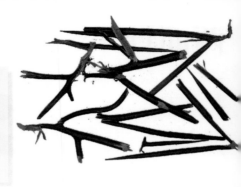

中药识别　本品为主刺和 1～2 次分枝的棘刺。主刺长圆锥形，长 3～15 厘米，刺端锐尖。表面紫棕色或棕褐色。体轻，质坚硬，不易折断，木部黄白色，髓部疏松，淡红棕色。气微，味淡。

药性　辛，温。归肝、胃经。

功效主治　消肿托毒，排脓，杀虫。主治痈疽初起或脓成不溃。外治疥癣、麻风。

用法用量　煎服，3～10 克。外用适量，醋蒸取汁涂患处。

使用注意　孕妇忌用。

现代药理　水煎剂可调节机体免疫系统并具有抗肿瘤活性，同时还能抑制或杀灭多种革兰阳性菌和革兰阴性菌，具有抗凝血作用和抑制血栓形成等作用。

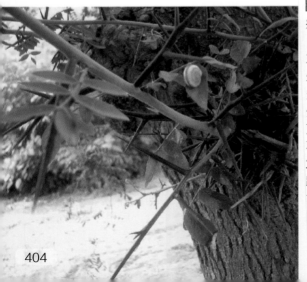

验方精选 ❶治疗恶疮：皂角刺，烧炭存性，白及少许，二药均研为末，敷于患处。❷治腹内生疮在肠道：皂角刺不拘多少，好酒一碗，煎至七分，温服。不饮酒者，水煎亦可。❸治泌尿系结石：皂角刺9克，金钱草30克，海金沙20克，马蹄金、石韦、玉米须、车前草、滑石各15克，桃仁10克。煎服，每日1剂。

鸡血藤

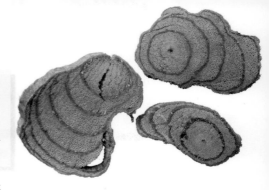

本品为豆科（蝶形花亚科）植物密花豆的干燥藤茎。主产于广东、广西、云南等地。秋、冬二季采收，除去枝叶，切片，晒干。以树脂状分泌物多者为佳。生用。

中药识别　本品为椭圆形、长矩圆形或不规则的斜切片，栓皮灰棕色，有的可见灰白色斑，栓皮脱落处显红棕色。质坚硬。切面木部红棕色或棕色，导管孔多数，韧皮部有树脂状分泌物呈红棕色至黑棕色，与木部相间排列呈数个同心性椭圆形环或偏心性半圆形环，髓部偏向一侧。气微，味涩。

药性　苦、甘，温。归肝、胃经。

功效主治　活血补血，调经止痛，舒筋活络。主治月经不调，痛经，闭经，风湿痹痛，麻木瘫痪，血虚萎黄。

用法用量　煎服，9～15克。大剂量可用至30克，或浸酒。

使用注意　阴虚火亢者慎用。

现代药理　鸡血藤水提液对实验性家兔贫血具有补血作用，能使血细胞增加，血红蛋白升高。同时，鸡血藤具有扩张血管、显著抑制血小板聚集、调节脂肪代谢以及降低血压等作用。

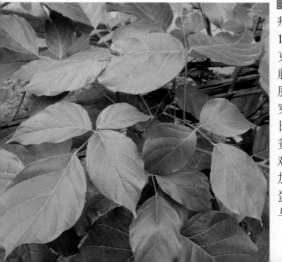

验方精选　❶治风湿痹痛：鸡血藤15克，半枫荷15克，当归15克，牛膝9克，枫香寄生15克，海风藤15克，豆豉姜15克，煎服。❷治闭经：鸡血藤、穿破石各30克，煎服，每日1剂。❸治再生障碍性贫血：鸡血藤60～120克，鸡蛋2～4个，红枣10个，加水8碗，煎至大半碗，鸡蛋熟后去壳放入再煎，鸡蛋与药汁同服，每日1剂。

茅莓根

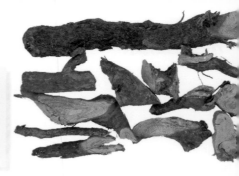

本品为蔷薇科植物茅莓的干燥根。主产于河北、江苏、江西、福建、广西、贵州、四川等地。秋、冬二季挖根，晒干或鲜用。以根粗壮、质坚实者为佳。切段，生用。

中药识别　根呈不规则的块片。外表面棕褐色，皮部易与木部剥离。质坚硬，不易折断，断面木部占大部分，可见放射状纹理。气微，味微苦涩。

药性　甘、淡、涩，微寒。归肝、胃、肺、膀胱经。

功效主治　活血消肿，止血，祛风利湿。主治跌打损伤，风湿热痹，肝炎，肝脾大，肾炎水肿，尿道结石，感冒发热，咽喉肿痛。

用法用量　煎服，15～30克。外用适量，鲜叶捣烂外敷，或煎水熏洗。

使用注意　孕妇忌用。

现代药理　茅莓根水提醇沉提取物具有加速止血的作用，同时可显著抑制血栓形成。此外，茅莓根水提液还可抑制多种肿瘤的生长，并可使机体耐缺氧能力明显增强。

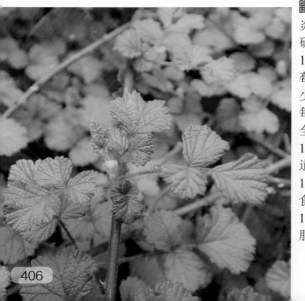

验方精选　❶过敏性皮炎：茅莓根煎服，加入明矾适量，外洗患处。每日1次。❷治骨髓炎：鲜茅莓根适量去粗皮，用烧酒少许同捣烂，外敷患处，每日2次。同时，用茅莓全草60克，煎服，每日1剂。❸治湿热尿淋，尿道结石：鲜茅莓根或全草120克，切碎，加米酒或食醋120克，水适量，煎1小时，去渣取汁，2次分服，每日1剂。

枫香脂

本品为金缕梅科植物枫香树的干燥树脂。主产于广东、广西、湖北、湖南、云南等地。7、8月份割裂树干，使树脂流出，10月份至次年4月份采收，阴干。以块大、质脆、无杂质、燃烧时香气浓者为佳。生用。

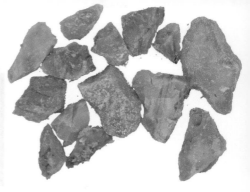

中药识别　本品呈不规则块状，淡黄色至黄棕色，半透明或不透明。质脆，断面具光泽。气香，味淡。

药性　辛、微苦，平。归肺、脾经。

功效主治　活血止痛，解毒生肌，凉血止血。主治跌仆损伤，痈疽肿痛，吐血，衄血，外伤出血。

用法用量　1～3克，宜入丸散服。外用适量，研末撒或调敷或制膏摊贴，亦可制成熏烟药。

使用注意　孕妇禁服。

现代药理　药理实验结果表明，枫香脂所含挥发油可显著抑制大鼠血栓形成，同时还可明显提高纤溶酶活性。

验方精选　❶治年久牙痛：枫香脂为末，每日揩擦。❷治胃痛：枫香树脂6～9克。研末，温开水冲服。❸治刀枪创伤：枫香脂末适量，敷于患处。

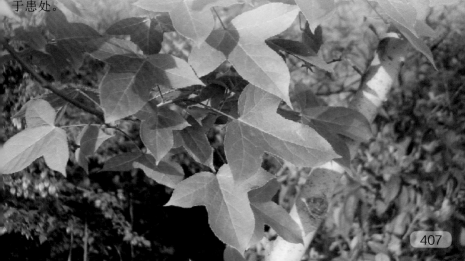

郁金

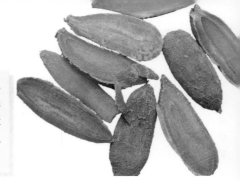

本品为姜科植物温郁金的干燥块根。主产于浙江等地。冬季茎叶枯萎后采挖，除去泥沙和细根，蒸或煮至透心，干燥。以质坚实、外皮皱纹细、断面色灰黄者为佳。切片，生用。

中药识别　块根常切成椭圆形或长条形薄片。外表皮灰黄色、灰褐色至灰棕色，具不规则的纵皱纹。切面灰棕色、橙黄色至灰黑色。角质样，内皮层环明显。气微香，味微苦。

药性　辛、苦，寒。归肝、心、肺经。

功效主治　活血止痛，行气解郁，清心凉血，利胆退黄。主治胸胁刺痛，胸痹心痛，经闭痛经，乳房胀痛，热病神昏，癫痫发狂，血热吐衄，黄疸尿赤。

用法用量　煎服，3～10克。磨汁或入丸散用。

使用注意　不宜与丁香、母丁香同用。孕妇慎用。

现代药理　郁金水煎剂对皮肤致病性真菌具有不同程度的抑制作用。生品和醋炙炮制品的水煎液可减少小鼠醋酸扭体反应次数，提高小鼠对热刺激引起疼痛反应的痛阈值，表现出显著的镇痛作用。此外，郁金还具有保肝、抗肿瘤、抗氧化等活性。

验方精选　❶治胸胁胀痛：郁金、香附、柴胡、白芍、甘草各6克。水煎服。❷治痔疮肿痛：郁金研末，水调涂之。❸治衄血、吐血：郁金6克，研细末，温水调服，甚者再服。

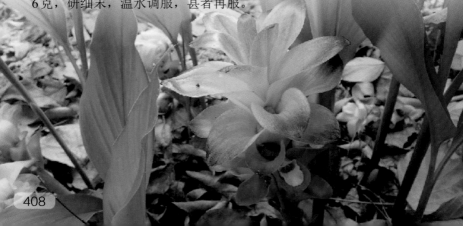

卷柏

本品为卷柏科植物卷柏的干燥全草。主产于我国山东、辽宁、河北。全年均可采收，除去须根和泥沙，晒干。以色绿、叶多、完整不碎者为佳。生用或炒炭用。

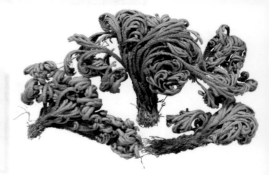

中药识别　本品呈卷缩的段状，枝扁而有分枝，绿色或棕黄色，向内卷曲，枝上密生鳞片状小叶。叶先端具长芒。中叶（腹叶）两行，卵状矩圆形或卵状披针形，斜向或直向上排列，叶缘膜质，有不整齐的细锯齿或全缘；背叶（侧叶）背面的膜质边缘常呈棕黑色。气微，味淡。

药性　辛，平。归肝、心经。

功效主治　活血通经。主治闭经，痛经，癥瘕痞块，跌打损伤。卷柏炭化止血，用于吐血、崩漏、便血。

用法用量　煎服，5～10克。浸酒或入丸、散。外用适量，捣敷或研末撒。

使用注意　孕妇慎用。

现代药理　卷柏全草的热水提取物对化学抗癌剂或放射治疗敏感瘤均有效，常用于治疗绒毛膜上皮癌、恶性葡萄胎、鼻癌、肺癌、肝癌。卷柏炒炭后具有止血作用和抑菌作用。

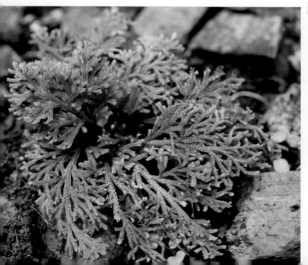

验方精选　❶治哮喘：卷柏、马鞭草各15克，煎服，冰糖为引。❷治大肠下血：卷柏、侧柏、棕榈等份，烧存性为末，每服9克，酒调服；也可泛丸服。❸治烫火伤：鲜卷柏，捣烂外敷。

409

泽兰

本品为唇形科植物毛叶地瓜儿苗的干燥地上部分。主产于江苏、浙江、安徽等省。夏、秋二季茎叶茂盛时采割，晒干。以质嫩、叶多、色绿者为佳。切段，生用。

中药识别　本品呈不规则的段。茎方柱形，四面均有浅纵沟，表面黄绿色或带紫色，节处紫色明显，有白色茸毛。切面黄白色，中空。叶多破碎，展平后呈披针形或长圆形，边缘有锯齿。有时可见轮伞花序。气微，味淡。

药性　苦、辛，微温。归肝、脾经。

功效主治　活血调经，祛瘀消痈，利水消肿。主治月经不调，闭经，痛经，产后瘀血腹痛，疮痈肿毒，水肿，腹水。

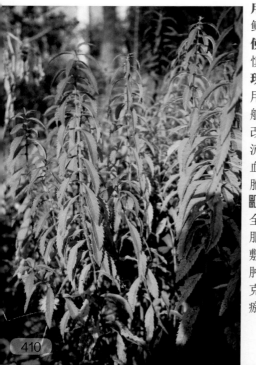

用法用量　煎服，6～12克。外用鲜品适量，捣敷或煎水熏洗。

使用注意　孕妇忌用，无瘀血者慎服。

现代药理　泽兰全草制剂有强心作用。泽兰全草的水浸膏，可使模拟航天飞行中失重引起血瘀的兔明显改善微循环障碍，对兔异常的血液流变指标也有较好的改善作用，使血液黏度、纤维蛋白原含量及红细胞聚集指数均低于对照组。

验方精选 ❶治蛇咬伤：泽兰全草100～200克，加水适量煎服；另取泽兰鲜品30～60克捣烂，敷贴伤口。❷治产后水肿，血虚浮肿：泽兰、防己等份为末，每服6克，酸汤下。❸治疮肿初起及损伤瘀肿：泽兰鲜品捣烂，敷之。

春花木

本品为蔷薇科植物车轮梅的干燥枝叶或根。主产于安徽、浙江、江西、湖南、贵州、云南、福建、广东、广西、台湾等地。全年可采。以茎枝粗壮、叶多者为佳。切段，生用。

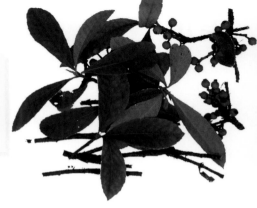

中药识别 茎多分枝，初生幼枝圆柱形，黑褐色，表面有淡褐色茸毛。叶多聚生于枝端，薄革质，长椭圆形或披针状长椭圆形，叶缘有粗锯齿。花白色，凋谢前略带粉红。果实球形，红黑色。

药性 微苦、涩、寒。

功效主治 活血，去腐。主治跌打损伤，痹痛，溃疡红肿。

用法用量 煎服，9 ～ 15克。或浸酒。

验方精选 ❶ 治跌打损伤：春花木9克，煎服，或用叶捣烂外敷。
❷ 治足踝关节陈伤作痛：春花木1500克，切片，加川牛膝200克，用烧酒10斤，浸1个月后沉渣取酒，每日早晚饭前按酒量服。

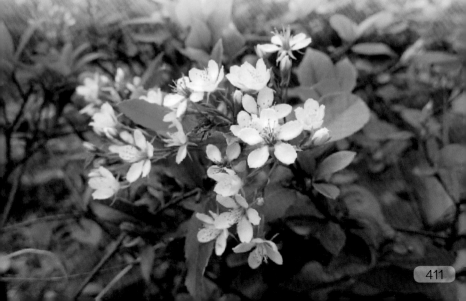

姜黄

本品为姜科植物姜黄的干燥根茎。主产于四川、福建、浙江、广东、云南、贵州等地。冬季茎叶枯萎时采挖，洗净，煮或蒸透心，晒干，置筐内撞去须根及外皮，再晒至全干。以卵圆形或圆柱形、枝条粗壮、外皮鲜黄、断面橙红或橙黄色、质坚实、气辛辣、味浓厚者为佳。切厚片，生用。

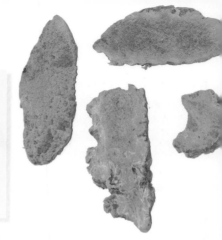

中药识别 本品为不规则或类圆形的厚片。外表皮深黄色，有时可见环节。切面棕黄色至金黄色，角质样，内皮层环纹明显，维管束呈点状散在。气香特异，味苦、辛。

药性 辛、苦，温。归脾、肝经。

功效主治 破血行气，通经止痛。主治胸胁刺痛，胸痹心痛，闭经，痛经，乳房胀痛，癥瘕，风湿肩臂疼痛，跌仆肿痛。

用法用量 煎服，3～10克。外用适量。

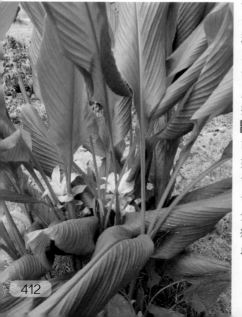

使用注意 血虚无气滞血瘀及孕妇慎服。

现代药理 姜黄各种提取物具有显著的抗炎和镇痛作用，同时还可抑制血小板聚集以及抗脂质过氧化作用。此外，姜黄还具有调血脂、抗肿瘤、保肝、护肾、降血糖等作用。

验方精选 ❶治心疼：姜黄、延胡索、乳香、没药。上各等份为末，好酒用一盏，每服6克，不拘时温酒调服。❷治风热虫牙痛：姜黄、细辛、白芷。上为末，擦牙，保持数分钟后吐出，盐水漱口。❸治诸疮癣初生时痛痒：取姜黄捣烂，敷患处。

穿破石

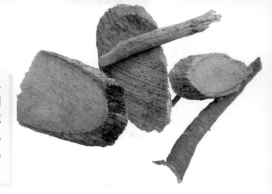

本品为桑科植物葨芝的干燥根。主产于安徽、浙江、江西、福建、湖北、湖南等地。全年均可采收，挖出根部，除去泥土、须根，晒干。以皮色黄、根条匀、无须根者为佳。切片，生用。

中药识别 干燥根呈圆柱形，极少分枝。外表栓皮橙黄色或橙红色，有细密横皱纹，菲薄如纸，极易脱落，表面灰黄色，并有棕黄色或橙黄色斑块。质坚硬。横切面皮部薄，纤维性，木部发达，黄色，满布细小密集的针孔状导管。

药性 淡、微苦，微寒。归心、肝经。

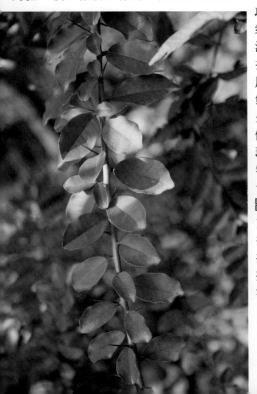

功效主治 活血祛瘀，舒筋活络，祛风除湿。主治风湿痹痛，湿热黄疸，劳伤咯血。外用跌打损伤，疔疮痈肿。

用法用量 煎服，9～30克，鲜者可用至120克；或浸酒。外用适量，捣敷患处。

使用注意 孕妇禁用。

现代药理 穿破石根乙醇提取物有较好的抗结核杆菌、金黄色葡萄球菌的活性。

验方精选 ❶治体虚白带：穿破石根30克。煎服。❷治跌打损伤：穿破石根和糯米适量，捣碎，敷于患处。❸治风湿疼痛：穿破石适量，十蒸九晒后，浸酒服用。

413

莪术

本品为姜科植物广西莪术的干燥块根。主产于广西、广东、福建、云南等地。冬季茎叶枯萎后采挖，洗净，蒸或煮至透心，晒干或低温干燥后除去须根和杂质。以质坚实、断面棕色、光亮、香气浓郁者为佳。生用或醋制用。

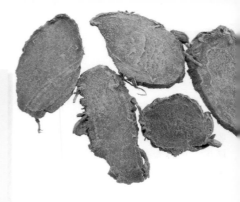

中药识别　本品呈类圆形或椭圆形的厚片。外表皮灰黄色或灰棕色，有时可见环节或须根痕。切面黄绿色、黄棕色或棕褐色，内皮层环纹明显，散在"筋脉"小点。气微香，味微苦而辛。

药性　辛、苦，温。归肝、脾经。

功效主治　行气破血，消积止痛，利胆退黄。主治胸胁刺痛，胸痹心痛，闭经，痛经，乳房胀痛，癥瘕痞块，早期宫颈癌。

用法用量　煎服，6～9克；或入丸，散。外用适量。

使用注意　孕妇禁用。

现代药理　莪术油制剂可抑制和破坏癌细胞生长，表现出显著的抗肿瘤作用。同时，还可以抑制金黄色葡萄球菌、溶血性链球菌、大肠埃希菌、伤寒杆菌、霍乱弧菌等致病菌的生长和抗炎作用。此外，莪术尚可提高机体白细胞水平，具有保护肝脏、抑制血小板聚集和抗血栓形成等活性。

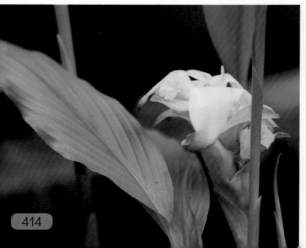

▌验方精选▐　❶治心绞痛：莪术100克（醋煮），木香50克（煨）。研为细末，每服2.5克，用淡醋汤服药。❷治吞吐酸水：莪术50克，川黄连25克（吴茱萸25克，同煮后，去吴茱萸）。煎服。❸治外阴瘙痒：莪术油65克，亲水性基质适量，制成软膏，涂擦患处。

桃仁

本品为蔷薇科植物桃的干燥成熟种子。主产于辽宁、河南、河北、四川、陕西等地。秋季果实成熟后采收，除去果肉及核壳，取出种子，晒干。以粒饱满、颗粒均匀、完整者为佳。生用或去皮、炒黄用。用时捣碎。

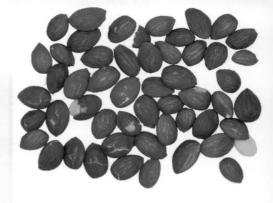

中药识别　本品呈扁长卵形，长 1.2 ～ 1.8 厘米，宽 0.8 ～ 1.2 厘米，厚 0.2 ～ 0.4 厘米。表面浅黄白色，一端尖，中部膨大，另端钝圆稍偏斜，边缘较薄。子叶 2 枚，富油性。气微香，味微苦。

药性　苦、甘，平。归心、肝、大肠经。

功效主治　活血祛瘀，润肠通便，止咳平喘。主治闭经，痛经，癥瘕痞块，肺痈肠痈，跌仆损伤，肠燥便秘，咳嗽气喘。

用法用量　煎服，4.5 ～ 9.0 克。

使用注意　孕妇慎用。

现代药理　桃仁水煎醇沉液可使离体兔耳静脉血管流量增加，有降低血管阻力和舒张血管作用。本品还有抑制血液凝固和溶血作用，并对肝脏表面微循环有一定的改善作用。此外，桃仁具有显著的抗炎、抗过敏和镇咳作用。

验方精选　❶ 治小儿烂疮初起：将桃仁捣烂，敷于患处。❷ 治上气咳嗽，胸膈痞满，气喘：桃仁 90 克，去皮、尖，以水 1000 毫升，研汁，和粳米合并，煮粥食用。❸ 治产后血闭：桃仁 20 枚（去皮、尖），藕一块。煎服之。

食疗方　❶ 山楂桃仁茶：化瘀血，降血压。适用于心肌梗死兼高血压患者食用。山楂 20 克，桃仁 6 克，红花 6 克，丹参 10 克，白糖 30 克。桃仁洗净去皮尖。把以上四味中药放入炖杯内，加清水 300 毫升，炖煮 15 分钟后，冷却，过滤，除去药渣，加入白糖拌匀即成。代茶饮用。❷ 桃仁鸡丁：润燥滑肠。莴笋 300 克，桃仁 50 克，精盐 8 克，鸡精 2 克，麻油 2 克。将莴笋去皮洗净，切成厚片，在每片中间连刀竖切一个口，使之保持不断，核桃仁切成条，坐锅点火放清水，待水开后倒入莴笋片、核桃仁焯至变色捞出，过凉备用，把莴笋片中间开口处撤起，将核桃仁嵌入莴笋片中，再放入器皿，加入精盐、麻油、鸡精拌匀即成。

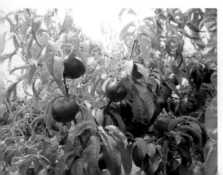

鸭儿芹

本品为伞形科植物鸭儿芹的根或全草。生于林下较阴湿处。分布几遍全国。主产于河北、陕西、安徽、江苏、福建、广东、湖北、四川、云南等地。夏、秋间采收，割取茎叶，鲜用或晒干。以茎叶健壮，色黄绿者为佳。切段，生用。

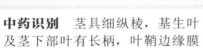

中药识别 茎具细纵棱，基生叶及茎下部叶有长柄，叶鞘边缘膜质。叶片三角形，三出式分裂，中间裂片菱状倒卵形或阔卵形，两侧裂片与中间裂片近等大，边缘均具锐尖锯齿或重锯齿。质脆，易碎。气微香，味微苦。

药性 辛，温。归脾、胃经。

功效主治 祛风止咳，活血化瘀。主治感冒咳嗽，跌打损伤，外用治皮肤瘙痒。

用法用量 煎水服，15～30克。外用适量，捣敷、研末撒或煎服洗。

现代药理 鸭儿芹所含多酚氧化酶具有一定抗氧化和清除自由基的能力。另含类黄酮成分具有抗自由基、抗癌和防癌的作用。鸭儿芹所含挥发油成分具有消炎理气、活血化瘀和止痛止痒的功能。

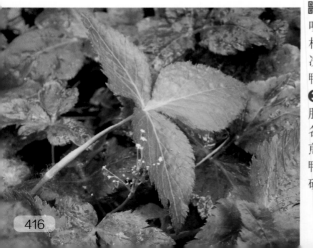

验方精选 ❶治百日咳：鸭儿芹、地胡椒、卷柏各9克。水煎，一日3次分服。❷治皮肤瘙痒：鸭儿芹适量，煎水洗。❸治肿毒皮色不变，漫肿无头：鸭儿芹、东风菜各15克，柴胡30克。水煎，一日3次分服，并用鸭儿芹、东风菜各等份，研末，好烧酒调敷患处。

鸭脚艾

本品为菊科植物白花蒿的干燥全草。主产于广东、海南、广西各地。夏、秋二季植株生长茂盛时采收，割取地上部分，除去泥沙和杂质，晒干或鲜用。以茎枝幼嫩、叶片多、不带根头者为佳。切段，生用。

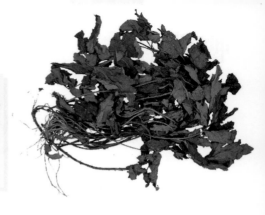

中药识别　茎具纵槽，上部多分枝。叶有柄，叶呈一至二回羽状全裂或深裂，裂片3～5枚，外形变化较大，广卵形或长卵形。干燥后易皱缩，薄纸质，易碎。

药性　辛、微苦，微温。归心、肝、脾经。

功效主治　活血散瘀，理气消肿。主治血瘀，痛经，经闭，产后瘀滞腹痛，食积腹胀，寒湿泄泻，疝气，脚气，跌打损伤。

用法用量　10～15克；煎服或捣汁饮，鲜品加倍。外用适量，捣烂敷或绞汁调敷。

现代药理　鸭脚艾具有护肝作用，其水煎液和乙醚提取物对四氯化碳所致小鼠实验性肝损伤有明显的保护作用，显著降低中毒大鼠的丙氨酸氨基转移酶，肝脏重量也有减轻，还具有明显的退黄作用。此外，鸭脚艾挥发油具有平喘作用，可直接扩张支气管平滑肌的痉挛状态，对抗组胺，影响变态反应，从而发挥平喘作用。

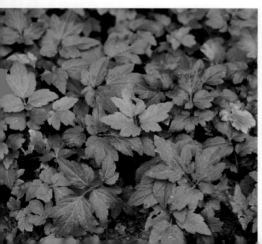

验方精选　❶治肺热咳嗽：鸭脚艾60克，薄荷6克，水豆腐120克，白糖60克，炖服。❷治跌打肿痛：鲜鸭脚艾60克，鲜韭菜30克，共捣烂，用酒炒热，取汁60克内服，药渣敷患处。❸治闭经或经前腹痛：鲜鸭脚艾60克，益母草15克，水煎加酒酌量服用。

417

鸭嘴花

本品为爵床科植物鸭嘴花的全草。主产于广东、广西、海南、澳门、香港、云南等地。全年可采。多鲜用或洗净晒干。以茎枝粗壮、叶片肥厚者为佳。切段，生用。

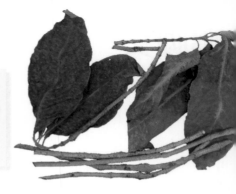

中药识别　茎枝圆柱形，茎节膨大，幼枝有毛。叶对生，矩圆状椭圆形，叶端尖，叶全缘。穗状花序长卵形，苞片卵形，花冠二唇形，白色，内有紫色线条。

药性　苦、辛，平。归肝、脾经。

功效主治　祛风活血，散瘀止痛，接骨。主治筋骨伤折，扭伤，瘀血肿痛，风湿痹病，腰痛，月经过多，崩漏。

用法用量　煎服，9～15克。外用适量，鲜品捣烂敷患处。

使用注意　孕妇忌用。

现代药理　鸭嘴花所含鸭嘴花碱和鸭嘴花碱酮在体内、体外均显示具有支气管扩张作用，其作用与茶碱相当。鸭嘴花碱还具有明显的子宫兴奋作用，其子宫收缩作用相似于催产素和甲基麦角新碱，可引起人的妊娠和非妊娠子宫肌条的节律收缩，因而可诱发大白鼠、豚鼠、仓鼠、兔的流产。其作用强度与剂量有关。此外，鸭嘴花尚具有降低血压、抗菌和驱虫等作用。

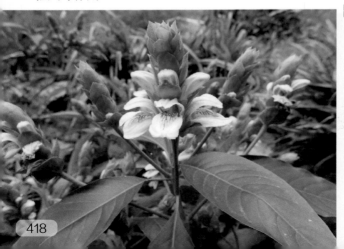

验方精选　❶治小便热涩疼痛或尿闭：鸭嘴花根或枝（去皮）20克，煎服。❷治痛经、腹部痉挛剧痛或跌打肿痛：鸭嘴花鲜叶适量，捣烂炒热后加酒包敷患处。

凌霄花

本品为紫葳科植物凌霄的干燥花和根。主产于江苏、浙江、广西等地。夏、秋二季花盛开时采摘，干燥。以完整、色黄棕者为佳。生用。

中药识别　花朵多皱缩卷曲，黄褐色或棕褐色，完整花朵长4～5厘米。萼筒呈钟状，裂片5枚，裂至中部，萼筒基部至萼齿尖有5条纵棱。花冠先端5裂，裂片半圆形，下部联合呈漏斗状，表面可见细脉纹，气清香，味微苦、酸。

药性　甘、酸，寒。归肝、心包经。

功效主治　花：活血通经，凉血祛风。主治月经不调，经闭癥瘕，产后乳肿，风疹发红，皮肤瘙痒，痤疮。根：活血散瘀，解毒消肿。主治风湿痹痛，跌打损伤，骨折，脱臼，急性胃肠炎。

用法用量　花5～9克，根15～50克，外用鲜根适量，捣烂敷患处。

使用注意　孕妇慎用。

现代药理　凌霄花对离体猪冠状动脉条具有抑制收缩的作用。对大鼠血栓形成有抑制作用，能加快红细胞电泳，增加红细胞电泳率，使血液红细胞处于分散状态。对离体妊娠子宫能显著增强收缩活性，增加收缩频率及增强收缩强度。

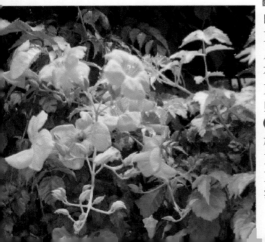

验方精选　❶治血热风盛的周身痒症：单用凌霄花9克，煎服。❷治瘀血阻滞，月经闭止，发热腹胀：凌霄花9克，赤芍15克，牡丹皮9克，红花6克，桃仁9克，当归10克，煎服，每日1剂。❸治皮肤湿癣：凌霄花9克，雄黄9克，白矾9克，黄连10克，羊蹄根10克，天南星10克，研为细末，用水调匀，涂擦患处，每日3次。

益母草

本品为唇形科植物益母草的新鲜或干燥地上部分。全国各地均产。鲜品春季幼苗期至初夏花前期采割；干品夏季茎叶茂盛、花未开或初开时采割，晒干。以质嫩、叶多、色灰绿者为佳。切段，生用。

中药识别　本品呈不规则的段。茎方形，四面凹下成纵沟，灰绿色或黄绿色。切面中部有白髓。叶片灰绿色，多皱缩、破碎。轮伞花序腋生，花黄棕色，花萼呈筒状，花冠二唇形。气微，味微苦。

药性　苦、辛，微寒。归肝、心包、膀胱经。

功效主治　活血调经，利尿消肿，清热解毒。主治月经不调，痛经，闭经，恶露不尽，水肿尿少，疮疡肿毒。

用法用量　干品9～30克，鲜品12～40克，或熬膏，入丸剂。外用适量捣敷或煎服外洗。

使用注意　孕妇慎用。

现代药理　益母草煎剂、乙醇浸膏及所含益母草碱等对兔、猫、犬、豚鼠等多种动物的子宫均具有显著的兴奋作用。同时，益母草还具有抗血小板聚集作用，并具有改善冠脉循环和保护心脏的作用。此外，益母草对呼吸中枢有直接兴奋作用以及对肾功能有促进作用。

验方精选　❶治痛经：益母草15克，延胡索6克。煎服。❷治瘀血块结：益母草30克，水和酒各半煎服。❸治肾炎水肿：益母草30克，煎服。

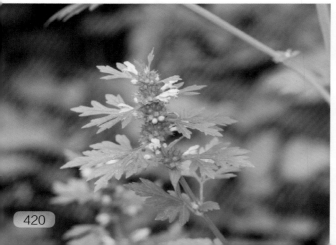

420

水茄

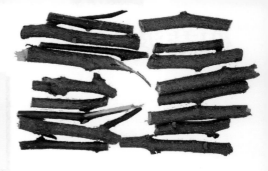

本品为茄科植物水茄的干燥根及老茎。主产于云南、广西、广东、贵州等地。全年均可采收，洗净，切段，鲜用或晒干。以根和茎粗壮、质坚实者为佳。切段，生用。

中药识别　根近圆柱形，分枝而扭曲，顶端有时附具细直皮刺的残茎，茎枝无毛，直径5～15毫米。表面灰黄色，刮去栓皮后呈白色。体轻、质松，断面黄白色，有裂隙，髓心淡绿色。气特异，味苦、辛。

药性　微苦、辛，微凉；有小毒。

功效主治　清热解毒，消肿散结，散瘀止痛。主治乳蛾，跌打损伤，久咳，腰肌劳损，咯血，痧症，牙痛，疔疮痈肿。

用法用量　煎服，9～15克。外用适量，捣敷患处。

使用注意　孕妇忌服。青光眼病人忌服，以免增加眼压而使病情恶化。

现代药理　水茄果实所含的异黄酮和甾体糖苷具有抗病毒活性。水茄有可的松样作用，能降低血管通透性及透明酸酶的活性，对动物的组织性休克有保护作用。此外，水茄水提取物还具有显著对抗血小板聚集的作用以及抗菌作用。

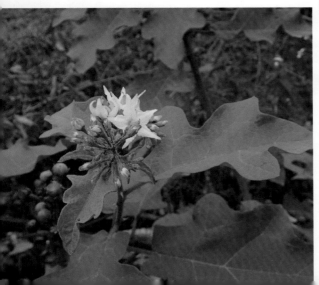

验方精选　❶治劳损疼痛：水茄根30～60克，煎服，或加猪瘦肉同煎。❷治跌打瘀肿：水茄根30克，黑老虎15克，大罗伞15克，入地金牛15克，煎服。

假苹婆

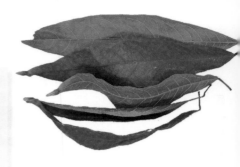

本品为梧桐科植物假苹婆的干燥叶。主产于广东、广西、云南、贵州、四川等地。全年均可采收。摘取叶片，洗净，晒干。以叶片大、完整，色黄绿者为佳。切丝，生用。

中药识别　叶片椭圆形，长9～20厘米，宽3.5～8.0厘米，先端急尖，基部钝圆，全缘，叶柄长约3厘米，靠叶片端呈关节样肿胀。气微，味微涩。

药性　辛，温。归肝经。

功效主治　散瘀止痛。主治瘀血疼痛、跌打损伤、肿胀及青紫等。

用法用量　煎服，6～12克，亦可外洗。

使用注意　脾虚便泄者禁服。

验方精选　❶治反胃吐食：假苹婆子7枚，煅存性，每日酒调服。❷治蛔虫上攻腹痛，面有白斑：假苹婆子、牵牛子各7枚，煎服。❸治疝痛：假苹婆子7枚，酒煎服。

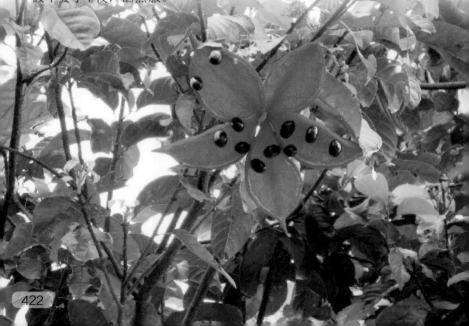

硬骨凌霄

本品为紫葳科植物硬骨凌霄的枝叶。原产于南非洲，主产于广东、广西、云南等地。春、夏二季采收，割取枝叶，晒干。以枝叶健壮、叶片多者为佳。生用。

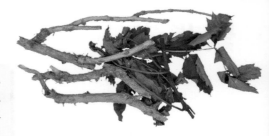

中药识别　枝条绿褐色，表面常有痂状凸起。叶对生，单数羽状复叶。总叶柄长3～6厘米，小叶柄短，小叶多为7枚，卵形至阔椭圆形，先端短尖或钝，基部阔楔形，边缘有不甚规则的锯齿，表面无毛或于下表面脉腋内有绵毛。

药性　辛、微酸，寒。归肝、心包经。

功效主治　散瘀消肿。主治跌打损伤，闭经，乳肿，小便不利。

用法用量　煎服，10～15克。

使用注意　孕妇慎用。

现代药理　叶和茎的煎剂对于离体豚鼠回肠及蟾蜍腹直肌无明显作用，对离体大鼠子宫有兴奋作用，大鼠后肢灌流有舒张血管作用，麻醉犬静脉注射煎剂0.1克/千克有降低血压作用。

验方精选　❶治皮肤湿癣：硬骨凌霄、羊蹄根各等量，酌加枯矾，研末搽患处。❷治便后出血：硬骨凌霄花适量，浸酒饮服。❸治跌打损伤：硬骨凌霄60克，杜仲根3克，煎水服，用鲜根捣烂敷患处。

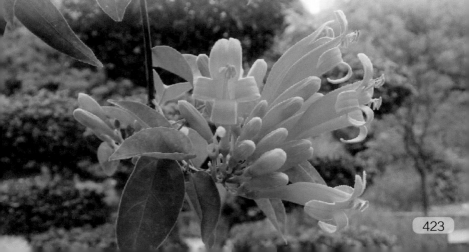

紫背菜

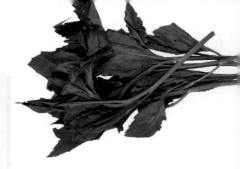

菊科植物红背三七的新鲜全草。生于山沟阴湿地。主产于云南、广东、福建、浙江、四川、台湾等地。以茎粗壮、叶肥厚、叶背色紫有光泽者为佳。切段，鲜用。

中药识别 茎枝绿中带有紫色，嫩茎有微毛。叶互生，叶宽披针形或卵形，长10～15厘米，宽3～5厘米，先端尖锐，叶缘锯齿状，齿端紫色有微刺感。叶上表面深绿色，下表面紫色而有光泽。气微，味微辛。

药性 甘、辛，凉。

功效主治 清热解毒，消肿止痛，凉血止血。主治痢疾，血崩，咳嗽，中暑烦渴，跌打，支气管炎，痛经，创伤出血，溃疡久不收口。

用法用量 干品15～30克，鲜品60～120克。外用鲜品适量捣烂或干品研末，涂敷患处。

现代药理 紫背菜所含黄酮苷，可以延长维生素C的作用，减少血管性紫癜。对恶性肿瘤细胞的生长有抑制作用，还具有抗寄生虫和抗病毒的作用，可增强人体的免疫力。

验方精选 ❶治创伤出血：鲜品紫背菜适量，捣烂，敷于患处。❷治疗咯血、血崩、痛经、支气管炎、盆腔炎及缺铁性贫血等症：紫背菜鲜品适量，沸水烫过，捞起，凉拌时加入少许盐、白糖和蒜泥，食用。

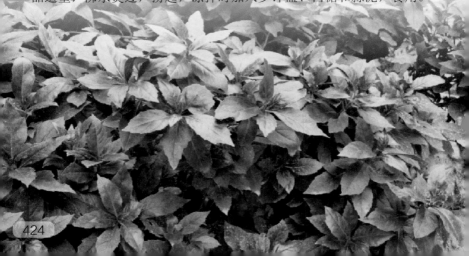

紫鸭跖草

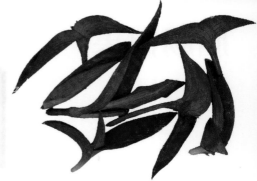

本品为鸭跖草科植物紫露草的全草。
我国各地均有栽培。夏、秋二季采
收，洗净泥沙，晒干或鲜用。以茎
粗壮、叶肥厚、色紫者为佳。切段，
生用。

中药识别　茎多分枝，基部茎
匍匐而节上生根。单叶互生，披针形，长15厘米，叶无柄，佛焰苞片有
柄，心状卵形，蚌壳状，基部不相连，花蓝紫色，3枚，基部具爪。蒴果
椭圆形，有3条隆起的棱线。

药性　甘、淡，凉，有毒。归心、肝经。

功效主治　活血，利水，消肿，解毒。主治痈疽瘰疬，跌打损伤，淋证。

用法用量　干品9～15克，鲜品30～60克。外用适量，捣敷或煎水洗。

使用注意　孕妇忌服。

现代药理　同属植物茎叶的水浸剂或煎剂能兴奋子宫，收缩血管，并能
缩短凝血时间。

验方精选 ❶治痈疽肿毒：鲜紫鸭跖草、仙人掌适量，捣敷患处。
❷治腹股沟或腋窝结核：鲜紫鸭跖草60克，水煎服。❸治蛇泡疮：紫鸭跖
草叶，煎水洗。

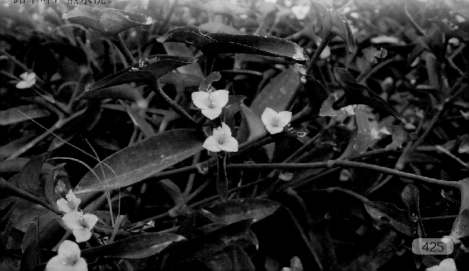

腊肠树果

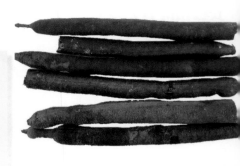

本品为豆科（苏木亚科）植物腊肠树的干燥成熟果实、根、枝、叶和根皮。主产于广东、广西、云南等地。夏、秋二季采摘成熟果实，晒干。根、树皮全年可采。叶随用随采。果实以完整、无柄、摇之不响者为佳。切厚片，生用。

中药识别　荚果圆柱形，长30～60厘米，直径1.5～2.0厘米，顶端尖，基部有时具木质状的果柄。表面暗褐色，平滑而带光泽。果皮薄，坚硬呈木质状，内面有多数横隔，每隔有种子1粒。种子扁卵圆形，赤褐色，光滑而质坚，味甜而微酸，有特异臭味。

药性　苦，涩，寒。归心、脾经。

功效主治　清热通便，化滞止痛。主治骨蒸痨热，胃脘痛，便秘，胃酸过多，食欲缺乏，风湿性疼痛，毒蛇咬伤，胸闷。

用法用量　煎服，4～8克。

使用注意　对胃有刺激作用，能引起恶心和腹泻。常配方使用。

现代药理　腊肠果或果肉水提取物中所含蒽醌类成分具有泻下及肠道兴奋作用，还具有镇静作用。此外，果肉醇提取物尚有抑菌、抗病毒等活性。

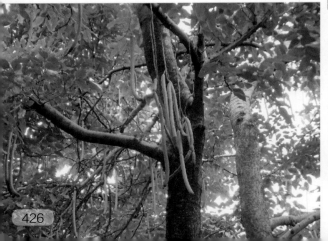

验方精选　❶治关节疼痛及热性炎症：腊肠果研末与龙葵汁制成糊剂外敷。❷治胃脘痛：腊肠果制成煎剂，每10毫升含鲜果约50克，为1次量，每日服3次，共服7日。❸治便秘：腊肠树果仁1～2粒，嚼服，或磨水服。

爆仗竹

本品为玄参科植物爆仗竹的干燥全株。原产于墨西哥。现我国广东、广西、福建均有栽培。夏季采收，鲜用或晒干。

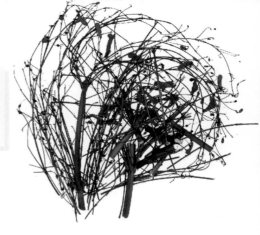

中药识别 茎呈四棱形，枝纤细轮生，顶端下垂。叶小，散生，叶片长圆形至长圆状卵形，在枝上的大部退化为鳞片。小聚伞花序有花1～3朵。花冠鲜红色，长约2.5厘米，具长筒，不明显二唇形。蒴果球形。

药性 甘，平。

功效主治 接骨续伤，活血祛瘀。主治跌仆闪挫，刀伤金疮，骨折筋伤。

用法用量 煎服，10～15克。外用鲜品适量，捣敷患处。

验方精选 治瘀肿疼痛：取爆仗竹地上部分鲜品适量，切碎，捣烂，敷于患处。

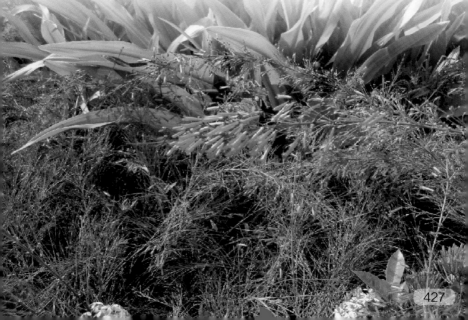

427

第十三章 化痰止咳平喘药

川贝母

本品为百合科植物川贝母、暗紫贝母、甘肃贝母或梭砂贝母的干燥鳞茎。前三者按性状不同分别习称"松贝"和"青贝"，后者习称"炉贝"。主产于四川、青海、甘肃、云南、西藏等地。夏、秋二季或积雪融化时采挖，除去须根、粗皮及泥沙，晒干或低温干燥。以粒小均匀、质坚实、色洁白、粉性足者为佳。生用。

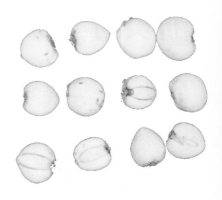

中药识别　松贝：呈类圆锥形或近球形，高0.3～0.8厘米，直径0.3～0.9厘米。表面类白色。外层鳞叶2瓣，大小悬殊，大瓣紧抱小瓣，未抱部分呈新月形，习称"怀中抱月"；顶部闭合，内有类圆柱形、顶端稍尖的心芽和小鳞叶1～2枚；先端钝圆或稍尖，底部平，微凹入，中心有一灰褐色的鳞茎盘，偶有残存须根。质硬而脆，断面白色，富粉性。气微，味微苦。
　　青贝：呈类扁球形，高0.4～1.4厘米，直径0.4～1.6厘米。外层鳞叶2瓣，大小相近，相对抱合，顶部开裂，内有心芽和小鳞叶2～3枚及细圆柱形的残茎。
　　炉贝：呈长圆锥形，高0.7～2.5厘米，直径0.5～2.5厘米。表面类白色或浅棕黄色，有的具棕色斑点。外层鳞叶2瓣，大小相近，顶部开裂而略尖，基部稍尖或较钝。

药性　苦、甘，微寒。归肺、心经。

功效主治　清热润肺，化痰止咳，散结消痈。主治肺热燥咳，干咳少痰，阴虚劳嗽，咯痰带血，瘰疬，乳痈，肺痈。

用法用量　3～9克；研粉冲服，一次1～2克。

使用注意　不宜与乌头类药材同用。

现代药理　川贝母所含的多种生物碱类成分和皂苷类成分均具有镇咳、祛痰作用，并对支气管平滑肌有明显的松弛作用。另有降压、解痉、止泻的作用。此外，尚有一定的镇痛、催眠、抗机体缺氧等作用。

验方精选　❶治慢性咳嗽，干咳无痰或少痰，痰中带血丝：川贝母2克，研末，另将雪梨内部挖空，置川贝母粉末于内，加冰糖少许炖或服。❷治百日咳：川贝母9克，冰糖15克，米汤200毫升，煎服。❸治慢性支气管炎及肺结核：川贝母3克，麦冬、杏仁、款冬花、紫菀各10克。水煎服。

浙贝母

本品为百合科植物浙贝母的干燥鳞茎。主产于浙江、江苏、安徽、湖南等地。初夏植株枯萎时采挖，洗净。大小分开，大者除去芯芽，习称"大贝"；小者不去芯芽，习称"珠贝"。分别置笼中反复撞擦，除去外皮，拌以煅过的贝壳粉，吸去擦出的浆汁，干燥。以鳞叶肥厚、质坚实、粉性足、断面白色者为佳。切片，生用。

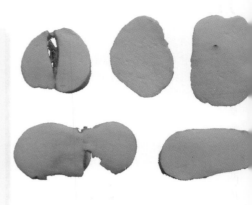

中药识别　大贝（元宝贝）：为鳞茎外层的单瓣鳞叶，略呈新月形，高1～2厘米，直径2.0～3.5厘米。外表面类白色至淡黄色，内表面白色或淡棕色，被有白色粉末。质硬而脆，易折断，断面白色至黄白色，富粉性。气微，味微苦。

珠贝：为完整的鳞茎，呈扁圆形，高1.0～1.5厘米，直径1.0～2.5厘米。表面类白色，外层鳞叶2瓣，肥厚，略似肾形，互相抱合，内有小鳞叶2～3枚及干缩的残茎。

药性　苦，寒。归肺、心经。

功效主治　清热化痰止咳，解毒散结消痈。主治风热咳嗽，痰火咳嗽，肺痈，乳痈，瘰疬，疮毒。

用法用量　水煎服，5～10克。

使用注意　不宜与川乌、草乌、制草乌、附子同用。

现代药理　浙贝母所含生物碱类成分具有显著的镇咳的作用，并通过支气管松弛作用，达到平喘和祛痰之功效。同时还具有较强的调节血压、升高血糖以及增强冠脉血流量等作用。

验方精选　❶治痈毒肿痛：浙贝母、连翘各9克，金银花18克，蒲公英24克，水煎服。❷治感冒咳嗽：浙贝母、知母、桑叶、杏仁各9克，紫苏6克，水煎服。❸治耳疮流水：浙贝母适量，研末，吹入耳中或频频外搽。

十萼茄

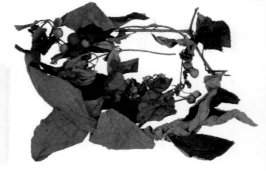

本品为茄科植物双花红丝线的叶和全株。主产于云南、广东、江西、福建等地。夏、秋二季采收，鲜用或晒干。以茎枝粗壮、叶片多者为佳。切段，生用。

中药识别　茎表面具有纵棱线，基部木质化，嫩枝被黄色柔毛。完整叶片展开后卵状或卵状椭圆形，先端渐尖，叶基下延至叶柄成窄翅，全缘，两面具疏柔毛。花黄褐色，数朵聚生于叶腋，花萼杯状，先端10裂，裂片三角形。浆果球形，黑色，种子多数。气微，味苦。

药性　涩，凉。

功效主治　祛痰止咳，清热解毒。主治感冒发热，咳嗽气喘，虚劳咳嗽，气喘，消化不良。外用治疗跌打损伤，疔疮红肿，外伤出血，蛇虫咬伤，狂犬咬伤。

用法用量　煎服，叶25～50克。全株外用，鲜品适量，捣烂外敷患处。

验方精选　❶治咳嗽气喘：十萼茄30克，煎服或煮鸡蛋服。❷治狂犬病：取鲜品250克，切碎，炒至黄色，然后再放1斤半酒煮沸，成人尽酒量服完为止，药渣擦伤口周围，1～2次即愈。❸治咳喘：十萼茄，血腥草全草各15克，麦冬10克，配猪瘦肉适量，煎服。

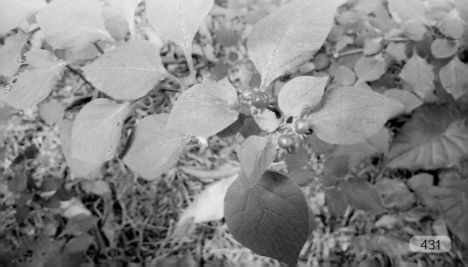

山小橘

本品为芸香科植物小花山小橘的根、叶。主产于台湾、福建、广东、广西、贵州、云南。夏、秋二季采叶；秋、冬二季采挖根部，洗净切片，分别晒干。根以粗壮、质坚硬者、气香者为佳。叶以片大、色黄绿者为佳。切段，生用。

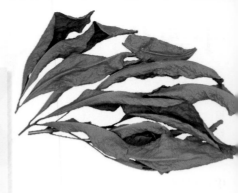

中药识别　叶片多皱缩，完整者展平后呈长椭圆形或椭圆状披针形。长7～14厘米，宽3～6厘米，钝或急尖，基部楔形，全缘，上面灰绿色，微有光泽，下面浅黄绿色。叶脉稍隆起，两面有透明腺点；叶柄短。气微香，味苦、辛。

药性　苦、微辛，平。

功效主治　祛痰止咳，行气消积，散瘀消肿。主治感冒咳嗽，胃脘胀痛，消化不良，小肠疝气，跌打瘀痛，风湿关节痛，毒蛇咬伤，冻疮。

用法用量　煎服，10～15克。

使用注意　孕妇忌服。

验方精选　❶跌打肿痛：鲜山小橘叶、鲜酢浆草、鲜连钱草各适量。捣烂，酒调炒热敷患处。❷食积腹痛：山小橘根（或叶）10克，小毛蒟6克。煎服。❸寒咳痰白：山小橘叶、法半夏、茯苓各12克，煎服。

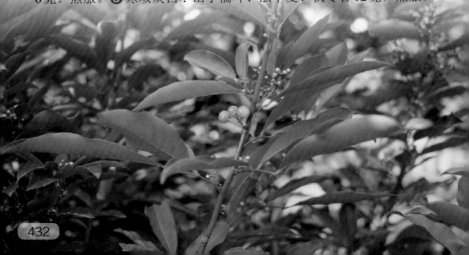

飞天蠄蟧

本品为桫椤科植物桫椤的干燥茎干。主产于广东、广西、贵州、四川、台湾等地。全年可采，削去主干的坚硬外皮，切片，晒干。以片大、厚薄均匀、棕红色者为佳。切片，生用。

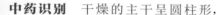

中药识别 干燥的主干呈圆柱形，直径约12厘米，表面棕色，全体有排列较整齐的叶柄痕。每一叶柄痕近圆形，直径3～4厘米，下方有凹陷，边缘有多数排列紧密的叶迹维管束，中间亦有叶迹维管束散在。断面中空，周围的维管束排成折叠状，形成隆起的脊和纵沟。质坚硬。

药性 苦，凉。归肺、胃、肾经。

功效主治 祛风除湿，活血通络，止咳平喘，清热解毒。主治风湿痹痛，肾虚腰痛，风火牙痛，小肠气痛，咳喘，吐血，跌打损伤，疥癣，时疫感冒。

用法用量 15～30克，与肉类同炖服。外用煎水洗或取鲜汁擦患部。

验方精选 ❶治哮喘咳嗽：飞天蠄蟧、陈皮、猪肉煎服服。❷治内伤出血：飞天蠄蟧、猪精肉，煎服服。❸治骨痛、腹痛、风火牙痛：飞天蠄蟧单味，水煎冲酒服用。

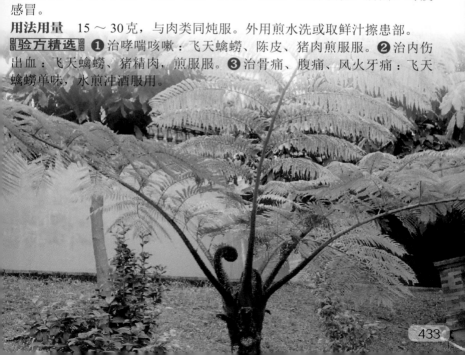

马兜铃

本品为马兜铃科植马兜铃的干燥成熟果实。主产于河北、山东、陕西、辽宁、山西、河南、黑龙江。秋季果实由绿变黄时连柄摘下，晒干。以个大、黄绿色、不破裂者为佳。生用。

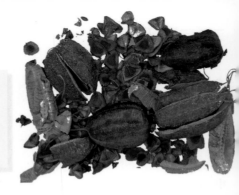

中药识别　果实呈卵圆形。表面灰绿色或棕褐色，有纵棱线12条，由棱线分出多数横向平行的细脉纹。顶端平钝，基部有果梗。果皮轻而脆，易裂为6瓣，果梗也分裂为6条。果皮内表面平滑而带光泽，有较密的横向脉纹。果实分6室，每室种子多数，平叠整齐排列。种子扁平而薄，纯三角形或扇形，边缘有翅，淡棕色。

药性　苦，微寒。归肺、大肠经。

功效主治　清肺降气，止咳平喘，清肠消痔。主治肺热咳喘，痰中带血，肠热痔血，痔疮肿痛。

用法用量　3～9克，入丸、散用。

使用注意　本品含马兜铃酸，可引起肾脏损害等不良反应，儿童及老年人慎用，孕妇、婴幼儿及肾功能不全者禁用。

现代药理　马兜铃乙醇浸液有明显的镇咳和平喘作用。马兜铃煎剂具有一定的祛痰作用。此外，马兜铃对毛细血管炎症所致通透性增高具有显著的抑制作用，对常见皮肤真菌有一定的抑制作用。马兜铃还具有温和而持久的降压作用。

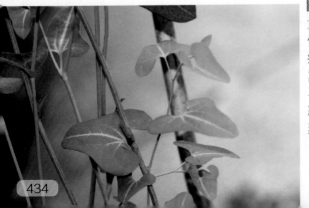

验方精选 ❶治心痛：大马兜铃一个，灯上烧存性，为末，温酒服。❷治痔疮：将药置于瓶内，烧熏病患处。❸治百日咳：马兜铃、百部各6克，大蒜3头，放碗内加水适量，蒸后取汁去渣服。

天文草

本品为菊科植物金钮扣的干燥全草。主产于广东、广西、海南、贵州等地。夏季开花时采收，鲜用或切段晒干。以质嫩、叶多、带花者为佳。切段，生用。

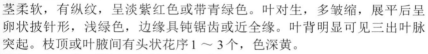

中药识别　全体略被细茸毛。茎柔软，有纵纹，呈淡紫红色或带青绿色。叶对生，多皱缩，展平后呈卵状披针形，浅绿色，边缘具钝锯齿或近全缘。叶背明显可见三出叶脉突起。枝顶或叶腋间有头状花序 1～3 个，色深黄。

药性　辛，苦，微温。归肺、胃、脾经。

功效主治　止咳定喘，解毒利湿，消肿止痛。主治外感风寒咳嗽，哮喘，百日咳。外用治毒蛇咬伤，疮疡肿毒，龋齿痛。

用法用量　煎服，6～15克。外用适量，鲜品捣烂敷患处或塞龋齿洞。

使用注意　孕妇慎用。

现代药理　全草制成注射液，具有镇痛作用。注射液在手术切口部位逐层浸润麻醉，3～8分钟后即可施行手术，镇痛效果明显。

验方精选 ❶治慢性气管炎：取天文草制成糖浆，每10毫升含生药3克。每次30毫升，每日2次饭后服，10日为1个疗程。❷治牙痛：天文草鲜品捣烂，塞于龋洞内。❸治蛇咬伤，疮疖：天文草鲜品适量，捣烂外敷。

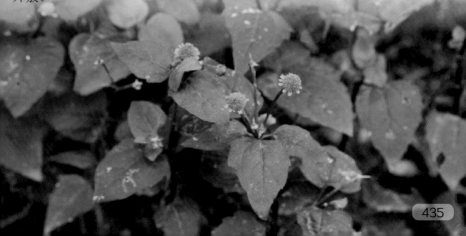

天竺黄

本品为禾本科植物青皮竹秆内的分泌液干燥后的块状物。主产于云南、广东、广西。秋、冬二季采收，砍取竹秆，剖取天竺黄，晾干。以块大、色灰白、质细、吸水性强者为佳。生用。

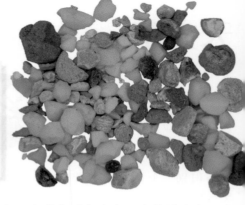

中药识别　本品为不规则的片块或颗粒，大小不一。表面灰蓝色、灰黄色或灰白色，有的洁白色，半透明，略带光泽。体轻，质硬而脆，易破碎，吸湿性强。气微，味淡。

药性　甘，寒。归心、肝经。

功效主治　清热豁痰，清心定惊。主治热病神昏，中风痰迷，小儿痰热惊痫，抽搐，夜啼。

用法用量　煎服，3～9克。

使用注意　脾胃虚弱者忌用。

现代药理　本品所含竹红菌乙素具有明显的镇痛、抗炎作用，此外，有减慢心率、扩张微血管、抗凝血等作用。

验方精选　❶治疗慢性支气管炎：板蓝根20克，黄芩10克，浙贝10克，橘红10克，天竺黄15克，玄参12克，炒杏仁10克，白前10克，鱼腥草15克，芦根20克，炙紫菀12克，甘草10克，煎服，轻者，每日1剂，日服2次，重者，每日2剂，日服4～6次。❷治疗小儿哮喘：蜂房6克，地龙10克，桔梗6克，苏子12克，白果10克，百部10克，天竺黄3克，诃子6克，煎服，每日1剂，日服2次。

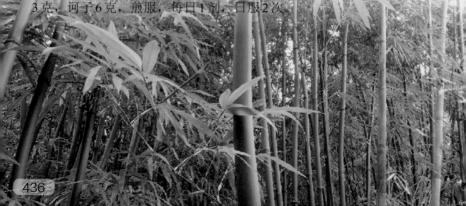

天南星

天南星科植物异叶天南星的干燥块茎。主产于甘肃、贵州等地。秋、冬二季茎叶枯萎时采挖，除去须根及外皮，干燥。以个大、完整、无外皮、色白、粉性足者为佳。外用生品，内服多用制品。

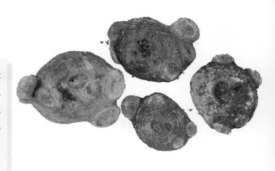

中药识别 本品呈扁球形，高1～2厘米，直径1.5～6.5厘米。表面类白色或淡棕色，较光滑，顶端有凹陷的茎痕，周围有麻点状根痕，有的块茎周边有小扁球状侧芽。质坚硬，不易破碎，断面不平坦，白色，粉性。气微辛，味麻辣。

药性 苦、辛，温。有毒。归肺、肝、脾经。

功效主治 散结消肿。外用治痈肿，虫蛇咬伤。

用法用量 一般炮制后用，3～9克。外用生品适量，研末以醋或酒调敷患处。

使用注意 孕妇慎用。

现代药理 天南星煎剂具有显著的祛痰、镇静、镇痛、抗惊厥作用。鲜天南星水提取物体外对Hela细胞有抑制作用，对小鼠肉瘤S180、HCA实体瘤、宫颈癌U14等实验性肿瘤均有一定的抑制作用。

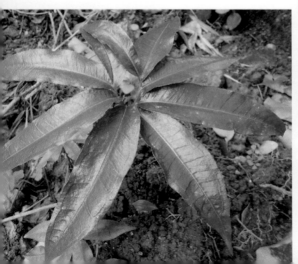

验方精选 ❶治乳赤肿、欲作痈者：天南星为细末，生姜自然汁调涂患处。❷治瘿瘤：用生南星末，醋调或玉簪花根汁调敷之。❸治破伤风：天南星、防风、白芷、天麻、羌活、白附子各等份。上为末，每服6克，热酒调服，加敷伤处。若牙关紧急，腰背反张者，每服9克。

木芙蓉花

本品为锦葵科植物木芙蓉的干燥花。主产于浙江、江苏、广东、云南等地。8～10月份采摘初开放的花朵，晒干或烘干。以朵大、完整、色粉红者为佳。生用。

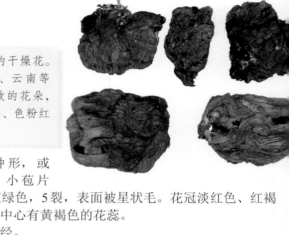

中药识别 干燥花呈钟形，或团缩成不规则椭圆状。小苞片8～10枚，线形。花萼灰绿色，5裂，表面被星状毛。花冠淡红色、红褐色至棕色，皱缩，质软，中心有黄褐色的花蕊。

药性 辛，平。入肝、肺经。

功效主治 润肺止咳，凉血止血，消肿解毒。主治肺燥咳嗽，久咳，咯血，肺痈，经血不止。外用治疮疖肿毒，烫伤。

用法用量 煎服，4～12克，鲜品30～60克。外用适量，研末调敷或捣敷。

使用注意 阴疽不红不肿者忌用。

验方精选 ❶治虚痨咳嗽：木芙蓉花60～120克，鹿衔草30克，黄糖60克，炖猪心肺服；无糖时加盐亦可。❷治痈疽肿毒：木芙蓉花、叶，牡丹皮适量，煎水洗。❸治水烫伤：木芙蓉花晒干，研末，麻油调搽。

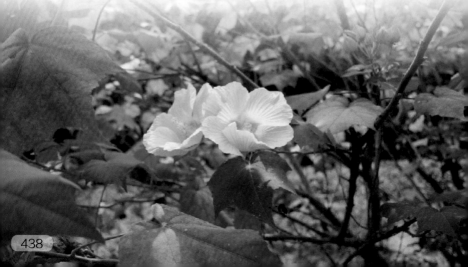

火龙果

本品为仙人掌科植物火龙果的花和果实。原产于中美洲热带地区，现我国南方地区栽培。主产于广西、广东、福建、云南等省区。以体重、表面色红者为佳。多鲜用。

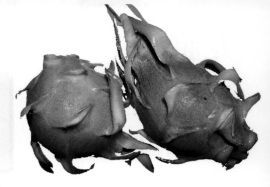

中药识别　果实呈长圆形或卵圆形，表皮红色，肉质，具卵状而顶端急尖的鳞片，果长10～12厘米，果皮厚，有蜡质。果肉白色或红色。有多数具香味的芝麻状黑色的种子。气微，味甘，甜。

药性　甘，苦，微寒。

功效主治　降火，降压，清血，润肺止咳。主治肺炎，支气管炎，淋巴结核，肺结核，便秘，腮腺炎，火烫伤，高脂血症，高血压。

用法用量　鲜品适量。

使用注意　气郁体质，痰湿体质，瘀血体质的人群慎食。

现代药理　火龙果中所含花青素是一种效用明显的抗氧化剂，能有效地防止血管硬化，从而可阻止心脏病发作和血凝块形成引起的脑卒中。它不仅能对抗自由基，有效抗衰老；还能提高对脑细胞变性的预防，抑制痴呆症的发生。另含有植物性白蛋白，会自动与人体内的重金属离子结合，通过排泄系统排出体外，从而起解毒作用。此外，白蛋白对胃壁还有保护作用，能降血压、降血脂、润肺、解毒、养颜、明目，对便秘和糖尿病有辅助治疗的作用。

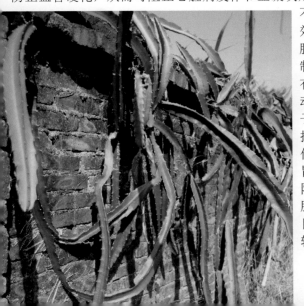

龙脷叶

本品为大戟科植物龙脷叶的干燥叶。主产于广东、广西、云南、福建、海南。夏季开始采收，每隔15～20日采摘青绿色的老叶一次，每株每次可采叶3～5片，阴干至七、八成后，将叶片叠整齐捆成小扎，用蒲席遮盖，晒干。以叶片大、完整、色青绿或深绿色者为佳。切粗丝，生用。

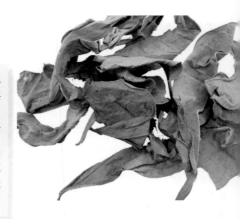

中药识别　本品展平后呈长卵形、卵状披针形或倒卵状披针形，表面黄褐色、黄绿色或绿褐色，长5～9厘米，宽2.5～3.5厘米。先端圆钝稍内凹而有小尖刺，全缘或稍皱缩成波状。下表面中脉腹背突出，侧脉羽状，5～6对，叶柄短。气微，味淡、微甘。

药性　甘、淡，平。归肺、胃经。

功效主治　润肺止咳，通便。主治肺燥咳嗽，咽痛失音，便秘。

用法用量　煎服，9～15克。

现代药理　100%煎液对金黄色葡萄球菌、溶血性链球菌有抑菌作用。

验方精选　❶治痰火咳嗽：龙脷叶和猪肉煎服服之。❷治急性支气管炎，上呼吸道炎，支气管哮喘：龙脷叶6～12克，鲜用9～30克，煎服。

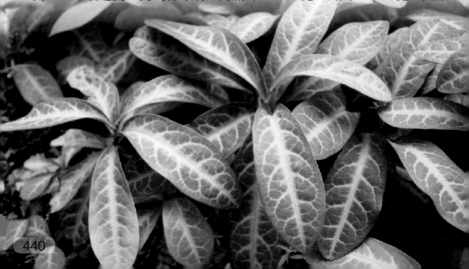

白苏子

本品为唇形科植物白苏的干燥成熟果实。主产于江苏、河北、山东、湖北、四川、贵州、云南等。秋季果实成熟时采收，去杂质后，晒干。以粒大、饱满、色灰白者为佳。生用或炒用，用时捣碎。

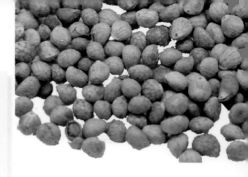

中药识别　干燥的果实，卵形或略呈三角形圆锥体状，长径2.5～3.5毫米，短径2.0～2.5毫米。表面灰白色至黄白色，有隆起的网纹。果皮质脆，易压碎。种仁黄白色，富油质。气微香，嚼之有油腻感。

药性　辛，温。归肺、脾、大肠经。

功效主治　降气定喘，化痰止咳，利隔宽胸。主治咳嗽痰多，气喘，胸闷呃逆，气滞便秘。

用法用量　煎服，5～10克。

使用注意　久虚咳嗽，脾虚便滑者不宜。

现代药理　苏子油具有降低血脂的作用。对结肠癌和肾脏肿瘤有明显抑制作用。此外，还具有抗血栓、抗炎及抗过敏等作用。

验方精选　治肺热咳嗽，痰多作喘，痰涎壅盛，肺气不畅：胆南星（砂炒）30克，苦杏仁60克，法半夏（砂炒）60克，枳壳（炒）60克，黄芩（酒炙）60克，川贝母30克，麻黄（炙）30克，桔梗60克，白苏子30克，瓜蒌子60克，陈皮60克，莱菔子（炒）30克，款冬花（炙）30克，茯苓60克，甘草30克。以上十五味，粉碎成细粉，过筛，混匀。每100克粉末加炼蜜35～50克与适量的水，泛丸，干燥，制成水蜜丸；或加炼蜜140～160克制成大蜜丸，即得。

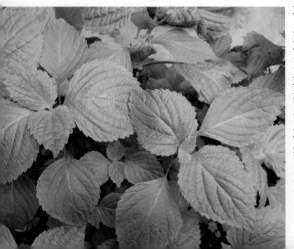

白果

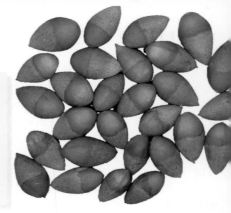

本品为银杏科植物银杏的干燥成熟种子。全国大部分地区均产。主产于广西、四川、河南、山东、湖北、辽宁。秋季种子成熟时采收，除去肉质外种皮，洗净，稍蒸或略煮后，烘干。以壳色黄白、种仁饱满、断面色淡黄者为佳。生用或炒用，用时捣碎。

中药识别　本品略呈椭圆形，一端稍尖，另端钝，长1.5～2.5厘米，宽1～2厘米。表面黄白色或淡棕黄色，平滑，具2～3条棱线。中种皮（壳）骨质，坚硬。内种皮膜质，种仁宽卵球形或椭圆形，一端淡棕色，另一端金黄色，横断面外层黄色，胶质样，内层淡黄色或淡绿色，粉性，中间有空隙。气微，味甘、微苦。

药性　甘、苦、涩，平；有毒。归肺、肾经。

功效主治　敛肺定喘，止带缩尿。主治痰多喘咳，带下白浊，遗尿，尿频。

用法用量　煎服，5～10克。

使用注意　生食有毒。

现代药理　白果中所含的白果酸、白果酚有抑菌和杀菌作用，其水浸剂对各种真菌有不同程度的抑制作用。银杏叶中含有的黄酮类成分具有降低血清胆固醇，扩张冠状动脉的作用。近年来，白果用于治疗高血压及冠心病、心绞痛、脑血管痉挛、血清胆固醇过高等病症有一定疗效。

验方精选　❶治遗精，遗尿：白果5～9克，煎服服。❷治梦遗：白果3粒，酒煮食，连食4～5日。❸治小儿腹泻：白果2个，鸡蛋1个。将白果去皮研末，鸡蛋打破一孔，装入白果末，烧熟食。

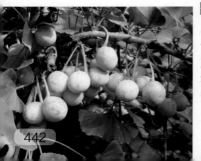

食疗方　❶白果蒸圆肉：补虚健体，适用于心悸，健忘，失眠，产后血虚，年老体弱。白果5枚（去壳），桂圆肉7～10枚。加适量水，同蒸熟食用。❷雪耳银杏汤：滋润补血，细嫩肌肤。雪耳20克，白果12粒，红枣6枚，冰糖适量，加水小火同煮即成。

白前

本品为萝藦科植物柳叶白前的干燥根茎及根。主产于浙江、江苏、湖北、江西、河南等地。秋季采挖，洗净，晒干。以根茎粗、形如鹅管者为佳。生用或蜜炙后用。

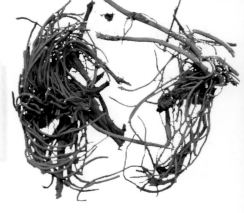

中药识别　根茎呈细长圆柱形，有分枝，稍弯曲，长4～15厘米，直径1.5～4.0毫米。表面黄白色或黄棕色，节明显，顶端有残茎。质脆，断面中空。节处簇生纤细弯曲的根，有多次分枝呈毛须状，常盘曲成团。气微，味微甜。

药性　辛、苦，微温。归肺经。

功效主治　降气，消痰，止咳。主治肺气壅实，咳嗽痰多，胸满喘急。

用法用量　煎服，3～10克。

使用注意　咳喘属气虚不归元者不宜用。孕妇慎用。

现代药理　柳叶白前所含皂苷有祛痰作用。白前对胃黏膜有刺激作用，故胃溃疡或有出血倾向者应当慎用。

验方精选　❶治小儿疳积：白前、重阳木或兖州卷柏全草各9克，水炖服。❷治跌打胁痛：白前15克，香附9克，青皮3克，煎服。❸治胃脘疼痛：白前和重阳木根各15克，煎服。

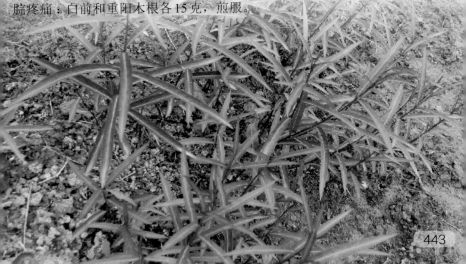

白鹤灵芝

本品为爵床科植物白鹤灵芝的干燥茎、叶。主产于广西、广东、云南等地。秋季采收，在离地面8～10厘米处割取枝叶，晒至七八成干时，捆扎成把。以枝叶灰绿色者为佳。生用或鲜用。

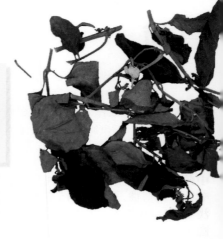

中药识别 茎类圆柱形，直径1～7毫米，有6条细棱及纵皱纹。嫩茎灰绿色，老茎黄白色，节稍膨大，老茎质坚硬，难折断，断面呈纤维状。木质部淡绿色，髓部白色。叶对生有短柄，叶片椭圆形，全缘，黄绿色。气微，味淡。

药性 甘、淡，微寒。归肺、肝、胃经。

功效主治 清肺止咳，祛痰平喘，杀虫止痒。主治肺热燥咳，早期肺结核咯血，外感风热咳嗽。外用治湿疹，体癣，疥癞。

用法用量 煎服，10～15克。外用适量，鲜叶配75%乙醇共捣烂，水洗患处。

现代药理 全草含黄酮苷、酚类、氨基酸、有机酸、鞣质等成分，具有抗真菌、抗病毒作用。

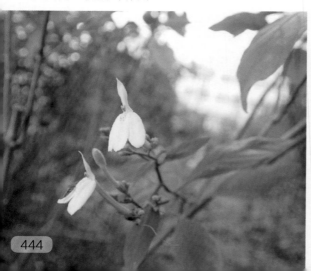

验方精选 ❶治早期肺结核：鲜白鹤灵芝枝叶30克，加冰糖，煎服。❷治各种体癣、湿疹：鲜白鹤灵芝叶适量，加75%乙醇，共捣烂，涂擦患处。❸治心脏病：用白鹤灵芝加鱼腥草、白龙船、车钱草、竹叶菜、杨梅草、天门冬，煮水服用，可兼去湿气。

瓜蒌子

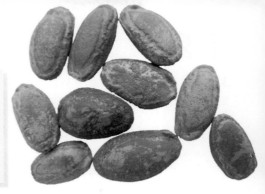

本品为葫芦科植物栝楼的干燥成熟种子。主产于安徽、山东、河南、四川、江苏、浙江等。秋季采摘成熟果实，剖开，取出种子，洗净，晒干。以个均匀、饱满、油性足、味甘者为佳。多炒用，用时捣碎。

中药识别　种子呈扁平椭圆形，长12～15毫米，宽6～10毫米。表面浅棕色至棕褐色，平滑，沿边缘有1圈沟纹。顶端较尖，有种脐，基部钝圆或较狭。种皮坚硬，内种皮膜质，灰绿色，子叶2枚，黄白色，富油性。气微，味淡。

药性　甘，寒。归肺、胃、大肠经。

功效主治　润肺化痰，滑肠通便。主治燥咳痰黏，肠燥便秘。

用法用量　煎服，9～15克。

使用注意　不宜与川乌、制川乌、草乌、制草乌、附子同用。

现代药理　瓜蒌子所含脂肪油致泻作用强，同时还具有抑制血小板聚集，防止血栓形成的作用。

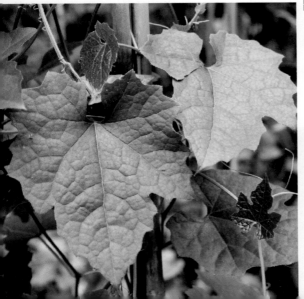

验方精选 ❶ 治酒癖，痰吐不止，两胁胀痛，气喘上奔，不下饮食：栝楼瓤50克，神曲末25克（微炒）。上药捣细罗为散，每服，以葱白酒调下10克。❷ 治肠风下血：栝楼（烧为灰）、赤小豆各25克。上二味，杵罗为末，每次空腹用酒服5克。❸ 治热游丹赤肿：栝楼末100克，酽醋调敷之。

半夏

本品为天南星科植物半夏的干燥块茎。主产于湖北、四川、甘肃、安徽、江苏、河南、浙江。夏、秋二季采挖，洗净泥土，除去外皮，晒干或烘干。以个大、皮净、色白、质坚实、粉性足者为佳。多用炮制品：法半夏（甘草、生石灰制）、姜半夏（生姜、白矾制）、清半夏（白矾制）。

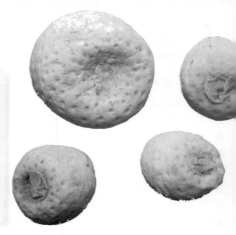

中药识别　本品呈类球形，有的稍偏斜，直径1.0～1.5厘米。表面白色或浅黄色，顶端有凹陷的茎痕，周围密布麻点状根痕；下面钝圆，较光滑。质坚实，断面洁白，富粉性。气微，味辛辣、麻舌而刺喉。

药性　辛，温；有毒。归脾、胃、肺经。

功效主治　燥湿化痰，降逆止呕，消痞散结。主治湿痰寒痰，咳喘痰多，痰饮眩悸，风痰眩晕，痰厥头痛，呕吐反胃，胸脘痞闷，梅核气。外治痈肿痰核。

用法用量　内服一般炮制后使用，3～9克。外用适量，磨汁涂或研末以酒敷患处。

使用注意　不宜与川乌、制川乌、草乌、制草乌、附子同用。生品内服宜慎。

现代药理　生半夏、姜半夏、姜浸半夏和明矾半夏的煎剂有明显的镇咳作用，同时还有一定的镇吐作用。清半夏水煎液具有抗心律失常、抗癌、抗生育等作用。

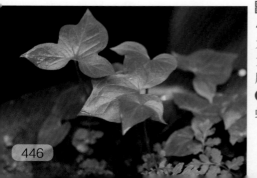

验方精选　❶治湿痰喘急，止心痛：半夏不拘多少，香油炒，为末，制丸梧子大，每服30～50丸，用姜汤吞服。❷治重舌木舌，肿大塞口：半夏煎醋，含漱之。❸治外伤性出血：生半夏、海螵蛸等份，研细末，撒患处。

水半夏

本品为天南星科植物鞭檐犁头尖的干燥块茎。主产于广东、广西、云南等地。秋冬采挖块茎，除去外皮及须根，洗净，晒干。鲜用块茎，随时采挖，除去须根和叶，洗净。以块茎质硬，坚实，断面白色者为佳。捣碎生用，或用生石灰、甘草制成法水半夏，用生姜、白矾制成姜水半夏，用白矾制成清水半夏。

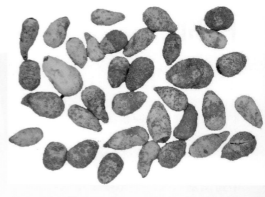

中药识别　水半夏呈尖圆锥形或椭圆形。表面类白色或淡黄色，具细皱纹和隐约可见的须根痕。一端类圆形，常有偏斜而凸起的叶痕和芽痕，另一端略尖。质坚实，断面白色，粉性。气微，味辛辣，麻舌刺喉。

药性　辛，温，有小毒。

功效主治　燥湿，化痰，止咳。主治咳嗽痰多，痈疮疔肿，毒虫蜇伤，外用鲜品治痈肿、疮疖，无名肿毒，毒虫咬伤。

用法用量　内服一般炮制后用，3～9克或入丸、散。外用适量，捣敷或研末调敷。反乌头。

使用注意　阴虚燥咳及孕妇慎用。

现代药理　水半夏生品的煎剂具有镇吐作用，但炮制品则作用较弱。水半夏生品和制品对浓氨水所致咳嗽有明显的止咳和祛痰作用。此外，水半夏还具有抗心律失常和中枢抑制作用。

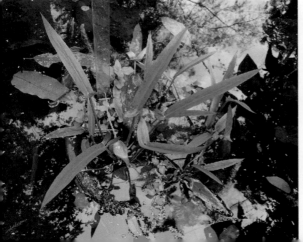

验方精选　❶无名肿毒：鲜品水半夏适量，捣碎，敷于患处。❷治胸闷不舒：姜水半夏6克，陈皮3克，煎服。

百部

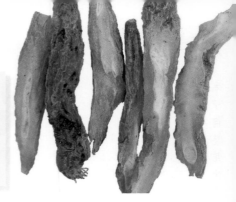

本品为百部科植物对叶百部的干燥块根。主产于湖北、广东、福建、四川、贵州。春、秋二季采挖，除去须根，洗净，置沸水中略烫或蒸至无白心，取出，晒干。以粗壮、肥润、坚实、色白者为佳。生用或蜜炙。

中药识别 本品呈不规则厚片或不规则条形斜片。表面灰白色、棕黄色，有深纵皱纹。切面灰白色、淡黄棕色或黄白色，角质样，皮部较厚，中柱扁缩。质韧软。气微、味甘、苦。

药性 甘、苦，微温。归肺经。

功效主治 润肺下气止咳，杀虫灭虱。主治新久咳嗽，肺痨咳嗽，顿咳。外用治头虱，体虱，蛲虫病，阴痒。

用法用量 3～9克。外用适量，水煎或酒浸。

使用注意 脾胃有热者慎用。

现代药理 百部生物碱可降低动物呼吸中枢的兴奋性，抑制咳嗽反射而具有镇咳和祛痰作用，对支气管平滑肌痉挛也具有松弛作用。百部煎剂及醇浸剂可抑制多种致病菌生长，同时，对蚊蝇幼虫、头虱、衣虱及臭虫等均有杀灭作用。

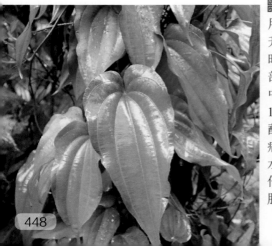

验方精选 ❶治疗百日咳：用百部250克，制成糖浆800毫升，小儿每次3～5毫升，4小时1次。❷治疗各种癣症：用百部20克，浸入50%乙醇100毫升中48小时，过滤后再加乙醇至100毫升，患处洗净后即以棉签蘸药液涂擦患处。❸治疗蛲虫病：小儿每次用百部30克，加水浓煎成30毫升（成人用量加倍），于夜间11时左右作保留灌肠，10～12日为1个疗程。

竹茹

本品为禾本科植物青秆竹茎秆中的干燥中间层。主产于广东、广西、海南等地。全年均可采制。取新鲜茎，除去外皮，将稍带绿色的中间层刮成丝条，或削成薄片，捆扎成束，阴干。前者称为"散竹茹"，后者称为"齐竹茹"。以色黄绿、丝细均匀、质软者为佳。生用或姜炙用。

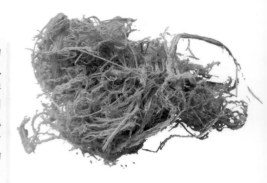

中药识别 本品为卷曲成团的不规则丝条或呈长条形薄片状。宽窄厚薄不等，浅绿色，黄绿色或黄白色。纤维性，体轻松，质柔韧，有弹性。气微，味淡。

药性 甘，微寒。归肺、胃、心、胆经。

功效主治 清热化痰，除烦，止呕。主治痰热咳嗽，胆火挟痰，惊悸不宁，心烦失眠，中风痰迷，舌强不语，胃热呕吐，妊娠恶阻，胎动不安。

用法用量 煎服，5 ~ 10克。

使用注意 寒痰咳喘、胃寒呕逆及脾虚泄泻者禁服。

现代药理 竹茹对白色葡萄球菌、枯草杆菌、大肠埃希菌及伤寒杆菌等病菌均有较强的抑制生长作用。

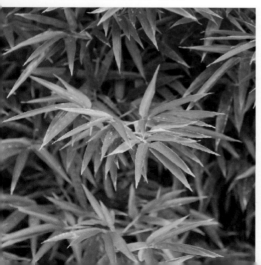

验方精选 ❶治疗胆汁反流性胃炎：紫苏叶、黄连各6克，党参、茯苓各10克，半夏、姜竹茹、郁金、香附各9克，白芍12克，吴茱萸、甘草各3克，煎服。❷治肺热痰咳：竹茹、枇杷叶、杏仁各9克，黄芩4.5克，桑白皮12克，煎服。❸治百日咳：竹茹9克，蜂蜜100克，竹茹煎水，兑入蜂蜜中，再煮沸服，每日1剂，连服3剂。

扶桑花

本品为锦葵科植物朱槿的干燥花。主产于广东、云南、台湾、福建、广西、四川等地。夏、秋二季花初开放时采摘，晒干或鲜用。以朵大、色鲜艳者为佳。生用或鲜用。

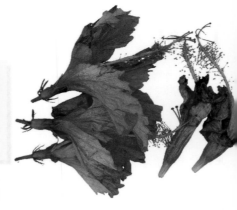

中药识别　本品皱缩成长条状。花萼黄棕色，有星状毛，5裂，裂片披针形或尖三角形。花瓣5片，紫色或淡棕红色，有的为重瓣，花瓣顶端圆或具粗圆齿，但不分裂。雄蕊管长，突出于花冠之外，上部有多数具花药的花丝。体轻，气清香，味淡。

药性　甘，淡，平。归心、肺、肝、脾经。

功效主治　清肺，化痰，解毒凉血。主治腮腺炎，急性结膜炎，尿路感染，月经不调，白带，宫颈炎，鼻衄，痰火咳嗽，白浊，痈肿疮毒。

用法用量　煎服，15～30克，外用多鲜品适量，捣烂敷患处。

现代药理　扶桑对麻醉犬有降低血压作用，此作用不受阿托品影响。同时，可加强平滑肌收缩作用，且此作用可被阿托品阻断。

验方精选　❶治红痢赤浊：饭上蒸后，晒干，浸酒。❷治血热肤痒，毒疮：扶桑花鲜品适量，捣烂敷。

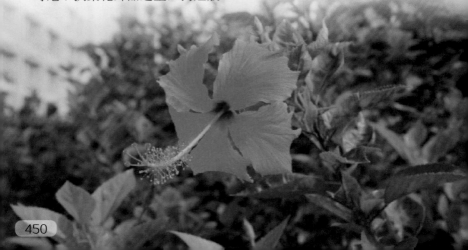

芥子

本品为十字花科植物芥的干燥成熟种子。全国各地均有栽培。主产河南、安徽。夏末秋初果实成熟时采割植株，晒干，打下种子，除去杂质。以粒大均匀、饱满者为佳。生用或炒用，用时捣碎。

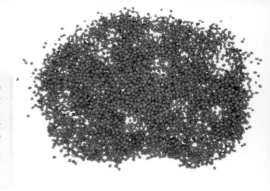

中药识别　芥子呈球形，直径1.5～2.5毫米。表面灰白色至淡黄色，具细微的网纹，有明显的点状种脐。种皮薄而脆，破开后内有白色折叠的子叶，有油性。气微，味辛辣。

药性　辛，温。归肺经。

功效主治　温肺豁痰利气，散结通络止痛。主治寒痰喘咳，胸胁胀痛，痰滞经络，关节麻木，疼痛，痰湿流注，阴疽肿毒。

用法用量　3～9克。外用适量。

现代药理　芥子含黑芥子苷，苷本身无刺激作用，但遇水后经芥子酶的作用生成挥发油，主要成分为异硫氰酸烯丙酯，有刺鼻辛辣味及刺激作用。应用于皮肤后，有温暖的感觉，并可产生皮肤变红，甚至引起水疱、脓疱。可用作刺激剂治疗神经痛、风湿痛、胸膜炎及扭伤等。内服可作刺激性祛痰药，并治疗腹痛，过量可致胃肠道炎症。

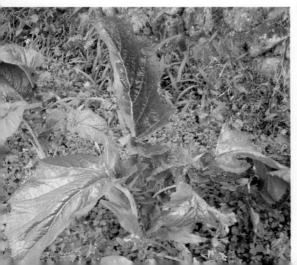

验方精选　❶治胸胁痰饮：芥子15克，白术30克。研成细末，枣肉和捣为丸，如梧子大。每清晨温水服下百丸。❷治淋巴结核：芥子、葱头各3克。捣烂。敷患处，隔日1次，每次约5小时。❸治脚气肿痛：芥子、白芷各等份。研成细末，姜汁调和，外涂患处。

鸡爪芋

本品为天南星科植物疣柄魔芋的干燥块茎。主产于广东、广西、云南等地。9～10月份采挖，除去须根、洗净，干燥，或刮去外皮，趁鲜切片，干燥。以块茎粗壮、质实者为佳。切片，生用。

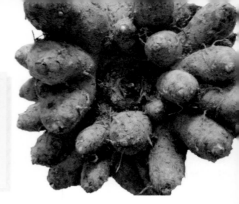

中药识别 块茎呈扁球形，浅棕红至棕褐色，直径约20厘米，高约10厘米。常有类球形或圆锥形分支。切片呈近圆形或不规则形，有颗粒状及波状皱纹。质硬而脆，易折断，断面灰棕色至灰褐色，有众多微凸起的筋脉小点。气微，味辛、甘。

药性 辛、甘，微温。归肝、脾经。

功效主治 疏肝健脾，化痰散积，解毒散结。主治流火，疔疮，无名肿毒，瘰疬，眼镜蛇咬伤，烫火伤，疟疾，乳痈，腹中痞块，高热不退，疝气等。

用法用量 75～150克。

使用注意 孕妇禁用。

现代药理 鸡爪芋对治疗慢性、迁延性肝炎有一定的效果。

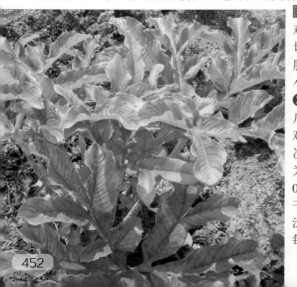

验方精选 ❶体质虚弱：鸡爪芋适量，刮去表层，切成小块，加猪骨或猪肚、黄豆等，慢火煲6～8小时，饮其水，食其渣。❷治慢性迁延性肝炎：鸡爪芋150克，甘草3克。将鸡爪芋、甘草加水煎煮2次，合并煎液，滤过，浓缩为稠膏。按每克药丸含干膏0.5克计，加适量淀粉混匀，干燥，磨成细粉，过筛，水泛为丸，干燥。每次3克，每日2次。

青天葵

本品为兰科植物毛唇芋兰的新鲜或干燥全草。主产于广东、广西、四川、云南等地。6～9月份挖取全株，洗净，晒干或挖取全株后，洗净，除去根茎，仅留球茎及叶，将叶包裹球茎，搓成球状，边搓边晒至干。以叶嫩小、色黄绿、具草菇香味者为佳。生用。

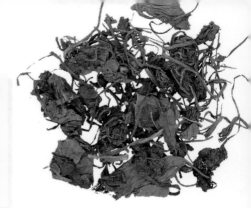

中药识别　全草卷缩成团粒状或缠绕成团。块茎肉质，皱缩成不规则的扁平状，类白色，多已与茎叶脱落。叶皱缩，灰绿色或黄绿色，膜质柔韧，展平后呈卵圆形或卵状心形，长、宽2.5～7.0厘米，先端钝或微尖，基部心形，基出弧形脉约20条，呈膜翅状突起，叶柄稍扁，有细纵纹。微有草菇香气。

药性　甘，凉。归心、肺、肝经。

功效主治　润肺止咳，清热凉血，散瘀解毒。主治肺痨咳嗽，痰火咯血，热病发热。血热斑疹，热毒疮疖。

用法用量　煎服，9～15克。或浸酒。外用适量，捣敷患处。

使用注意　阳虚者慎服。

现代药理　青天葵具有镇咳平喘、抗肿瘤及增强免疫力抗菌、抗病毒作用。临床应用于治疗哮喘、喘息型慢性支气管炎、慢性阻塞性肺疾病、放射性肺炎、急性前庭大腺炎、急性咽炎、慢性咽炎急性发作等均有显著疗效。

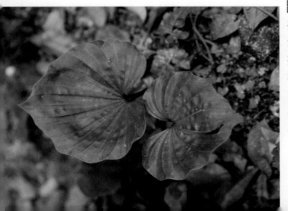

验方精选 ❶治小儿疳积、疝气痛：青天葵鲜块茎6～12克，炖猪瘦肉或鸡蛋吃。❷治精神病：青天葵块根一个，胡椒一粒。水煎，为一次量，日服一次，连服1个月。

枇杷叶

本品为蔷薇科植物枇杷的新鲜或干燥叶。主产于广东、福建、浙江、江苏等地。全年均可采摘，以夏季采收为多。采下后晒至七、八成干时，扎成小把，再晒干。以身干、叶片大而厚、色绿或红棕色、完整者为佳。切丝生用或蜜炙用。

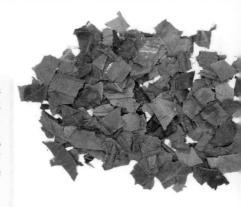

中药识别　叶呈长圆形或倒卵形，长12～30厘米。先端尖，基部楔形，边缘有疏锯齿，近基部全缘。上表面灰绿色、黄棕色，较光滑，下表面密被黄色绒毛，主脉于下表面显著突起，侧脉羽状。叶柄极短，被棕黄色绒毛。革质而脆，易折断。气微，味微苦。

药性　苦，微寒。归肺、胃经。

功效主治　清肺止咳，降逆止呕。主治肺热咳嗽，气逆喘急，胃热呕逆，烦热口渴。

用法用量　煎服，6～10克。止咳宜炙用，止呕宜生用。

使用注意　肺寒咳嗽及胃寒呕吐者禁服。

现代药理　本品水煎剂或乙酸乙酯提取物具有祛痰和平喘作用。对白色或金黄色葡萄球菌、肺炎双球菌、福氏痢疾杆菌均有抑制生长作用。

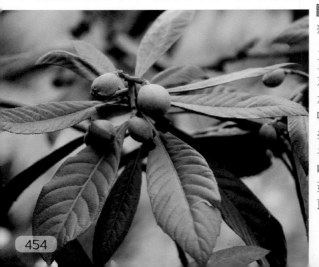

验方精选　❶治咳嗽痰多：枇杷叶15克，川贝母1.5克，旦巴棵仁6克，陈皮6克，研成粉末，每服3～6克，开水送下。❷治风热咳嗽：枇杷叶、苦杏仁、桑白皮、菊花、牛蒡子各9克。煎服。❸治呕吐：枇杷叶15克，鲜竹茹15克，灶心土60克，煎服。

虎耳草

本品为虎耳草科植物虎耳草的干燥全草。主产于四川、广东、广西、福建、江苏、浙江、江西等地。全年可采，鲜用或阴干。但多以开花后采者为好。干品以叶厚、下表面色红棕者为佳。切段，生用。

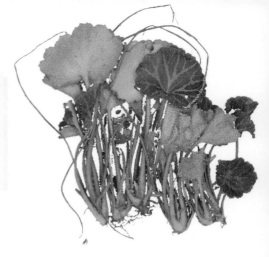

中药识别　全体被毛。叶基部丛生，叶柄长，密生长柔毛。叶片圆形至圆肾形，肉质，边缘浅裂，疏生尖锐齿牙，下面紫赤色，无毛，密生小球形的细点。花小。蒴果卵圆形。气微，味微苦。

药性　微苦、辛，寒，有小毒。

功效主治　祛风，清热，凉血解毒。主治风热咳嗽，肺痈，吐血，耳流脓，风火牙痛，风疹瘙痒，痈肿丹毒，痔疮肿痛，烫伤。

用法用量　煎服，9～15克。外用适量，捣汁滴或煎水熏洗。

使用注意　孕妇慎用。

现代药理　虎耳草压榨的鲜汁滤液或乙醇提取液均显示有强心作用，同时还具有显著的利尿作用。

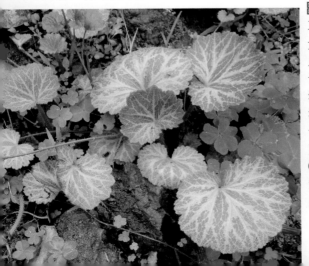

验方精选 ❶治中耳炎：鲜虎耳草叶适量，洗净捣汁，滴入患耳内（或加冰片少许），每日2～3次，滴耳前须洗净耳内分泌物。❷治肺热咳嗽气逆：虎耳草9～15克，冰糖15克。煎服。❸治湿疹皮肤瘙痒：鲜虎耳草，捣烂敷患处，连用3～5日。

昙花

本品为仙人掌科植物昙花的干燥花。我国各地均有栽培。在花期6～10月份，待花初开放之时采摘，置通风处晾干或低温烘干。以花朵大、完整者为佳。生用。

中药识别　花大形，两侧对称，长25～30厘米，宽约10厘米，鲜品白色，干后呈黄色。花中雄蕊多数，呈线形，花柱白色，长于雄蕊，柱头线状，16～18裂。气微，味淡。

药性　甘、淡、平，微寒。归肺、心经。

功效主治　清肺止咳，凉血止血，养心安神，软便。主治气喘，哮喘，肺热，肺结核咳嗽，咯血，流鼻血，子宫出血，咽喉炎，便秘，高血压。

用法用量　煎服，9～18克。

使用注意　胃寒者勿服鲜汁。

现代药理　昙花甲醇提取物的乙酸乙酯萃取部分有9种化合物对小鼠恶性黑色肿瘤细胞具有显著的生长抑制活性。

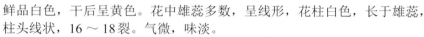 ❶治干咳无痰：取昙花1朵，冰糖适量，煎服。❷治大肠热症，便秘便血，肿疮：昙花鲜品适量，捣碎调蜂蜜水饮服。

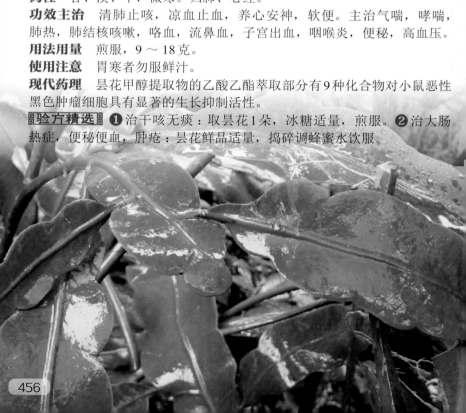

罗汉果

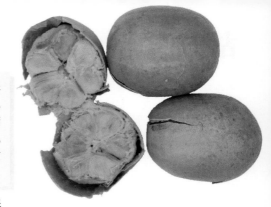

本品为葫芦科植物罗汉果的干燥果实。主产于广西、广东、海南等地。秋季果实由嫩绿色变深绿色、果柄变黄时采收，晾数日后，低温干燥。以表面色褐、个大形圆、壳完整质坚、摇之不响、味甜者为优。生用。

中药识别　果实呈卵形、椭圆形或球形。表面褐色、黄褐色或绿褐色，有深色斑块和黄色柔毛，有的具 6 ～ 11 条纵纹。顶端有花柱残痕，基部有果梗痕。体轻，质脆，果皮薄，易破。果瓤（中、内果皮）海绵状，浅棕色。种子扁圆形，多数，浅红色至棕红色，四周有放射状沟纹，边缘有槽。气微，味甜。

药性　甘，凉。归肺、大肠经。

功效主治　清热润肺，利咽开音，滑肠通便。主治肺热燥咳，咽痛失音，肠燥便秘。

用法用量　煎服或沸水浸泡，9 ～ 15 克。

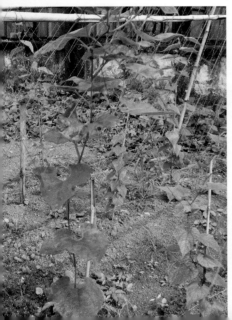

现代药理　罗汉果具有止咳祛痰、抗氧化、保肝、增强机体免疫力、正向调节机体血脂代谢、降血糖、提高生理机能、抑菌、解痉、泻下以及抗癌的作用。

验方精选 ❶治喉痛失音：罗汉果1个，切片，水煎，待冷后，频频饮服。❷治肺燥咳嗽痰多，咽干口燥：罗汉果半个，陈皮6克，瘦猪肉100克。先将陈皮浸润变软，刮去内面白色瓤，然后与罗汉果、瘦肉共煮汤，熟后去罗汉果、陈皮，饮汤食肉。❸治百日咳，咳嗽咽干，咽喉不利：罗汉果30克，柿饼15克。加水煎服饮。

胡颓子叶

本品为胡颓子科植物胡颓子的干燥叶。主产于陕西、湖北、江苏、安徽等地。全年均可采，鲜用或晒干。以叶片大、色浅绿、上表面具光泽、无枝梗、无碎叶杂质者为佳。切丝，生用。

中药识别　叶片椭圆形或长圆形，先端钝尖，基部圆形，全缘或微波状缘，革质，上表面浅绿色或黄绿色，具光泽，散生少数黑褐色鳞片，叶背面被银白色星状毛，并散生多数黑褐色或浅棕色鳞片，主脉在叶背面突出，密生黑褐色鳞片，叶片常向背面反卷，有时呈筒状。叶柄粗短，灰黑色。质稍硬脆，气微，味微涩。

药性　酸、涩，平。归肺经。

功效主治　止咳平喘，止血，解毒。主治咳喘，咯血，吐血，外伤出血，痈疽发背，痔疮肿痛，虫蛇咬伤。

用法用量　煎服，9～15克；外用适量，捣敷或煎服熏洗。

现代药理　胡颓子叶提取物能够增加气管、支气管黏膜的分泌功能，使痰液黏度下降，易于咳出，从而具有祛痰作用。

验方精选　❶治哮喘咳嗽：胡颓子叶文火炒至微黄，研末备用。每次用热米汤送服3～5克，早晚各1次。❷治肺结核咯血：鲜胡颓子叶24克，冰糖15克。开水冲炖，饭后服，日服2次。❸痈疽发背，金疮出血：鲜胡颓子叶捣烂敷患处。

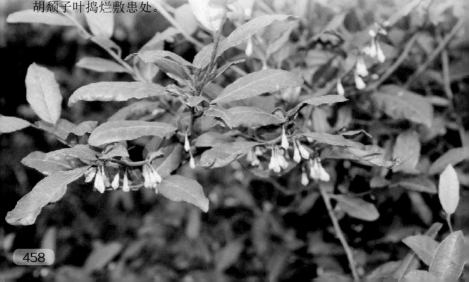

南天竹子

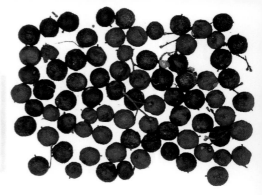

本品为小檗科植物南天竹的干燥成熟果实。主产于江苏、浙江、广西、四川等地。秋季果实成熟时或至次年春季采收，晒干。以干燥、色红、完整者为佳。生用。

中药识别　干燥果实，近球形，直径6～9毫米，外表棕红色或暗红色，光滑，微有光泽，顶端有宿存的花柱。基部常有果柄或果柄痕。果皮质脆易碎。种子扁圆形，中央略凹。气微，味酸涩。

药性　酸、甘、平，有毒。入肺、肝经。

功效主治　治久咳，喘息，百日咳，疟疾，下疳溃烂。

用法用量　煎服，6～15克。外用捣敷或烧存性研末调涂患处。

使用注意　外感风寒咳嗽不宜。

现代药理　南天竹子所含南天竹碱、南丁宁碱对冷血动物（蛙）可引起吗啡样麻醉作用，对小鼠、犬小量时引起轻度麻醉，大量时引起痉挛，对心血管系统有抑制作用。

验方精选　❶治百日咳：南天竹干果实9～15克，水煎后，调冰糖服。❷治下疳久而溃烂：南天竹子烧存性3克，冰片1.5克，麻油调搽。❸解砒霜中毒：南天竹子120克，加水捣烂服之。

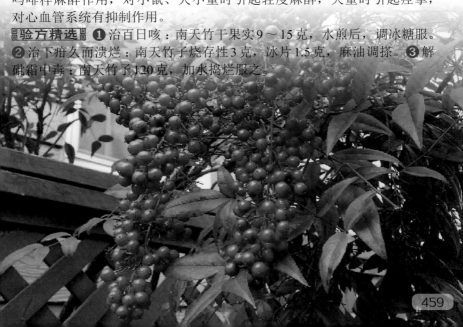

柠檬

本品为芸香科植物洋柠檬的干燥或新鲜果实。主产于广东、广西、福建、台湾等地。夏、秋季果实近成熟时采收，摘取果实鲜用，或趁鲜切薄片，晒干。以个头中等，果形椭圆，两端均突起而稍尖，似橄榄球状，成熟果皮色鲜黄，具有浓郁香气者为佳。生用。

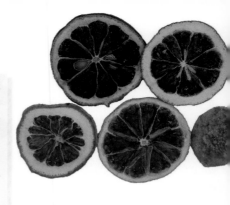

中药识别 果实近圆形或扁圆形，直径约5厘米，一端有短果柄，另端有乳头状突起。外表面黄褐色，密布凹下油点。横剖晒干的果皮外翻显白色，瓤翼8～10瓣，种子长卵形，具棱，黄白色。质硬，味酸、微苦。

药性 酸、微甘、微寒。归肝经。

功效主治 生津，止渴，祛暑，安胎。主治咳嗽气痛，咳喘，腹胀腹痛，不思饮食。

用法用量 煎服，9～15克，以盐腌食，绞汁饮或生食。

现代药理 柠檬富含维生素C、维生素B_1、维生素B_2、糖类、钙、磷、铁等，具有预防感冒、刺激造血和抗癌等作用。柠檬所含的橙皮苷和柚皮苷具有抗炎作用。

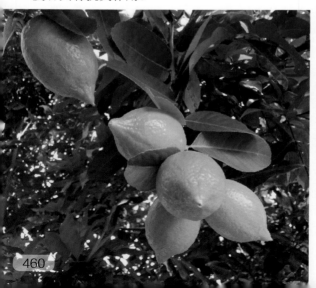

■验方精选 ❶治饮酒过度，积热伤津，心烦口渴，呕哕少食：柠檬60克，甘蔗250克。切碎或略捣碎，绞取汁液，徐徐服用。❷治暑热烦渴：用新鲜带皮柠檬榨汁，与茶汁一起冲泡饮用。❸治感冒咽喉不适：用柠檬一个，带皮切片，加少量蜜糖冲水饮。

剑花

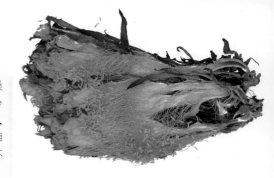

本品为仙人掌科植物量天尺的干燥花。主产于广东、福建、海南、台湾、广西等地。夏、秋间采收净花，纵向切开（基部相连），略蒸后，晒干。以色金黄、鲜明、味香甜、不破碎者为佳。生用。

中药识别　干燥花呈不规则的长条束状，长15～17厘米，花被棕褐色或黄棕色。萼管细长部扭曲呈条束状，外侧有皱缩的鳞片覆盖。上端花被狭长披针形，有纵脉，往往数轮粘贴在一起。内侧着生多数雄蕊，花丝线形，花药扁平黄白色。气微，味稍甜。

药性　甘，微寒。入肺经。

功效主治　清热润肺，化痰止咳。主治肺热或肺燥，虚劳咳嗽，痰火瘰疬。

用法用量　煎服，9～15克。外用鲜品适量，捣碎，敷于患处。

验方精选　❶痰火咳嗽：剑花和猪肉，加蜜枣，小火炖汤服。❷治秋冬肺燥干咳，口气臭秽：剑花25～30克，猪肺1具。将猪肺洗净，挤除泡沫，切块，起油锅，加生姜爆炒后入砂锅，加入南杏，桑白皮，同煲1～2小时成汤，调味后饮汤，猪肺可作佐餐用。

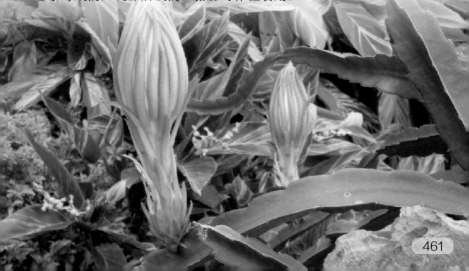

胖大海

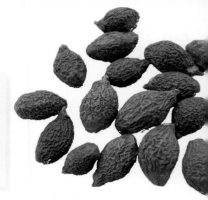

本品为梧桐科植物胖大海的干燥成熟种子。主产于越南、泰国、印度尼西亚等国。广东、海南及云南等地有引种。4～6月份采摘成熟果实，取出种子，晒干。以个大、外皮有细皱纹及光泽、淡黄棕色、无破皮者为佳。生用。

中药识别 本品呈纺锤形或椭圆形，先端钝圆，基部具浅色的圆形种脐。表面棕色或暗棕色，微有光泽，具不规则的干缩皱纹。外层种皮极薄，质脆，易脱落。中层种皮较厚，黑褐色，质松易碎，遇水膨胀成海绵状。断面可见散在的树脂状小点。气微，味淡，嚼之有黏性。

药性 甘，寒。归肺、大肠经。

功效主治 清热润肺，利咽开音，润肠通便。主治肺热声哑，干咳无痰，咽喉干痛，热结便秘，头痛目赤。

用法用量 2～3枚，沸水泡服或煎服。

使用注意 脾虚寒泻者慎服。

现代药理 胖大海有缓和的泻下作用。胖大海仁（去脂干粉）制成25%溶液，给犬、猫静脉注射、肌内注射或口服均可使血压明显下降，其降压作用可能通过影响中枢神经来实现的。此外，胖大海外皮、软壳、种仁的水浸提取物均有一定的利尿和镇痛作用。

验方精选 ❶治疗急性扁桃体炎：胖大海4～8枚，放入碗内，冲入沸水，闷盖30分钟左右（天冷须保暖），徐徐服完。间隔4小时，如法再泡服1次。❷治肺热声哑，咽喉疼痛，咳嗽；燥热便秘：胖大海2～4枚，沸水浸泡，或研末煎服。❸治肠道燥热，大便秘结：胖大海4枚，蜂蜜适量，沸水浸泡饮用。

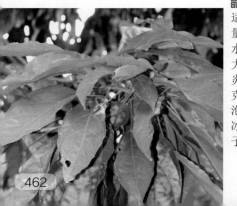

食疗方 ❶胖大海蜂蜜茶：清热利咽，适用于风热咽喉肿痛。胖大海2枚，蜂蜜适量。将胖大海与蜂蜜同放入杯中，加入沸水泡10分钟，滤澄清液后频繁饮用。❷胖大海杞子羹：明目清火，适用于便秘、咽炎、体内有火。胖大海10枚，枸杞子10克，豌豆10克，冰糖适量。胖大海用开水泡发，去皮和核；枸杞子用温水泡发；用冰糖与水烧糖水，将糖水、胖大海和枸杞子烧开，撇去泡沫，撒豌豆即成。

前胡

本品为伞形科植物白花前胡的干燥根。主产于浙江、湖南、四川、湖北、安徽、江西等地。栽培2～3年后，冬季至次春茎叶枯萎或未抽花茎时采挖，除去须根，洗净，晒干或低温干燥。以身干、条粗壮整齐、质嫩坚实、香气浓郁者为佳。生用或蜜炙用。

中药识别　本品呈类圆形或不规则形的薄片。外表皮黑褐色或灰黄色，有时可见残留的纤维状叶鞘残基。切面黄白色至淡黄色，皮部散有多数棕黄色油点，可见一棕色环纹及放射状纹理。气芳香，味微苦、辛。

药性　苦、辛，微寒。归肺经。

功效主治　降气化痰，散风清热。主治痰热喘满，咳痰黄稠，风热咳嗽，痰多。

用法用量　煎服，3～10克。或入丸、散。

现代药理　前胡所含白花前胡丙素能增加心冠脉流量，但不影响心主率和心收缩力。前胡乙醇提取物可对抗由乙酰胆碱和组胺引起的离体豚鼠回肠收缩，增加呼吸道分泌液，而具有解痉、祛痰作用。此外，前胡还具有抑制血小板凝集、抗缺氧等作用。

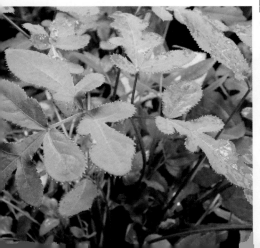

验方精选　❶治感冒咳嗽，气管炎：前胡（去芦）45克，贝母（去心）、白前各30克；麦冬（去心，焙）45克，枳壳（去瓤、麸炒）30克，芍药、麻黄（去根节）各45克，大黄（蒸）30克。上八味，细切，如麻豆。每服9克，以水一盏，煎取七分，去滓，食后温服，一日2次。❷治无名肿毒：鲜根捣烂，敷患处。

洋金花

本品为茄科植物白花曼陀罗的干燥花。主产于江苏、浙江、安徽、湖北等地。4～11月份花初开时采收，晒干或低温干燥。以朵大、不破碎者为佳。生用。

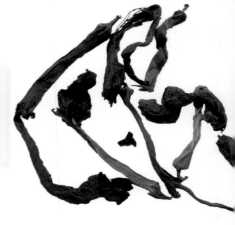

中药识别　本品多皱缩成条状，完整者长9～15厘米。花萼呈筒状，长为花冠的2/5，灰绿色或灰黄色，先端5裂，基部具纵脉纹5条，花冠呈喇叭状，淡黄色或黄棕色，先端5浅裂，裂片有短尖，短尖下有明显的纵脉纹3条，雄蕊5，花丝贴生于花冠筒内，雌蕊1，柱头棒状。质脆，气微，味微苦。

药性　辛，温；有毒。归肺、肝经。

功效主治　平喘止咳，解痉定痛。主治哮喘咳嗽，脘腹冷痛，风湿痹痛，小儿慢惊。外科麻醉。

用法用量　0.3～0.6克，宜入丸散；亦可作卷烟分次燃吸（一日量不超过1.5克）。外用适量。

使用注意　孕妇、外感及痰热咳喘、青光眼、高血压及心动过速的患者禁用。

现代药理　洋金花所含东莨菪碱对大脑皮层及中脑网状结构上行激活系统有抑制作用，具有显著的镇静效果。对呼吸中枢的兴奋作用、抗晕作用与治疗帕金森病的效果，均比阿托品强。此外，能解除血管痉挛，能改善微循环及组织器官的血液灌注，有抗休克作用。

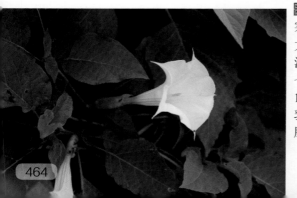

验方精选　❶治诸风痛及寒湿脚气：洋金花、茄梗、大蒜梗、花椒叶适量。煎水洗。❷治小儿慢惊：洋金花七朵，天麻6克，全蝎（炒）10只，天南星（制）、丹砂、乳香各6克。研为细末。每服1.5克，薄荷汤调下。

桂花

本品为木犀科植物木犀的干燥花。主产于湖北、湖南、广西、安徽、贵州等地。9～10月份花盛开时采收，阴干。以身干、色淡黄、有香气、无枝叶杂质者为佳。生用。

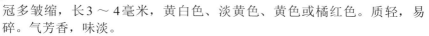

中药识别　花多聚集成丛。苞片宽卵形，质厚。花萼4齿裂。花冠多皱缩，长3～4毫米，黄白色、淡黄色、黄色或橘红色。质轻，易碎。气芳香，味淡。

药性　辛、甘、温、平。归肺、脾、肾经。

功效主治　温肺化痰，散寒止痛。主治咳嗽，痰饮，风火牙痛，经闭腹痛。

用法用量　煎服，3～12克。或泡茶、浸酒。外用煎水含漱。

现代药理　桂花中的黄酮成分有很好的抑菌活性，对大肠埃希菌、金黄色葡萄球菌等致病菌效果尤为显著。此外，桂花提取物还具有抗炎、降血糖、抗氧化等作用。

验方精选　❶治口臭、咽干：桂花适量，沸水浸泡后，含漱口腔，以消除口腔异味。❷治神疲心烦：桂花经沸水烫后捞起晾干，加入白糖拌匀，浸渍，密封于瓶中，需要时取少许冲茶，以提神醒脑。❸治风火牙痛：桂花10克，煎服。

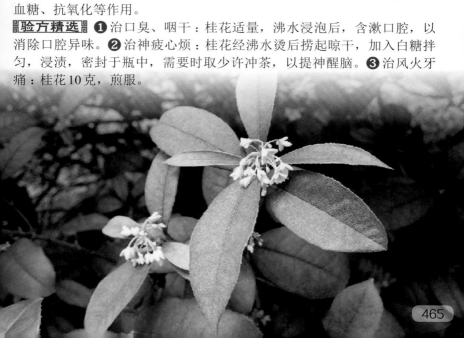

桔梗

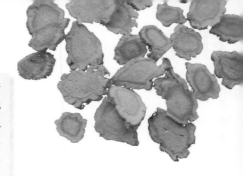

本品为桔梗科植物桔梗干燥根。主产于山东、河北、山西、内蒙古及东北三省。种植后 2～3 年后采收，于春、秋二季，茎叶枯萎时采挖，去茎叶，趁鲜用瓷片或木片刮去栓皮，洗净，晒干。以根粗长、质坚实、表面色白、中心为淡黄色者为佳。切厚片，生用。

中药识别　本品呈椭圆形或不规则厚片。外皮多已除去或偶有残留。切面皮部黄白色，较窄，形成层环纹明显，棕色，木部宽，有较多裂隙。气微，味微甜后苦。

药性　苦、辛，平。归肺经。

功效主治　宣肺，利咽，祛痰，排脓。主治咳嗽痰多，胸闷不畅，咽痛音哑，肺痈吐脓，疮疡脓成不溃。

用法用量　煎服，3～10 克。

现代药理　桔梗水煎剂可使呼吸道分泌增加，有祛痰活性，并有抗炎、镇咳作用。桔梗皂苷粗品具有镇静、镇痛及解热等中枢抑制作用，扩张血管、降压、抗溃疡作用。桔梗皂苷有溶血作用，因此不能用于注射，口服后，在消化道水解破坏，即无溶血作用。

验方精选　❶治肺痈，咳而胸满，振寒脉数，咽干不渴，时出浊唾腥臭，久久吐脓如米粥者：桔梗 30 克，甘草 60 克，上二味，以水 3 升，煮取 1 升，分次温服。❷治喉痹：桔梗 60 克，水 3 升，煮取 1 升，顿服之。

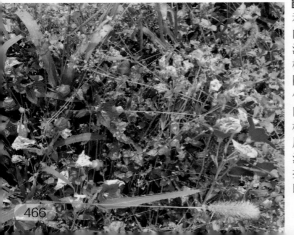

食疗方　❶桔梗茶：祛痰利咽，适用于咳嗽痰多、胸闷不下。桔梗 2～3 克沸水冲泡桔梗 10 分钟代茶饮。❷桔梗炒肉丝：祛痰，清热解毒，防癌抗癌。适用于咳喘，消化性溃疡。桔梗 200 克，瘦猪肉 150 克，调料少许。将桔梗洗净，切段；猪肉切成丝，用精盐和水淀粉浆匀，用油炒肉丝，烹入酱油、料酒，投入桔梗段，加入调料炒匀，即可食用。

铁包金

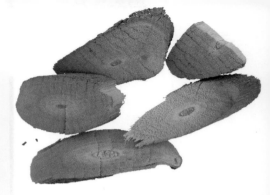

本品为鼠李科植物老鼠耳的干燥茎和根。主产于福建、广东、广西等地。全年均可采收，除去叶及嫩枝、须根，洗净，干燥，或趁鲜切片或段，干燥。以片块大小均匀，外表黑褐色，内部金黄色，质坚实者为佳。切片，生用。

中药识别　干燥根圆柱状，粗细不一，商品多锯成小段或切成厚片。皮部较厚，坚实，表面黑褐色或棕褐色，有明显的网状裂隙及纵皱。木质部较宽，橙黄色或暗黄棕色，质坚，纹理致密。气无，味淡。

药性　甘、淡、涩，平。归肺、胃、肝经。

功效主治　理肺止咳，祛瘀止痛，舒肝退黄，健胃消积。主治劳伤咯血，跌打瘀痛，风湿痹痛，偏正头痛，胸胁疼痛，小儿疳积。

用法用量　煎服，15～30克。鲜品30～60克。外用适量，捣敷患处。

现代药理　铁包金所含黄酮类和多酚类成分，具有抗肿瘤、抗感染、镇痛等活性。

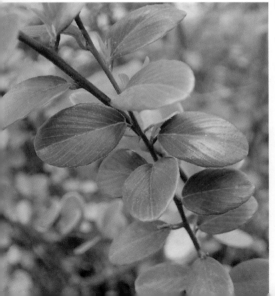

验方精选 ❶治小儿胃纳呆滞：铁包金，加煎服，6岁以上每日60克，3～6岁每日48克，3岁以下每日30克，连服3～5日。❷治狂躁型和忧郁型精神病：铁包金240克，木槿60克，水煎3次，合并滤液，用文火浓缩成500毫升，加白糖30克，分3次用甜酒糟作引冲服。❸治慢性气管炎：铁包金茎叶60克，制成糖浆100毫升，分3次服。连服15日为一个疗程。

桑白皮

本品为桑科植物桑的干燥根皮。生于丘陵山坡，村旁田埂。主产于河南、安徽、四川、湖南、河北、广东等地。秋末叶落时采收，挖取根部，趁新鲜时除去泥土及须根，刮去黄棕色粗皮，纵向剖开，剥取白色内皮，晒干。以纯根皮、色白、皮厚、质柔韧、无粗皮、嚼之有黏性、成团状丝者为佳。生用或蜜炙用。

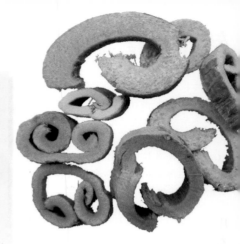

中药识别 本品呈不规则的卷筒状、槽状或板块状。外表面白色或淡黄白色，有的残留橙黄色或棕黄色鳞片状粗皮，内表面黄白色或灰黄色。体轻，质韧，纤维性强，易纵向撕裂。撕裂时有粉尘飞扬。气微，味微甘。

药性 甘，寒。归肺经。

功效主治 泻肺平喘，利水消肿。主治肺热喘咳，水肿胀满尿少，面目肌肤浮肿。

用法用量 煎服，6～12克。

现代药理 桑白皮水提取物和正丁醇提取物具有镇咳作用，还具有一定降温的作用。桑白皮的醇提取物能产生明显的降压作用，同时还具有利尿、镇静、镇痛、抗炎、抗菌等作用。此外，尚有抑制血小板聚集、防止血栓形成以及降糖等作用。

验方精选 ❶治风湿麻木：桑白皮6～15克，煎服服。❷治糖尿病：桑白皮12克，枸杞子15克，煎服。❸治蜈蚣毒：桑根皮捣烂敷或煎洗。

食疗方 ❶桑白皮茶：利水消肿，泻肺平喘，适用于急性肾炎，肺热咳嗽。桑白皮30克。轻轻地刮去桑白皮的一层表皮，洗净，切成细块，置保温瓶中，以适量沸水冲泡，盖盖闷15分钟，代茶频饮。❷桑白皮羊肉汤：和胃消肿，适用于水肿、小便不利、肺热喘咳。鲜桑白皮60克，羊肉50克，炒芝麻面等调料适量。将鲜桑白皮洗净切丝，煮30分钟，去渣留汁；将羊肉洗净切片，用桑白皮汁小火煮30分钟，加入姜汁、盐、酱油、葱段，再煮15分钟，起锅后加入味精、香油、炒芝麻面，搅匀，即可食用。

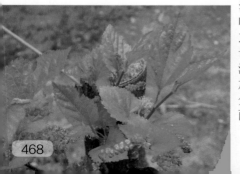

黄药子

本品为薯蓣科植物黄独的干燥块茎。主产于湖北、湖南、江苏、河南、河北等地。秋季可采挖块茎，以9～11月份产者为佳。将块茎挖出，除去茎叶须根，洗净泥土，横切成片，厚1.0～1.5cm，晒干生用。以身干、片大、外皮灰黑色、断面黄白色者为佳。切片，生用。

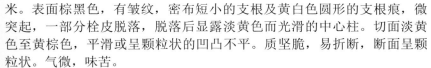

中药识别 干燥的块茎为圆形或类圆形的片子，横径2.5～6.0厘米，长径4～7厘米。表面棕黑色，有皱纹，密布短小的支根及黄白色圆形的支根痕，微突起，一部分栓皮脱落，脱落后显露淡黄色而光滑的中心柱。切面淡黄色至黄棕色，平滑或呈颗粒状的凹凸不平。质坚脆，易折断，断面呈颗粒状。气微，味苦。

药性 苦，寒；有毒。入肺、肝经。

功效主治 散结消瘿，清热解毒，凉血止血。主治瘿瘤痰核，癥瘕痞块，疮疡肿毒，咽喉肿痛，吐血，衄血，咯血，毒蛇咬伤。

用法用量 煎服，10～15克。

使用注意 凡脾胃虚弱和有肝脏疾病者慎用。

现代药理 黄药子对缺碘所致的动物甲状腺肿有一定的治疗作用。水煎剂或醇浸物水液对离体肠管有抑制作用，而对未孕子宫则有兴奋作用。此外，黄药子还有止血作用。水浸剂体外对多种致病真菌有不同程度的抑制作用，用黄药子提取物0.1毫克/毫升浓度滴眼，对实验性兔单纯疱疹病毒角膜病变有一定疗效。能直接抑制心肌，醇浸物水液的抑制作用较水煎剂强。黄药子对肝肾组织有一定的毒性，而且与给药剂量、时间有关，如长时间服用黄药子可以导致肝中毒。

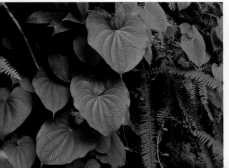

▌验方精选▐ ❶治吐血：蒲黄、黄药子等份。用生麻油调，以舌舐之。❷治天疱水疮：黄药子末搽之。❸治扭伤：黄药子鲜品、七叶一枝花鲜品各等量，捣烂外敷。

啤酒花

本品为桑科植物啤酒花的雌花序。多为栽培。主产于辽宁、甘肃、陕西、山东、四川等地。夏、秋二季花序呈绿色而略带黄色时摘下，鲜用或晒干。以完整、朵大、色黄绿色者为佳。生用。

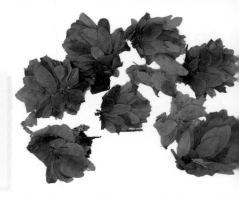

中药识别　为压扁的球形体。全体淡黄绿色。膜质苞片覆瓦状排列，椭圆形或卵形，半透明，对光视之可见棕黄色腺点。苞片腋部有细小的雌花2朵或有扁平的瘦果1～2枚。气微芳香，味微甘苦。

药性　苦，微凉。归肝，胃，膀胱经。

功效主治　健胃消食，抗痨，化痰止咳，安神利尿。主治食欲缺乏，腹胀，消化不良，失眠，肺结核，胸膜炎，麻风，浮肿，膀胱炎。

用法用量　煎服，1.5～3.0克，或水煎当茶饮。

现代药理　啤酒花具有抗菌作用，如革兰阳性细胞炭疽芽孢杆菌、蜡样芽孢杆菌、白喉杆菌、肺炎双球菌、金黄色葡萄球菌等。所含蛇麻酮对革兰阳性菌或结核菌也具有抑制作用。啤酒花具有镇静安神，催眠和防止或减少痉挛发生的作用。啤酒花中所含黄酮类成分黄腐醇具有抗肿瘤作用。此外，啤酒花尚有雌性激素样作用以及防腐、解痉、降压等作用。

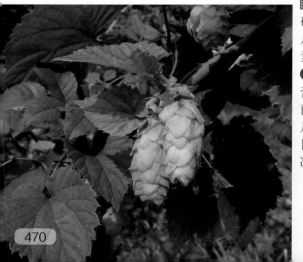

验方精选　❶治矽肺及矽肺结核：啤酒花浸膏片（每片0.45克）及维生素C 200毫克，每日3次。❷治淋巴结核：啤酒花软膏外敷患处。❸治急性细菌性痢疾：酒花素片（每片0.4克），成人每次3片，日服4次，小儿按年龄酌减。7～10日为1个疗程。

猪牙皂

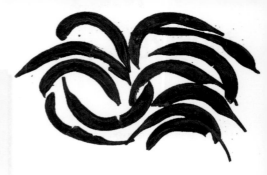

本品为豆科（苏木亚科）植物皂荚的干燥不育果实。主产于四川、贵州、云南、山东、河南、江苏等地。秋季采收，除去杂质，干燥。以个小、饱满、色紫黑、有光泽者为佳。生用，用时捣碎。

中药识别　本品呈圆柱形，略扁而弯曲，长5～11厘米，宽0.7～1.5厘米。表面紫棕色或紫褐色，被灰白色蜡质粉霜，并有细小的疣状突起和网状的裂纹。质硬而脆，易折断，断面棕黄色，中间疏松，有淡绿色或淡棕黄色的丝状物，偶有发育不全的种子。气微，有刺激性，味先甜而后辣。

药性　辛、咸，温；有小毒。入肺、大肠经。

功效主治　祛痰开窍，散结消肿。主治中风口噤，昏迷不醒，癫痫痰盛，关窍不通，喉痹痰阻，顽痰喘咳，咳痰不爽，大便燥结；外治痈肿。

用法用量　1.0～1.5克，多入丸散用。外用适量，研末吹鼻取嚏或研末调敷患处。

使用注意　孕妇及咯血，吐血患者禁用。

现代药理　猪牙皂所含皂苷类成分能刺激胃黏膜而反射性地促进呼吸道黏液的分泌，从而产生祛痰作用。猪牙皂煎剂对离体大鼠子宫有兴奋作用。

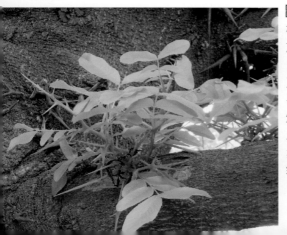

验方精选　❶治急性肠梗阻：猪牙皂60克捣开，放文火上烧烟，熏肛门10～15分钟，即有肠鸣声。如未见效，再熏1～2次。❷治肾风阴痒：稻草烧皂角，烟熏十余次，即止。❸治脚气肿痛：皂角、赤小豆。二味适量，研为细末。酒醋调贴肿处。

471

旋覆花

本品为菊科植物旋覆花的干燥头状花序。主产于河南、江苏、河北、浙江。夏、秋二季花开时分批采收花序，除去杂质，阴干或晒干。以花序多数完整，黄绿色，苞片灰绿色，无枝梗者为佳。生用或蜜炙用。

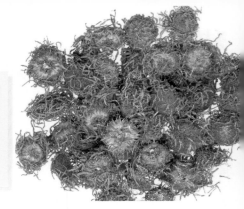

中药识别 花序呈扁球形或类球形，直径 1～2 厘米。总苞由多数苞片组成，呈覆瓦状排列，苞片披针形或条形，灰黄色，苞片及花梗表面被白色茸毛，舌状花 1 列，黄色，长约 1 厘米，多卷曲，先端 3 齿裂；管状花多数，棕黄色，长约 5 毫米，先端 5 齿裂，子房顶端有多数白色冠毛。体轻，易散落。气微，味微苦。

药性 苦、辛、咸，微温。归肺、脾、胃、大肠经。

功效主治 降气，消痰，行水，止呕。主治风寒咳嗽，痰饮蓄结，胸膈痞闷，咳喘痰多，呕吐噫气，心下痞硬。

用法用量 3～9 克，入汤剂包煎。

使用注意 阴虚劳嗽，津伤燥咳，大便不泄者不宜用者。

现代药理 旋覆花黄酮对组胺引起的豚鼠支气管痉挛性哮喘有明显的保护作用，对组胺引起的豚鼠离体气管痉挛亦有对抗作用，但较氨茶碱的作用慢而弱。旋覆花煎剂对金黄色葡萄球菌、炭疽杆菌、肺炎双球菌、铜绿假单胞菌有明显的抑制作用。旋覆花内酯对阴道滴虫和阿米巴原虫有强大的杀灭作用。

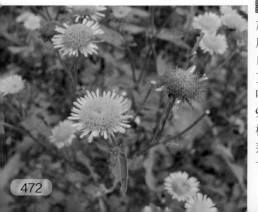

验方精选 ❶治呕吐、呃逆：旋覆花 6 克（包），香附 4.5 克，广木香 3 克（后下），党参 9 克，白术 9 克，神曲 9 克，鸡内金 9 克，煎服。❷治感冒咳嗽、上呼吸道感染：金沸草（旋覆花全草）9 克，麻黄 1.5 克，前胡 6 克，桔梗 3 克，赤芍 3 克，法半夏 4.5 克，荆芥 9 克，薄荷 4.5 克（后下），甘草 3 克，煎服。

紫苏子

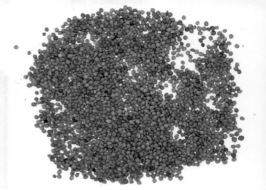

本品为唇形科植物紫苏的干燥成熟果实。主产于湖北、江苏、湖南、浙江、安徽、河南等。秋季果实成熟时采收，除去杂质，晒干。以粒饱满、色紫黑、无杂质者为佳。生用、炒用、蜜炙或制霜用。

中药识别　果实呈卵圆形或类球形，直径约1.5毫米。表面灰棕色或灰褐色，有微隆起的暗紫色网纹，基部稍尖，有灰白色点状果梗痕。果皮薄而脆，易压碎。种子黄白色，膜质，子叶2枚，类白色，有油性。压碎有香气，味微辛。

药性　辛，温。归肺经。

功效主治　降气化痰，止咳平喘，润肠通便。主治痰壅气逆，咳嗽气喘，肠燥便秘。

用法用量　煎服，3～10克。

使用注意　肺虚咳喘，脾虚滑泄者禁服。

现代药理　紫苏子所含紫苏油能降低胆固醇，具有抗氧化和防腐作用，可用于食物和药品的长期贮藏。实验表明，紫苏油对变形杆菌、黑曲霉菌、青霉菌及自然界中的霉菌均有抑制作用。

验方精选 ❶治咳喘痰多、胸膈满闷、食欲不佳、消化不良等：紫苏子300克，糯米粉1000克。调料：白糖、猪油。将紫苏子淘洗干净，沥干水，放入锅内炒熟，出锅晾凉研碎，放入猪油、白糖拌匀成馅。将糯米粉用沸水和匀，做成一个个粉团，包入馅即成生汤团，入沸水锅煮熟，出锅食用。❷治小儿久咳嗽，喉内痰声如拉锯，老人咳嗽吼喘：苏子3克，杏仁30克（去皮、尖），年老人加白蜜6克。共为末，大人每服9克，小儿服3克，白温水送下。❸治便秘：紫苏子、麻子仁。上二味不拘多少，研烂，水滤取汁，煮粥食之。

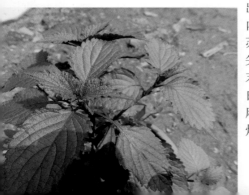

紫菀

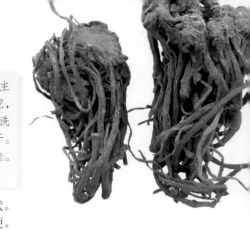

本品为菊科植物紫菀的根和根茎。主产于河北、安徽。春、秋二季采挖，除去有节的根茎（习称"母根"），洗净，晒干，或将根编成辫形后晒干。以根粗长、色紫红、质柔韧者为佳。生用或蜜炙用。

中药识别 本品呈不规则的块状。顶端有茎、叶的残基，质稍硬。根茎簇生多数细根，多编成辫状，表面紫红色或灰红色，有纵皱纹。质较柔韧，切面淡棕色，中心具棕黄色的木心。气微香，味甜，微苦。

药性 辛，苦，温。归肺经。

功效主治 润肺下气，消痰止咳。主治外感风寒，痰多咳嗽，新久咳嗽，劳嗽咯血。

用法用量 煎服，5 ～ 10 克。

使用注意 有实热者忌服。

现代药理 煎剂能增加麻醉兔支气管的黏液分泌。在体外对大肠埃希菌、宋氏痢疾杆菌、副伤寒杆菌、铜绿假单胞菌、霍乱弧菌等有抑制作用。

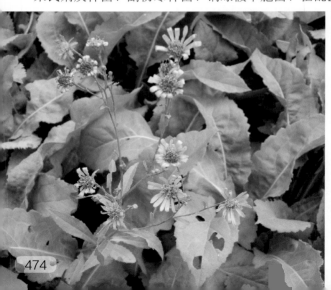

验方精选 ❶吐血咳嗽：紫菀、茜根等份。研为细末，炼蜜为丸，如樱桃子大，每次含化一丸。❷治产后下血：用紫菀末5 ～ 10 克，水冲服。

款冬花

本品为菊科植物款冬的干燥花蕾。主产于河南、甘肃、内蒙古、陕西、宁夏、山西等地。12月份或地冻前当花尚未出土时采挖，除去花梗及泥沙，阴干。以身干、朵大、饱满、色泽鲜艳紫红者为佳。生用或蜜炙用。

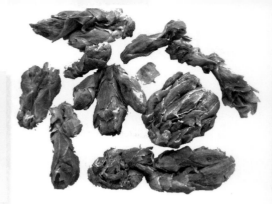

中药识别　本品呈长圆棒状。单生或2～3个基部连生，俗称"连三朵"。长1.0～2.5厘米，直径0.5～1.0厘米。上端较粗，下端渐细或带有短梗，外面被有多数鱼鳞状苞片。苞片外表面紫红色或淡红色，内表面密被白色絮状茸毛。体轻，撕开后可见白色茸毛。气香，味微苦而辛。

药性　辛、微苦，温。归肺经。

功效主治　润肺下气，止咳化痰。主治新久咳嗽，喘咳痰多，劳嗽咯血。

用法用量　水煎服，5～10克。外感暴咳宜生用，内伤久咳用蜜炙品。

使用注意　阴虚劳嗽禁用。

现代药理　款冬花具有镇咳、祛痰和平喘的作用，还具有升高血压和兴奋呼吸的作用。此外，款冬花尚有抗炎、抗溃疡、抗腹泻、利胆、抗血小板聚集和血栓形成、抗肿瘤等多种作用。

验方精选　❶治久咳不止：紫菀、款冬花各150克，研成粉末，每次15克，水煎服。❷治外感风寒引起的咳嗽气喘：款冬花、杏仁、旋覆花各10克。水煎服。❸治小儿咳嗽不食：葶苈子、杏仁、甘草、款冬花（蜜炙）各3克。研为粉末，冰糖适量煎汤服。

矮地茶

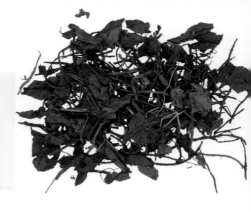

本品为紫金牛科植物紫金牛的干燥全草。主产于福建、陕西、浙江、江苏、江西等地。夏、秋二季茎叶茂盛时采挖，除去泥沙，干燥。以茎色红棕、叶色绿者为佳。切段，生用。

中药识别 本品呈不规则的段。根茎圆柱形而弯曲，疏生须根。茎略呈扁圆柱形，表面红棕色，具细纵纹，有的具分枝和互生叶痕。切面中央有淡棕色髓部。叶多破碎，灰绿色至棕绿色，顶端较尖，基部楔形，边缘具细锯齿，近革质。气微，味微涩。

药性 辛，微苦，平。归肺、脾、肝经。

功效主治 化痰止咳，清利湿热，活血化瘀。主治新久咳嗽，喘满痰多，湿热黄疸，经闭瘀阻，风湿痹痛，跌打损伤。

用法用量 煎服，15 ～ 30 克。外用适量，捣敷患处。

现代药理 矮地茶煎剂及其提出物具有明显的止咳、祛痰、平喘作用。矮地茶水煎剂对金色葡萄球菌和流感病毒（鸡胚试验）有一定的抑制作用。

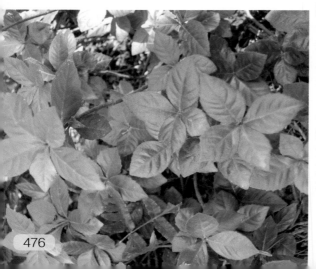

■验方精选■ ❶治慢性气管炎：矮地茶35克，水煎，分3次服。❷治肺结核、结核性胸膜炎：矮地茶、夏枯草各12克，百部、白及、天冬、功劳叶、桑白皮各9克，煎服。❸治急性黄疸型肝炎：矮地茶30克，红糖适量，红枣10枚，煎服。

痰火草

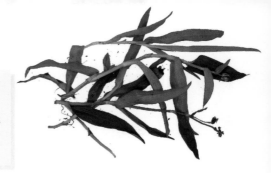

本品为鸭跖草科植物大苞水竹叶的干燥全草。主产于广东、海南、广西、云南等地。四季均可采收，洗净，鲜用或晒干。以茎粗壮、叶片肥厚者为佳。切段，生用。

中药识别 全草多皱缩成团状。茎呈扁圆柱形，弯曲，灰棕色，有纵棱，节稍膨大，节上多有分枝或须根。叶互生，灰棕色或灰褐色，展平后为宽披针形，顶端尖，全缘，基部下延成膜质叶鞘，抱茎，表面被密毛，叶脉平行。花序紫褐色。气微，味淡。

药性 甘、淡，凉。归肺经。

功效主治 化痰散结，利尿通淋。主治瘰疬痰核，热淋。

用法用量 煎服，30～60克。外用适量，捣敷患处。

使用注意 脾胃虚寒者慎服。

现代药理 痰火草挥发油对多种肿瘤细胞具有抑制活性。痰火草中的乙酸乙酯提取的成分是抗肺癌的主要活性成分，其机制是通过细胞凋亡、抗氧化及清除自由基而实现的。

验方精选 治小儿丹毒：鲜痰火草适量，绞取汁涂之。

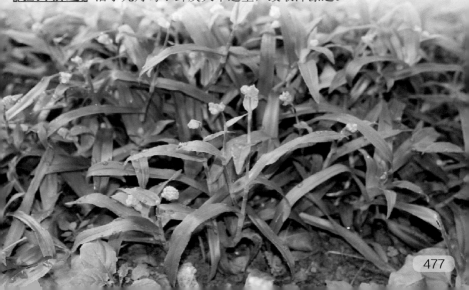

第十四章　安神药

百香果

本品为西番莲科植物西番莲的果实。主产于广东、广西、海南、福建、云南、台湾。夏、秋二季分批采收成熟果实。以个大、饱满者为佳。生用或鲜食。

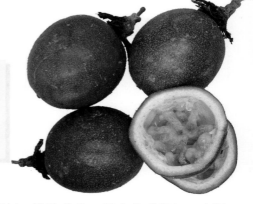

中药识别　果实卵球形，直径3～4厘米，无毛，成熟果皮紫色，单果重60～120克，果壳坚韧，果浆黄色。果皮革质坚韧，光滑。果肉间充满黄色果汁。

药性　甘、酸，平。归心、大肠经。

功效主治　安神宁心，活血止痛，祛风除湿。主治失眠，月经腹痛。

用法用量　水煎服，10～15克。

使用注意　消化系统疾病患者慎服。

现代药理　含有丰富的氨基酸、维生素类、胡萝卜素以及矿质元素如钙、磷、铁等，具有降血脂、降血压、镇静安神、抗疲劳、增强免疫力等作用。

验方精选　❶治失眠：百香果15克，仙鹤草30克，煎水服。❷治月经期腹痛：百香果1～2个，白薇根10克，泡酒服。❸治痢疾腹痛：西番莲根和拳参各10克，水煎服。

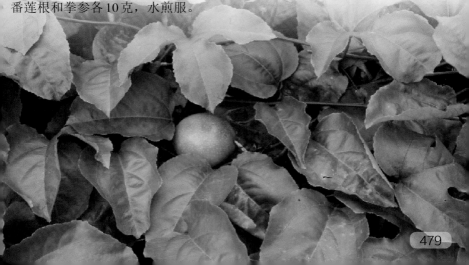

合欢皮

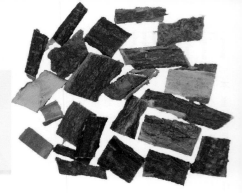

本品为含羞草科植物合欢的干燥树皮。全国大部分地区均产，主产于湖北、浙江、江苏。夏、秋二季剥取，晒干。以皮细嫩、珍珠疙瘩（皮孔）明显者为佳。生用。

中药识别　本品呈弯曲的丝或块片状。外表面灰棕色至灰褐色，稍有纵皱纹，密生明显的椭圆形横向皮孔，棕色或棕红色。内表面淡黄棕色或黄白色，平滑，具细密纵纹。切面呈纤维性片状，淡黄棕色或黄白色。气微香，味淡、微涩、稍刺舌，而后喉头有不适感。

药性　甘、平。归心、肝、肺经。

功效主治　解郁安神，活血消肿。主治忧郁失眠，心神不安，肺痈胸痛，咳吐脓血，跌打损伤。

用法用量　煎服，6～12克。外用适量，研末调敷。

使用注意　孕妇慎用。

现代药理　合欢皮水煎剂、醇提取物及合欢皮总皂苷有镇静安神作用。合欢皮皂苷有抗生育作用。合欢皮甲醇提取物、合欢皮多糖、合欢皮乙醇提取物具有抗肿瘤作用。合欢皮乙醇提取物、合欢皮水提液具有增强免疫力的作用。

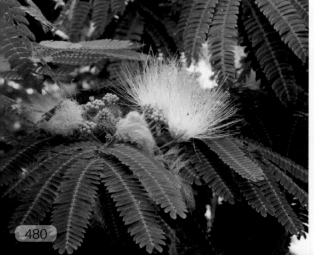

验方精选　❶治跌打筋骨损伤：夜合树（去粗皮，取白皮，锉碎，炒令黄微黑色）200克，芥菜子（炒）50克。研为细末，浸入酒中，临夜服。粗渣敷于患处。❷治夜盲：合欢皮、千层塔各10克。水煎服。❸治心烦失眠：合欢皮9克，首乌藤15克。水煎服。

含羞草

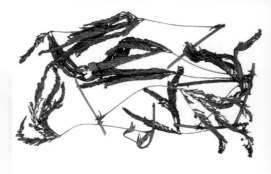

本品为豆科（含羞草亚科）植物含羞草的全草。全国各地均有栽培，主产于广东等地。是东南亚各地民间草药。夏秋二季采收，去净杂草，洗净，切段，晒干或鲜用。以茎枝粗壮、叶多者为佳。生用。

中药识别　本品为段状，长1.0～1.5厘米。茎直径1～3毫米，棕色，有散生利刺及无数倒生刺毛。可见羽状复叶，灰棕色。小叶多数，完整者矩圆形，长8～13毫米，先端短尖，有散生刺毛，无柄。气微，味淡。

药性　甘、涩，微寒；有小毒。

功效主治　清热解毒，利尿，安神镇静。主治神经衰弱，失眠，跌打损伤，急性结膜炎，胃炎，肠炎，泌尿系结石，小儿疳积。

用法用量　煎服，25～40克，外用适量，捣烂敷患处。

使用注意　孕妇忌服。本品有麻醉作用，内服不宜过量。

现代药理　含羞草碱属一种毒性氨基酸，因其结构与酪氨酸相似，在体内代替酪氨酸，抑制酪氨酸相关酶系统而产生毒性作用。饲料中若含0.5%～1.0%的含羞草碱，即可使大鼠或小鼠生长停滞、脱发、白内障。如人误食，也可导致头发突然脱落。解毒方法可大量服用酪氨酸以拮抗含羞草碱对大鼠生长的抑制作用。

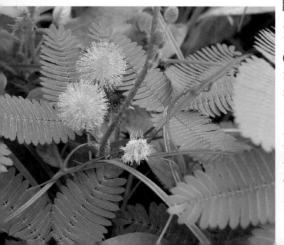

▌验方精选▐　❶治神经衰弱，失眠：含羞草9克，首乌藤30克。水煎服。❷治慢性气管炎：含羞草根（鲜）100克，红丝线根（鲜）18克。水煎，每日1剂，分2次服。10日为一个疗程，连续治疗两个疗程。❸治无名肿毒，带状疱疹：鲜含羞草全草（或鲜叶）适量，捣烂敷患处。

灵芝

本品为多孔菌科真菌赤芝或紫芝的干燥子实体。全国大部分地区均产。野生者全年可采收。人工培养者在子实体成熟时采收。采集子实体,除去杂质,剪去附有朽木、泥沙或培养基质的下端菌柄,阴干或在40～50℃烘干。以菌盖肥厚、菌柄粗壮、色泽鲜艳者为佳。生用。

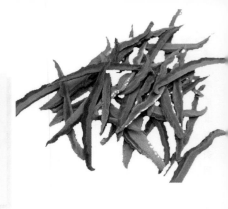

中药识别　外形呈伞状,菌盖肾形、半圆形或近圆形,直径10～18厘米,厚1～2厘米。皮壳坚硬,黄褐色至红褐色,有光泽,具环状棱纹和辐射状皱纹,边缘薄而平截,常稍内卷。菌肉白色至淡棕色。菌柄圆柱形,侧生,少偏生,长7～15厘米,红褐色至紫褐色,光亮。孢子细小,黄褐色。气微香,味苦涩。

药性　甘,平。归心、肺、肝、肾经。

功效主治　补气安神,止咳平喘。主治心神不宁,失眠心悸,肺虚咳喘,虚劳短气,不思饮食。

用法用量　煎服,6～12克。

现代药理　灵芝所含灵芝多糖具有广泛的免疫调节作用,能提高机体免疫力,同时尚具有保肝、提高耐缺氧能力。灵芝子实体和灵芝孢子中分离出的三萜类化合物具有抗肿瘤、抗病毒、抗氧化、抗衰老等作用。灵芝能降低血液黏度,增加心肌收缩力,增加冠状动脉血流量和心输出量,改善心律、改善睡眠质量,还能平喘、止咳、祛痰等作用。

验方精选　❶治肺痨久咳、痰多、肺虚气喘、消化不良等症:灵芝片50克,人参20克,冰糖500克,装入纱布袋置酒坛中,加1500毫升白酒,密封浸泥鳅10天后,日饮2次,每次15～20毫升。❷治冠心病和心绞痛:灵芝30克,三七粉4克,炖服,早晚各服一次。❸治体虚,免疫力低下:灵芝15～20克,大枣60克,水煎后加蜂蜜4克,可长期服用。

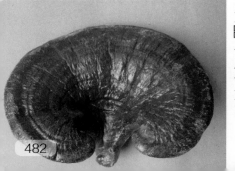

食疗方　灵芝大枣酒:补气益血、养心安神。用于心脾两虚,心悸失眠。亦用于老人气血不足,体倦乏力,心悸短气。灵芝50克,大枣100克,白酒500克。灵芝、大枣用白酒浸渍。每次饮1～2小杯。亦可用本方同粳米煮粥食。

远志

本品为远志科植物远志或卵叶远志的干燥根。主产于山西、陕西、河北、河南等地。春、秋二季挖取根部，除去泥土和杂质，用木棒敲打，使其松软，抽出木心，晒干即可。去除木心的远志称为"远志肉"。如采收后不去木心，直接晒干者，称为"远志棍"。以根粗壮、皮厚者为佳。生用或炙用。

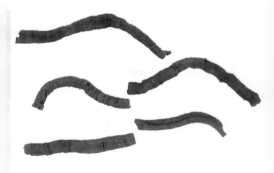

中药识别　本品呈圆柱形，略弯曲，长3～15厘米，直径0.3～0.8厘米。表面灰黄色至灰棕色，有较密集而深陷的横皱纹、纵皱纹及裂纹，老根的横皱纹较密更深陷，略呈结节状。质硬而脆，易折断，断面皮部棕黄色，木部黄白色，皮部易与木部剥离。气微，味苦、微辛，嚼之有刺喉感。

药性　苦、辛、温。归心、肾、肺经。

功效主治　安神益智，交通心肾，祛痰，消肿。主治心肾不交引起的失眠多梦，健忘惊悸，神志恍惚，咳痰不爽，疮疡肿毒，乳房肿痛。

用法用量　水煎服，3～10克。

使用注意　阴虚火旺、有胃溃疡及胃炎者慎用。用量不宜过大，以免引起恶心、呕吐。

现代药理　远志具有镇静、催眠及抗惊厥作用。远志所含的皂苷类成分有祛痰、镇咳、降压作用。同时，还有增强免疫、降低心肌收缩力、减慢心率、抗氧化、抗衰老以及保护脑组织等活性。此外，远志还具有降血糖、降血脂、利胆、利尿、消肿等作用。

验方精选　❶治疮疡肿毒，乳房肿痛：9克研末，黄酒送服，并可蒸软，加少量黄酒捣烂，外敷患处。❷治神经衰弱，健忘心悸，多梦失眠：远志适量，研成细粉，每次服3克，每日2次，米汤冲服。❸治喉痹作痛：远志肉适量，研为细末，吹入喉部，涎出为度。

夜合花

本品为木兰科植物夜合花的干燥花。主产于广东、广西。春、夏二季花期采收，采摘花朵，略蒸，晒干。以花朵完整、色黄褐、芳香气浓郁者为佳。生用。

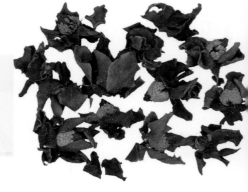

中药识别　花略呈伞形、倒挂钟形或不规则的球体，长2～3厘米，外面暗红色至棕紫色。花萼3片，长倒卵形，两面有颗粒状突起。花瓣6片，倒卵形，卷缩，外列3片较大，外表面基部呈颗粒状突起，质厚，坚脆。气芳香，味淡。

药性　甘，平。归心、肝经。

功效主治　解郁安神。主治忿怒忧郁之失眠，虚烦不安，肝郁胁痛。

用法用量　水煎服，6～9克。

使用注意　阴虚津伤者慎用。

验方精选　治肝郁气痛：夜合花9克，水煎服。

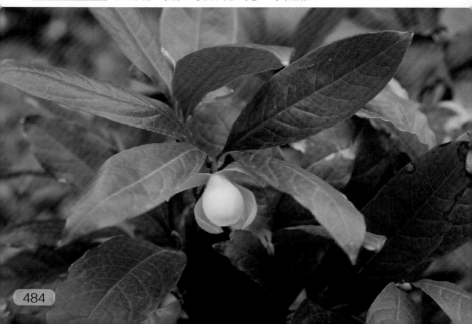

酸枣仁

本品为鼠李科植物酸枣的干燥成熟种子。主产于河北、山西、河南、内蒙古、陕西、甘肃、山东等地。秋末冬初采收成熟果实，除去果肉及核壳，收集种子，晒干。以粒大、饱满、外皮色紫红、无杂质者为佳。生用或炒用，用时捣碎。

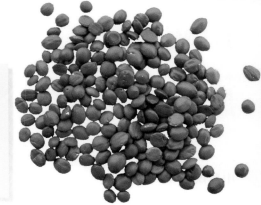

识别 本品呈扁圆形或扁椭圆形，长 5 ～ 9 毫米，宽 5 ～ 7 毫米，厚约 3 厘米。表面紫红色或紫褐色，平滑有光泽，有的有裂纹。一面较平坦，中间有 1 条隆起的纵线纹；另一面稍隆起。下端有略凹陷的线形种脐。种皮较脆，胚乳白色，子叶两片，浅黄色，富油性。气微，味淡。

药性 甘、酸，平。归肝、胆、心经。

功效主治 养心补肝，宁心安神，敛汗，生津。主治虚烦不眠，惊悸多梦，体虚多汗，津伤口渴。

用法用量 水煎服，10 ～ 15 克。

使用注意 凡有实邪郁火及患有滑泄症者慎服。

现代药理 酸枣仁水煎剂具有显著的镇静、催眠、镇痛、抗惊厥、降体温等作用。对心血管系统的影响主要表现在引起血压下降、降血脂、改善心肌缺血、提高耐缺氧能力等。此外，酸枣仁还具有增强免疫功能、抗血小板聚集、抗肿瘤等的活性。

验方精选 ❶ 治睡中盗汗：酸枣仁、人参、茯苓各等量。上述药均研成细末混匀，每次 10 ～ 15 克，用米汤送服。❷ 治心绞痛：龙眼肉 250 克，麦冬 150 克，炒酸枣仁 120 克，西洋参 30 克，蜂蜜适量。将前 4 味药水煎煮 3 次，合并煎液，浓缩后加入蜂蜜熬至膏状，早晚各服 15 ～ 30 克。❸ 治失眠：炒酸枣仁 15 克，粳米 50 克，白糖适量。酸枣仁捣碎，用纱布袋包好，与粳米同煮为粥，去掉药渣，加入白糖服用。

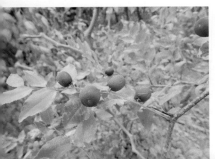

南酸枣

本品为漆树科植物南酸枣的干燥成熟果实。主产于江西、浙江、安徽、贵州、广东。9～10月份果期采集成熟果实，鲜用或晒干。以果实个大、肉厚、色黑褐色者为佳。生用。

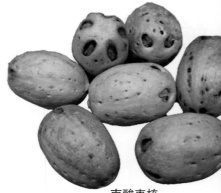

南酸枣核

中药识别　果实呈椭圆形或卵圆形，长2～3厘米，直径1.4～2.0厘米。表面黑褐色或棕褐色，稍有光泽，具不规则的皱褶；基部有果梗痕。果肉棕褐色。核近卵形，红棕色或黄棕色，顶端有5个（偶有4个或6个）明显的小孔。质坚硬。种子5颗，长圆形。无臭，味酸。

药性　甘、酸，平。归脾、肝经。

功效主治　行气活血，养心，安神。主治气滞血瘀，胸痹作痛，心悸气短，心神不安。

用法用量　煎服，15～20克。外用适量，果核煅炭研末，调敷。

现代药理　南酸枣所含总黄酮类成分对动物耐缺氧和急性心肌缺血具有保护作用，对抗心律失常，对血小板聚集有明显的抑制作用，同时改善血液循环和微循环。南酸枣尚可增强人体细胞免疫和体液免疫功能。

验方精选　❶治胸闷疼痛，心悸气短，心神不安，失眠健忘：南酸枣450克，肉豆蔻、丁香、木香、枫香脂、沉香、牛心粉各75克。以上七味，粉碎成细粉，过筛，混匀。每100克粉末加炼蜜80～100克制成大蜜丸，另取朱砂粉末包衣，即得。口服，一次1丸，一日1～2次。每丸重6克。贮藏密封。❷治心肺火盛，胸闷不舒，胸胁闷痛，心悸气短：沉香180克，南酸枣180克，檀香90克，紫檀香90克，红花90克，肉豆蔻60克，天竺黄60克，北沙参60克。以上八味，粉碎成细粉，过筛，混匀，即得。口服，一次3克，一日1～2次。

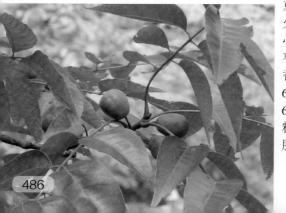

柏子仁

本品为柏科植物侧柏的干燥成熟种仁。主产于山东、河南、河北、湖北。秋、冬二季采收成熟种子，晒干，除去种皮，收集种仁。以粒饱满、色黄白者为佳。生用或制霜用。

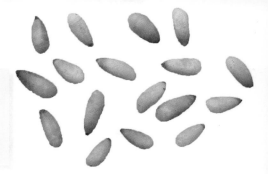

中药识别　种仁呈长卵形或长椭圆形，长4～7毫米，直径1.5～3.0毫米。表面黄白色或淡黄棕色，外包膜内种皮，顶端略尖，有深褐色的小点，基部钝圆。质软，富油性。气微香，味淡。

药性　甘，平。归心、肾、大肠经。

功效主治　养心安神，润肠通便，止汗。主治阴血不足，虚烦失眠，心悸怔忡，肠燥便秘，阴虚盗汗。

用法用量　煎服，3～10克。

使用注意　本品质润，便溏及多痰者慎用。

现代药理　柏子仁醇法提取物有延长慢波睡眠期作用。柏子仁石油醚提取物对鸡胚背根神经节突起的生长有轻度促进作用。柏子仁乙醇提取物对前脑基底核破坏的小鼠被动回避学习有改善作用。

验方精选　❶治血虚之脱发：以柏子仁、当归等量制丸，共研细末，炼蜜为丸，每次9克，每日3次。❷治老人虚秘：柏子仁、大麻子仁、松子仁，各药等份。同研为末，制丸如桐子大小。饭前服用。

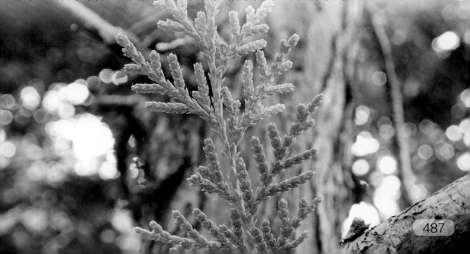

迷迭香

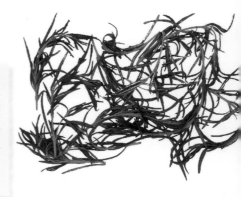

本品为唇形科植物迷迭香的叶、花、茎。我国有栽培。迷迭香的花和叶子中能提取迷迭香精油。广泛用于医药、油炸食品、富油食品及各类油脂的保鲜保质。而迷迭香香精则用于香料、空气清新剂、驱蚁剂以及杀菌、杀虫等日用化工业产品中。

中药识别 茎及老枝圆柱形，皮层暗灰色，有不规则纵裂，幼枝四棱形，密被白色星状细绒毛。叶在枝上丛生，具极短柄或无柄，叶片线形，先端钝，基部渐狭，全缘，向背面卷曲，革质，叶下表面密被白色星状毛。气香特异。

药性 辛，温。

功效主治 提神醒脑，发汗，健胃。主治头痛，神经紧张，食欲不佳。

用法用量 水煎服，4～9克。外用适量，浸水洗。精油每次可用0.2～0.4毫升。

现代药理 迷迭香精油具有抗氧化性，对减缓衰老有一定作用。此外，迷迭香制剂可加强大脑皮质的抑制过程，有催眠、抗惊厥作用，同时还具有一定的提神醒脑作用，可改善头痛，增强大脑记忆功能。芳香油对消化不良和胃痛均有一定的疗效，尚具有一定的杀菌抗病毒的作用。

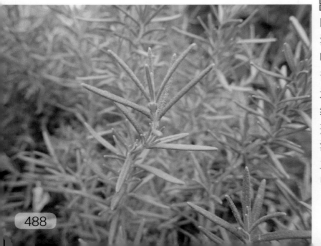

验方精选 ❶治感冒时鼻子不适：在热水中滴入4滴迷迭香精油，吸入可以缓解。❷治背部肌肉的疼痛：用2滴迷迭香精油做热敷可舒缓疼痛。❸空气清新剂：在100毫升的水中添加迷迭香精油2滴，置于喷雾器中，向空气中喷洒。

首乌藤

本品为蓼科植物何首乌的干燥藤茎。主产于河南、湖北、广东、广西、贵州等地。秋、冬二季采割，除去残叶，捆成把或趁鲜切断，干燥。生用。

中药识别 本品呈圆柱形的段。外表面紫红色或紫褐色。切面皮部紫红色，木部黄白色或淡棕色，导管孔明显，髓部疏松，类白色。气微，味微苦涩。

药性 甘、平。归心、肝经。

功效主治 养血，安神，祛风，通络。主治失眠多梦，血虚身痛，风湿痹痛，痈疽，瘰疬，风疮疥癣，皮肤瘙痒。

用法用量 煎服，9～15克。外用适量，煎水洗患处。

现代药理 首乌藤黄酮粗提物及其不同极性的黄酮组分、首乌藤多糖具有抗氧化作用。首乌藤抗慢性炎症及抗菌作用，有镇静催眠作用，能提高免疫功能。

验方精选 ❶治彻夜不寐：首乌藤12克，真珠母24克，龙齿6克，柴胡（醋炒）3克，薄荷3克，生地黄18克，当归身6克，白芍（酒炒）4克，丹参6克，柏子仁6克，夜合花6克，沉香2克，红枣十枚。水煎服。❷治疮肿作痒：何首乌叶煎服洗浴。❸治痔疮肿痛：首乌藤、假蒌叶、杉木叶各适量，煎水洗患处。

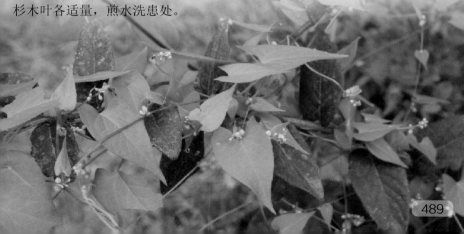

薰衣草

本品为唇形科植物薰衣草的花叶、全草提取的精油。我国有栽培，主产于新疆地区。夏、秋二季花开时，割取花穗，去除杂质，晒干。以花密集、朵大、手捻见油、气香浓郁者为佳。生用。

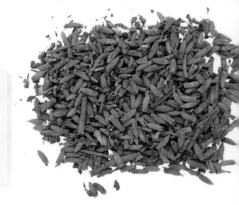

中药识别　花多集聚于花序顶端，花上部二唇形，下部筒状，上唇2裂，下唇3裂，灰紫色或灰黄色，体轻，质脆，易碎。气芳香，味微涩。

功效主治　杀菌，镇静，止痛。主治关节痛，失眠症，抑郁症，高血压病，消化不良，月经病。

现代药理　具有镇静安神作用，对情绪有明显的舒缓功能，有利于失眠者入眠。此外，能促进细胞再生，减少渗出，加快伤口愈合。

验方精选　❶用于滋润皮肤，舒缓神经：薰衣草粉5～10克，用水或蛋清或牛奶，调和成糊状。均匀涂于面部，20分钟洗掉，即可。❷治睡眠质量不佳：取薰衣草粉末纱布包置于枕头底下以帮助睡眠。❸治烫伤：在烫伤初期，迅速将薰衣草精油滴在灼伤处涂抹均匀，2～3次即可。

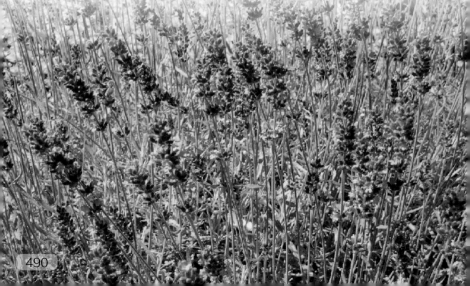

第十五章 平肝息风药

万寿菊

本品为菊科植物万寿菊的花序。我国各地有栽培。夏、秋二季采集花序，鲜用或晒干。以花朵大、色鲜艳者为佳。生用。

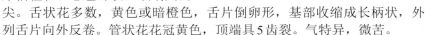

中药识别 头状花序单生，黄色至橙色，直径5～10厘米，花序柄粗壮。总苞钟状，顶端具齿尖。舌状花多数，黄色或暗橙色，舌片倒卵形，基部收缩成长柄状，外列舌片向外反卷。管状花花冠黄色，顶端具5齿裂。气特异，微苦。

药性 苦、微辛，凉。

功效主治 平肝清热，化痰止咳，解毒消肿，活血化瘀。主治头晕目眩，小儿惊风，风火眼痛，感冒咳嗽，百日咳，乳痛，痄腮，闭经，血瘀腹痛。

用法用量 煎服，9～15克；或研末。外用适量，研末醋调敷；或鲜品捣敷。

现代药理 万寿菊及同属植物所含挥发油成分具有镇静、降压、扩张支气管、解痉及抗炎等作用。挥发油还可作芳香剂。

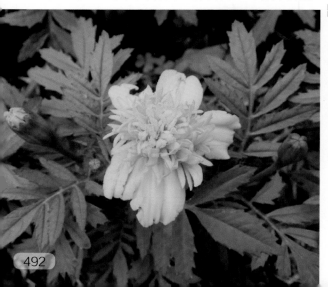

验方精选 ❶治百日咳：万寿菊15朵。煎水兑红糖服。❷腮腺炎，乳腺炎：万寿菊、重楼、金银花等份共研末，酸醋调匀外敷患部。❸治牙痛、目痛：万寿菊15克。水煎服。

长春花

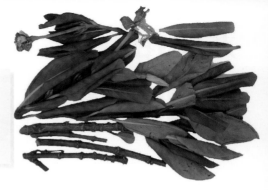

本品为夹竹桃科植物长春花的干燥全株。主产于海南、广东、广西。全年均可采收。割取长春花全株，除去杂质，晒干。以叶片多、带花者为佳。切段，生用。

中药识别　主根圆锥形，略弯曲。茎枝绿色或红褐色，类圆柱形，有棱，折断面纤维性，髓部中空。叶对生，展平后呈倒卵形或长圆形，先端钝圆，具短尖，基部楔形，深绿色或绿褐色，羽状脉明显，叶柄甚短。枝端或叶腋有花，花冠高脚碟形，淡红色或紫红色。气微，味微甘、苦。

药性　微苦，微寒；有毒。

功效主治　凉血降压，镇静安神。主治肝阳上亢型高血压病，恶性淋巴瘤，绒毛膜上皮癌，单核细胞性白血病，火烫伤。

用法用量　煎服，10～25克，或提取物制成注射剂。

使用注意　本品含长春花等生物碱，会造成白细胞减少、血小板减少、肌肉无力、四肢麻痹等症状，应酌情慎用。

现代药理　从长春花植物中分离出的生物碱，多具抗肿瘤作用，其中长春碱主要用于霍奇金病、绒毛膜癌。总生物碱静脉注射，对麻醉猫、兔均有降压作用，且血压下降速度较快。

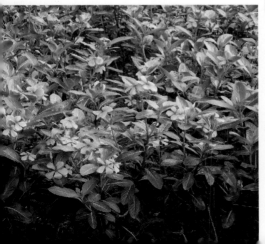

验方精选　❶治腮腺炎：长春花15克，煎水分2次服，部分药汤加青黛2克，搅匀敷患处，干则再敷。❷治高血压：长春花12克，豨莶草10克，决明子6克，菊花10克，每日1次，水煎服。❸治烧烫伤：长春花30克，毛冬青根皮60克，水煎，汤调鸡蛋清拌匀，外涂患处，干则再涂。

493

龙船花

本品为茜草科植物龙船花的花。野生或栽培，主产于广东，广西，台湾，福建等地。夏季采集花朵，晒干或鲜用。以花朵完整、色红褐者为佳。生用。

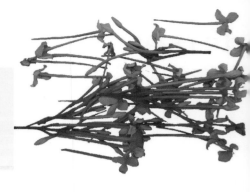

中药识别　花序卷曲成团，展平后呈伞房花序。花序具短梗，有红色的分枝。花径1～5毫米，具极短花梗。萼4裂，萼齿远较萼筒短；花冠4浅裂，裂片近圆形，红褐色，肉质。花冠筒扭曲，红褐色，长3.0～3.5厘米。雄蕊与花冠裂片同数，着生于花冠筒喉部。气微，味微苦。

药性　甘、辛，凉。入肝经。

功效主治　清肝息风，活血散瘀，续筋接骨，消疮止痛。主治高血压病，月经不调，闭经，筋骨折伤，疮疡。

用法用量　煎服，9～15克。外用适量，捣敷患处。

使用注意　孕妇忌服。

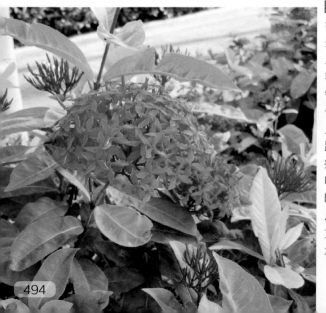

验方精选　❶治诸毒疮及湿疥，去死肉，生新肉：龙船花叶二三十片做一叠，用银簪刺数十孔，好醋一钵，将叶放醋内同蒸，俟冷后，取一叶贴毒上，将干即换。❷治跌打损伤，瘀血疼痛，疮疖痈肿：龙船花茎叶捣烂外敷，或全株晒干研粉，用水调敷患处。❸治高血压：龙船花单味9～15克，水煎服。

地龙

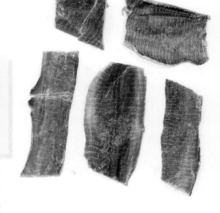

本品为环节动物门钜蚓科动物参环毛蚓的干燥体。主产于广西、广东、福建。春季至秋季捕捉，及时剖开腹部，除去内脏和泥沙，洗净，晒干或低温干燥。以条大、肉厚者为佳。切段，生用。

中药识别　呈长条状薄片，弯曲，边缘略卷。全体具环节，背部棕褐色至紫灰色，腹部浅黄棕色。第14～16环节为生殖带，习称"白颈"，较光亮。刚毛圈粗糙而硬，色稍浅。体轻，略呈革质，不易折断，气腥，味微咸。

药性　咸，寒。归肝、脾、膀胱经。

功效主治　清热定惊，平喘，通络，利尿。主治高热神昏，惊痫抽搐，关节痹痛，肢体麻木，半身不遂，肺热喘咳，水肿尿少。外用治丹毒、漆疮等症。

用法用量　煎服，5～10克。

使用注意　阳气虚损、脾胃虚弱、肾虚喘促、血虚不能濡养筋脉者不宜使用。

现代药理　地龙提取液具有良好的抗凝作用，能降低血液黏度，通过对凝血酶-纤维蛋白原反应有直接的抑制作用而抑制血栓形成。100%广地龙煎剂对甲型链球菌有微弱的抑菌作用；86%的蚯蚓乙醇及石油醚提取物对人型结核杆菌有一定的抗菌作用；地龙提取液对毛霉、酵母菌以及阴道毛滴虫有较强的抑制和杀灭作用。此外，本品还有降血压和抗肿瘤作用。

验方精选　❶治小儿急慢惊风：地龙不拘多少，去泥焙干，为末，加

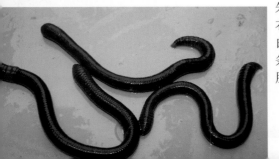

朱砂等份，糊为丸，金箔为衣，如绿豆大。每服一丸，白汤下。❷治抽筋：地龙一条，胡黄连3克。水煎，日服3次。

全蝎

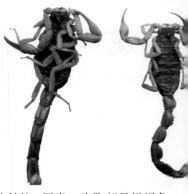

本品为钳蝎科动物东亚钳蝎的干燥体。主产于河南、山东、河北、辽宁等地。春末至秋初捕捉，除去泥沙，置沸水或沸盐水中，煮至全身僵硬，捞出，置通风处，阴干。以完整、色黄褐、盐霜少者为佳。生用。

中药识别　本品头胸部与前腹部呈扁平长椭圆形，后腹部呈尾状，皱缩弯曲，完整者体长约6厘米。头胸部呈绿褐色，前面有1对短小的螯肢和1对较长大的钳状脚须，形似蟹螯，背面覆有梯形背甲，腹面有足4对，末端各具2个爪钩，末节有锐钩状毒刺，毒刺下方无距。气微腥，味咸。

药性　辛，平；有毒。归肝经。

功效主治　息风镇痉，攻毒散结，通络止痛。主治肝风内动，痉挛抽搐，小儿惊风，中风口眼㖞斜，半身不遂，破伤风，风湿顽痹，偏正头痛，疮疡，瘰疬。

用法用量　煎服，3～6克；研末入丸、散，每次0.5～1.0克。外用适量，研末涂敷。

使用注意　孕妇禁用。

现代药理　本品对士的宁、烟碱、戊四氮等引起的惊厥有对抗作用，东亚钳蝎毒和从粗毒中纯化得到的抗癫痫肽（AEP）有明显的抗癫痫作用。蝎身及蝎尾制剂对动物躯体痛或内脏痛均有明显的镇痛作用，蝎尾镇痛作用比蝎身强约5倍。全蝎提取液有抑制动物血栓形成和抗凝血作用。其水、醇提取物分别对人体肝癌和结肠癌细胞有抑制作用。此外，还有降压、抑菌等作用。

验方精选　❶治疗痛证：全蝎（连尾）50克，蜈蚣（去头、足）30克，丹参100克。共研细末，每次10克（小儿用量按年龄递减），用白糖调成糊状，开水送服，每日2次。❷治疗癫痫：用全蝎1只焙干研粉，鲜韭菜250克洗净晾干，两者混合揉烂滤汁，放入红糖50克调匀，置锅内蒸熟，空腹1次服下。❸治疗化脓性中耳炎：取全蝎6克（焙干），白矾60克（煅枯），冰片3克，共研细末。先用过氧化氢溶液洗净患耳分泌物，棉球拭干，将药粉吹入耳道内，每日2次。

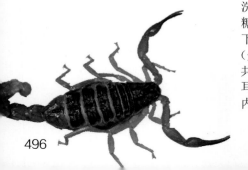

芹菜

本品为伞形科植物旱芹的干燥全株。我国南北各地均有栽培。供作蔬菜食用。以茎叶幼嫩、肥厚者为佳。切段，生用。

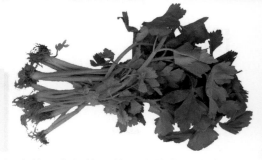

中药识别　茎圆柱形，中空，上部分枝，有纵棱及节。叶丛生，叶片近圆形或肾形，边缘有5～7浅裂，裂片边缘有钝锯齿，基部心形，掌状脉7～9。叶柄长5～15厘米，基部扩大并抱茎。气香特异，微咸。

药性　甘、苦，凉。入肝，胆，心包经。

功效主治　平肝清热，祛风利湿。主治肝风内动，头晕目眩，寒热头痛，无名肿毒。

用法用量　煎服，9～15克，鲜品30～60克。外用捣敷。

现代药理　芹菜所含碱性成分对动物有镇静作用，有利于安定情绪，消除烦躁。同时，芹菜可消除水钠潴留，利尿消肿，具有明显的降压作用。此外，芹菜纤维有助于肠内产生一种木质素或肠内脂的物质，这类物质是一种抗氧化剂，高浓度时可抑制肠内细菌产生的致癌物质，并可加快粪便在肠内的运转时间，减少致癌物与结肠黏膜的接触，从而达到预防结肠癌之目的。

验方精选　❶治高血压、肝火头痛、头昏目赤：粳米100克，煮粥，将熟时加入洗净切碎的芹菜150克同煮，食用。❷治产后腹痛：干芹菜60克，水煎加红糖和米酒适量调匀，空腹徐徐饮服。❸治失眠：芹菜90克，酸枣仁9克，水煎服，每日2次。

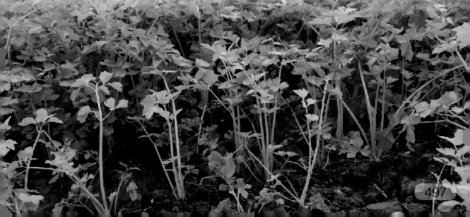

岗稔根

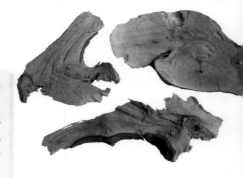

本品为桃金娘科植物桃金娘的干燥根。主产于台湾、福建、广东、广西、云南等地。全年均可采挖，洗净、切成短段或片块，晒干。以根粗壮、短段、大小均匀、质坚实、色赭红者为佳。生用。

中药识别　本品为不规则片块或短段，直径0.5～4.0厘米，外皮黑褐色，粗糙，常脱落，脱落处呈赭红色或棕红色，有粗糙的直纹。质硬而致密，不易折断，切开面淡棕色，中部颜色较深，老根可见几圈环纹。气微，味涩。

药性　微涩，平。归肝、肾经。

功效主治　疏肝通络，止痛。主治肝气郁滞之胸胁疼痛，风湿骨痛，腰肌劳损。近年来多用于肝病，肝肿剧烈疼痛。

用法用量　煎服，15～30克。

现代药理　体外试验证明，水煎剂对金黄色葡萄球菌有抑制作用。尚有提高血小板数、增加纤维蛋白原含量、收缩血管平滑肌的作用。

验方精选　治皮肤瘙痒症：岗稔根31克，川萆薢31克，土茯苓31克，荆芥6克，防风6克，白芷4克，川芎6克，当归12克，生地15克，白鲜皮9克。水煎服。

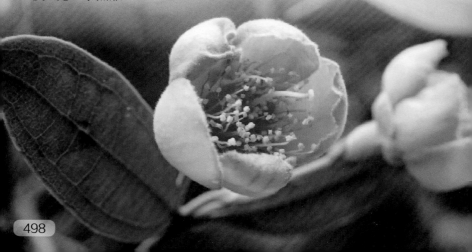

佛手花

本品为芸香科植物佛手的干燥花朵和花蕾。主产于四川、浙江、广东、广西、福建。4～5月份早晨日出前疏花时采摘，或拾取落花，晒干或焙干。以朵大、完整、香气浓郁者为佳。生用。

中药识别　花基部有短柄，花萼杯状，4～5裂，微有皱纹。花瓣4～5枚，白色或淡黄色，外表有众多小凹窝，单瓣呈广披针形或长卵形，稍厚，两边向内卷曲。雄蕊多数。气香，味微苦。

药性　辛、微苦、平。归肝、胃经。

功效主治　疏肝理气，和胃快膈。主治肝阳上亢或肝气郁结，横逆犯胃之肝胃气痛，肋胁胀痛，脘腹痞闷，呕吐食少，食欲缺乏。

用法用量　水煎服，3～6克。或浸泡服。

验方精选　❶治肋胁胀痛、脘腹胀满：将3～6克佛手花浸入沸水中，作茶饮用。❷治久咳不愈：佛手花6克，橘红胎3克，水煎服。

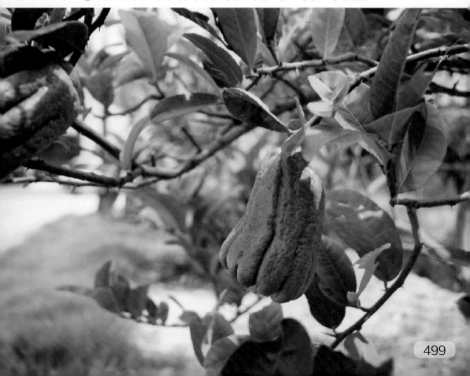

刺蒺藜

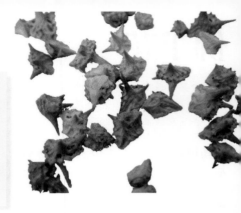

本品为蒺藜科植物刺蒺藜的干燥成熟果实。主产于河南、河北、山东、安徽。8～9月份果实由绿色变成黄白色，大部分已成熟时，割取全株，晒数日，脱粒，碾去硬刺，再晒干。以大小均匀、饱满坚实、色灰白者为佳。生用或盐炙。

中药识别　果实有5个分果瓣，呈放射状排列，直径7～12毫米。分果瓣呈斧状，背部黄绿色、隆起，有纵棱及众多小刺，并有对称的长刺短刺各一对。两侧面粗糙，有网纹，灰白色。质坚硬。无臭，味苦、辛。

药性　辛、苦，微温；有小毒。归肝经。

功效主治　平肝解郁，活血祛风，明目，止痒。主治头痛眩晕，胸胁胀痛，乳闭乳痈，目赤翳障，风疹瘙痒。

用法用量　煎服，6～10克。外用适量，捣敷或研末撒。

使用注意　血虚气弱及孕妇慎服。

现代药理　蒺藜水浸液、乙醇-水浸出液和30%乙醇浸出液对麻醉动物有降压作用。心脏动物实验表明，蒺藜皂苷有扩张冠状动脉、改善冠状动脉循环、增强心脏收缩力、减慢心律的作用，亦能抑制血小板聚集，预防垂体后叶素及异丙肾上腺素所诱发的缺血性心电图变化，有抗心肌缺血和缩小心肌梗死范围的作用。此外，蒺藜水煎液还具有利尿、抗衰老和强壮人体机能等作用。

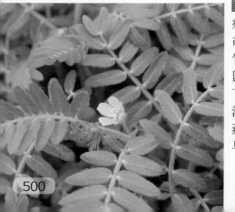

验方精选　❶ 治身体风痒，燥涩顽痹：蒺藜120克（带刺炒，磨为末），胡麻仁60克（泡汤去衣，捣如泥），玉竹90克，金银花30克（炒磨为末）。四味炼蜜为丸。早晚各服9克，温水送下。❷ 治通身浮肿：蒺藜适量，煎服洗之。❸ 治乳胀不行，或乳房肿块：蒺藜300～600克，带刺炒，为末。每早、午、晚，不拘时，白汤作糊调服。

罗布麻叶

本品为夹竹桃科植物罗布麻的干燥叶。主产于内蒙古、辽宁、吉林、甘肃、新疆、山西、山东等地。夏季采收，除去杂质，干燥，切段用。以叶片完整、无梗、色绿者为佳。生用。

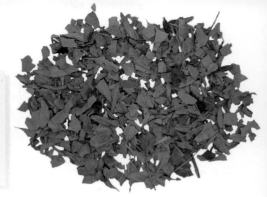

中药识别　本品多皱缩卷曲，有的破碎，完整叶片展平后呈椭圆状披针形或卵圆状披针形，长2～5厘米，宽0.5～2.0厘米。淡绿色或灰绿色，先端钝，有小芒尖，基部钝圆或楔形，边缘具细齿，常反卷，两面无毛，叶脉于下表面突起，叶柄细。质脆。气微，味淡。

药性　甘、苦，凉。归肝经。

功效主治　平肝安神，清热利水。主治肝阳眩晕，心悸失眠，浮肿尿少。

用法用量　煎服，6～12克。或泡茶饮。

使用注意　服用后少数人会出现消化系统症状，如肠鸣、腹泻、食欲差，甚至呕吐等不良反应。

现代药理　罗布麻水煎剂具有降压、减慢心律、减弱心肌收缩力的作用。罗布麻浸膏具有镇静、抗惊厥作用。此外，罗布麻还有较强的利尿、降低血脂、调节免疫、抗衰老及抑制流感病毒等作用。

验方精选　❶治疗高血压：罗布麻叶3～6克，开水泡当茶饮服；或早晚定时煎服。❷清凉去火，治头晕：取嫩叶，蒸炒揉制后代茶饮。

荠菜

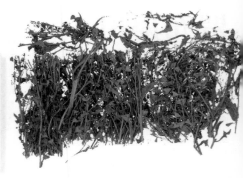

本品为十字花科植物荠菜的干燥或新鲜带根全草。全国均有分布。主产于江苏、安徽及上海郊区等地。3～5月份采收，洗净，晒干。以茎叶黄绿色、带花序或果实、气香浓郁者为佳。人们常作蔬菜食用。

中药识别　主根弯曲，乳白色。基生叶莲座状，叶羽状分裂，灰绿色或枯黄色，上部裂片三角形，茎生叶狭披针形，基部呈耳状抱茎。质脆，易碎。花小，白色。茎顶端疏生三角形果实，有细柄，淡黄绿色。气香，味微甘。

药性　甘、平。微寒。归心、肝、脾经。

功效主治　凉血止血，清热利尿。用于肾结核尿血，产后子宫出血，月经过多，肺结核咯血，高血压病，感冒发热，肾炎水肿，泌尿系结石，乳糜尿，肠炎。

用法用量　煎服，9～15克；鲜品30～60克。外用适量，捣敷患处。

使用注意　便清泄泻及阴虚火旺者不宜食用。

现代药理　荠菜全草所含成分可使鼠、猫、兔、犬有一过性血压下降，且不能被阿托品拮抗。此外，荠菜尚有止血、利尿、加强子宫及肠道平滑肌的收缩等作用。

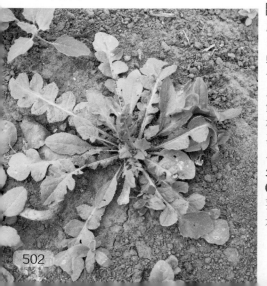

验方精选　❶ 治疗急、慢性胃肠炎和急性腹泻：石榴皮（干品）15克，鲜荠菜50克，大米100克，蜂蜜30克。将石榴皮用干净纱布包好；锅内加水适量，放入石榴皮袋、大米煮粥，八成熟时加入鲜荠菜末，再煮至粥熟，拣出石榴皮袋，调入蜂蜜即成，每日2次，连服3～5日。❷ 治疗春季小儿麻疹：鲜荠菜30克，白茅根50克。水煎，每日1次，代茶饮。❸ 治疗妇女更年期子宫出血：鲜荠菜花15～30克，当归10克，丹参5克，水煎服，每日1次。

钩藤

本品为茜草科植物钩藤的干燥带钩茎枝。生于山谷疏林或灌丛。分布于广东、广西、湖南、江西、四川。秋、冬二季采收，去叶，切段，晒干。以质坚、色红褐或棕褐、有钩者为佳。生用。

中药识别　本品茎枝呈圆柱形或类方柱形。表面红棕色至紫红色者，具细纵纹，光滑无毛。多数枝节上对生两个向下弯曲的钩。钩略扁或稍圆，先端细尖，基部较阔。质坚韧，断面黄棕色，皮部纤维性，髓部黄白色或中空。气微，味淡。

药性　甘，凉。归肝、心包经。

功效主治　息风定惊，清热平肝。主治肝风内动，惊痫抽搐，高热惊厥，感冒夹惊，小儿惊啼，妊娠子痫，头痛眩晕。

用法用量　煎服，3～12克，后下。

现代药理　本品有降血压、镇静、制止癫痫发作、抗惊厥、抗精神依赖、抗脑缺血、扩张血管、抑制血小板聚集、抗血栓、降血脂、抗内毒素血症、平喘等作用。

验方精选 ❶治高血压，头晕目眩，神经性头痛：钩藤6～15克，水煎服。❷治全身麻木：钩藤茎枝、黑芝麻、紫苏各7钱。水煎服，一日3次。❸治面神经麻痹：钩藤60克，鲜何首乌藤120克，水煎服。

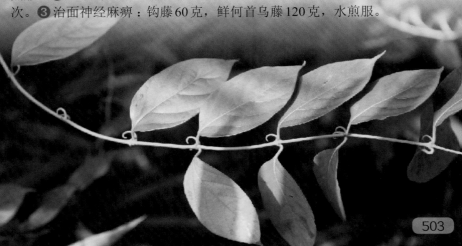

葱莲

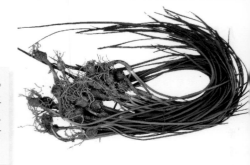

本品为石蒜科植物葱莲的干燥全草。我国南北各省庭园有引种栽培。主产于广东、福建等地。全年可采，多鲜用。以鳞茎肥大、叶片绿色有光泽者为佳。

中药识别 鳞茎卵形，直径约2.5厘米，具有明显的颈部，颈长2.5～5.0厘米。叶狭线形，肥厚，亮绿色，长20～30厘米，宽2～4毫米。

药性 甘、平。入肝经。

功效主治 平肝、息风。主治小儿惊风，癫痫等。

用法用量 煎服，9～12克。

使用注意 误食会引起呕吐、腹泻、昏睡、无力等症，应在医师的指导下使用。

现代药理 全草含石蒜碱、多花水仙碱等生物碱类成分，具有镇静作用。

验方精选 ❶治小儿急惊风：鲜葱莲9～12克，食盐3～6克，水煎调冰糖服；另外，鲜葱莲9～12克，食盐3～6克，同捣烂，分为二丸，贴于左右太阳穴，外用纱布覆盖固定。❷小儿癫痫：鲜葱莲9克，水煎，调冰糖服。

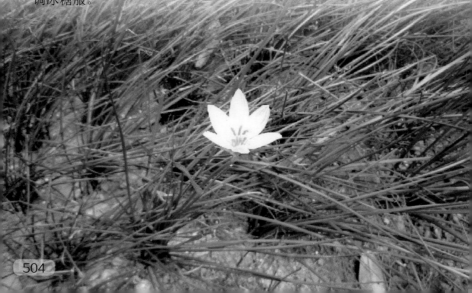

僵蚕

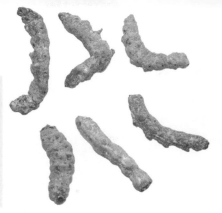

本品为蚕蛾科昆虫家蚕4～5龄的幼虫感染（或人工接种）白僵菌 *Beauveria bassiana*（Bals.）Vuill.而发病致死的干燥体。主产于江苏、浙江、安徽、四川等地。春、秋二季生产，采集感染白僵菌病死的蚕，倒入石灰中拌匀，吸去水分，取出，晒干。生用或炒用。

中药识别　本品略呈圆柱形，多弯曲皱缩。表面灰黄色，被有白色粉霜状的气生菌丝和分生孢子。头部较圆，足8对，体节明显，尾部略呈二分歧状。质硬而脆，易折断，断面平坦，外层白色，中间有亮棕色或亮黑色的丝腺环4个。气微腥，味微咸。

药性　咸、辛，平。归肝、肺、胃经。

功效主治　息风止痉，祛风止痛，化痰散结。主治肝风平痰，惊痫抽搐，小儿急惊，破伤风，中风口歪，风热头痛，目赤咽痛，风疹瘙痒，发颐痄腮。

用法用量　煎服，5～10克。

现代药理　本品醇水浸出液对小鼠、家兔均有催眠、抗惊厥作用。其提取液在体内、外均有较强的抗凝作用。僵蚕粉有较好的降血糖作用。体外试验结果表明，对金黄色葡萄球菌、铜绿假单胞菌有轻度的抑菌作用，其醇提取物体外可抑制人体肝癌细胞的呼吸，可用于直肠瘤型息肉的治疗。

验方精选　❶治突然头痛：僵蚕末每日10克，热水送下。❷治喉痹口疮，腮颊肿痛：白僵蚕（炒去丝、嘴）、牛蒡子（微炒）各等份。研为细末，炼蜜为丸，每50克作15丸。每服1丸，含化，饭后用。❸治手足不遂，言语不正：白僵蚕（炒）、乌头（炮裂、去皮、脐）、没药各50克，蜈蚣（炙）25克。上四味捣罗为末，酒面煮糊为丸，梧桐子大，每服10丸，薄荷酒下，一日3次。

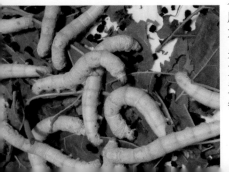

第十六章 开窍药

天然冰片

本品为樟科植物樟的新鲜枝、叶经提取加工制成的结晶。分布于我国南方及西南各地。以片大而薄、色白、质松脆、气清香纯正者为佳。临床大多研粉用。

中药识别　本品为白色结晶性粉末或片状结晶。气清香，味辛、凉。

具挥发性，点燃时有浓烟，火焰呈黄色。本品在乙醇、三氯甲烷或乙醚中易溶，在水中几乎不溶。

药性　辛，苦，凉。归心、脾、肺经。

功效主治　开窍醒神，清热止痛。主治热病神昏，惊厥，中风痰厥，气郁暴厥，中恶昏迷，胸痹心痛，目赤，口疮，咽喉肿痛，耳道流脓。

用法用量　0.3～0.9克，入丸散服。外用适量，研粉点敷患处。

使用注意　孕妇慎用。

现代药理　冰片对中枢神经系统具有兴奋和抑制双重作用，具有抗缺氧作用，不仅可改善缺血脑组织能量代谢，减轻脑损伤，同时还能抗心肌缺血。此外，局部应用有一定的止痛及温和的防腐作用，对感觉神经有轻微刺激。冰片对金黄色葡萄球菌、乙型溶血性链球菌、草绿色链球菌、肺炎球菌和大肠埃希菌等在试管内均有明显的抗菌作用，呈现出低浓度抑菌，高浓度杀菌。此外，冰片还具有抗生育、促进药物吸收、影响药物分布等作用。

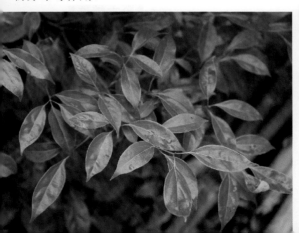

▌验方精选▐

❶ 治头脑疼痛：冰片3克，纸卷作拈，烧烟熏鼻，吐出痰涎即愈。

❷ 治内外痔疮：冰片0.3～0.6克，葱汁化搽患处。

水菖蒲

本品为天南星科植物藏菖蒲的干燥根茎。秋冬二季采挖，除去须根和泥沙，晒干。主产于湖北、湖南、辽宁、四川等地。以条粗壮、断面色类白、香气浓郁者为佳。为藏族习用药材。切片，生用。

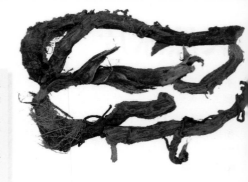

中药识别 根茎扁圆柱形，少有分枝；长10～24厘米，直径1.0～1.5厘米。表面类白色至棕红色，有细纵纹，节间长0.2～1.5厘米，上侧有较大的类三角形叶痕，下侧有凹陷的圆点状根痕，节上残留棕色毛须。质硬，折断面海绵样，类白色或淡棕色；横切面内皮层环明显，有多数小空洞及维管束小点。气较浓烈而特异，味苦辛。

药性 苦、辛，温。入心、肝、胃经。

功效主治 化痰开窍，除湿健胃，杀虫止痒。用于痰厥昏迷，中风，癫痫，惊悸健忘，耳鸣耳聋，食积腹痛，痢疾泄泻，风湿疼痛，湿疹，疥疮。

用法用量 煎服，3～6克。或入丸、散。外用适量，煎水洗或研末调敷。

使用注意 阴虚阳亢，汗多、精滑者慎服。

现代药理 水菖蒲醇提取物对中枢神经系统有一定的抑制作用，表现为镇静、安眠、体温降低等作用。此外，水菖蒲具有显著的平喘、镇咳和祛痰作用。

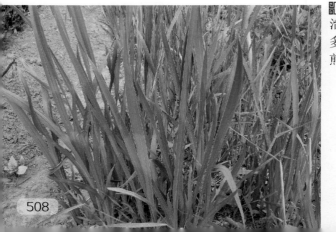

▌验方精选▐

治慢性气管炎咳嗽痰多，水菖蒲6克，单味煎服或研末服。

508

艾片

本品为菊科植物艾纳香的新鲜叶经提取加工制成的结晶。9～10月份，采收叶，入蒸器中加热使之升华，升华所得结晶为灰白色之粉状物，称其为"艾粉"。再经压榨去油，炼成块状结晶，再劈削成颗粒状或片状，称为"艾片"。主产于广东、广西、贵州等地。以片大、质薄、洁白、松脆、清香者为佳。

中药识别　本品为白色半透明片状、块状或颗粒状结晶，质稍硬而脆，手捻不易碎。具清香气，味辛、凉，具挥发性，点燃时有黑烟，火焰呈黄色，无残迹遗留。

药性　辛，苦，微寒。归心、脾、肺经。

功效主治　开窍醒神，清热止痛。主治热病神昏，痉厥，中风痰厥，气郁暴厥，中恶昏迷，目赤，口疮，喉痹肿痛，耳道流脓。

用法用量　0.15～0.3克，入丸散用。外用适量，研粉点敷患处。

使用注意　孕妇慎用。

现代药理　艾片具有抗菌作用，对金黄色葡萄球菌、白色葡萄球菌、绿色链球菌、溶血性链球菌、肺炎链球菌有抑制作用。能抑制猪霍乱弧菌、大肠埃希菌的生长。外用有微弱的防腐作用。

验方精选　❶治瘟热，炽热：艾片、天竹黄各5克，檀香或查干泵嘎5克，加白糖20克。制成散剂。每次1.5～3.0克，每日1～2次，温开水送服。❷治炽热，胸胁刺痛：艾片、天竹黄、牛黄、檀香、红花、胡黄连、地格达各等量，加四倍白糖。制成散剂。每次1.5～3.0克，每日1～2次，温开水送服。❸治癌症疼痛：冰片50克，白酒500毫升，溶解均匀，密封保存，涂擦癌症放射疼痛处，对食管癌、胃癌、骨转移癌等引起的疼痛效果较好。

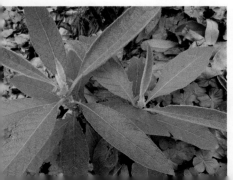

石菖蒲

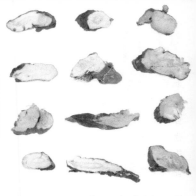

本品为天南星科植物石菖蒲的干燥根茎。主产于四川、浙江、江苏。秋、冬二季采挖，除去须根及泥沙，晒干。生用。

中药识别　本品呈扁圆形，多弯曲，常有分枝。表面棕褐色或灰棕色，粗糙，有疏密不匀的环节及根痕。叶痕呈三角形，左右交互排列。质硬，断面纤维性，类白色或微红色，内皮层环明显，可见多数维管束小点及棕色油点。气芳香，味苦、微辛。

药性　辛，苦，温。归心、胃经。

功效主治　开窍豁痰，醒神益智，化湿开胃。主治神昏癫痫，健忘失眠，耳鸣耳聋，脘痞不饥，噤口下痢。

用法用量　煎服，3～10克，鲜品加倍。外用适量。

现代药理　石菖蒲水提液、挥发油，或细辛醚、β-细辛醚均有镇静、抗惊厥、抗抑郁、改善学习记忆和抗脑损伤作用，并能调节胃肠运动。石菖蒲总挥发油对豚鼠气管平滑肌具有解痉作用。β-细辛醚能增加小鼠腹腔注射酚红离体气管段酚红排出量，并延长二氧化硫致小鼠咳嗽的发作潜伏期，减少咳嗽次数，呈现出较好的平喘、祛痰和镇咳作用。石菖蒲还有改善血液流变性、抗血栓、抗心肌缺血损伤等作用。

验方精选　❶治痰迷心窍：石菖蒲、生姜。共捣汁灌下。❷治心气不定，五脏不足，甚者忧愁悲伤不乐，狂眩　石菖蒲、远志各100克，茯苓、人参各150克。上四味，研末之，蜜丸，饮服如梧子大7丸，日服3次。❸治痈肿发背：石菖蒲（鲜品）捣贴，若疮干，捣末，以水调涂之。

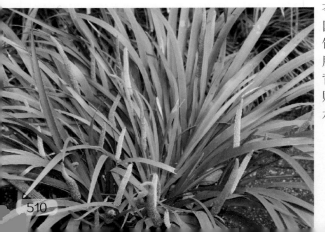

安息香

本品为安息香科植物白花树的干燥树脂。主产于云南、广西、广东等地。树干经自然损伤后或于夏、秋二季割裂树干，收集渗出的树脂，阴干。以扁平、表面黄色或淡黄棕色、断面乳白色、显油润、香气浓而无杂质者为佳。生用。

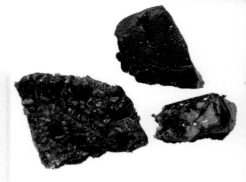

中药识别　本品为不规则的小块，稍扁平，常黏结成团块。表面橙黄色，具蜡样光泽（自然出脂）；或为不规则的圆柱状、扁平块状。表面灰白色至淡黄白色（人工割脂）。质脆，易碎，断面平坦，白色，放置后逐渐变为淡黄棕色至红棕色。加热则软化熔融。气芳香，味微辛，嚼之有沙粒感。

药性　辛、苦，平。归心、脾经。

功效主治　开窍醒神，行气活血，止痛。主治中风痰厥，气郁暴厥，中恶昏迷，心腹疼痛，产后血晕，小儿惊风。

用法用量　0.6～1.5克，多入丸散用。

使用注意　阴虚火旺者慎服。

现代药理　安息香酊为刺激性祛痰药，置于热水中吸入其蒸气，则能直接刺激呼吸道黏膜而增加其分泌。它还可以外用作局部防腐剂。

验方精选　❶治突发心痛：安息香1.5克，研为末，开水送服。❷治小儿肚痛：用安息香酒蒸成膏，另用沉香、木香、丁香、藿香、八角茴香各9克，香附子、缩砂仁、炙甘草各15克，共研为末，以膏和炼蜜调各药做成丸子，如芡实大小。每次服一丸，紫苏汤送服。❸治支气管炎：将安息香置于热水中吸入其蒸气，以促进痰液排出。吸入时应避免蒸气浓度过高刺激眼、鼻、喉等器官。

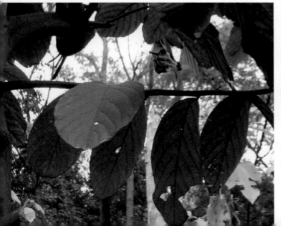

第十七章　补虚药

人参

本品为五加科植物人参的干燥根和根茎。主产于吉林、辽宁、黑龙江，传统以吉林抚松县产量最大、质量最好，称为吉林参。野生者名为"山参"；栽培者名为"园参"。播种在山林野生状态下自然生长者名为"林下山参"，习称"籽海"。多于秋季采挖，洗净经晒干或烘干。野山参以芦、艼、纹、体、须五形俱全的为佳。园参以条粗壮、质结实者为佳。用时除去芦头，切成薄片或捣碎。

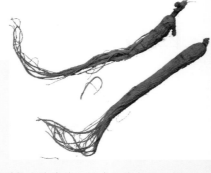

中药识别　主根呈纺锤形或圆柱形。表面灰黄色，上部或全体有疏浅断续的横纹及纵纹，下部有支根2～3条，并着生多数细长的须根，须根上有细小疣状突起。断面淡黄白色，显粉性，形成层环纹棕黄色，皮部有黄棕色的点状树脂道及放射性裂隙。体轻，质脆。香气特异，味微苦、甘。

药性　甘、微苦，微温。归脾、肺、心、肾经。

功效主治　大补元气，复脉固脱，补脾益肺，生津养血，安神益智。主治体虚欲脱，肢冷脉微，脾虚食少，肺虚喘咳，津伤口渴，气血亏虚，久病虚羸，惊悸失眠，阳痿宫冷。

用法用量　3～9克，另煎兑服，也可研粉吞服，一次2克，一日2次。

使用注意　不宜与藜芦、五灵脂同用。

现代药理　人参皂苷具有抗休克作用，能增强消化、吸收功能，提高胃蛋白酶活性，保护胃肠细胞，改善脾虚症状。能促进组织对糖的利用，加速糖的氧化分解以供给能量。能促进大脑对能量物质的利用，增强学习记忆力，能促进造血功能。此外，还具有抗疲劳、抗衰老、抗心肌缺血、抗脑缺血、抗心律失常、增强机体免疫功能、抗肿瘤、抗辐射、抗应激、降血脂、降血糖和抗利尿等作用。

■验方精选■　❶治营卫气虚，脏腑怯弱，心腹胀满，全不思食，肠鸣泄泻：人参、白术、茯苓、炙甘草等份。研为细末，每次服10克，水一盏，煎至七分，口服，不拘时，服用时可加入少许盐。常服温和脾胃，进益饮食，辟寒邪瘴雾气。❷治失眠健忘、心悸：人参（另炖）10克，酸枣仁15克，水煎液，二者混合后服用。❸糖尿病气阴两伤，体倦乏力者：可用人参浸膏，每次5毫升，每日2次。

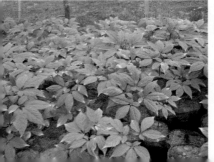

■食疗方■　❶人参茶：可大补元气，安神益智。人参2克，大枣3～4枚用开水冲泡15分钟后代茶饮用。❷人参莲子汤：可补益脾肺，强壮体质。人参3克，莲子10克，冰糖适量。先将人参、莲子用适量清水浸泡，加入冰糖，隔水蒸1小时即成，可吃莲子喝汤，每日1剂。

西洋参

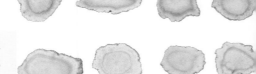

本品为五加科植物西洋参的干燥根。主产于美国、加拿大，我国北京、吉林、辽宁、黑龙江、陕西、山东等地亦有栽培。秋季采挖，洗净，晒干或低温干燥。野生品以表面灰褐色、横纹紧密、断面黄白色、体轻质硬、气清香浓，味苦微甘者为佳。栽培品以横纹紧密、体重坚实、气味浓者为佳。切薄片，或用时打碎。

中药识别　本品呈纺锤形、圆柱形或圆锥形，长 3～12 厘米，直径 0.8～2.0 厘米。表面浅黄褐色或黄白色，可见横向环纹及线状皮孔，并有横向环纹及线形皮孔状突起，并有细密浅棕皱纹及须根痕。体重，质坚实，不易折断，断面平坦，浅黄白色，略显粉性，皮部可见黄棕色点状树脂道，形成层环纹棕黄色，本部略呈放射状纹理。气香而特异，味微苦、甘。

药性　甘、微苦，凉。归肺、心、脾经。

功效主治　补气养阴，清热生津。主治气阴两脱证，气虚阴亏，虚热烦倦，咳喘痰血，气虚津伤，口燥咽干，内热消渴。

用法用量　水煎服，3～6 克，另煎兑服，入丸散剂，每次 0.5～1.0 克。

使用注意　不宜与藜芦同用。

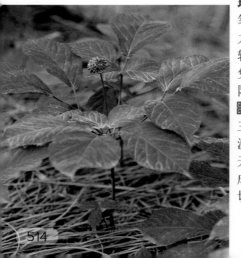

现代药理　西洋参具有抗疲劳、抗缺氧和心肌细胞缺血、改善和增强记忆力。西洋参多糖具有促进淋巴细胞的转化，诱导免疫因子生成，增强机体免疫功能，并有抗心律失常、抗应激、降血脂、降血糖和抗肿瘤等作用。

验方精选　❶治冠心病：西洋参、三七各10克，灵芝50克，研成粉末，温开水冲服。❷治糖尿病：西洋参、天花粉、麦冬各等份。研成粉末，制成蜜丸。❸治暑热烦渴：西洋参2克，切薄片，泡开水代茶饮。

冬虫夏草

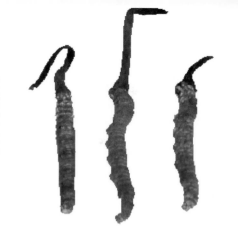

本品为麦角菌科真菌寄生在蝙蝠蛾科昆虫幼虫上的子座及幼虫尸体的干燥复合体。主产于青海、西藏、四川、云南、贵州等地。夏初积雪融化时，子座出土，孢子未发散时挖取，晒至六七成干，除去外层泥土和膜皮，晒干或低温干燥。以虫体肥大、色黄亮、断面黄白色、无空心、子座短小者为佳。生用。

中药识别 幼虫似蚕，长3～6厘米，直径0.3～0.8厘米，表面深黄色或黄棕色，粗糙，背部有环纹20～30个，近头部环纹较细。头部红棕色，腹面有足8对，位于虫体中部4对明显突出。质脆，易折断，断面内心充实，白色。子座自虫体头部生出，长圆柱形，弯曲，表面深棕色至棕褐色。有草菇气味。

药性 甘，平。归肺、肾经。

功效主治 补肾益肺，止血化痰。主治肾虚精亏，阳痿遗精，腰膝酸痛，久咳虚喘，劳嗽咯血。

用法用量 水煎服，3～9克。

现代药理 冬虫夏草具有平喘、镇咳、祛痰等作用。所含的虫草多糖还具有镇痛、镇静、提高肝脏的解毒能力、提高免疫能力的作用。此外，还具有降血脂、抗心肌缺血、抑制血栓形成、抗肿瘤、抗菌、抗辐射、抗病毒等活性。

验方精选 ❶治肺结核咳嗽、咯血：冬虫夏草、川贝母各6克，沙参12克，杏仁、麦冬各10克。水煎服。❷治肾虚阳痿，遗精：冬虫夏草3～9克，研末，黄酒送服。❸治病后体虚，贫血，头晕：冬虫夏草9克，炖童子鸡或炖鸭服用。

大枣

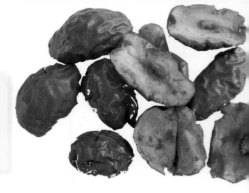

本品为鼠李科植物枣的干燥成熟果实。主产于河南、河北、山西、陕西等地。秋季果实成熟时采收，晒干。以果皮红有光泽、果肉厚、味甜者为佳。用时破开或去核。

中药识别　本品呈椭圆形或球形，长 2.0 ～ 3.5 厘米，直径 1.5 ～ 2.5 厘米。表面暗红色，略带光泽，有不规则皱纹。基部凹陷，有短果梗。外果皮薄，中果皮棕黄色或淡褐色，肉质，柔软，富糖性而油润。果核呈纺锤形，两端锐尖，质坚硬。气微香，味甜

药性　甘，温。归脾、胃、心经。

功效主治　补中益气，养血安神。主治脾虚食少，乏力便溏，女人脏躁，失眠。

用法用量　煎服，6 ～ 15 克。

使用注意　痰浊偏盛，腹部胀满，舌苔厚腻，肥胖病者忌多食常食。

现代药理　大枣所含成分通过增强肌力、增强体重和耐力而具有抗疲劳作用。能促进骨髓造血功能，增强免疫力。改善肠道环境，减少肠道黏膜接触有毒有害物质。此外，还具有镇静、催眠、抗氧化、延缓衰老、保肝、抗突变、抗肿瘤、抗过敏、抗炎及降血脂等作用。

验方精选 ❶治失眠：大枣 20 枚，葱白 7 根，煎服，睡前服。❷月经不调：大枣 20 枚，益母草、红糖各 10 克，水煎服，每日两次；或大枣 5 枚，生姜 2 片，桂圆肉适量，同煮食，每日一次，连服数日。❸治卒急心痛：乌梅一个，枣二个，杏仁七个。一处捣，男用酒、女用醋送下。

食疗方 ❶红枣菊花茶：健脾补血，清肝明目。红枣 3 ～ 4 枚，菊花 5 ～ 6 朵。泡水代茶饮。❷甘麦大枣粥：益气养阴，宁心安神。小麦 50 克左右，大枣 10 枚，甘草 5 克。用水煎甘草，去渣取汁，再用药汁与大枣、小麦一起煮粥。❸大枣洋参膏：益气养血，健脾养心。大枣、桂圆肉各 200 克，核桃仁 100 克，西洋参薄片 10 克，蜂蜜 50 克。将原料（除蜂蜜）洗净，加水适量，用小火熬煮至烂熟后，将材料捣烂，加入蜂蜜再用小火煮沸即可。

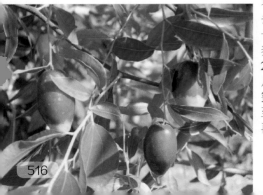

山药

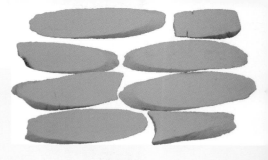

本品为薯蓣科植物薯蓣的干燥根茎。主产于河南、河北。传统认为河南古怀庆府（今河南焦作）所产者品质最佳，故有"怀山药"之称。冬季茎叶枯萎后采挖，切去根头，洗净，除去外皮和须根，干燥，或趁鲜切厚片，干燥。以足干、色洁白、粗细均匀、质坚实、粉性足者为优。生用或麸炒用。

中药识别　根茎呈圆柱形，弯曲而稍扁。表面黄白色或淡黄色，有纵沟及须根痕。体重，质坚实，不易折断，断面白色，粉性。气微，味淡，嚼之发黏。

药性　甘，平。归脾、肺、肾经。

功效主治　补脾养胃，生津益肺，补肾涩精。主治脾虚食少，久泻不止，肺虚喘咳，肾虚遗精，带下，尿频，虚热消渴。

用法用量　煎服，10～30克。麸炒山药补脾健胃，用于脾虚食少，泄泻便溏，白带过多。

使用注意　养阴能助湿，所以湿盛中满、有积滞、有实邪者不宜。

现代药理　山药水煎液对脾虚动物模型有预防和治疗作用，能抑制胃排空运动及肠管推进运动，拮抗离体回肠的强直性收缩，增强小肠吸收功能，帮助消化，保护胃黏膜损伤。山药所含多糖能降血糖，提高非特异性免疫功能、特异性细胞免疫和体液免疫功能。此外，还具有抗氧化、抗衰老、降血脂、抗肿瘤等作用。山药中的尿囊素具有抗刺激、麻醉镇痛和消炎抑菌等作用。

验方精选　❶治脾胃虚弱，饮食减少，消化不良以及营血虚亏：山药60克，切成颗粒，大枣30克，粳米适量，加水煮成稀粥，用糖调味服食。❷治久病咳喘，痰少或无痰，咽干口燥等：鲜山药60克，切碎，捣烂，加甘蔗汁半碗和匀，火上炖熟服用。❸再生障碍性贫血：山药30克，大枣10个，紫荆皮9克，水煎服，每日1剂，分3次服。

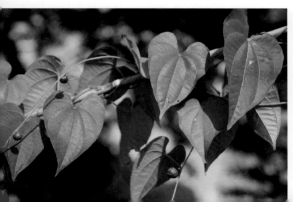

女贞子

本品为木犀科植物女贞子的干燥成熟果实。主产于浙江、江苏、湖北、湖南、江西。冬季果实成熟时采收，除去枝叶，稍蒸或置沸水中略烫后，干燥；或直接干燥。以粒大、饱满、色紫黑色者为佳。生用，或照酒炖法酒蒸法制用。

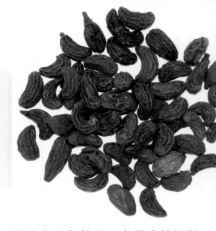

中药识别 果实呈卵形，椭圆形或肾形。表面黑紫色或灰黑色，皱缩不平，基部有果梗痕。体轻。外果皮薄，常附有白色粉霜，中果皮较松软，易剥离，内果皮木质，黄棕色，种子肾形，紫黑色，油性。气微，味甘、微苦、涩。

药性 甘，苦，凉。归肝、肾经。

功效主治 补益肝肾，明目乌发，清虚热。主治头晕目眩，须发早白，视物昏花，阴虚发热。

用法用量 煎服，6～12克。酒制后增强补肝肾作用。

使用注意 脾胃虚寒泄泻及阳虚者忌服。

现代药理 女贞子煎剂、女贞子素、齐墩果酸均有良好的降血糖、降血脂、抗血小板聚集、抗血栓形成作用。齐墩果酸还能提高细胞内钙离子水平，从而抑制人乳腺癌细胞（MCF-7）细胞增殖，并能诱导其凋亡。女贞子能改善雌激素缺乏所引起的钙失衡状态，增强酪氨酸酶的活性和黑色素的合成，还具有保肝和免疫调节的作用。齐墩果酸具有广谱抗菌作用，对金黄色葡萄球菌、溶血性链球菌等多种细菌都有抑制作用。

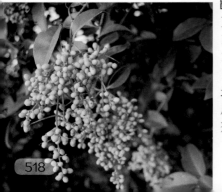

验方精选 ❶治须发早白：女贞子10克，旱莲草10克，何首乌10克，熟地黄10克。水煎，每日1剂，分3次服，连服15剂。❷治肝肾阴虚、精血亏虚之视物昏花、目暗不明：女贞子、枸杞子、熟地各等量泡酒服用。❸治冠心病、高血压病：女贞子、旱莲草各15克，每日1剂，水煎，分2～3次服，连服10日。

天冬

本品为百合科植物天冬的干燥块根。主产于贵州、四川、云南、山西、陕西、甘肃。秋、冬二季采挖，洗净，除去茎基和须根，置沸水中煮或蒸至透心，趁热除去外皮，洗净，干燥。以条粗、肥满、色黄白、半透明，外皮去净者为佳。切薄片，生用。

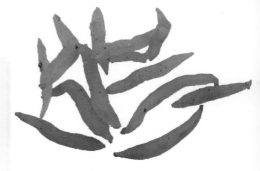

中药识别　本品呈长纺锤形，略弯曲，长5～18厘米，直径0.5～2.0厘米。表面黄白色至淡黄棕色，半透明，光滑或具深浅不等的纵皱纹，偶有残存的灰棕色外皮。质硬或柔润，有黏性，断面角质样，中柱黄白色。气微，味甜、微苦。

药性　甘、苦，寒。归肺、肾经。

功效主治　养阴润燥，清肺生津。主治肺燥干咳，顿咳痰黏，腰膝酸痛，骨蒸潮热，内热消渴，热病津伤，咽干口渴，肠燥便秘。

用法用量　煎服，6～12克。

使用注意　脾胃虚寒，食少便溏及外感风寒咳嗽者忌服。

现代药理　天冬酰胺和多糖成分均能延缓衰老，抑制脂质过氧化，提高自由基代谢相关酶的活性。其水煎液具有增强体液和细胞免疫及抗肿瘤作用。皂苷类成分具有抗血小板凝聚作用，其中螺甾皂苷有较强的抗真菌活性，总呋皂苷有抗肝纤维化活性。天冬煎剂体外试验对炭疽杆菌以及其他多种细菌有不同程度的抑菌作用。

验方精选　❶治扁桃体炎、咽喉肿痛：天冬、麦冬、板蓝根、桔梗、山豆根各15克，甘草10克，水煎服。❷治疝气：鲜天冬25～50克（去皮）。水煎，点酒为引，内服。❸治咳嗽：人参、天门冬（去心）、熟干地黄各等份。为细末，炼蜜为丸如樱桃大，含化服之。

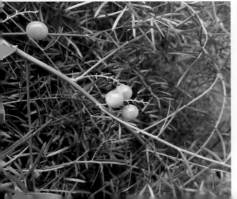

食疗方　❶酒蒸天冬：乳腺小叶增生及乳腺癌。天冬60克，黄酒。将天冬剥去外皮，放瓷碗中加黄酒适量，隔水蒸约1小时，弃去黄酒。分早、中、晚3次服用。❷天冬粥：养阴清热，润肺滋肾。天冬15～20克，粳米100克，冰糖适量。先将天冬水煎，去渣取汁。然后将粳米加入天冬汁煮粥，煮熟后加入冰糖少许。空腹食用。

木菠萝

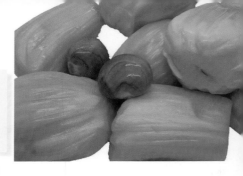

本品为桑科植物菠萝蜜的种仁或果实。主产于广西、云南、广东。秋季果实成熟时采收。以粒大、饱满者为佳。多生用。

中药识别 果实长椭圆形，黄绿色或黄褐色，表皮坚硬，有众多突起的软刺。果肉被乳白色的软皮包裹，果肉金黄色，有特殊的蜜香味。种子浅褐色，卵形或长卵形，质坚硬。

药性 甘，酸，平。

功效主治 益气，生津，止渴，止咳，通乳。主治脾胃虚弱，产后乳少或乳汁不通。果实主治肺结核，咳嗽。除烦，解酒。树汁外用主治疮疡肿毒。

用法用量 50～100克，炖肉服或水煎服，也可用鲜品生食。外用适量，树液涂抹患处。

使用注意 本品食用可能引起过敏反应，如皮肤潮红、发疹、瘙痒、呕吐、腹痛、腹泻以及过敏性休克。通常认为，过敏反应和某些个体对所含蛋白酶过敏有关。民间经验表明，食用前先以盐水浸泡，可免过敏。

现代药理 对改善局部血液、体液循环，使炎症和水肿吸收、消退，对脑血栓及其他血栓所引起的疾病具有一定的辅助治疗作用。此外，还具有治疗支气管炎、支气管哮喘、急性肺炎、咽喉炎、视网膜炎、乳腺炎、产后乳房充血、产后血栓性静脉炎、关节炎、关节周围炎、蜂窝织炎、小腿溃疡等病症。

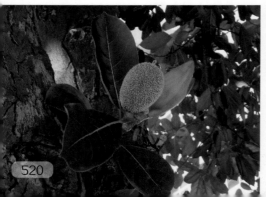

验方精选

❶治疮疖红肿，急性淋巴管炎，湿疹，痔疮：割取树皮，取流出的液汁涂抹患处。❷治产后乳汁不通：猪瘦肉250克，切小块，菠萝蜜核仁适量，煲汤，与汤同食，以淡食为宜。

五指毛桃

本品为桑科植物粗叶榕的干燥根。主产于云南、贵州、广东、广西、福建。全年均可采挖，除去泥沙，洗净，再除去细根，趁鲜时切成短段或块片，晒干。一般以棕黄色、气香浓郁者为佳。多生用。

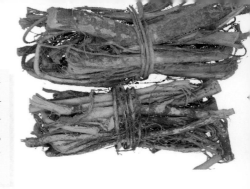

中药识别 根略呈圆柱形，有分枝，长短不一。表面灰棕色或褐色，有纵皱纹，可见明显的横向皮孔及须根痕。部分栓皮脱落后露出红棕色皮部。质坚硬，难折断，断面呈纤维性。皮薄，木部呈黄白色，可见众多同心环纹和放射状纹理，皮部与木部易分离。气微香，味甘。

药性 甘，微温。归肺、脾、胃、大肠、肝经。

功效主治 益气健脾，祛痰化湿，舒筋活络。主治肺虚痰喘，脾胃气虚，肢倦无力，食少腹胀，水肿，带下，风湿痹痛，腰腿痛。

用法用量 水煎服，15～30克。

使用注意 少吃辛辣或刺激性食物。

现代药理 煎剂及乙醇提取物有较好的镇咳作用。对金黄色葡萄球菌、甲型链球菌有较好的抑菌作用。药理实验发现，其能显著提高胸腺、脾脏质量指数及血清溶血素水平，可以加强机体免疫能力。

验方精选 ❶治急性黄疸型肝炎：穿破石1000克，五指毛桃250克，葫芦茶150克，加水浸煮两次，浓缩至1500毫升，加白糖300克，静置，过滤。病情较重者每日服90毫升，分二次服；病情较轻者每日服45毫升，一次服完。以一个月为一个疗程。❷治产后无乳：五指毛桃100克，炖猪脚服。❸治白带多：五指毛桃50克，一匹绸100克，水煎服。

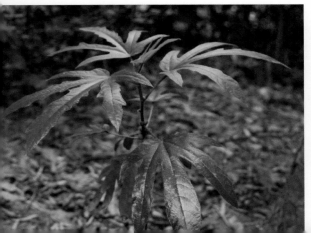

太子参

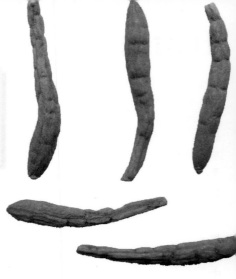

本品为石竹科植物孩儿参的干燥块根。主产于江苏、山东、安徽。夏季茎叶大部分枯萎时采挖，洗净，除去须根，置沸水中略烫后晒干或直接晒干。以条粗、色黄白者为佳。生用。

中药识别 本品呈细长纺锤形或细长条形，稍弯曲，长3～10厘米，直径0.2～0.6厘米。表面灰黄色至黄棕色，较光滑，微有纵皱纹，凹陷处有须根痕。顶端有茎痕。质硬而脆，断面较平坦，周边淡黄棕色，中心淡黄白色，角质样。气微，味微甘。

药性 甘、微苦，平。归脾、肺经。

功效主治 益气健脾，生津润肺。主治脾虚体倦，食欲不振，病后虚弱，气阴不足，自汗口渴，肺燥干咳。

用法用量 煎服，9～30克。

使用注意 表实邪盛者不宜用。

现代药理 太子参水煎液、多糖、醇提物、皂苷能够增强免疫功能。太子参水提物、75%醇提物、多糖及皂苷具有抗应激、抗疲劳的作用。太子参多糖还具有改善记忆，延长寿命的作用。此外，太子参尚有降血脂、降血糖、止咳、祛痰、抗菌、抗病毒、抗炎等作用。

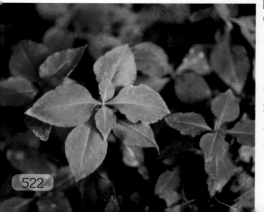

验方精选

❶治自汗：太子参15克，浮小麦25克，水煎服。❷治疗小孩反复感冒体虚者：黄芪15克，红枣7枚，太子参10克。❸治劳力损伤，神疲乏力，食少纳呆，脉细弱。取太子参15～18克，放入碗中，加黄酒、红糖适量，隔水蒸汁。每日3次，口服，每日1剂。

牛大力

本品为豆科（蝶形花亚科）植物美丽崖豆藤的干燥根。主产于福建、湖南、广东、广西、海南、云南。全年均可采挖，以夏、秋季采挖为佳，洗净，除去芦头及须根，切厚片，晒干。一般以根粗壮、纺锤形，切面白色、粉性足、味甜者为佳。生用。

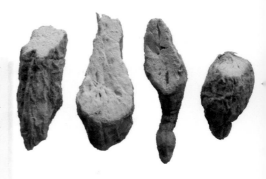

中药识别　块根圆柱状或几个纺锤状体连成一串，浅黄色或土黄色，稍粗糙，有环纹。商品多为切成长 4～9 厘米，宽 2～3 厘米、厚 0.5～1.0 厘米的块片。横切面皮部近白色，其内侧为一层不很明显的棕色环纹，中间部分近白色，粉质，略疏松。老根近木质，坚韧，嫩根质脆，易折断。气微，味微甜。

药性　甘，平。归肺、脾、肾经。

功效主治　补虚润肺，强筋活络。主治病后虚弱，阴虚咳嗽，腰肌劳损，风湿痹痛，遗精，白带。

用法用量　水煎服，15～30 克。广东民间常作为煲汤的食材。

现代药理　本品煎剂或乙醇提取液浓缩后沉淀物灌服，对浓氨试液喷雾引起的咳嗽小鼠有明显的止咳作用。

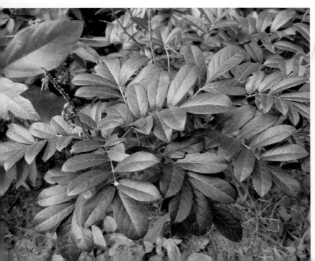

▶验方精选◀

❶治腰肌劳损：牛大力根、千斤拔各30克，牛膝、山萸肉、威灵仙各12克，水煎服。❷治慢性肝炎：牛大力60克，土黄连、灵芝各15克，水煎服。❸治肺热咳嗽：牛大力30克，红丝线15克，红菱根15克，水煎服。

巴戟天

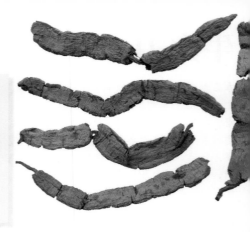

本品为茜草科植物巴戟天的干燥根。主产于福建、广东、海南、广西等地。全年均可采挖，洗净，除去须根，晒至六七成干，轻轻地捶扁，晒干。生用，或除去木心，分别加工炮制成巴戟肉、盐巴戟天、制巴戟天用。一般以条粗壮、连珠状，肉厚，色紫者为佳。

中药识别 本品呈扁圆柱形短段或不规则块。表面灰黄色或暗灰色，具纵纹和横裂纹。有的皮部横向断离露出木部。质韧，断面皮部厚，紫色或淡紫色，易与木部剥离，木心较细，直径1～5毫米。气微，味甘而微涩。

药性 甘、辛，微温。归肾、肝经。

功效主治 补肾阳，强筋骨，祛风湿。主治阳痿遗精，宫冷不孕，月经不调，少腹冷痛，风湿痹痛，筋骨痿软。

用法用量 水煎服，3～10克。或入丸、散；亦可浸酒或熬膏。

使用注意 阴虚火旺者不宜用。

现代药理 巴戟天对精子的膜结构和功能具有明显的保护作用，并改善精子的运动功能和穿透功能。巴戟天水提物、醇提物能诱导骨髓基质细胞向成骨细胞分化。巴戟天多糖能明显增加幼年小鼠胸腺重量，能显著提高巨噬细胞吞噬百分率，并能明显促进小鼠免疫特异玫瑰花结形成细胞的形成。此外，水浸液提取物还具有抗抑郁活性以及延缓衰老、抗肿瘤等作用。

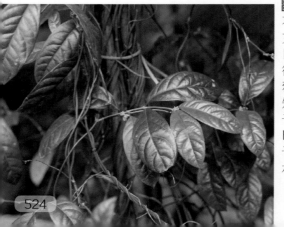

验方精选 ❶治遗尿、小便不禁：巴戟天12克，益智仁10克，覆盆子12克，水煎服，每日1剂。❷治妇女更年期综合征：巴戟天、当归各9克，淫羊藿、仙茅各9～15克，黄柏、知母各5～9克。水煎服。❸男子阳痿早泄，女子宫寒不孕：巴戟天、党参、覆盆子、菟丝子、神曲各9克，山药18克，水煎服，每日1剂，常服有效。

玉竹

本品为百合科植物玉竹的干燥根茎。主产于湖南、湖北、江苏、安徽、浙江。秋季采挖，除去须根，洗净，晒至柔软后，反复揉搓、晾晒至无硬心，晒干，或蒸透后，揉至半透明，晒干。以条长、肥壮、色黄白、半透明者为佳。切厚片或段，生用。

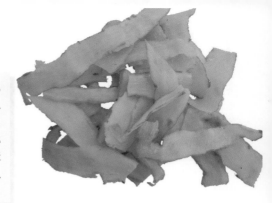

中药识别　根茎叶长圆柱形，略扁，少分枝。表面黄白色至淡黄棕色，半透明，有时可见环节。质硬而脆或稍软，易折断，断面角质样或显颗粒性。气微，味甘，嚼之发黏。

药性　甘，微寒。归肺、胃经。

功效主治　养阴润燥，生津止渴。主治肺胃阴伤，燥热咳嗽，咽干口渴，内热消渴。

用法用量　6～12克，煎服、熬膏、浸酒或入丸、散。

使用注意　阴虚有热宜生用，热不甚者宜制用。

现代药理　能降低血糖、降低血清糖化血红蛋白组分，抑制糖皮质糖基化终产物形成，保护肾脏细胞。玉竹多糖具有抗氧化作用，通过提高超氧化物歧化酶活性，增强其对自由基的清除能力，抑制脂质过氧化，降低丙二醛，减轻对机体组织的损伤，延缓衰老。玉竹浸膏还可增强巨噬细胞吞噬作用，以提高机体免疫功能。

验方精选　❶治发热口干，小便涩：玉竹150克，煮汁饮之。❷治秋燥伤胃阴：玉竹15克，麦冬15克，沙参10克，生甘草5克。水5杯，煮取2杯，分2次服。❸治赤眼涩痛：玉竹、赤芍、当归、黄连等份。煎服熏洗。

食疗方　淮山玉竹清炖鸡：滋阴养颜，生津止渴，益气补脾。光鸡1只，干淮山药50克，玉竹40克，枸杞子10克，红枣4枚，盐少许。洗净宰好的光鸡，斩件，氽水捞起冲净；洗净淮山药、玉竹和红枣，红枣拍扁去核；煮沸清水倒入炖盅，放入所有材料，隔水炖2小时，下盐调味即可食用。

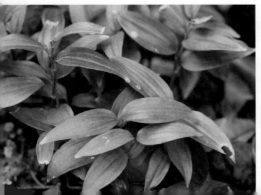

525

甘草

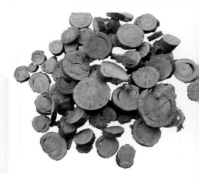

本品为豆科（蝶形花亚科）植物的干燥根和根茎。主产于内蒙古、甘肃、黑龙江。春、秋二季采挖，除去须根，晒干。以外皮细紧、色红棕、质坚实、粉性足、味甜者为佳。多切厚片，生用或蜜炙用。

中药识别　本品呈类圆形或椭圆形的厚片。外表皮红棕色或灰棕色，具纵皱纹。切面略显纤维性，中心黄白色，有明显的放射状纹理及形成层环。质坚实，具粉性。气微，味甜而特殊。

药性　甘，平。入心、肺、脾、胃经。

功效主治　补脾益气，清热解毒，祛痰止咳，缓急止痛，调和诸药。主治脾胃虚弱，倦怠乏力，心悸气短，咳嗽痰多，脘腹、四肢挛急疼痛，痈肿疮毒，缓解药物毒性、烈性。

用法用量　煎服，2 ～ 10克。生用偏凉，可泻火解毒、缓急止痛；炙用偏温，能散表寒，补中益气。

使用注意　不宜与海藻、京大戟、红大戟、甘遂、芫花同用。本品有助湿壅气之弊，湿盛胀满、水肿者不宜用。大剂量久服可导致水钠潴留，引起浮肿。

现代药理　甘草所含主成分甘草次酸和黄酮类成分具有抗利尿、降血脂、保肝和类似肾上腺皮质激素样作用，具有抗心律失常、减少心室颤动发生率的作用同时还通过降低肠管紧张度，减少收缩幅度而具有解痉作用。此外，还具有镇咳、祛痰、平喘等作用。

验方精选　❶治低血压：甘草、五味子各6 ～ 12克，茯苓15克。每日1剂，分2次煎服或泡茶饮。❷治消化道溃疡：甘草粉，每次3 ～ 5克，每日3次，口服。亦可用甘草流浸膏，每次15毫升，每日4次，连服6周。❸原发性血小板减少性紫癜：甘草12 ～ 20克。水煎，早晚分服。

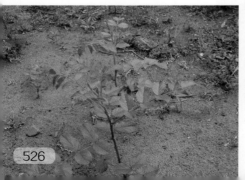

食疗方　❶甘草茶：清热解毒，有效缓解喉咙疼痛及发炎等症状。甘草、金银花各3克，冰糖适量。将金银花与甘草冲入沸水泡5分钟，调入冰糖，代茶饮。❷蜜枣甘草汤：补中益气，解毒润肺，止咳化痰。蜜枣8枚，生甘草6克，将蜜枣、生甘草加清水2碗煎至1碗，去渣，每日2次，饮服。

龙眼肉

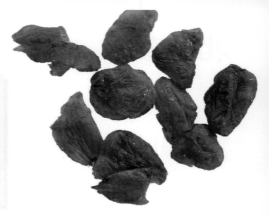

本品为无患子科植物龙眼的假种皮。我国西南部至东南部广泛栽培。主产于广东、广西、福建、四川、台湾。夏、秋二季采收成熟果实，干燥，去壳、核，晒至干爽不黏。一般以片肥厚、柔润、味甜浓者为佳。生用。

中药识别　本品为纵向破裂的不规则薄片，或呈囊状，长约1.5厘米，宽2～4厘米，厚约0.1厘米，棕黄色至棕褐色，半透明。外表面皱缩不平，内表面光亮而有细纵皱纹。薄片者质柔润，囊状者质稍硬。气微香，味甜。

药性　甘，温。归心、脾经。

功效主治　补益心脾，养血安神。主治气血不足，心悸怔忡，健忘失眠，血虚萎黄。

用法用量　煎服，9～15克。

使用注意　湿盛中满或有停饮、痰、火者忌服。

现代药理　本品可延长小鼠常压耐氧存活时间，减少低温下死亡率。此外，本品还有抗应激、抗焦虑、抗菌、抗衰老等作用。

验方精选　❶病后及体质虚弱者调养：龙眼肉9克，花生米15克，煎服。❷温补脾胃，助精神：龙眼肉不拘多少，上好烧酒内浸百日，少量常饮。❸治妇人产后浮肿：龙眼干、生姜、大枣，煎服。

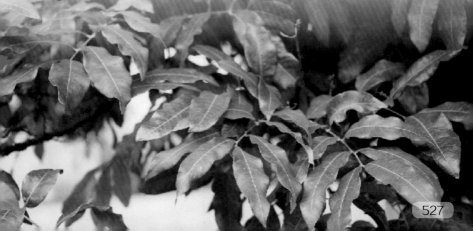

北沙参

本品为伞形科植物珊瑚菜的干燥根。主产于山东、河北、辽宁。春、秋二季采挖，除去须根，洗净，稍晾，置沸水中烫后，除去外皮，干燥。或洗净直接干燥。以质紧密，色白者为佳。切段，生用。

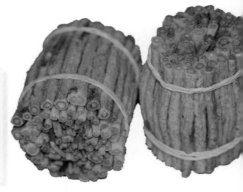

中药识别 本品呈细长圆柱形，偶有分枝，长15～45厘米，直径0.4～1.2厘米。表面淡黄白色，略粗糙，偶有残存外皮，不去外皮的表面黄棕色。全体有细纵皱纹和纵沟，并有棕黄色点状细根痕；顶端常留有黄棕色根茎残基；上端稍细，中部略粗，下部渐细。质脆，易折断，断面皮部浅黄白色，木部黄色。气特异，味微甘。

药性 甘、微苦，微寒。归脾、胃经。

功效主治 养阴清肺，益胃生津。主治肺热燥咳，劳嗽痰血，胃阴不足，热病津伤，咽干口渴。

用法用量 煎服，5～12克。亦可熬膏或入丸剂。

使用注意 不宜与藜芦同用。

现代药理 北沙参多糖有抑制体液、细胞免疫作用，降糖作用。其50%甲醇提取液对酪氨酸酶活性有明显的抑制作用。乙醇提取物对急性肝损伤有保护作用。香豆素及聚炔类具有抗菌、抗真菌、镇静、镇痛作用。北沙参水提、醇提液有明显的抗突变作用；线型呋喃香豆素，具有明显的抗促癌作用，其中欧前胡素和异欧前胡素的抑制作用最强。

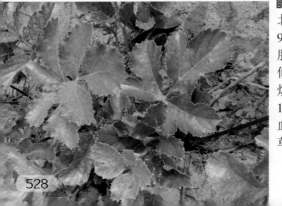

验方精选 ❶治支气管炎：北沙参12克，麦冬9克，贝母9克，甘草6克，每日一剂，煎服。❷治一切阴虚火炎，似虚似实，逆气不降，消气不升，烦渴咳嗽，胀满不食：北沙参15克，水煎服。❸治肺结核咯血：北沙参9克，麦冬6克，甘草3克，热水冲泡，代为茶饮。

仙茅

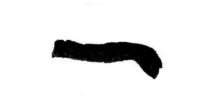

本品为石蒜科植物大叶仙茅的干燥根茎。主产于四川、云南、广西、贵州。秋、冬二季采挖，除去根头和须根，洗净，干燥。以条粗、表面色黑者为佳。切段，生用，或经米泔水浸泡切片。

中药识别　本品呈类圆形或不规则形的厚片或段，外表皮棕色至褐色，粗糙，有的可见纵横皱纹和细孔状的须根痕。切面灰白色至棕褐色，有多数棕色小点，中间有深色环纹。气微香，味微苦、辛。

药性　辛、热；有毒。归肾、肝、脾经。

功效主治　补肾阳，强筋骨，祛寒湿。主治阳痿精冷，筋骨痿软，腰膝冷痛，阳虚冷泻。

用法用量　煎服，3 ～ 10克。

使用注意　本品燥烈有毒，不宜久服；阴虚火旺者忌服。

现代药理　仙茅具有调节免疫、抗氧化、保肝、抗炎等作用。可延长实验动物的平均存活时间。仙茅醇浸液可明显提高小鼠腹腔巨噬细胞吞噬指数；仙茅水煎液可明显增加大鼠腺垂体、卵巢和子宫重量，使卵巢HCG/LH受体特异结合力明显提高；仙茅醇浸剂可明显延长小鼠睡眠时间，具有抗惊厥，镇定等作用。

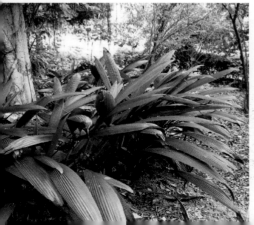

【验方精选】❶治冲任不调症状的高血压病：仙茅、淫羊藿、巴戟天、知母、黄柏、当归，六味等份，煎成浓缩液。日服2次，每次25 ～ 50克。❷妇女更年期综合征：仙茅、淫羊藿各15克，巴戟天、当归、黄柏、知母各9克。水煎服，每日1剂。❸治腰膝酸痛，关节不利：单用仙茅或与威灵仙、羌活、苍术等配伍浸酒饮。

白术

本品为菊科植物白术的干燥根茎。主产于浙江、安徽、四川、江西、河北。冬季下部叶枯黄、上部叶变脆时采挖，除去泥沙，烘干或晒干，再除去须根。以个大、断面色黄白、质坚实、香气浓郁者为佳。切厚片，生用或麸炒用。

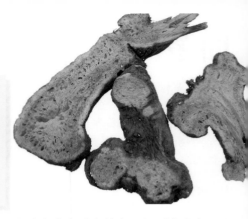

中药识别 本品呈不规则的厚片。外表皮灰黄色或灰棕色。切面黄白色至淡棕色，散生棕黄色的点状油室，木部具放射状纹理；烘干者切面角质样，色较深或有裂隙。气清香，味甘、微辛，嚼之略带黏性。

药性 甘、苦，温。归脾、胃经。

功效主治 健脾益气，燥湿利水，止汗，安胎。主治脾虚食少，腹胀泄泻，痰饮眩悸，水肿，自汗，胎动不安。

用法用量 煎服，6～12克。炒用可增强补气、健脾止泻的作用。

使用注意 阴虚燥渴，气滞胀闷者忌服。

现代药理 白术水煎液能促进小鼠胃排空及小肠推进功能，并能防治实验性胃溃疡。白术内酯Ⅰ具有增强唾液淀粉酶活性、促进营养物质吸收、调节胃肠道功能的作用。白术水煎液和流浸膏均有明显而持久的利尿作用。白术多糖、白术挥发油能增强细胞免疫功能。此外，药理实验还表明，白术具有保肝、利胆、降血糖、抗菌、抗肿瘤、镇静、镇咳、祛痰等作用。

验方精选 ❶治中寒痞闷急痛，寒湿相搏，吐泻腹痛：白术、茯苓、陈皮、泽泻各15克，干姜、肉桂、藿香各0.3克，甘草30克，缩砂仁0.3克。研末，温水化蜜少许调下。❷治虚弱枯瘦，食而不化：白术（酒浸，九蒸九晒）500克，菟丝子（酒煮吐丝，晒干）500克，共为末，蜜丸，梧子大。每服4～6克。❸治脾虚胀满：白术100克，橘皮200克。研末，制成糊丸，梧桐子大小，每食前用木香汤送下30丸。

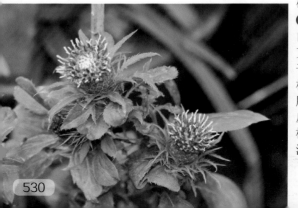

白芍

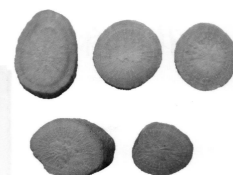

本品为毛茛科植物芍药干燥根。主产于浙江、安徽。夏、秋二季采挖，洗净，除去头尾和细根，置沸水中煮后除去外皮或去皮后再煮，晒干。以根条粗长、质坚实、无白心或裂隙者为佳。切薄片，生用、清炒用或酒炙用。

中药识别　本品呈圆柱形，平直或稍弯曲，两端平截。表面类白色或淡棕红色，光洁或有纵皱纹及细根痕。质坚实，不易折断，断面较平坦，类白色或微带棕红色，形成层环明显，射线放射状。气微，味微苦、酸。

药性　苦、酸，微寒。归肝、脾经。

功效主治　养血调经，敛阴止汗，柔肝止痛，平抑肝阳。主治血虚萎黄，月经不调，自汗，盗汗，胁痛，腹痛，四肢挛急疼痛，肝阳上亢，头痛眩晕。

用法用量　水煎服，6～15克。

使用注意　不宜与藜芦同用。阳衰虚寒之证不宜用。

现代药理　白芍煎剂及芍药苷具有抗菌作用，对痢疾杆菌、肺炎链球菌、大肠埃希菌、伤寒杆菌、溶血性链球菌、铜绿假单胞菌具有抑制作用，同时具有增加冠状动脉流量、改善心肌营养血流、扩张血管、对抗急性心肌缺血、抑制血小板聚集和调节血糖的作用。此外，芍药苷还具有较好的解痉、镇痛以及保肝、增强应激能力等作用。

验方精选　❶治气血虚弱，胎元不固证：人参、黄芪各3克，白术、炙甘草各1.5克，当归3克，川芎、白芍、熟地各2.4克，续断3克，糯米一撮，黄芩3克，砂仁1.5克。水煎服。❷治肠胃燥热之便秘证：麻子仁20克，芍药9克，枳实9克，大黄12克，厚朴9克，杏仁10克。上为细末，炼蜜为丸，每次9克，每日1～2克，温开水送服，亦可改为汤剂煎服。❸治痛经：白芍60克，干姜24克。共研细末，分成8包，月经来时，每日服一包，黄酒为引，连服3周。

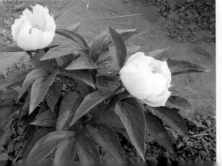

531

白花油麻藤

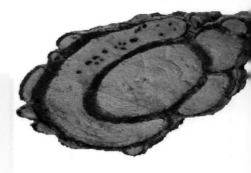

本品为豆科（蝶形花亚科）植物白花油麻藤的干燥藤茎。主产于广东、广西、贵州、四川。全年可采，趁鲜切片，晒干。以藤茎粗壮、有棕褐色树脂物者为佳。生用。

中药识别　本品为椭圆形、长矩图形或不规则的斜切片，厚0.5～1.0厘米。栓皮灰棕色，有众多凸起的皮孔。质坚硬，难折断，断面木部黄棕色，针孔（导管）多数众多，有红棕色至黑棕色树脂状分泌物与木部相间排列呈大小数个圆形环纹。气微，味涩。

药性　微苦、涩、平。

功效主治　补血行血，通经络，强筋骨。主治贫血，白细胞减少症，萎黄病，月经不调，瘫痪，腰腿痛。

用法用量　水煎服，10～30克。

现代药理　白花油麻藤50%乙醇提取物的95%洗脱部分和水洗脱部分可明显促进辐射所致骨髓抑制小鼠外周血象的恢复，此结果表明，白花油麻藤具有一定的防辐射作用。水提取物补血作用的实验研究中，分别灌胃给予失血性贫血小鼠、环磷酰胺造模小鼠，能明显提高失血性贫血小鼠的红细胞数量。

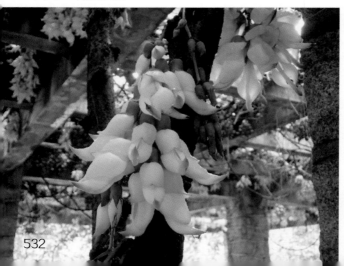

▌验方精选▐

治放射治疗引起的白细胞减少：白花油麻藤10克煎水口服。

白扁豆

本品为蝶形花科植物扁豆的干燥成熟种子。全国大部分地区均产。秋、冬二季采收成熟果实，晒干，取出种子，再晒干。以粒大、饱满、色白者为佳。生用或炒用，用时捣碎。

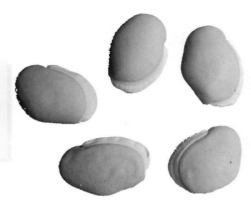

中药识别 本品呈扁椭圆形或扁卵圆形，长8～13毫米，宽6～9毫米。表面淡黄白色或淡黄色，平滑，略有光泽，一侧边缘有隆起的白色眉状种阜。质坚硬。种皮薄而脆，子叶2枚，肥厚，黄白色。气微，味淡，嚼之有豆腥气。

药性 甘，微温。归脾、胃经。

功效主治 健脾化湿，和中消暑。主治脾胃虚弱，食欲缺乏，大便溏泻，白带过多，暑湿吐泻，胸闷腹胀。

用法用量 煎服，9～15克。炒扁豆健脾化湿，用于脾虚泄泻，白带过多。

现代药理 白扁豆水煎液具有抑制痢疾杆菌和抗病毒作用，对食物中毒引起的呕吐、急性胃炎等有解毒作用，尚有解酒、河豚及其他食物中毒的作用。白扁豆多糖具有抗氧化、增强免疫的功能。

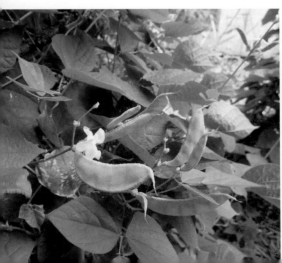

验方精选

❶ 治水肿：扁豆适量，炒黄，磨成粉。每日3次，饭前服用，成人9克，儿童3克，用灯心汤调服。

❷ 治砒霜中毒：白扁豆生研，水绞汁饮。

地蚕

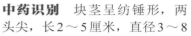

本品为唇形科植物地蚕的干燥块茎及全草。主产于浙江、江西、广东、广西等地。秋季采挖，洗净鲜用或蒸熟晒干。以块茎肥壮、色白、黏性强者为佳。生用。

中药识别 块茎呈纺锤形，两头尖，长2～5厘米，直径3～8毫米。表面淡黄色或棕黄色，略皱缩而扭曲，具环节4～15个，节上有点状芽痕和须根痕。质脆，易折断，断面略平坦，类白色，颗粒状，可见棕色形成层环。气微，味甜，有黏性。本品放水中浸泡时易膨胀，结节状明显。

药性 甘，平。归肺、肝、脾经。

功效主治 养阴清热，益肾润肺，止咳化痰。主治肺痨咳嗽痰喘，阴虚发热，盗汗，小儿疳积。疮毒肿痛，毒蛇咬伤。

用法用量 水煎服，全草15～30克，根30～60克。浸酒或焙干研末。外用适量，煎水洗或捣敷。

使用注意 脾胃虚寒者慎用。

现代药理 地蚕含有水苏碱、水苏糖、蛋白质、氨基酸、脂肪、葫芦巴碱等成分，能减慢蛙心的收缩频率。

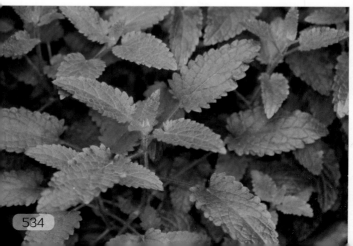

■验方精选■

治肺虚咳嗽，咽喉干燥：地蚕120克。猪肺块，加水同炖，略加盐调味服食。

芋头

本品为天南星科植物芋的块茎。我国南方地区广泛栽培。8～9月份采挖，去净须根及地上部分，洗净，晒干。其中间母根（块茎）俗称芋头，旁生小者为芋子。以质嫩、肉细腻、味甜者为佳。多作食蔬用。

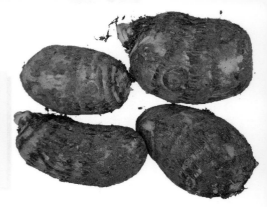

中药识别　呈椭圆形或圆锥形，大小不一。有的顶端有顶芽，外表面褐黄色或黄棕色，有不规则的纵向沟纹，并可见点状环纹，环节上有许多毛须，或连成片状，易纵向撕裂。横切面白色或黄白色，质硬。气特异，味甘微涩，嚼之有黏性。

药性　甘、辛，平；有小毒。及肠、胃经。

功效主治　补气益肾，破血解毒，软坚散结，健胃和胃，生肌止痛。主治淋巴结核，无名肿毒，肾炎，胃炎，便秘，烫火伤，牛皮癣，蜂蜇虫咬，子宫脱垂，小儿脱肛。

用法用量　煎服，60～120克；或入丸、散。外用适量，捣敷或煎水洗。

使用注意　因食多而滞气困脾，不可多食。生品有毒，味辛麻口，不可服食。

现代药理　块茎富含钙、磷、B族维生素、钾、镁、维生素C、钠、胡萝卜素等多种成分。既具有丰富的营养价值，又具有增强人体免疫功能的作用。

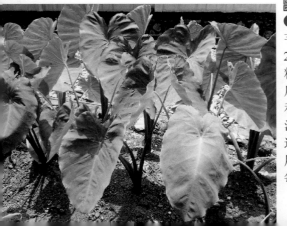

▌验方精选▐

❶ 治小儿连珠病及虚病：芋头100克，研末（或鲜品200克，切小块），同适量粳米煮粥食。❷ 治诸疮因风致肿：烧白芋灰，温汤和之，厚3分，敷疮上。❸ 治瘰疬已溃或未溃：芋头适量，切片晒干，研细末，用海蜇、荸荠煎服泛丸。每次9克，温开水送服。

535

百合

本品为百合科植物细叶百合的干燥肉质鳞片。生于山坡草地或林缘。主产于湖南、湖北、江苏、浙江、安徽。秋季采挖，洗净，剥取鳞叶，置沸水中略烫，干燥。以片大、肉厚、质硬、色白者为佳。生用或蜜炙用。

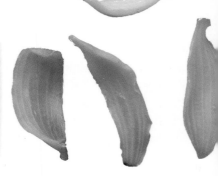

中药识别　本品呈长椭圆形，长2～5厘米，宽1～2厘米，中部厚1.3～4.0毫米。表面黄白色至淡棕黄色，有的微带紫色，有数条纵直平行的白色维管束。顶端稍尖，基部较宽，边缘薄，微波状，略向内弯曲。质硬而脆，断面较平坦，角质样。气微，味微苦。

药性　甘，寒。归心、肺经。

功效主治　养阴润肺，清心安神。主治阴虚燥咳，劳嗽咯血，虚烦惊悸，失眠多梦，精神恍惚。

用法用量　煎服，6～12克。

使用注意　清心安神宜生用，润肺止咳宜蜜炙。

现代药理　生品和蜜炙百合水提液均有镇咳和祛痰作用。百合水提液还具有镇静、抗缺氧和抗疲劳作用。百合多糖可提高免疫功能、降低四氧嘧啶致高血糖模型小鼠的血糖。百合乙醇提取物、乙酸乙酯提取物可抑制藤黄微球菌、金黄色葡萄球菌、大肠埃希菌、黄霉菌、粪肠球菌、铜绿假单胞菌。

验方精选　❶治老年慢性支气管炎伴有肺气肿：百合2～3个，洗净捣汁，以温开水日服2次。❷治肺病咯血、咳嗽痰血、干咳咽痛：百合、旋覆花各等份，焙干研为细末，加蜜水日服3次。❸治流血不止：百合洗净，晒干研粉，涂于外伤出血处。

食疗方　❶百合饮：清热生津，解暑消烦，利咽润肠，适用于便秘、干咳、心烦口渴等。咽喉肿痛者饮用亦有一定作用。百合50克，银耳（白木耳）30克，冰糖适量。百合、银耳（白木耳）洗净后放入锅中，加冰糖适量、水500毫升，同炖至熟即可。❷西芹炒百合：润肺，清心，调中。西芹150克，百合（干）100克，调料适量。西芹洗净并切成3厘米见方的菱形块；百合洗净，掰成小瓣；把西芹块、百合瓣放入沸水汤锅，烫至刚熟时捞起；炒锅放在火上，下油加热至五成热，下西芹块、百合瓣，烹调料，快速翻炒至匀，放入味精、勾芡收汁后起锅装盘即成。

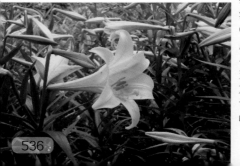

当归

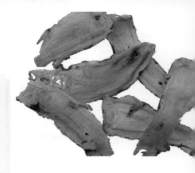

本品为伞形科植物当归的干燥根。主产于甘肃、陕西、云南、四川。秋季采挖，除去须根及泥沙，待水分稍蒸发后，捆成小把，上棚，用烟火缓缓地熏干。以主根粗长、油润、外皮色黄棕、断面色黄白、气味浓厚者为佳。切薄片，生用或酒炙用。

中药识别　根呈圆柱形，下部有支根3～5条，表面黄棕色至棕褐色，具纵皱纹和横长皮孔样突起。根头（归头）具环纹，上端圆钝，或具数个明显突出的根茎痕，有紫色或黄绿色的茎和叶鞘的残基。主根（归身）表面凹凸不平。支根（归尾）上粗下细，多扭曲。质柔韧，断面黄白色或淡黄棕色，皮部厚，有多数棕色点状分泌腔，木部色较淡，形成层环黄棕色。有浓郁的香气，味甘、辛、微苦。

药性　甘、辛，温。归肝、心、脾经。

功效主治　补血活血，调经止痛，润肠通便。血虚诸证，月经不调，经闭，痛经、癥瘕结聚、崩漏、虚寒腹痛、痿痹、肌肤麻木、肠燥便难、赤痢后重、痈疽疮疡、跌仆损伤。

用法用量　煎服，6～12克。或入丸、散、浸酒。外用适量，外敷。

使用注意　湿盛中满、大便溏泄者忌服。

现代药理　本品挥发油对子宫平滑肌具有兴奋和抑制的双向性作用。浸膏有扩张离体豚鼠冠脉，增加冠脉血流量作用，对实验性心肌缺血亦有明显的保护作用。水浸液能显著促进小鼠血红蛋白及红细胞的生成，当归及其阿魏酸钠有明显的抗血栓作用。此外，本品有增强机体免疫、抑制炎症后期肉芽组织增生、抗脂质过氧化、抗肿瘤、抗菌、抗辐射等作用。

验方精选　❶治盗汗：当归、生地黄、熟地黄、黄柏、黄芩、黄连各等份，黄芪加一倍。上为粗末，每服15克，水二杯，煎至一杯，食前服，小儿减半服之。❷治产后败血不散，结聚成块，腹痛间发不可忍：当归30克（锉，微炒），鬼箭羽30克，红花30克。上药捣筛为散，每服9克，以酒一中盏，煎至六分，去滓，不计时候温服。❸产后不省人事，口吐痰涎：当归、荆芥穗等份。上为细末，每服9克，水一盏，酒少许，煎至七分，灌下咽，随即苏醒。

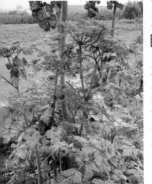

食疗方　❶当归枸杞茶：补血调经，养肝明目。当归3克，枸杞子10～15粒，红枣3～4枚。将上述药加入沸水泡5分钟，代茶饮。❷当归生姜羊肉汤：补血调血、散寒开胃、益气健脾、温经止痛。当归15克，生姜15克，羊肉200克，葱花、胡椒粉、猪油、味精、食盐各适量。将生姜切片、羊肉切小块、当归切薄片，三味同放锅内，加清水适量煮汤，待羊肉块熟烂后再放葱花、胡椒粉、猪油、味精、食盐调味，饮汤食肉。

麦冬

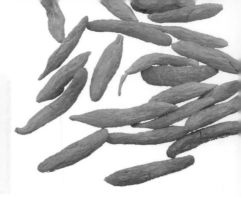

本品为百合科植物麦冬的干燥块根。主产于浙江、四川、江西、贵州、安徽、河南。夏季采挖，洗净，反复暴晒，堆置，至七八成干，除去须根，干燥。以个大、肥壮、色黄白、半透明、质柔者为佳。生用。

中药识别　本品呈纺锤形，两端略尖，长1.5～3.0厘米，直径0.3～0.6厘米。表面黄白色或淡黄色，有细纵纹。质柔韧，断面黄白色，半透明，中柱细小。气微香，味甘、微苦。

药性　甘，微苦，微寒。归心、肺、胃经。

功效主治　养阴生津，润肺清心。用于肺燥干咳，阴虚痨嗽，喉痹咽痛，津伤口渴，内热消渴，心烦失眠，肠燥便秘。

用法用量　煎服，6～12克，或入丸、散。

使用注意　凡脾胃虚寒泄泻，胃有痰饮湿浊及外感风寒咳嗽者忌服。

现代药理　麦冬水煎液具有镇静、催眠、改善血液流变性和抗凝血的作用。麦冬多糖可以促进体液免疫和细胞免疫，通过增强免疫功能发挥抗癌作用，同时对脑缺血损伤具有保护作用，并能改善心肌收缩力，改善左心室功能，具有抗休克作用。此外，麦冬多糖和总皂苷还具有降血糖、抗炎等活性。

验方精选　❶治阴虚肺热或肺痨咳嗽，咽干口渴，发热或潮热：天冬、麦冬各等量，加水煎取浓汁，入约等量的炼蜜共煎成膏，每次吃1匙。❷治疗便秘：麦冬、生地、玄参各12克。煎水取汁。❸治糖尿病：麦冬、乌梅、天花粉各15克，煎水取汁，每日两次。一次150毫升。

食疗方　麦冬芦根茶：防中暑，对夏日人体大量出汗所造成的头晕、烦闷和胃肠不适等有良好的治疗作用。鲜芦根100克（或干品30克），麦冬20克。两味药煎服代茶饮。

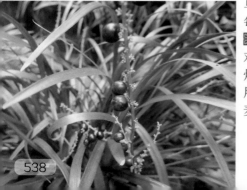

杜仲

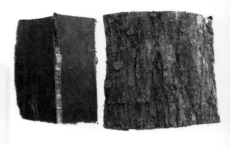

本品为杜仲科植物杜仲的干燥树皮。主产于陕西、四川、云南、贵州、湖北。4～6月份剥取，刮去粗皮，堆置"发汗"至内皮呈紫褐色，晒干。生用或盐水炙用。

中药识别　树皮呈板块状，大小不一。外表面淡棕色或灰褐色，有明显的皱纹或纵裂槽纹，有时可见菱形的皮孔。内表面暗紫色，光滑。质脆，易折断，断面有细密、银白色、富弹性的橡胶丝相连。气微，味稍苦。

药性　甘，温。归肝、肾经。

功效主治　补肝肾，强筋骨，安胎。主治肝肾不足，腰膝酸痛，筋骨无力，头晕目眩，妊娠漏血，胎动不安。

用法用量　水煎服，6～10克。浸酒或入丸、散。

使用注意　炒用破坏其胶质有利于有效成分煎出，故比生用效果好。本品为温补之品，阴虚火旺者慎用。

现代药理　杜仲能促进骨髓基质细胞增殖及向成骨细胞分化，利于骨折愈合，对去卵巢大鼠的骨质疏松症有预防延缓发生的作用。生、炒杜仲及其醇沉物对小鼠均有明显的镇静及镇痛作用。杜仲水提取物能提高肾阳虚小鼠肛温、游泳时间、自主活动、睾丸和精囊腺指数等。水煎液及醇提物均具有降压作用。此外，杜仲还具有保肝、延缓衰老、抗应激、抗肿瘤、抗病毒、抗紫外线损伤等作用。

【验方精选】　❶治急性腰痛：杜仲、丹参各25克，川芎15克。上3味切，以酒2斤渍5晚，适量饮服。❷治肾虚腰背酸痛，腿膝软弱，小便频数：单味配猪腰子同炖吃。❸治肝肾不足之腰膝酸痛，腿软无力，行走不利等症：杜仲150克，五加皮、防风、薏苡仁、羌活、续断、牛膝各90克，萆薢120克，生干地黄150克。上为末，好酒3升，大青盐90克，用木瓜250克，以盐酒煮成膏，和杵丸如梧子大，每服50丸，空心食前，温酒盐汤下。

【食疗方】　❶杜仲饮：补肝益肾，滋肾涩精，强健筋骨。杜仲20克，五味子9克。上药研为粗末，放入热水瓶中，将适量沸水冲入，浸泡，塞上塞闷15～20分钟。频频饮用，于1日内饮完。但因湿热蕴结下焦所致之遗精、腰痛患者不宜饮用。

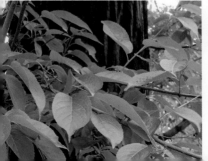

❷杜仲腰花汤：补肝肾，强筋骨。适用于产妇腰酸背痛。杜仲20克，猪腰1副，米酒少许。猪腰去筋切片，泡在水中（煮时再冲洗几遍后沥干），杜仲用慢火煎煮30分钟左右，将猪腰加入其中煮至猪腰变白熟透，最后加少许米酒即可。

岗稔子

本品为桃金娘科植物桃金娘的干燥成熟果实。主产于广东、广西、湖南、贵州、云南、福建、台湾。秋季果实成熟时采摘，晒干。以个大、质坚、棕红色者为佳。多生用。

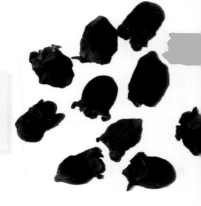

中药识别　果实略呈长圆球形，一端稍尖，直径约1厘米。表面棕红色、灰黄色至灰红色，顶端有残存的具5枚萼片的宿萼，宿萼直径宽于果实。果实质硬，破开后可见内有众多黄白色、扁平的种子。气微弱，味微涩，微甜。

药性　甘，微涩，平。归心、肝、肾、大肠经

功效主治　补血，收敛，止血。主治血虚证，吐血衄血，便血血崩，带下。

用法用量　煎服，15～30克，鲜用加倍。

使用注意　大便秘结者禁用。

现代药理　岗稔子对消化道出血和崩漏有良好的止血作用。动物实验结果表明，其止血作用是通过收缩胃肠平滑肌而达到压迫止血，缩短出血、凝血时间、增加血小板而促进凝血过程。岗稔通过提高血红蛋白含量、红细胞数来提高机体对寒冷、疲劳等的抵抗力。

验方精选　❶治孕妇贫血，病后体虚，神经衰弱：岗稔干果9～15克，水煎服。❷治肝肾虚弱，腰膝酸软：岗稔子、金樱子、大枣、枸杞子浸入白酒30日，加入少许冰糖调味，适量服用。

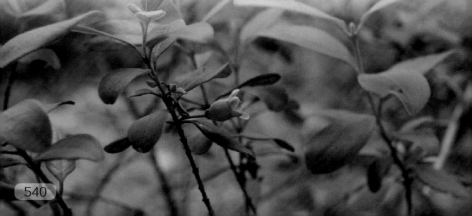

何首乌

本品为蓼科植物何首乌的干燥块根。主产于广东、河南、湖北、广西、贵州。秋、冬二季叶枯萎时采挖，削去两端，洗净，个大的切成块，干燥，切厚片或块，为生何首乌。取生何首乌片或块，按炖法或蒸法，用黑豆汁拌匀，炖或蒸至内外均呈棕褐色，晒至半干，切片，干燥，为制何首乌。

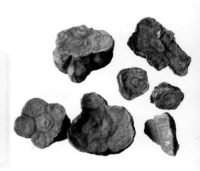

中药识别　本品呈不规则的厚片或块。外表皮红棕色或红褐色，皱缩不平，有浅沟，并有横长皮孔样突起及细根痕。切面浅黄棕色或浅红棕色，显粉性；横切面有的皮部可见云锦状花纹，中央木部较大，有的呈木心。气微，味微苦而甘涩。

药性　苦、甘、涩，微温。归肝、心、肾经。

功效主治　制何首乌：补肝肾，益精血，乌须发，强筋骨，化浊降脂。主治血虚萎黄，眩晕耳鸣，须发早白，腰膝酸软，肢体麻木，崩漏带下，高脂血症。生何首乌：解毒，消痈，截疟，润肠通便。主治疮痈，瘰疬，风疹瘙痒，久疟体虚，肠燥便秘。

用法用量　煎服，制品6～12克，生品3～6克。

使用注意　湿痰较重，大便溏泄者不宜用。

现代药理　生何首乌有促进肠管运动和轻度泻下作用。此外，还有抗氧化，抗炎，抗菌，抗病毒，抗癌，抗诱变，保肝，调节血脂，抑制平滑肌增生，血小板聚集和舒张血管等作用。制何首乌能增加老年小鼠和青年小鼠脑和肝中的蛋白质含量，抑制脑和肝组织中的B型单胺氧化酶活性，抑制老年小鼠的胸腺萎缩，提高老年机体胸腺依赖的免疫功能，对抗环磷酰胺的免疫抑制作用，降低急性高脂血症模型家兔的高胆固醇，使之恢复正常水平。

验方精选　❶肠风下血：用何首乌100克，研为末。每服10克，饭前服，米汤送下。❷皮里作痛（不知痛在何处）：用何首乌末，姜汁调成膏涂搽，搽后用布包住，以火烘鞋底熨按。❸疥癣：用何首乌适量，水煎浓汤洗浴，可以解痛、生肌肉。用何首乌茎、叶煎服洗浴，也有效。

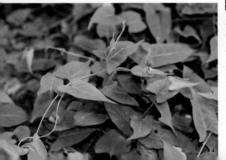

食疗方　❶美容茶：美容，降脂，减肥。绿茶2克，何首乌5克，泽泻3克，牡丹参3克。上述用料加沸水泡5分钟，代茶饮。❷家常炖鸡汤：美发养颜。乌鸡1只（约800克），制何首乌50克，生姜1块。将所有用料放入锅内文火煎煮，肉烂汤浓时加各种调料，饮汤食肉。

补骨脂

本品为豆科（蝶形花亚科）植物补骨脂的干燥成熟果实。主产于河南、安徽、陕西、广西。秋季果实成熟时，随熟随收，割取果穗，晒干，搓出果实，除净杂质，晒干。以粒籽饱满、干燥无杂质者为佳。生用，或盐水炙用。

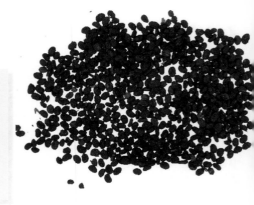

中药识别　果实呈肾形，长3～5毫米，宽2～4毫米，厚约1.5毫米。表面黑色、黑褐色或灰褐色，具细微网状皱纹。顶端圆钝，有一小突起，凹侧有果梗痕。质硬。果皮薄，与种子不易分离。种子1枚，子叶2枚，黄白色，有油性。气香，味辛、微苦。

药性　辛、苦，温。归肾、脾经。

功效主治　温肾助阳，纳气平喘，温脾止泻；外用消风祛斑。主治肾阳不足，阳痿遗精，遗尿尿频，腰膝冷痛，肾虚作喘，五更泄泻；外用治白癜风，斑秃。

用法用量　煎服，6～10克。外用适量，酒浸制成酊剂涂患处。

使用注意　本品性质温燥，能伤阴助火，故阴虚火旺及大便秘结者忌服。

现代药理　补骨脂有雌激素样作用，能增强阴道角化，增强子宫重量。能扩张冠状动脉，兴奋心脏功率。能收缩子宫及缩短出血时间，减少出血量。有致光敏作用，内服或外涂皮肤，经日光或紫外线照射，可使局部皮肤色素沉着。

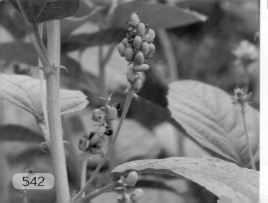

验方精选　❶治白细胞减少症：补骨脂500克，研为细末，炼蜜为丸，每服10克，每日3次。❷治阳痿：补骨脂50克，核桃仁、杜仲各30克。共研细末，每服9克，每日2次。❸治子宫出血、月经过多和人工流产后出血：补骨脂10克，赤石脂10克（先煎），每日1剂，水煎服，分2次服。

阿胶

本品为马科动物驴的干燥皮或鲜皮经煎煮、浓缩制成的固体胶。主产于山东。捣成碎块用，或按烫法用蛤粉或蒲黄烫至成阿胶珠用。

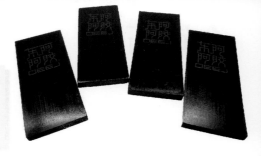

中药识别　本品呈长方形块、方形块或丁状。棕色至黑褐色，有光泽。质硬而脆，断面光亮，碎片对光照视呈棕色半透明状。气微，味微甘。

药性　甘，平。归脾、肝、肾经。

功效主治　补血滋阴，润燥，止血。主治血虚萎黄，眩晕心悸，心烦不眠，肺燥咳嗽。

用法用量　3～9克，烊化兑服。润肺宜蛤粉炒，止血宜蒲黄炒。

使用注意　本品黏腻，有碍消化，故脾胃虚弱者慎用。

现代药理　本品有补血、强壮的作用，能提高小鼠耐缺氧、耐寒冷、耐疲劳和抗辐射能力。口服阿胶者血钙浓度有轻度增高，但凝血时间没有明显变化。此外，本品还具有提高体液免疫功能、抗血栓、抗炎、抗肿瘤、抗休克等作用。

验方精选　治出血而致血虚者：取阿胶250克，置瓷碗中，加黄酒250克，浸泡1～2日至泡软。取冰糖200克，加水250ml化成冰糖水，倒入泡软的阿胶中，加盖。置盛胶容器于普通锅或电饭煲内，水浴蒸1～2小时至完全溶化。将炒香的黑芝麻、核桃仁放入继续蒸1小时，搅拌，成羹状。取出容器，放冷，冰箱存放。每日早晚各服一匙，温开水冲服。

食疗方　❶阿胶蜜膏：养血益阴，润燥调经，适用于阴血亏虚所致的闭经。阿胶100克，白蜜200克。先取阿胶，隔水蒸化，加水适量拌匀，兑入白蜜，文火炼煮至滴水成珠即成。每日2次，每次30～50毫升，温开水冲饮，或调入稀粥中服食。❷阿胶粥：养颜、嫩肤、止血、安胎。适用于妊娠因营血不足所致之胎动不安，亦可用于便血的治疗。阿胶30克，糯米50克，将阿胶捣碎，炒黄研末备用，将糯米煮成粥，临熟下阿胶末搅匀即可。晨起或临睡前食用。

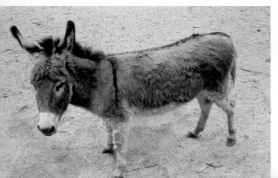

金钗石斛

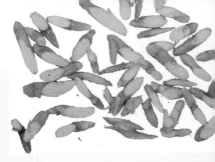

本品为兰科植物金钗石斛的新鲜或干燥茎。主产于广西、贵州、云南、广东等地。全年均可采收，鲜用者除去根和泥沙；干用者采收后，除去杂质，用开水略烫或烘软，再边搓边烘晒，至叶鞘搓净，干燥。干品以色金黄、有光泽、质柔韧者为佳；鲜品以茎粗壮、色绿、无枯黄枝者为佳。切段，生用或鲜用。

中药识别　本品呈扁圆柱形或圆柱形的段。表面金黄色、绿黄色或棕黄色，有光泽，有深纵沟或纵棱，有的可见棕褐色的节。切面黄白色至黄褐色，有多数散在的筋脉点。气微，味淡或微苦，嚼之有黏性。鲜石斛直径0.4～1.2厘米。表面黄绿色，光滑或有纵纹，肉质多汁。气微，味微苦而回甜，嚼之有黏性。

药性　甘，微寒。归胃、肾经。

功效主治　益胃生津，滋阴清热。主治热病津伤，口干烦渴，胃阴不足，食少干呕，病后虚热不退，阴虚火旺，骨蒸劳热，目暗不明，筋骨痿软。

用法用量　煎服，6～12克，鲜品15～30克。熬膏或入丸散。

使用注意　本品能敛邪助湿，故温热病或湿热尚未化燥伤津者忌用。

现代药理　金钗石斛所含的菲类和联苄类物质对肺癌、卵巢腺癌等多种肿瘤具有抑制作用。通过促进T细胞生长和淋巴细胞产生抑制因子，增强机体免疫功能。石斛煎剂对肠管有兴奋作用，可使收缩幅度增加，促进胃液分泌，帮助消化。此外，金钗石斛醇提物有降低全血黏度、抑制血栓形成等作用。

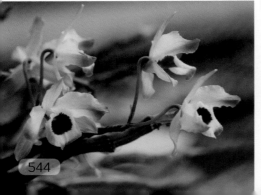

验方精选　❶治温热有汗，风热化火，热病伤津，温疟舌苔变黑：鲜石斛9克，连翘（去心）9克，天花粉6克，鲜生地12克，麦冬（去心）12克，参叶8分？水煎服。❷治口腔溃疡：西洋参和石斛细粉等量，开水冲泡代茶饮用，每次3～5克，每日1～2次。

枸杞子

本品为茄科植物宁夏枸杞的干燥成熟果实。主产于宁夏。夏、秋二季果实呈红色时采收，热风烘干，除去果梗，或晾至皮皱后，晒干，除去果梗。以粒大、色红、肉厚、质柔润、籽少、味甜者为佳。生用。

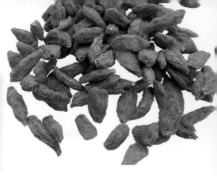

中药识别　本品呈类纺锤形或椭圆形，长6～20毫米，直径3～10毫米。表面红色或暗红色，顶端有小突起状的花柱痕，基部有白色的果梗痕。果皮柔韧，皱缩；果肉肉质，柔润。种子20～50粒，类肾形，扁而翘，表面浅黄色或棕黄色。气微，味甜。

药性　甘，平。归肝、肾经。

功效主治　滋补肝肾，益精明目。主治虚劳精亏，腰膝酸痛，眩晕耳鸣，阳痿遗精，内热消渴，血虚萎黄，目昏不明。

用法用量　煎服，6～12克。或入丸、散、膏、酒剂。

现代药理　枸杞能显著提高机体的非特异性免疫功能，枸杞多糖能提高巨噬细胞的吞噬能力，水煎液能明显增加空斑形成细胞的数量，对细胞免疫功能和体液免疫功能均具有调节作用。枸杞子还有抗氧化、抗衰老、降血糖、抗肿瘤、抗诱变、抗辐射、降血压作用。枸杞子浸出液对金黄色葡萄球菌等17种细菌有较强的抑制作用。此外，还具有保护生殖系统、提高视力、提高呼吸道抗病能力等作用。

验方精选　❶妊娠呕吐：枸杞子、黄芩各50克，置带盖瓷缸内，以沸水冲泡，代茶饮服。❷疗疮痈疖：枸杞子15克，烘脆研末，加凡士林50克制成软膏，外涂患处，每日1次。❸压疮：枸杞子50克，烘脆研末，麻油200克熬沸，待冷，倒入枸杞子粉，加冰片0.5克，搅匀，外敷疮面，每日1次。

食疗方　❶当归枸杞茶：补血调经，养肝明目。当归2克，枸杞子10粒，红枣3枚。将当归、枸杞子、红枣放入杯中，加入沸水泡5分钟后，代茶饮。❷补脑方：适用于长期用脑过度的人群。枸杞子50克，羊脑1具，调料适量。枸杞子、羊脑放入容器，加食盐、葱、姜、料酒，隔水蒸熟，食用时加味精少许即可。❸安神方：对血虚失眠效果好。枸杞子10克，龙眼肉15克，红枣4枚，粳米100克。将以上所有用料洗净加水熬粥，温食。

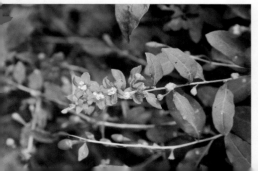

骨碎补

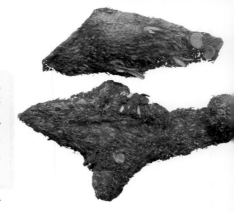

本品为水龙骨科植物槲蕨的干燥根茎。主产于浙江、湖北、江西、四川、福建、台湾等地。全年均可采挖，除去泥沙，干燥，或再燎去茸毛（鳞片）。以粗壮、断面色红棕者为佳。切厚片，生用或砂烫用。

中药识别　根茎呈扁平长条状，有分枝。表面密被深棕色至暗棕色的小鳞片，柔软如毛，经火燎者呈棕褐色或暗褐色，两侧及上表面均具突起或凹下的圆形叶痕。体轻，质脆，易折断，断面红棕色，维管束呈黄色点状，排列成环。

药性　苦，温。归肝、肾经。

功效主治　疗伤止痛，补肾强骨；外用消风祛斑。主治跌仆闪挫，筋骨折伤，肾虚腰痛，筋骨痿软，耳鸣耳聋，牙齿松动。外治斑秃、白癜风。

用法用量　煎服，3～9克，鲜品6～15克。外用适量，研末调敷，亦可浸酒擦患处。

使用注意　阴虚火旺、血虚风燥者慎用。

现代药理　骨碎补水煎醇沉液、骨碎补多糖和骨碎补双氢黄酮苷均能调节血脂、防止主动脉粥样硬化斑块形成。能促进骨对钙的吸收，提高血钙和血磷水平，有利于骨折的愈合，改善软骨细胞，推迟骨细胞的退行性病变。此外，骨碎补双氢黄酮苷有明显的镇静、镇痛作用。

验方精选　❶治斑秃：鲜槲蕨25克，斑蝥5只，烧酒150克，浸12天后，过滤擦患处，日2～3次。❷接骨续筋：骨碎补200克，浸酒500克，分10次内服，每日2次；另晒干研末外敷。❸治肾虚耳鸣耳聋，齿牙浮动，疼痛难忍：骨碎补200克，熟地、山茱萸、茯苓各100克，牡丹皮100克（五味俱酒炒），泽泻40克（盐水炒）。共为末，炼蜜丸。每服25克，食前白汤送下。

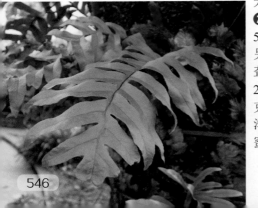

绞股蓝

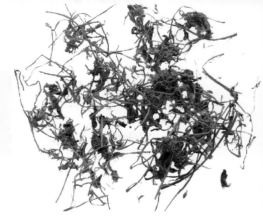

本品为葫芦科植物绞股蓝的干燥地上部分。主产于陕西、福建。秋季采割，除去杂质，晒干。以茎藤质嫩、叶片多者为佳。切段，生用。

中药识别 草质藤本。茎纤细灰棕色或暗棕色，表面具纵沟纹，被稀疏毛，复叶，小叶膜质，复叶常5～7，呈鸟足状，侧生小叶卵状长圆形或长圆状披针形，中央一枚较大，先端渐尖，基部楔形，两面被粗毛，叶缘有锯齿，齿尖具芒。可见卷须2叉。具草腥气，味微甘。

药性 甘、苦，寒。归脾、肺经。

功效主治 益气健脾，化痰止咳，清热解毒。主治脾胃气虚，体倦乏力，纳食不佳，肺燥咳嗽。

用法用量 煎服，10～20克，亦可泡服。

现代药理 绞股蓝皂苷和水提物具有抗疲劳作用。绞股蓝浸膏能抗缺氧、抗高温。绞股蓝皂苷还具有降血脂、降血糖、抗肿瘤、保肝、抗脑缺血、抗心肌缺血、抗衰老、抗溃疡、抗血栓形成、抑制血小板聚集、镇静、催眠、镇痛等作用。绞股蓝皂苷和多糖能增强非特异性免疫、细胞免疫和体液免疫作用。绞股蓝水提物和浸膏能延长生物体细胞及果蝇、小鼠的寿命，提高SOD活性。绞股蓝水提物和醇提物有改善记忆的作用。

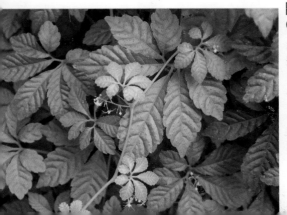

验方精选

❶治高血压引起的眩晕头痛、烦热不安、失眠等症：绞股蓝15克，杜仲叶10克，用沸水泡开后饮用。❷改善思维和记忆力：绞股蓝15克，红枣5枚，文火煮至红枣熟，再喝水吃枣。

核桃仁

本品为胡桃科植物胡桃的干燥成熟的种子。主产于陕西、山西、河北、内蒙古等地。秋季果实成熟时采收，除去肉质果皮，晒干，再除去核壳和木质隔膜。以色黄、个大、饱满、油多者为佳。生用。

中药识别 本品多破碎，为不规则的块状，有皱曲的沟槽，大小不一；完整者类球形，直径2～3厘米。种皮淡黄色或黄褐色，膜状，维管束脉纹深棕色。子叶类白色。质脆，富油性。气微，味甘，种皮味涩、微苦。

药性 甘，温。归肾、肺、大肠经。

功效主治 补肾，温肺，润肠。主治肾阳不足，腰膝酸软，阳痿遗精，虚寒喘嗽，肠燥便秘。

用法用量 煎服，6～9克。或入丸、散。外用适量，捣敷。

使用注意 阴虚火旺、痰热咳嗽及便溏者不宜服用。

现代药理 动物实验结果表明，核桃仁有延缓衰老、镇咳等作用，同时还表明，胡桃油的混合脂肪可使体重快速增长，并能使血清白蛋白增加，而血胆固醇水平的升高则较慢，它可能影响胆固醇的体内合成及其氧化排泄。

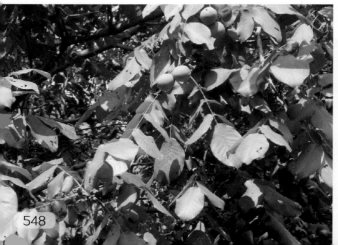

验方精选 ❶治小便频数：核桃煨熟，卧时嚼服，温酒下。❷治脏躁病：核桃仁30克，捣碎，和糖开水冲服，每日3次。❸治乳汁不通：核桃肉五个，捣烂，用黄酒冲服。

豇豆

本品为豆科（蝶形花亚科）植物豇豆的种子。主产山西、山东、陕西等地。秋季采收成熟的荚果，除去荚壳，收集种子。以粒饱满、表皮有光泽者为佳。生用。

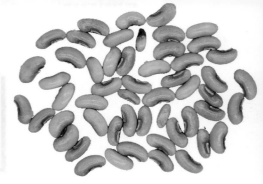

中药识别 种子长肾形，略弯曲。表面红色、黑色、红褐色或红白色等，有光泽。质硬，断面平坦，粉性。有豆腥气。

药性 甘、咸，平。归脾、肾、胃经。

功效主治 健脾补肾，解毒除湿，消食。主治脾胃虚弱，泻痢，吐逆，糖尿病，遗精，白带，白浊，盗汗，小便频数，水肿。

用法用量 煎服或煮食。

使用注意 气滞便结者忌用。

现代药理 豇豆的磷脂能够有效地促进胰岛素分泌，参与糖代谢的作用，适宜糖尿病患者食用，有效降低血糖。豇豆中含有丰富的维生素C，能促进抗体的生成，提高人体对病毒的抵抗能力，增强机体的免疫功能。

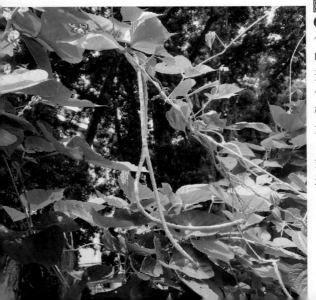

验方精选

❶治食积腹胀，嗳气：生豇豆适量，细嚼咽下，或捣绒泡冷开水服。❷治蛇咬伤：豇豆、山慈菇、樱桃叶、黄豆叶各适量，捣绒外敷。❸治白带，白浊：豇豆、空心菜（藤藤菜）各适量，炖鸡肉服。

党参

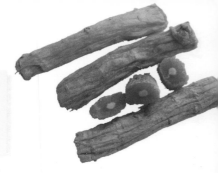

本品为桔梗科植物党参的干燥根。主产于甘肃、四川。秋季采挖，洗净，晒干。以条粗壮、质柔润、气味浓、嚼之无渣者为佳。切厚片，生用或米炒用。

中药识别　本品呈类圆形的厚片。外表皮灰黄色、黄棕色至灰棕色，有时可见根头部有多数疣状突起的茎痕和芽。切面皮部淡棕黄色至黄棕色，木部淡黄色至黄色，有裂隙或放射状纹理。有特殊香气，味微甜。

药性　甘、平。归脾、肺经。

功效主治　健脾益肺，养血生津。主治脾肺气虚，食少倦怠，咳嗽虚喘，气血不足，面色萎黄，心悸气短，气津两伤，气短口渴，内热消渴。

用法用量　水煎服，9～30克。

使用注意　不宜与藜芦同用。

现代药理　党参水煎醇沉液能调节胃肠运动、抗溃疡。党参水煎液能刺激胃泌素释放。党参炔苷能抑制胃酸分泌，保护胃黏膜。党参多糖能促进双歧杆菌的生长，调节肠道菌群比例失调；能升高外周血血红蛋白，促进脾脏代偿造血功能，对化疗放疗引起的白细胞下降有提升作用。此外，党参还具有增强免疫力、扩张血管、降血压、改善微循环等作用。

验方精选　❶急救虚脱症：一般多用人参（独参汤），如一时找不到人参，可用党参50～150克，加附子10～15克，生白术25～50克，急煎服，能代替独参汤使用。❷中气不足，内脏下垂：党参、炙黄芪各15克，白术9克，升麻5克。水煎服，每日1剂。❸原发性低血压：党参6克，黄芪6克，五味子、麦冬、肉桂各3克。研粉吞服，每次6克，每日3次，连服30日。

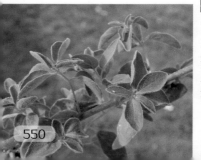

食疗方　❶党参红枣茶：补脾和胃，益气生津。党参5克，红枣4～5枚，茶叶2克。将党参、红枣用水洗净后与茶叶一起用沸水泡5分钟，饮用。❷党参茶：健胃祛痰，益气补血。蜜炙党参5克，红茶1.0～1.5克混合后用沸水冲泡5分钟，温饮。

铁皮石斛

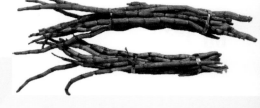

本品为兰科植物铁皮石斛的干燥茎。
主产于广西、贵州、云南、广东、
湖北等。全年均可采收，鲜用者除
去根和泥沙，干用者采收后，除去杂质，用开水略烫或烘软，再边搓边烘晒，至
叶鞘搓净，干燥。干品以色金黄、有光泽、质柔韧者为佳；鲜品以茎粗壮、色
绿、无枯黄枝者为佳。切段，生用或鲜用。

中药识别　本品呈螺旋形或弹簧状，通常有2～6个旋纹，鲜品平直，直径
0.2～0.4厘米。表面黄绿色或略带金黄色，有细纵皱纹，节明显，节上有时可
见残留的灰白色叶鞘；一端可见茎基部留下的短须根。质坚实，易折断，断面平
坦，灰白色至灰绿色，略角质状。气微，味淡，嚼之有黏性。

药性　甘，微寒。归胃、肾经。

功效主治　益胃生津，滋阴清热。主治热病津伤，口干烦渴，胃阴不足，食少干
呕，病后虚热不退，阴虚火旺，骨蒸劳热，目暗不明，筋骨痿软。

用法用量　煎服，6～12克，鲜品15～30克。

使用注意　本品能敛邪，故温热病不宜早用；又能助湿，若湿温热尚未化燥伤津
者忌服。

现代药理　石斛水煎液能促进胃酸的分泌和胃蛋白酶排出量，石斛可兴奋肠管，
调节胃肠功能。石斛水煎液能降低白内障晶状体的浑浊度。铁皮石斛对肺癌、卵
巢癌和早幼粒细胞性白血病等恶性肿瘤的某些细胞有杀灭作用，具有较强的抗肿
瘤活性，能改善肿瘤患者的症状，减轻放、化疗的不良反应，增强免疫力，提高
生存质量，延长生存时间。此外，铁皮石斛还能提高应激能力，具有良好的抗疲
劳、耐缺氧的作用。

【验方精选】　❶治醉酒后头痛：鲜石斛按1：10加水打汁饮用，加蜂蜜味更佳。
❷治温热有汗，风热化火，热病伤津，温疟舌苔变黑：鲜石斛9克，连翘（去心）
9克，天花粉6克，鲜生地12克，麦冬（去心）12克，人参叶3克。水煎服。

【食疗方】　❶石斛炖雪梨：养阴清热、生津，适用于糖尿病并发咽炎属虚火者。
石斛、生地黄各10克，雪梨1个。将以上3味加清水半碗，放炖盅内隔水炖1小
时，每日2次，食雪梨饮。❷石斛老鸭盅：健脾利水，益气养阴。适用于脾胃气
虚引起的食欲缺乏、肢体乏力或胃阴不足引起的舌干口渴、虚热不退等症。石斛

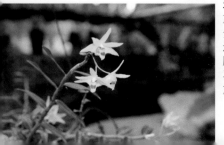

5克，老鸭1只，火腿片适量盐、生姜块、
加饭酒、汤各适量。石斛用开水浸泡10
分钟。老鸭切成块，然后过沸水，将焯
过水的老鸭块加入装有盐、生姜块、火
腿片、加饭酒、水的炖盅内，炖20分钟，
再与高汤及泡好的石斛一同装入炖盅里，
放进蒸箱蒸40分钟后，调味即可。

益智仁

本品为姜科植物益智的干燥成熟果实。主产于广东、海南、广西等地。夏、秋间果实由绿变红时采收，晒干或低温干燥。以个大、饱满、气味浓者为佳。除去外壳，生用或盐水炙用，用时捣碎。

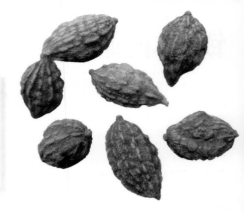

中药识别 果实呈椭圆形，两端略尖，长1.2～2.0厘米，直径1.0～1.3厘米。表面棕色或灰棕色，有纵向凹凸不平的突起棱线13～20条。果皮薄而稍韧，与种子紧贴，种子集结成团，中有隔膜将种子团分为3瓣，每瓣有种子6～11粒。种子呈不规则扁圆形，外被淡棕色膜质的假种皮。有特异香气，味辛、微苦。

药性 辛，温。归脾、肾经。

功效主治 暖肾固精缩尿，温脾止泻摄唾。主治肾虚遗尿，小便频数，遗精白浊，脾寒泄泻，腹中冷痛，口多唾涎。

用法用量 煎服，3～10克。或入丸、散。

现代药理 益智仁的甲醇提取物有抑制前列腺素合成酶活性，增强豚鼠左心房收缩力的活性。水提液可提高能量代谢，并有增加记忆、抗癌、延缓衰老及增强免疫的功能。

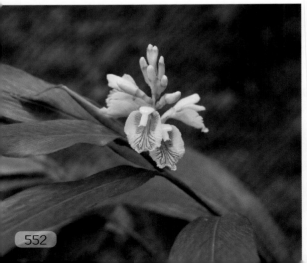

【验方精选】 ❶治白浊腹满，不拘男女：益智仁（盐水浸炒）、厚朴（姜汁炒）等份。姜三片，枣一枚，水煎服。❷治小儿遗尿：益智仁、白茯苓各等份，上为末。每服3克，空腹米汤服下。❸治漏胎下血：益智仁15克，缩砂仁30克。为末。每服9克，空腹温水服下，日服2次。

海马

本品为海龙科动物线纹海马、刺海马、大海马、三斑海马或小海马的干燥体。主产于广东、福建。夏、秋季捕捞，洗净，或除去内脏、皮膜，晒干。以个大、色白、体全、头尾无破碎者为佳。多捣碎或研末用。

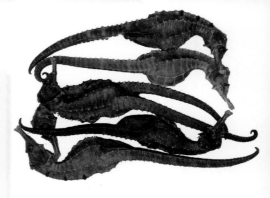

中药识别　线纹海马：呈扁长形而弯曲，体长约30厘米。表面黄白色。头略似马头，有冠状突起，具管状长吻，口小，无牙，两眼深陷。躯干部七棱形，尾部四棱形，渐细卷曲，体上有瓦楞形的节纹并具短棘。体轻，骨质，坚硬。气微腥，味微咸。刺海马：体长15～20厘米。头部及体上环节间的棘细而尖。大海马：体长20～30厘米。黑褐色。三斑海马：体侧背部第1、第4、第7节的短棘基部各有1黑斑。小海马（海蛆）：体形小，长7～10厘米。黑褐色。节纹和短棘均较细小。

药性　甘、咸，温。归肝、肾经。

功效主治　温肾壮阳，散结消肿。主治肾虚阳痿，遗精遗尿，肾虚作喘，癥瘕积聚，跌打损伤，痈肿疔疮。

用法用量　煎服，3～9克。外用适量，研末敷患处。

使用注意　孕妇及阴虚火旺者不宜服用。

现代药理　海马的乙醇提取物，可延长正常雌小鼠的动情期，并使正常小鼠子宫及卵巢重量增加。海马能延长小鼠缺氧条件下的存活时间，延长小鼠的游泳时间，此结果表明海马具有抗缺氧、抗疲劳以及较好的抗应激能力。

验方精选　❶ 日常保健：将海马烘干研成粉末，用纯正的米酒浸泡一个月，每晚临睡前饮一小杯。❷ 治肾阳虚、元气不足，阳痿腰酸，少气乏力：人参、海马、小茴香各等份。研成细末，加盐少许，每次1克，温水送下。❸ 治畏寒腰酸，神疲乏力，阳痿早泄，男子不育，尿急尿频：海马50克，白酒500毫升。将海马研碎浸泡于酒中，历10日后饮用，每日2次，每次10毫升。

桑椹

本品为桑科植物桑的干燥果穗。主产于江苏、浙江、湖南、四川。4～6月份果实变红时采收，晒干，或略蒸后晒干。以个大、色紫红、肉厚者为佳。生用。

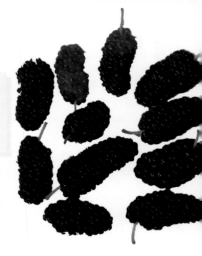

中药识别　本品为聚花果，由多数小瘦果集合而成，呈长圆形，长1～2厘米，直径0.5～0.8厘米。黄棕色、棕红色或暗紫色，有短果序梗。小瘦果卵圆形，稍扁，长约2毫米，宽约1毫米，外具肉质花被片4枚。气微，味微酸而甜。

药性　甘、酸，寒。入心、肝、肾经。

功效主治　滋阴补血，生津润燥。主治肝肾阴虚，眩晕耳鸣，心悸失眠，须发早白，津伤口渴，内热消渴，肠燥便秘。

用法用量　煎服，9～15克。可鲜品食用，每日20～30颗。

使用注意　脾胃虚寒便溏者忌服。

现代药理　本品具有免疫增强功能，可以促进血红细胞的生长，防止白细胞减少。通过提高全血和肝谷胱甘肽过氧化物酶、过氧化氢酶活性，增强超氧化物歧化酶活性，达到保肝之目的。同时，还具有降低胆固醇、降血脂、延缓衰老等作用。

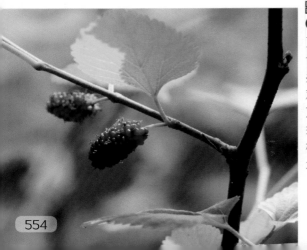

验方精选

❶治贫血：鲜桑椹子60克，桂圆肉30克，炖烂食，每日2次。❷治闭经：桑椹子15克，红花3克，鸡血藤30克，加黄酒和水煎，每日分2次服。❸治须发早白，眼目昏花：桑椹子30克，枸杞子18克，水煎服，每日1次。

黄芪

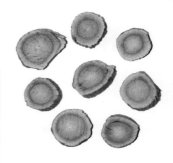

本品为蝶形花科植物膜荚黄芪的干燥根。主产于山西、甘肃、黑龙江、内蒙古。春、秋二季采挖，除去须根和根头，晒干。以条粗长、断面色黄白、粉性足、味甜者为佳。切片，生用或蜜炙用。

中药识别 本品呈类圆形或椭圆形的厚片，外表皮黄白色至淡棕褐色，可见纵皱纹或纵沟。切面皮部黄白色，木部淡黄色，有放射状纹理及裂隙，有的中心偶有枯朽状，黑褐色或呈空洞。气微，味微甜，嚼之有豆腥味。

药性 甘，微温。归脾、肺经。

功效主治 补气升阳，固表止汗，利水消肿，生津养血，行滞通痹，托毒排脓，敛疮生肌。主治气虚乏力，食少便溏，中气下陷，久泻脱肛，便血崩漏，表虚自汗，气虚水肿，内热消渴，血虚萎黄，半身不遂，痈疽难溃，久溃不敛。

用法用量 煎服，9～30克。炙黄芪功能益气补中，用于气虚乏力，食少便溏等症。

现代药理 黄芪多糖能促进RNA和蛋白质合成，使细胞生长旺盛，寿命延长，并能抗疲劳、耐低温、抗流感病毒。黄芪水煎液、多糖、皂苷对造血功能有保护和促进作用。黄芪总皂苷具有正性肌力作用，黄芪总黄酮和总皂苷能保护缺血缺氧心肌。黄芪水煎液有保护肾脏、消除尿蛋白和利尿作用，并对血压有双向调节作用。此外，黄芪有抗衰老、抗辐射、抗炎、降血脂、降血糖、增强免疫、抗肿瘤和保肝等作用。

验方精选 ❶治疗老年人高血压伴有下肢浮肿者：黄芪30克，白术12克，防己12克，甘草3克，生姜3片，红枣10粒，葛根30克，水煎服，日服2次。❷治银屑病：黄芪30克，当归、生地、白蒺藜各30克，水煎2次，早晚分服。❸治慢性鼻炎：黄芪15克，白术12克，防风10克。水煎服。

食疗方 ❶黄芪茶：补气扶正。适用于面色不华、疲乏无力、气短汗出等。

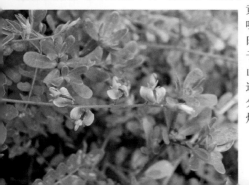

黄芪3～6克，红枣3～4枚以上2味沸水浸泡5分钟，饮用。❷黄芪萸肉汤：补气升提，益肾固摄。适用于中气不足型内脏下垂。黄芪30克，山茱萸10克。瘦猪肉片100克，调料适量。黄芪、山茱萸加适量水共煎30分钟，去渣，取汁，加入瘦猪肉片煮烂熟，调味，饮汤食肉。

黄精

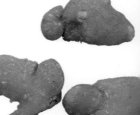

本品为百合科植物多花黄精的干燥根茎。主产于贵州、湖南、湖北、四川、安徽。春、秋二季采挖，除去须根，洗净，置沸水中略烫或蒸至透心，干燥。以块大、肥润、色黄、断面透明者为佳。切厚片，生用，或按酒炖法、酒蒸法制用。

中药识别　呈不规则圆锥形，常有一至数个粗短的突起成分枝，头大尾细形似鸡头，长3～10厘米，直径0.5～1.5厘米。表面黄白色至黄色，半透明，全体有细皱纹及稍隆起呈波状突起。质坚脆。断面淡棕色，稍带角质，并有多数黄白色点状茎腺。气微、味甜，有黏性。

药性　甘，平。归脾、肺、肾经。

功效主治　补气养阴，健脾，润肺，益肾。主治脾胃气虚，体倦乏力，胃阴不足，口干食少，肺虚燥咳，劳嗽咯血，精血不足，腰膝酸软，须发早白，内热消渴。

用法用量　煎服，9～15克。

使用注意　本品性质黏腻，易助湿壅气，故脾虚湿阻、痰湿壅滞、气滞腹满者不宜使用。

现代药理　黄精水提液在体外对伤寒杆菌、金黄色葡萄球菌及多种致病菌具有抑制作用，能显著降低甘油三酯和总胆固醇。黄精多糖能提高淋巴细胞的转化率，增加蛋白酶活性，提高心肌抗缺氧的耐受力，提高学习记忆能力，改善脑功能以延缓衰老，防治动脉血管粥样硬化和肝脂肪的浸润。此外，黄精多糖能对抗放射所致外周血白细胞及血小板总数的减少。

验方精选　❶治阴虚肺燥，咳嗽咽干，脾胃虚弱：黄精30克，粳米100克。黄精煎水取汁，入粳米煮至粥熟。加冰糖适量吃。❷治老人身体虚弱，精血不足，早衰白发：黄精、当归各等份。水煎取浓汁，加蜂蜜适量，混匀，煎沸。每次吃1～2匙。❸治脾胃虚弱，少食便溏，消瘦乏力：党参、黄精各30克，山药60克，橘皮15克，糯米150克，猪肚1具。猪肚洗净，党参、黄精煎水取汁，橘皮切细粒，加盐、姜、花椒少许，一并与糯米拌匀，纳入猪肚，扎紧两端；置碗中蒸熟食。

食疗方　❶黄精炖瘦肉：病后体虚，四肢软弱无力。黄精30克，瘦猪肉50克。将黄精、瘦猪肉置炖锅内，加水炖熟，适量加盐，饮汤食肉吃黄精。❷黄精粥：对脾胃虚弱、干咳无痰、咯血等有滋补作用。黄精20克，粳米100克，白糖适量。先用黄精煮汁，去药渣，再入粳米一起煮，粥熟后加白糖食用。

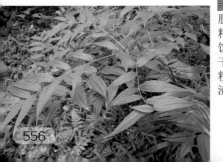

菟丝子

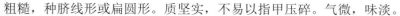

本品为旋花科植物菟丝子的干燥成熟种子。我国大部分地区均产。秋季果实成熟时采收植株，晒干，打下种子，除去杂质，洗净，干燥。以粒饱满者为佳。生用或盐水炙用。

中药识别　种子呈类球形，直径1～2毫米。表面灰棕色至棕褐色，粗糙，种脐线形或扁圆形。质坚实，不易以指甲压碎。气微，味淡。

药性　辛，甘，平。归肝、肾、脾经。

功效主治　补益肝肾，固精缩尿，安胎，明目，止泻。外用消风祛斑。主治肝肾不足，腰膝酸软，阳痿遗精，遗尿尿频，肾虚胎漏，胎动不安，目昏耳鸣，脾肾虚泻，白癜风。

用法用量　煎服，6～12克。外用适量。

使用注意　阴虚火旺、大便燥结、小便短赤者不宜服。

现代药理　菟丝子对氢化可的松所致小鼠"阳虚"模型有治疗作用，明显增强黑腹果蝇交配次数。有雌激素样作用和抗衰老作用，还具有增强离体蟾蜍心脏收缩力，降低胆固醇，软化血管，降低血压，促进造血功能的作用。此外，尚具有抑制肠运动以及延缓大鼠半乳糖性白内障的发展等作用。

验方精选　❶治妇女习惯性流产：菟丝子9～15克，煎服内服。❷治腰痛：菟丝子（酒浸）、杜仲（去皮，炒断丝）等份。研为细末，以山药糊丸如梧子大。每服50丸，盐酒或盐汤下。❸治小便赤浊，心肾不足，精少血燥，口干烦热，头晕怔忡：菟丝子、麦冬等份。研为细末，制蜜丸如梧子大，盐水送服，每次70丸。

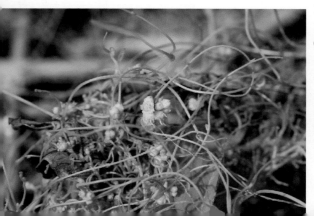

鹿茸

本品为鹿科动物梅花鹿、马鹿其雄鹿头上未骨化而密生茸毛的幼角。前者习称"花鹿茸"（黄毛茸），后者习称"马鹿茸"（青毛茸）。主产于吉林、辽宁、黑龙江、新疆、青海。夏、秋二季锯取，经加工后，阴干或烘干。花鹿茸以枝粗、挺圆、顶端丰满、质嫩、茸毛细密、皮色红棕、油润光泽者为佳。马鹿茸以饱满、体轻、毛色灰褐、下部无棱线者为佳。切薄片或研末用。

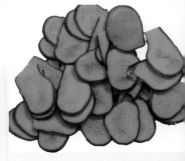

中药识别　呈圆柱状分枝，具一个分枝者习称"二杠"，主枝习称"大挺"，离锯口约1厘米处分出侧枝，习称"门庄"，直径较大挺略细。外皮红棕色或棕色，多光润，表面密生红黄色或棕黄色细茸毛，分岔间具1条灰黑色筋脉，皮茸紧贴。锯口黄白色，外围无骨质，中部密布细孔。体较重。无腥气。

药性　甘、咸、温。归肾、肝经。

功效主治　壮肾阳，补精血，强筋骨，调冲任，托疮毒。主治肾阳不足，精血亏虚，阳痿遗精，宫冷不孕，羸瘦，神疲，畏寒，眩晕，耳鸣耳聋，腰脊冷痛，筋骨痿软，冲任虚寒，崩漏带下，阴疽内陷不起，疮疡久溃不敛。

用法用量　1～2克，研末冲服。

使用注意　服用本品宜从小量开始，缓缓增加，不可骤用大量，以免阳升风动，头晕目赤，或伤阴动血。凡属热证者均当忌服。

现代药理　鹿茸具有性激素样作用，能促进幼龄动物体重增加和子宫发育，显著增加未成年雄性动物的睾丸、前列腺、贮精囊等性腺重量，能增强机体细胞免疫和体液免疫。鹿茸还具有较强的抗疲劳作用，能增强耐寒能力，刺激肾上腺皮质功能，可以增强红细胞和网织红细胞的新生，促进伤口、骨折的愈合。此外，鹿茸尚有强心、抗缺氧、抗休克、抗炎、抗诱变、保肝和酶抑制等作用。

【验方精选】 ❶治肾阳虚，阳痿遗精，小便频数，腰膝酸软：鹿茸10克，山药30克。以白酒500克浸渍。每次饮1～2小杯。❷治老人肾虚腰痛：鹿茸1克（冲服），杜仲12克，核桃仁30克。水煎服，每日1剂。

【食疗方】 ❶人参鹿茸酒：生精益血，壮阳健骨，适合于肾阳虚衰型女子性欲低下的患者服用。人参30克，鹿茸10克。上等白酒1500毫升，冰糖50克。将人参、鹿茸、上等白酒、冰糖放入瓶中，加盖密封，60日后服用。每晚睡前饮20～50毫升。❷补气人参鹿茸鸡肉汤：大补元气，温肾壮阳。鸡胸脯肉或鸡腿肉120克，人参6克，鹿茸6克。取鸡胸脯肉或鸡腿肉洗净，去皮，切粒；人参切片。全部材料放入炖盅内，加适量开水，加盖，隔水慢火炖3小时，汤成可供饮用。

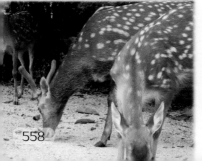

淫羊藿

本品为小檗科植物箭叶淫羊藿的干燥叶。主产于山西、四川、湖北、吉林。夏、秋季茎叶茂盛时采收，晒干或阴干。以叶片多、色黄绿者为佳。生用或以羊脂油炙用。

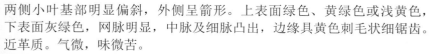

中药识别 三出复叶，小叶片长卵形至卵状披针形，先端渐尖，两侧小叶基部明显偏斜，外侧呈箭形。上表面绿色、黄绿色或浅黄色，下表面灰绿色，网脉明显，中脉及细脉凸出，边缘具黄色刺毛状细锯齿。近革质。气微，味微苦。

药性 辛、甘，温。归肝、肾经。

功效主治 补肾阳，强筋骨，祛风湿。主治肾阳虚衰，阳痿遗精，筋骨痿软，风寒湿痹，麻木拘挛。

用法用量 煎服，6 ～ 10 克。

使用注意 阴虚火旺者不宜服。

现代药理 淫羊藿具有性激素样活性，能增强动物的性机能。通过提高肾虚患者的T细胞数量、抗体、抗原以及网状内皮系统吞噬功能而影响免疫系统功能。淫羊藿苷能增加心脑血管血流量，对垂体后叶素引起的大鼠心肌缺血有一定的保护作用，还具有强心、降血压、抗心律失常等作用。此外，淫羊藿还具有促进骨生长、延缓衰老、抑制肿瘤细胞生长以及抗炎、抗病毒等作用。

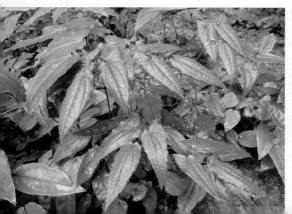

验方精选

治肾阳不足所致腰膝酸软、阳痿遗精：蛤蚧、人参各15克，淫羊藿、枸杞子各30克，益智仁20克，浸入白酒1500毫升中，密封，60日后服用，每次服用20毫升。

续断

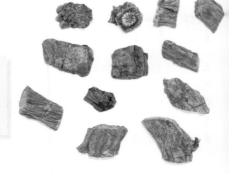

本品为川续断科植物川续断的干燥根。秋季采挖，除去根和须根，用微火烘至半干，堆置"发汗"至内部变绿色时，再烘干。生用或酒炙和盐炙。

中药识别 根呈圆柱形，略扁。表面灰褐色或黄褐色，有明显扭曲的纵皱及沟纹，可见横列的皮孔样斑痕。质软，久置后变硬，易折断，断面不平坦，皮部墨绿色或棕色，木部黄褐色，导管束呈放射状排列。气微香，味苦、微甜而后涩。

药性 苦、辛，微温。归肝、肾经。

功效主治 补肝肾，强筋骨，续折伤，止崩漏。主治腰膝酸软，风湿痹痛，跌仆损伤，筋伤骨折，崩漏，胎漏。酒续断多用于风湿痹痛，跌仆损伤，筋伤骨折。盐续断多用于腰膝酸软。

用法用量 煎服，9～15克。

现代药理 川续断浸膏、总生物碱及挥发油对未孕或妊娠小鼠子宫皆有显著的抑制收缩作用。水煎液能提高小鼠耐缺氧能力和耐寒能力，延长小鼠负重游泳持续时间，促进小鼠巨噬细胞吞噬功能。醇提液能明显促进骨细胞的增殖，具有抗骨质疏松作用。此外，续断还具有抗炎、促进组织再生、抗衰老、抗氧化、抗维生素E缺乏症等作用。

验方精选 ❶ 治腰痛并脚酸腿软：续断100克，补骨脂、牛膝、木瓜、萆薢、杜仲各50克，上为细末，炼蜜为丸桐子大，空腹，用酒服50～60丸。❷治老人风冷，转筋骨痛：续断、牛膝（去芦，酒浸）。上为细末，温酒调下10克，食前服。❸治乳痈初起可消，久患可愈：川续断400克（酒炙），蒲公英200克，俱为末，每早晚，各服9克，温水服。

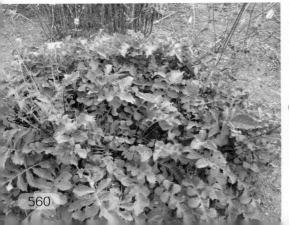

楮实子

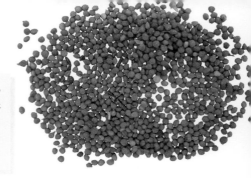

本品为桑科植物构树的干燥成熟果实。主产河南、湖北、山西、甘肃。秋季果实成熟时采收，洗净，晒干，除去灰白色膜状宿萼及杂质。以色红、饱满者为佳。生用或炒用。用时捣碎。

中药识别　本品略呈球形或卵圆形，稍扁，直径约1.5毫米。表面红棕色，有网状皱纹或颗粒状突起，一侧有棱，一侧有凹沟，有的具果梗。质硬而脆，易压碎。胚乳类白色，富油性。气微，味淡。

药性　甘，寒。入肝，肾经。

功效主治　补肾清肝，明目，利尿。主治肝肾不足，腰膝酸软，虚劳骨蒸，头晕目昏，目生翳膜，水肿胀满。

用法用量　煎服，6 ～ 12 克。或入丸、散。外用捣敷。

使用注意　脾胃虚寒者不宜服。

现代药理　果实含皂苷、维生素B及油脂等成分。药理实验表明，楮实子具有补肾清肝、利尿消炎、缓解疲劳等作用。

验方精选　❶ 治目昏：荆芥穗、地骨皮、楮实子各等份。上为细末，炼蜜为丸，梧桐子大。每服20丸，米汤下。❷ 治肝热生翳，小儿翳眼，楮实子3克。细研，蜂蜜水调下，饭后服用。❸ 喉痹喉风：楮实鲜果1个，阴干，研成粉末，水服，重者两个。

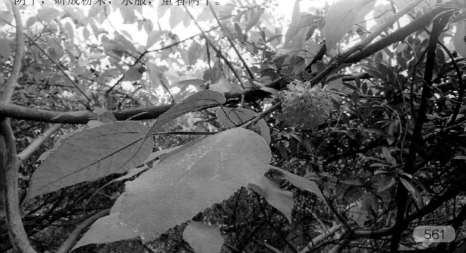

黑芝麻

本品为脂麻科植物脂麻的干燥成熟种子。主产于山东、河南、湖北、四川。秋季果实成熟时采割植株，晒干，打下种子，除去杂质，再晒干。以饱满、色黑者为佳。生用或炒用，同时捣碎。

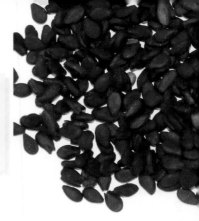

中药识别　种子呈扁卵形，长约3毫米，宽约2毫米。表面黑色，平滑或有网状皱纹。尖端有棕色点状种脐。种皮薄，子叶2枚，白色，富油性。气微，味甘，有油香气。

药性　甘，平。归肝、肾、大肠经。

功效主治　补肝肾，益精血，润肠燥。主治精血亏虚，头昏目眩，耳鸣耳聋，须发早白，病后脱发，肠燥便秘。

用法用量　煎服，9～15克。

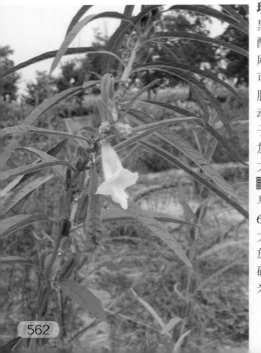

现代药理　黑芝麻有抗衰老作用，黑芝麻所含有的多种人体必需氨基酸，能加速人体的代谢功能。黑芝麻含有的亚油酸等不饱和脂肪酸，可降低血中胆固醇含量，减轻主动脉病变，有防治动脉硬化的作用。动物实验表明，大鼠口服黑芝麻种子提取物，可使其血糖降低，能增加其肝脏及肌肉中的糖原含量，但大量则降低糖原含量。

验方精选　治病后虚羸、须发早白、虚风眩晕。黑芝麻、桑椹各60克，大米30克，白糖10克。将大米、黑芝麻、桑椹分别洗净，同放入石钵中捣烂，砂锅内放清水3碗，煮沸后放入白糖，再将捣烂的米浆缓缓地调入，煮成糊状服用。

562

樱桃

本品为蔷薇科植物樱桃的果实。主产于山东、安徽、江苏、浙江、江西。初夏果实成熟时采收。以果实饱满、液汁香甜者为佳。多鲜用。

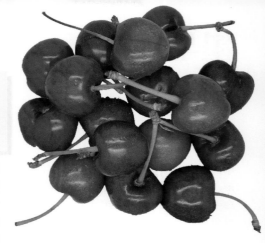

中药识别 果实呈心脏形、肾形或圆形，果皮光泽亮丽，表面紫色、红色或黄色，果肉厚，食用率高，酸甜可口。果核呈卵圆形，表面较光滑，质硬，难破碎。

药性 甘、温，平。

功效主治 益气，祛风湿。主治遗精，腰膝疼痛，风湿，冻疮，泄泻，瘫痪。

用法用量 内服适量。生食，煎服，浸酒，或蜜渍服。外用浸酒涂敷或捣敷。

使用注意 因药性温热，虚热咳喘者忌用。

现代药理 樱桃酒具有消毒、灭菌等作用。樱桃含铁量高，每百克樱桃中含铁量多达5.9毫克，位于各种水果之首。可补充体内对铁元素量的需求，促进血红蛋白再生，从而可防治缺铁性贫血。

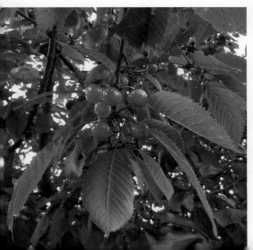

验方精选 ❶治闷疹：用鲜樱桃数斤，装入瓷坛内封固，埋入土中约深1米处，经7～10日取出，坛中樱桃已自化为水，即将果核除去，留取清汁备用。每次饮1杯，略温服下。❷治风湿腰腿疼痛：樱桃250克，用米酒500克浸泡10日后，早晚各服30～60克。❸治体虚无力：鲜樱桃去核煮烂，加白糖拌匀，早晚各服一汤匙。

墨旱莲

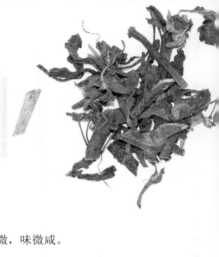

本品为菊科植物鳢肠的干燥地上部分。主产于江苏、浙江、江西、湖北、广东。花开时采割，晒干。以色墨绿、叶多者为佳。切段，生用。

中药识别 本品呈不规则的段。茎圆柱形，表面绿褐色或墨绿色，具纵棱，有白毛，切面中空或有白色髓。叶多皱缩或破碎，墨绿色，密生白毛，展平后，可见边缘全缘或具浅锯齿。头状花序。气微，味微咸。

药性 甘、酸，寒。归肾、肝经。

功效主治 滋补肝肾，凉血止血。主治肝肾阴虚，牙齿松动，须发早白，眩晕耳鸣，腰膝酸软，阴虚血热，吐血，衄血，尿血，血痢，崩漏下血，外伤出血。

用法用量 煎服，6～12克。外用鲜品适量。

使用注意 脾肾虚寒者忌服。

现代药理 本品能缩短凝血酶原时间，升高血小板和纤维蛋白原，提高机体非特异性免疫功能，消除氧自由基以抑制5-脂氧酶，保护染色体，保肝，促进肝细胞的再生，增加冠状动脉流量，并有抗炎、镇痛、促进毛发生长、乌发、止血、抗菌、抗阿米巴原虫、抗癌等作用。

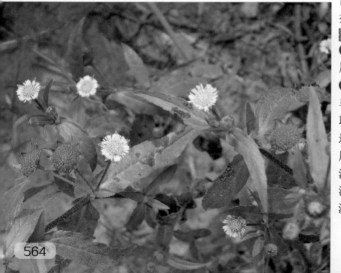

验方精选

❶ 固齿：墨旱莲取汁，用盐炼干，研末搽牙。

❷ 尿血：用墨旱莲、车前草，等份研细，取汁，每服6克，米汤送下。❸ 痔漏疮发：用墨旱莲草1把连根须洗净，捣成泥，以温酒1杯冲入，饮汁，取渣敷患处。

燕窝

本品为雨燕科动物金丝燕及多种同属燕类用唾液和绒羽等凝结所筑成的巢窝。主产于印尼、泰国、缅甸、日本。我国福建、广东也有产。商品有白燕、毛燕、血燕之分。白燕（又名官燕）色洁白，偶带少数绒羽；毛燕色灰，内有较多的灰黑色羽毛。以完整、色洁白、绒羽少者为佳。生用。

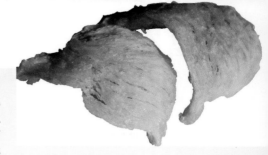

中药识别　呈不整齐的半月形，长6.5～10厘米，宽3～5厘米，凹陷成兜状。附着于岩石的一面较平，外面微隆起，附着面黏液凝成层排列较整齐，较隆起面细致，呈波状，窝的内部粗糙，呈丝瓜络样。质硬而脆，断面微似角质。入水则柔软而膨大。

药性　甘，平。归肺、胃、肾经。

功效主治　养阴润燥，补肺养阴，益气补中。治虚损、咳痰、咯血、久痢，体质虚弱，营养不良，久痢久疟，痰多咳嗽。

用法用量　3～5克，一周2次为宜。

现代药理　燕窝所含的黏蛋白、糖蛋白、表皮生长因子和辅促细胞分裂成分，有助于刺激细胞生长及繁殖，促进免疫功能，增强人体对疾病的抵抗力。

验方精选　❶治咳嗽痰喘、肺痨咯血：取燕窝适量，用绢布包裹，开水发过，隔水炖或蒸熟，用蜂蜜调口味食用。❷治久病体虚：燕窝泡发，配以清纯的汤炖服用，咸食用鸡清汤、蘑菇清汤；甜食用椰汁、杏仁汁、冰糖水配合最恰当。

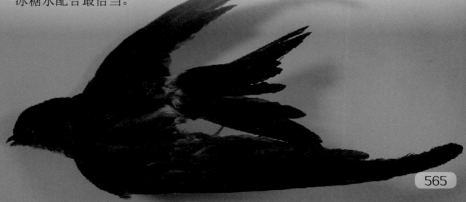

稆豆衣

本品为豆科（蝶形花亚科）植物黑大豆的干燥成熟种皮。全国各地均有栽培。秋季采收成熟果实，晒干，打下种子，除去杂质，分离种皮。以果皮外表面黑褐色、有光泽者为佳。生用。

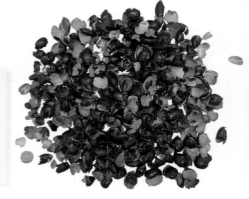

中药识别　种皮呈卵圆形或不规则碎片状。表面灰色或灰黑色，具有横环纹和光泽。体轻，质脆。具豆腥气味。

药性　甘，平。入肝、肾经。

功效主治　益精明目，养血祛风，利水，解毒。主治阴虚烦渴，头晕目昏，体虚多汗，肾虚腰痛，水肿尿少，痹痛拘挛，手足麻木，药食中毒。

用法用量　6 ～ 10 克。外用适量，煎服洗患处。

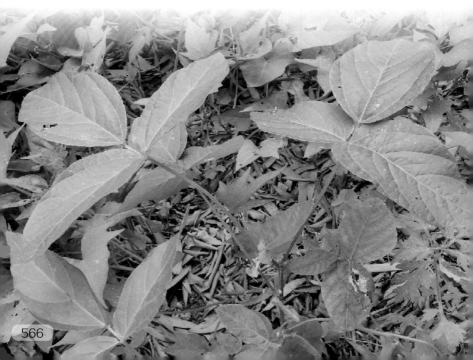

鳄梨

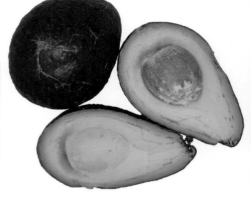

本品为樟科植物鳄梨的果实。主产于广东、广西、海南、福建、云南、四川、贵州等地。秋季果实成熟时采收。以果实饱满、果肉（中果皮）厚实、味甜者为佳。多鲜用。

中药识别 果实呈梨形，有时卵形或球形，长8～18厘米，黄绿色或红棕色，外果皮木栓质，表面有不规则的皱纹或突起。中果皮肉质，黄绿色，粉性。果核圆球形，质坚硬，难破碎。

药性 甘，凉。

功效主治 滋阴。主治消渴症，高脂血症，甲状腺疾病，小儿佝偻病。

用法用量 鲜品1枚，100～300克。

使用注意 宜新鲜食用，否则氧化变色。

现代药理 鳄梨含有丰富的甘油酸和蛋白质及维生素，润而不腻，是天然的抗氧化剂，它能软化和滋润皮肤，在皮肤表面可以形成乳状隔离层，能够有效地抵御阳光照射，防止晒黑、晒伤。此外，还具有健胃清肠，降低胆固醇和血脂，保护心血管和肝脏等作用。

验方精选 ❶治手脚裂伤：鳄梨适量，捣碎，涂敷患处。❷治烫伤：鳄梨油涂抹患处。

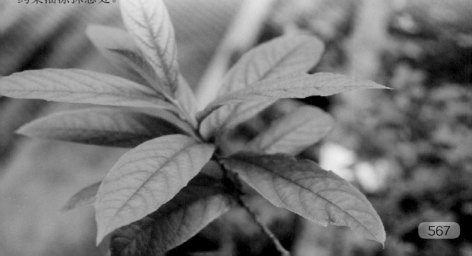

第十八章 收涩药

山茱萸

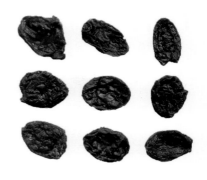

本品为山茱萸科植物山茱萸的干燥成熟果肉。主产于河南、浙江。秋末冬初果皮变红时采收果实，用文火烘或置沸水中略烫，及时挤出果核，干燥。除去杂质和残留果核。以皮肉厚，色鲜艳，酸味浓者为优。山萸肉生用，或取净山萸肉照酒炖法、酒蒸法制用。

中药识别 果肉呈不规则的片状或囊状，长1.0～1.5厘米，宽0.5～1.0厘米。表面紫红色或紫黑色，皱缩，有光泽。顶端有的有圆形宿萼痕，基部有果梗痕。质柔软。气微，味酸、涩、微苦。

药性 酸、涩，微温。归肝、肾经。

功效主治 补益肝肾，收敛固涩。主治眩晕耳鸣，腰膝酸痛，阳痿遗精，遗尿尿频，崩漏带下，大汗虚脱，内热消渴。

用法用量 煎服，6～12克。急救固脱可用至20～30克。

使用注意 素有湿热而致小便淋涩者不宜服用。

现代药理 山茱萸对非特异性免疫功能有增强作用，体外试验能抑制腹水癌细胞。有抗实验性肝损害作用。对于因化疗法及放射疗法引起的白细胞下降，有使其升高的作用。此外，尚有抑菌、抗流感病毒、降血糖、利尿等作用。

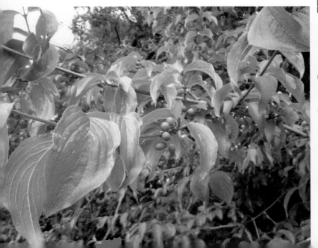

验方精选 ❶ 老人尿频失禁：山茱萸9克，五味子6克，益智仁6克，煎服。❷自汗、盗汗：山茱萸、防风、黄芪各9克，煎服。❸糖尿病：山茱萸15克，乌梅10克，五味子15克，苍术10克，煎服，每日1剂。

五倍子

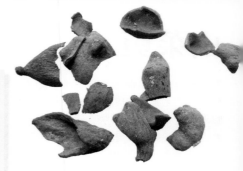

本品为漆树科植物盐肤木叶上的虫瘿，主要由五倍子蚜寄生而形成。主产于四川、贵州、河南、湖北。秋季采摘，置沸水中略煮或蒸至表面呈灰色，杀死蚜虫，取出，干燥。按外形不同分为"肚倍"和"角倍"。生用。

中药识别　肚倍呈长圆形或纺锤形囊状。表面灰褐色或灰棕色，微有柔毛。质硬而脆，易破碎，断面角质样，有光泽，壁厚0.2～0.3厘米，内壁平滑，有黑褐色死蚜虫及灰色粉状排泄物。气特异，味涩。角倍呈菱形，具不规则的钝角状分枝，柔毛较明显，壁较薄。

药性　酸、涩，寒。归肺、大肠、肾经。

功效主治　敛肺降火，涩肠止泻，敛汗止血。主治肺虚久咳，肺热咳嗽，久泻久痢，盗汗，消渴，便血痔血，外伤出血，痈肿疮毒，皮肤溃烂。

用法用量　煎服，3～6克。外用适量。研末外敷或煎汤熏洗。

使用注意　湿热泻痢者忌用。

现代药理　本品所含鞣酸能使皮肤、黏膜、溃疡等局部的组织蛋白质凝固而具有收敛作用，能加速血液凝固而有止血作用；能沉淀生物碱而有解生物碱中毒作用。五倍子煎剂对金黄色葡萄球菌、弗氏痢疾杆菌、猪霍乱杆菌及大肠埃希菌均有抑制作用。本品能透入肠壁组织，抑制肠管平滑肌蠕动而有止泻作用。

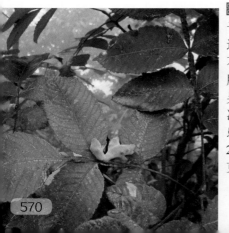

验方精选　❶肠炎经久不愈：五倍子醋炒，研成细末，每次服3克，米汤送服，日服2次。❷治疗因受惊、饮食不调引起的婴幼儿轻型腹泻或迁延性腹泻：五倍子2份（炒黄），干姜2份，吴茱萸、公丁香各1份，研细混匀，每次取10克左右，白酒调成糊状，敷于患儿脐部，胶布固定，每日1次，连用2～3次。❸治疗肿疮痛：五倍子30克捣细末，醋调敷患处，每日3次。

乌梅

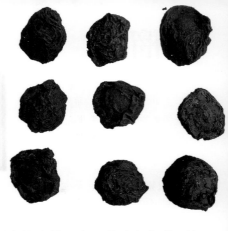

本品为蔷薇科植物梅干燥近成熟果实。主产于四川、浙江、福建。夏季果实近成熟时采收，低温烘干后闷至色变黑。以个大、肉厚、柔润、味极酸者为佳。生用，去核用，或炒炭用。

中药识别　果实呈类球形或扁球形，直径1.5～3.0厘米。表面乌黑色或棕黑色，皱缩不平，基部有圆形果梗痕。果核坚硬，椭圆形，棕黄色，表面有针孔样凹点。种子扁卵形，淡黄色。气微，味微酸。

药性　酸、涩，平。归肝、脾、肺、大肠经。

功效主治　敛肺，涩肠，生津，安蛔。主治肺虚久咳，久泻久痢，虚热消渴，蛔厥呕吐腹痛。

用法用量　煎服，6～12克，大剂量可用至30克。外用适量，捣烂或炒炭研末外敷。

使用注意　外有表邪或内有实热积滞者均不宜服用。

现代药理　本品水煎剂在体外对多种致病性细菌及皮肤真菌有抑制作用。能抑制离体兔肠管的运动。有轻度收缩胆囊作用，使胆汁分泌增多。在体外对蛔虫的活动有抑制作用。对豚鼠的蛋白质过敏性休克及组胺性休克有对抗作用，但对组胺性哮喘无对抗作用。尚能增强机体免疫功能。

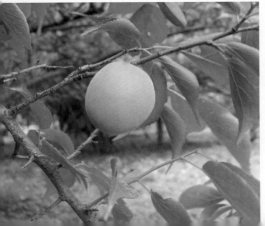

■验方精选■　❶治糖尿病：乌梅、五味子、炙僵蚕各等份研末为丸，每次服4克，每日服3次，用药1～3周后"三多"症状可改善，血糖、尿糖可显著下降。❷治尿血：乌梅烧炭存性，研末，制成醋糊丸，梧子大，每服40丸，酒下。❸解暑：夏天可用乌梅煎汤作饮品，能去暑解渴。

石榴皮

本品为石榴科植物石榴的干燥果皮。主产于陕西、四川、湖南。秋季果实成熟时收集果皮，晒干。以皮厚、棕红色者为佳。切块，生用或炒炭用。

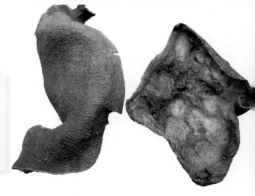

中药识别　本品呈不规则的长条状或不规则的块状。外表面红棕色、棕黄色或暗棕色，略有光泽，有多数疣状突起，有时可见筒状宿萼及果梗痕。内表面黄色或红棕色，有种子脱落后的小凹坑及隔瓤残迹。切面黄色或鲜黄色，略显颗粒状。气微，味苦涩。

药性　酸、涩，温。归大肠经。

功效主治　涩肠止泻，止血，驱虫。主治久泻，久痢，便血，脱肛，崩漏，带下，虫积腹痛。

用法用量　煎服，3～9克。止血多炒炭用。外用适量，煎水熏洗，研末撒或调敷。

现代药理　石榴皮所含鞣质具有收敛作用。盐酸石榴碱对绦虫有杀灭作用。雌性大鼠或豚鼠服石榴果皮粉，可减少受孕率。果皮煎剂有抑菌、抗病毒作用。

验方精选　❶治冻疮久烂不愈：石榴皮、冬瓜皮、甘蔗皮三味，烧灰存性，研末敷。❷治痔疮肿痛出水：石榴皮30克，黄柏15克。煎汤洗过，以冰片少许，纳入痔疮破烂处，立效。❸治火烫伤：石榴皮研末，加冰片、麻油调匀外敷。

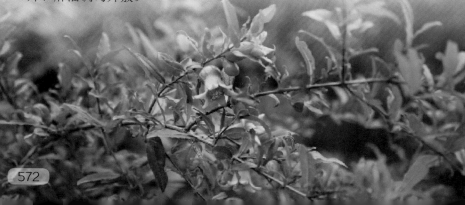

肉豆蔻

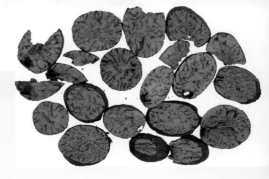

本品为肉豆蔻科植物的干燥种仁。主产于马来西亚、印度尼西亚、斯里兰卡，我国广东、广西、海南和云南亦有栽培。冬、春二季果实成熟时采收，除去皮壳后，干燥。以个大、体重、坚实、破开后香气浓者为佳。生用，或麸皮煨制去油用，用时捣碎。

中药识别　种仁呈卵圆形或椭圆形。表面灰棕色或灰黄色。全体有浅色纵行沟纹和不规则网状沟纹。种脐位于宽端，呈浅色圆形突起。种脊呈纵沟状，连接两端。质坚，断面显棕黄色相杂的大理石样花纹。气香浓烈，味辛。

药性　辛，温。归脾、胃、大肠经。

功效主治　温中行气，涩肠止泻。主治脾胃虚寒，久泻不止，脘腹胀痛，食少呕吐。

用法用量　煎服，3～10克。内服前须煨制去油。

使用注意　湿热泻痢者忌用。

现代药理　肉豆蔻所含挥发油量少时能促进胃液的分泌及胃肠蠕动，而有开胃和促进食欲，消胀止痛的功效，但量大时则有抑制作用，且有较显著的麻醉作用。挥发油中的萜类成分对细菌和霉菌均有抑制作用，尚有一定的镇静催眠的作用。

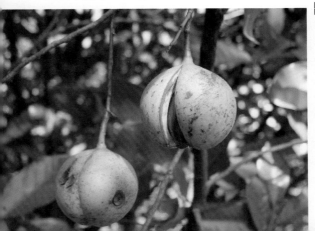

验方精选

治脾胃虚寒呕吐：煨肉豆蔻、罂粟壳（蜜炙）、煨诃子肉各4.5克，白芍、白术、当归各15克，党参、炙甘草各7.5克，肉桂、木香各3克，研为细末，每服6克，加生姜2片、大枣1枚，煎服。

诃子

本品为使君子科植物诃子的干燥成熟果实。主产于云南、广东、广西。秋、冬二季果实成熟时采收，除去杂质，晒干。肉厚、质坚、表面黄棕色者为佳。生用或煨用。若用果肉，则去核。

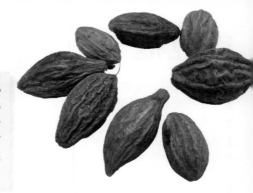

中药识别 本品为长圆形或卵圆形，长2～4厘米，直径2.0～2.5厘米。表面黄棕色或暗棕色，略具光泽，有5～6条纵棱线和不规则的皱纹，基部有圆形果梗痕。质坚实。果肉黄棕色或黄褐色。果核浅黄色，粗糙，坚硬。种子狭长纺锤形，种皮黄棕色，子叶2枚，白色，相互重叠卷旋。气微，味酸涩后甜。

药性 苦、酸、涩，平。归肺、大肠经。

功效主治 涩肠止泻，敛肺止咳，降火利咽。主治久泻久痢，便血脱肛，肺虚喘咳，久嗽不止，咽痛音哑。

用法用量 煎服，3～10克。涩肠止泻宜煨用，敛肺清热、利咽开音宜生用。

使用注意 凡外有表邪、内有湿热积滞者忌用。

现代药理 诃子所含鞣质有收敛、止泻作用。除鞣质外，诃子还含有致泻成分，故与大黄相似，先致泻而后收敛。诃子水煎剂具有抗菌作用。苯和氯仿提取物具有强心作用。80%乙醇提取的诃子素对平滑肌有罂粟碱样的解痉作用。

验方精选 ❶治疗大叶性肺炎：取诃子肉15克，瓜蒌15克，百部9克，为1日量，水煎分两次服。临床观察20例，多数均能在1～3日内退热，3～6日内白细胞下降至正常，6～11日内炎症吸收，未发现不良反应。❷治久咳语声不出：诃子（去核）30克，杏仁30克，通草7克。均切细碎，每次服12克，水一杯，取煨生姜5片，煎至8分，去滓，食后温服。

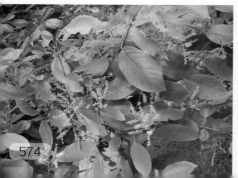

鸡冠花

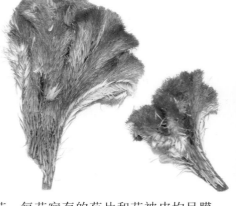

本品为苋科植物鸡冠花的干燥花序。我国南北各地均产。秋季花盛开时采收，晒干。以花大，颜色鲜艳、柄短者为质佳。切段，生用或炒炭用。

中药识别　花序穗状，多扁平而肥厚，呈鸡冠状，上缘具皱褶，密生线状鳞片。表面红色、紫红色或黄白色。中部以下密生多数小花，每花宿存的苞片和花被皮均呈膜质。可见黑色扁圆肾形的种子。体轻，质柔韧。气微，味淡。

药性　甘、涩，凉。归肝、大肠经。

功效主治　收敛止血，止带，止痢。主治吐血，崩漏，便血，痔血，赤白带下，久痢不止。

用法用量　煎服，6～12克，或入丸、散。外用，煎水熏洗。

现代药理　本品煎剂对人阴道毛滴虫有良好的杀灭作用。此外，10%注射液对孕鼠、孕豚鼠、家兔等宫腔内给药有中期引产作用。

验方精选　❶治便血、痔血、痢疾：鸡冠花9～15克，煎服。❷治细菌性痢疾：鸡冠花9克，马齿苋30克，白头翁15克，煎服。❸治荨麻疹：鸡冠花全草，水煎液，内服外洗。

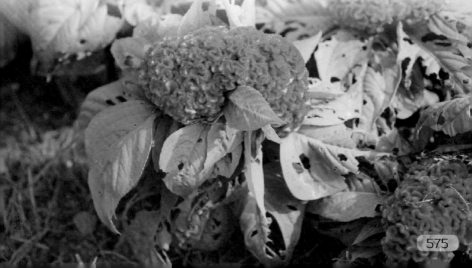

金樱子

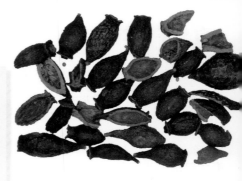

本品为蔷薇科植物金樱子的干燥成熟果实。主产于陕西、四川、湖南、广东、江西。10～11月份果实成熟变红时采收，干燥，除去毛刺及内面所含众多的蘇果。以个大、色红黄、有光泽、去净毛刺者为佳。多生用。

中药识别　本品呈倒卵形纵剖瓣。表面红黄色或红棕色，有突起的棕色小点。顶端有花萼残基，下部渐尖。花托壁厚1～2毫米，内面淡黄色，残存淡黄色绒毛。气微，味甘、微涩。

药性　酸、甘、涩，平。归肾、膀胱、大肠经。

功效主治　固精缩尿，固崩止带，涩肠止泻。主治遗精滑精，遗尿尿频，崩漏带下，久泻久痢。

用法用量　煎服，6～12克，或入丸、散。

使用注意　内有实火、邪热者忌用。

现代药理　对泌尿系统表现出排尿次数减少，排尿间隔时间延长，每次排尿量增多。金樱子煎剂对金黄色葡萄球菌、大肠埃希菌、铜绿假单胞菌、破伤风杆菌、钩端螺旋体及流感病毒均有抑制作用。尚具有抗动脉粥样硬化的作用。

验方精选　❶治肝肾两虚所致的头昏腰酸，梦遗滑精，小便不禁，或脾虚腹泻：金樱子，不拘量，水煎浓缩，似稀汤。每次服1匙，用酒送服。❷治肾虚或脾肾两虚所致遗精，白浊，妇女带下：金樱子120克，加水适量，以小火煎熬成膏；用芡实100克，研末，和金樱子膏作为丸剂，每次6克，酒送服，或温开水送下。

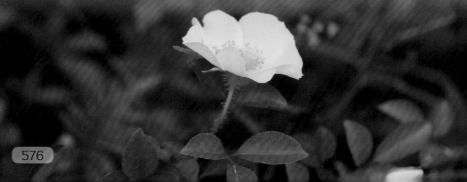

茶叶

本品为山茶科植物茶的干燥芽叶。我国长江以南各地均产。春、夏、秋季均可采收，除去杆及杂质，用特殊的加工方法制成。药用茶叶通常选取种植3年以上，以清明前后采摘的嫩芽为佳。多生用。

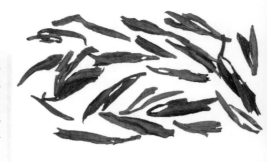

中药识别　叶常卷缩成条状或成薄片状或皱折。完整叶片展平后，叶片被针形至长椭圆形，先端急尖或钝尖，叶基楔形下延，边缘具锯齿，齿端呈棕红色爪状，有时脱落；上下表面均有柔毛；羽状网脉，侧脉4～10对，主脉在下表面较凸出，纸质较厚，叶柄短，被白色柔毛；老叶革质，较大，近光滑；气微弱而清香，味苦涩。

药性　苦、甘、凉。归心、肺、胃经。

功效主治　清头目，除烦渴，化痰，消食，利尿，解毒。用于头痛，目昏，多睡善寐，心烦口渴，食积痰滞，疟疾，肠炎，痢疾。外用治烧伤、烫伤。

用法用量　煎服，3～10克；或适量泡茶。外用，研末调敷。

使用注意　失眠者忌服。

现代药理　茶叶的药理作用由所含黄嘌呤衍生物，如咖啡因、茶碱和儿茶素类成分而产生。咖啡因和茶碱具有兴奋心脏、扩张心血管、利尿等作用；儿茶素类成分具有抗氧化、抗基因突变、抗肿瘤、降低胆固醇及低密度脂蛋白含量、抗过敏、抑制血小板凝集等作用。

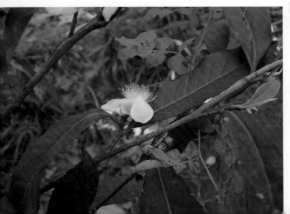

验方精选

❶ 防治稻田皮炎：老茶叶60克，加水500毫升浸泡煎煮。在下田前后将手脚各浸泡一次，任其自然干燥。忌接触肥皂。❷ 治疗牙本质过敏：红茶30克，水煎。先用煎液含漱，然后饮服。每日至少2次。

南五味子

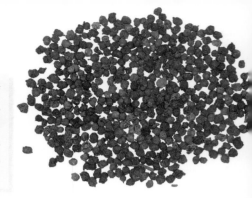

本品为木兰科植物华中五味子的干燥成熟果实。主产于江苏、广东、广西等地。秋季果实成熟时采摘，晒干，除去果梗和杂质。以粒大、肉厚者为佳。生用，或醋制后用。用时捣碎。

中药识别 本品呈球形或扁球形，直径4～6毫米。表面棕红色至暗棕色，干瘪，皱缩，果肉常紧贴于种子上。种子1～2枚，肾形，表面棕黄色，种皮稍粗糙。果肉气微，味微酸。

药性 酸、甘，温。归肺、心、肾经。

功效主治 收敛固涩，益气生津，补肾宁心。主治久咳虚喘，梦遗滑精，遗尿尿频，久泻不止，自汗盗汗，津伤口渴，内热消渴，心悸失眠。

用法用量 煎服，2～6克；研末，或熬膏；或入丸、散。外用适量，研末调敷或煎水洗。

使用注意 凡表邪未解，内有实热，咳嗽初起，麻疹初起，均不宜用。

现代药理 本品对神经系统各级中枢均有兴奋作用，对大脑皮质的兴奋和抑制过程均有影响，使之趋于平衡。对呼吸系统有兴奋作用，有镇咳和祛痰作用。有与人参相似的适应原样作用，能增强机体对非特异性刺激的防御能力。能增强细胞免疫功能，使脑、肝、脾SOD活性明显增强，故具有提高免疫力、抗氧化、抗衰老等作用。此外，实验还表明五味子具有利胆保肝、抑菌、降低血压等药理作用。

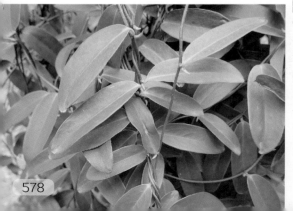

■验方精选■

❶治疗荨麻疹、皮肤瘙痒症、湿疹等皮肤病：将五味子制成酊剂涂抹患处。❷治疗急性尿路感染：用五味子一日60克，煎服，5日为一个疗程。

莲须

本品为睡莲科植物莲的干燥雄蕊。主产于湖南、福建、江苏、浙江。夏季花开时选晴天采收，盖纸晒干或阴干。以完整、质软，花药色淡黄者为佳。生用。

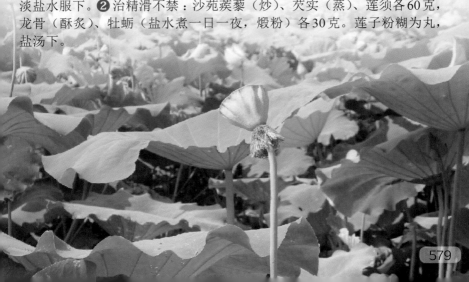

中药识别　本品呈线形。花药扭转，纵裂，长1.2～1.5厘米，直径约0.1厘米，淡黄色或棕黄色。花丝纤细，稍弯曲，长1.5～1.8厘米，淡紫色。气微香，味涩。

药性　甘、涩，平。归心、肾经。

功效主治　固肾涩精。主治遗精滑精，带下，尿频。

用法用量　煎服，3～5克。

现代药理　本品含木犀草素及槲皮素等黄酮类成分。莲须具有催产作用，能增加正常大鼠和早孕大鼠离体子宫收缩力。同时，莲须能使幼龄雌性小鼠卵巢和子宫增重，提示莲须在体内整体试验表现有雌激素样作用。

验方精选　❶治遗精梦泄：熟地黄240克，山茱萸60克，山药、茯苓各90克，牡丹皮、龙骨9克（生研，水飞），莲须30克，芡实60克，阿胶120克（同牡蛎炒热，去牡蛎）。为末，蜜丸梧子大。每服12克，空腹淡盐水服下。❷治精滑不禁：沙苑蒺藜（炒）、芡实（蒸）、莲须各60克，龙骨（酥炙）、牡蛎（盐水煮一日一夜，煅粉）各30克。莲子粉糊为丸，盐汤下。

浮小麦

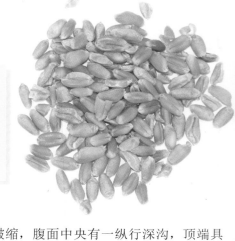

本品为禾本科植物小麦的干燥轻浮瘪瘦的果实。我国南北各地均产。夏季果实成熟时采收，收获时，扬起其轻浮干瘪者，去除杂质，晒干。以粒匀、轻浮，表面有光泽者为佳。生用，或炒用。

中药识别　浮小麦呈长圆形，二端略尖，长6毫米，直径1.5～2.5毫米，表面浅黄棕色或黄色，稍皱缩，腹面中央有一纵行深沟，顶端具黄白色柔毛。质硬，断面白色，粉性。气微，味淡。

药性　甘、凉。归心经。

功效主治　益气止汗，固表，养心安神，退虚热。主治自汗，盗汗，心气虚之心神不安，脏躁病（精神恍惚或喜怒无常等），骨蒸劳热。

用法用量　煎服，15～30克；研末服，3～5克。

使用注意　表邪汗出者忌用。

现代药理　浮小麦可抑制致病菌的生长，激发正常菌的繁殖，促进维生素的合成，降低体内胆固醇，提高机体的免疫力。

验方精选　❶治盗汗及虚汗不止：浮小麦50克，五味子10克，煎服。或浮小麦30克，大枣30克，龙眼肉10克，水煎，连渣服。❷治男子血淋不止：浮小麦加童便炒为末，砂糖煎水调服。❸治腹泻：小麦粉、糯米粉各适量，炒黄，干大枣3～5枚（去核研碎），三者混合，每次15～30克，开水调服，日2～3次。

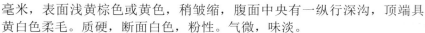

麻黄根

本品为麻黄科植物草麻黄的干燥根和根茎。主产于山西、河北、内蒙古、新疆、甘肃、青海。秋末采挖，除去残茎、须根和泥沙，干燥。以质硬、外皮色红棕、断面色黄白者为佳。切厚片，生用。

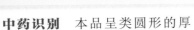

中药识别　本品呈类圆形的厚片。外表面红棕色或灰棕色，有纵皱纹及支根痕。切面皮部黄白色，木部淡黄色或黄色，纤维性，具放射状纹，有的中心有髓。气微，味微苦。

药性　甘、涩，平。归心、肺经。

功效主治　固表止汗。主治自汗，盗汗。

用法用量　煎服，3～9克。外用适量，研粉撒扑。

使用注意　有表邪者忌用。

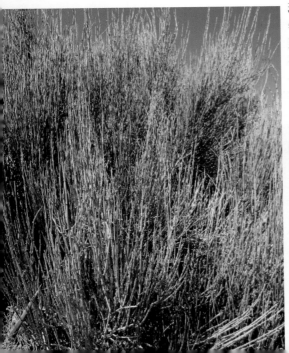

现代药理　麻黄根所含生物碱能抑制低热和烟碱所致的发汗，可使蛙心收缩减弱，对末梢血管有扩张作用。对肠管、子宫等平滑肌呈收缩作用。麻黄根甲醇提取物能降低血压，但麻黄碱有升压作用。

验方精选

❶治产后虚汗不止：麻黄根60克，黄芪30克。上药捣成粗粉，罗为散。每服12克，以水一中盏，煎至六分，去滓，不计时候温服。❷治肾劳热，阴囊生疮：麻黄根、硫黄各90克，米粉适量，撒于患处。

番石榴果

本品为桃金娘科植物番石榴的干燥未成熟果实。主产于广东、广西、四川、云南、福建等地。夏、秋二季采收幼果，晒干。以个大、均匀、饱满、坚实者为佳。生用，用时打碎。

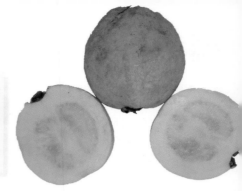

中药识别 果实呈球形、卵圆形或梨形，顶端有宿存萼片。表面黄绿色，有不规则的凸起。果肉白色或黄色，胎座肥大，肉质，淡红色。种子多数，质坚硬。气特异，味甘甜。

药性 酸、涩，微温。归大肠、肝经。

功效主治 涩肠止泻，收敛止血。主治泄泻，下痢不止。外用治外伤出血。

用法用量 煎服，6 ～ 9 克。外用适量，鲜品捣烂敷患处。

现代药理 本品鲜果汁有降低血糖作用，未成熟果实与叶功效类同。番石榴所含铬元素，对人体在糖和脂肪的新陈代谢中起着重要作用。研究表明，补充铬有助于改善糖尿病患者和糖耐量异常者的葡萄糖耐量，降低血糖、血脂水平，增强胰岛素的敏感性。番石榴还具有保护细胞免受破坏，维持正常的血压及心脏功能，预防动脉粥样硬化的发生及抗感染等作用。

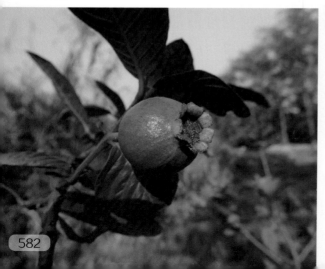

▌验方精选▐

❶治跌打损伤，外伤出血，臁疮久不愈合：鲜果15 ～ 30克，捣烂敷患处。❷治糖尿病：番石榴果切片，沸水冲泡，代茶饮用。

椿皮

本品为苦木科植物臭椿的干燥根皮或干皮。主产浙江、江苏、湖北、河北。全年均可剥取，晒干，或刮去粗皮晒干。以根皮肥厚、粗皮少、质坚硬者为佳。切丝或段，生用或麸炒用。

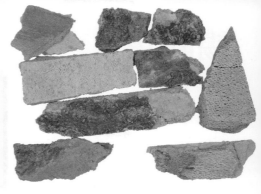

中药识别　根皮呈不整齐的片块或卷片状，大小不一。外表面灰黄色或黄褐色，粗糙，有多数纵向皮孔样突起和不规则纵、横裂纹，除去粗皮者显黄白色。内表面淡黄色，较平坦，密布梭形小孔或小点。质硬而脆，断面外层颗粒性，内层纤维性。气微，味苦。

药性　苦、涩，寒。归大肠、胃、肝经。

功效主治　清热燥湿，收涩止带，止泻，止血。主治赤白带下，湿热泻痢，久泻久痢，便血，崩漏。

用法用量　煎服，6～9克；外用适量。

使用注意　脾胃虚寒者慎用。

现代药理　皮有抗菌、抗原虫及抗肿瘤作用。

验方精选　❶治久痢：常与人参同用，能补益中气，清热涩肠。还可配伍诃子、母丁香，用于脏毒夹热下血，久痢脓血不止。❷治湿热带下：常与黄柏、白芍、当归、熟地等同用。

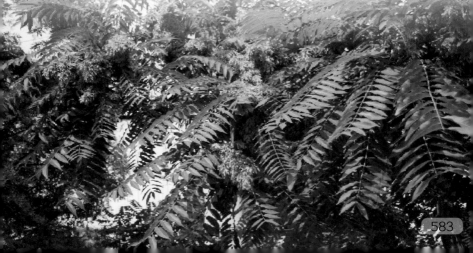

锡叶藤

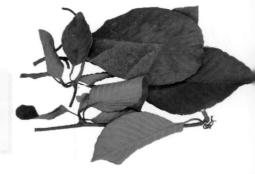

本品为五桠果科植物锡叶藤的干燥叶。主产于广东、广西。全年可采。鲜用或晒干。以叶片大、革质、有光泽者为佳。生用。

中药识别 叶卷曲或皱褶，平展后呈长圆形，先端尖，基部近阔楔形，边缘中部以上具锯齿，上面灰绿色下面浅绿色，叶脉下面突出，两面密布小突起，粗糙似砂纸。叶柄长约1.5厘米，腹面具沟。叶革质。气微涩。

药性 苦、涩，凉。

功效主治 收涩止泻，消痞化积，解毒消肿。主治水泻或伤食泻下不止，食滞痞胀。外用治皮肤瘙痒，疥癣，汗斑。

用法用量 水煎汤，6～15克。外用适量，煎水洗患处。

现代药理 锡叶藤所含异鼠李素、鼠李素、杜鹃黄素、鼠李柠檬素等甲基黄酮醇类。

验方精选 ❶治风湿酸痛：锡叶藤根、春根藤、川山龙、红蛇根、乌蛇根各适量，浸酒服。❷治红白痢：锡叶藤叶30克，水煎，分3次服。如仍未愈，再用6克，木棉花6克，扭肚藤6克，煎水服1～2次。❸治子宫下垂或脱肛：锡叶藤叶60克，升麻（醋炒）15克，猪小肚1个，水煎，空腹服。

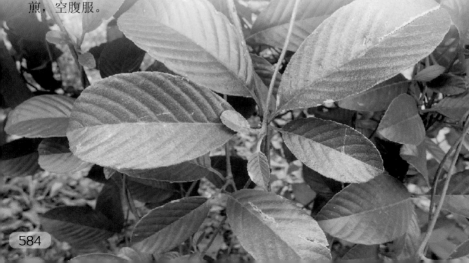

覆盆子

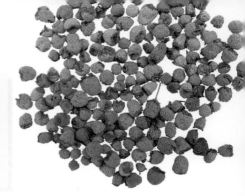

本品为蔷薇科植物华东覆盆子的干燥果实。主产于浙江、江西、福建、湖北等地。夏初果实由绿变绿黄时采收，除去梗、叶，置沸水中略烫或略蒸，取出，干燥。以个大、饱满、粒完整、结实、色灰绿、无叶梗者为佳。多生用。

中药识别　本品为聚合果，由多数小核果聚合而成，呈圆锥形或扁圆锥形，高 0.6～1.3 厘米，直径 0.5～1.2 厘米。表面黄绿色或淡棕色，顶端钝圆，中心凹入。宿萼棕褐色。小果易剥落，每个小果呈半月形，背面密被灰白色茸毛，两侧有明显的网纹，腹部有突起的棱线。体轻，质硬。气微，味微酸涩。

药性　甘、酸，温。入肝、肾、膀胱经。

功效主治　益肾固精缩尿，养肝明目。主治遗精滑精，遗尿尿频，阳痿早泄，肝肾不足，目暗昏花。

用法用量　煎服，6～12 克。

使用注意　本品热而敛小便，凡有小便不利，阴不足而阳亢盛，虚火浮越者不宜用。

现代药理　覆盆子对葡萄球菌、霍乱弧菌有抑制作用。同时有雌激素样作用，可促进前列腺分泌荷尔蒙。

验方精选　❶ 添精补髓，疏利肾气，不问下焦虚实寒热，服之自能平：覆盆子 120 克，枸杞子 240 克，菟丝子 240 克，五味子 60 克，车前子 60 克，上药俱择精新者，焙晒干，共为细末，炼蜜丸，梧桐子大。每服，空心 90 丸、上床时 50 丸，白沸汤或盐汤送下，冬月用温酒送下。❷ 治肺虚寒：覆盆子取汁作煎为果，仍少加蜜，或熬为稀汤，点服。❸ 治阳事不起：覆盆子，酒浸，焙研为末，每旦酒服 9 克。

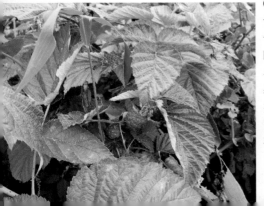

糯稻根

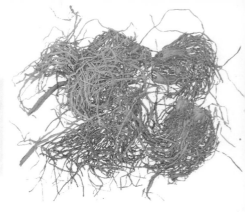

本品为禾本科植物糯稻的根茎及根。全国各地均产。10月份糯稻收割后采挖，除去残茎，洗净，晒干。以干燥、根长、黄棕色、无茎叶者为佳。生用。

中药识别　糯稻根呈疏松团块。上端为残留的茎。圆柱形，中空，外包灰白色叶鞘。下端簇生多数须根，须根细长弯曲，直径约1毫米。表面黄棕色，表皮脱落处黄白色，略具细纵皱，纤细小侧根。体轻软。气微、味淡。

药性　甘，平。归心，肝经。

功效主治　益胃生津，固表止汗，退虚热，杀虫。主治气弱阴虚的自汗盗汗，虚热不退，近有用于慢性肝炎，慢性肾炎，肺结核，丝虫病。

用法用量　煎服，15～30克。大剂量可用60～120克。以鲜品为佳。

现代药理　糯稻根含有16种氨基酸，2种糖类及黄酮类成分。其水煎液对四氯化碳引起的肝损伤有显著的保护作用。

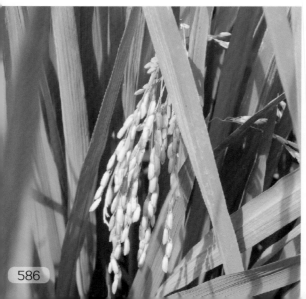

验方精选

❶治迁延性肝炎：糯稻根，剪成寸段，每次60～90克，煎服。❷治虚汗，盗汗，多汗症：糯稻根30～60克，红枣4～6枚，煎服。❸治血丝虫，乳糜尿：糯稻根60～120克，煎服。

第十九章　涌吐药

土常山

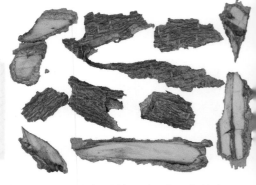

本品为虎耳草科植物腊莲绣球的干燥根。主产于浙江、四川。全年可采，以冬季采收者为佳。挖出根后，浸于水中，擦去细根，糙皮，晒干，或切片晒干。

中药识别　根呈圆柱形，常分歧，弯曲不直，径 5～20 毫米，长 10～30 厘米不等。表面深黄棕色，有纵皱纹及支根痕，粗皮除去者，呈淡黄色，有细纵纹。质坚硬，不易折断，断面黄白色。气微，味苦。

药性　辛、酸，凉。有小毒。

功效主治　截疟退热，消肠中积热，除胸腹胀满。主治疟疾，食积不化，胸腹胀痛。外治皮肤癣癞。

用法用量　内服 9～15 克，煎服或研末吞服。外用适量，煎水擦洗。

使用注意　胃寒者不宜。

验方精选　治疟疾：土常山 15 克，研细末，用鸡蛋 1～3 只，拌匀后，煎成淡味蛋饼，在疟疾发作前一小时吃完；或单用土常山叶 30 克，煎汁服。

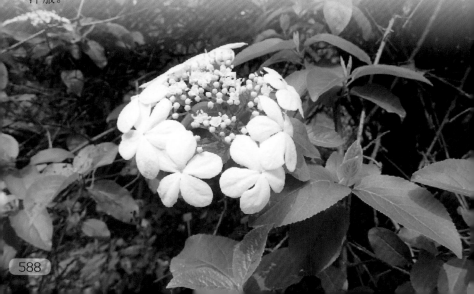

瓜蒂

本品为葫芦科植物甜瓜的干燥果蒂。全国大部分地区均产。6～7月份，采摘尚未老熟的果实，切取果蒂，阴干。以干燥、色黄、稍带果柄者为佳。生用或炒用。

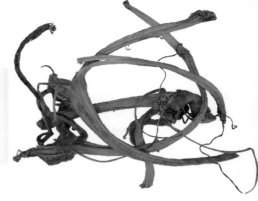

中药识别 果柄略弯曲，上有纵棱，微皱缩，连接果实的一端渐膨大，即花萼的残基。表面黄褐色，有时带有卷曲的果皮。质柔韧，不易折断。气微，味苦。

药性 苦，寒，有毒。入脾、胃经。

功效主治 吐风痰宿食，泻水湿停饮。治痰涎宿食，壅塞上脘，胸中痞梗，风痰癫痫，湿热黄疸，四肢浮肿，鼻塞，喉痹。

用法用量 内服2.5～5.0克，煎服或入丸、散。每次0.3～1.0克；外用适量；研末吹鼻，待鼻中流出黄水即可停药。

使用注意 孕妇、体虚、吐血、咯血、胃弱及上部无实邪者忌用。

现代药理 本品能刺激胃感觉神经，反射性地兴奋呕吐中枢而致吐；能降低血清丙氨酸氨基转移酶，对肝脏的病理损害有保护作用，能增强细胞免疫功能。此外，还有抗肿瘤、降压、抑制心肌收缩力、减慢心率、退黄疸、治疗慢性乙型肝炎及肝硬化等作用。

验方精选 ❶治发狂欲走：瓜蒂末3克，井水服用，取吐。❷治黄疸目黄不除：瓜蒂细末少许，令患者吸入鼻内深处，待黄水流出。

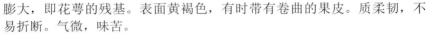

海芒果

本品为夹竹桃科植物海芒果的干燥种仁。主产于广东、广西、台湾、海南。秋季果期采收。以果实个大、饱满、色黄绿者为佳。生用。

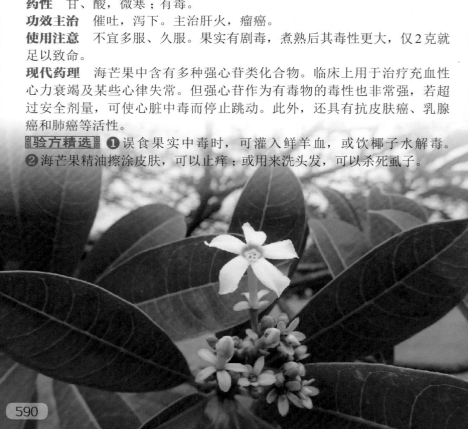

中药识别　果实呈椭圆形或球形，果皮光滑，内果皮木质纤维状，体轻，质韧。种子呈卵圆形，种皮棕褐色，果仁白色，子叶2枚，显油性。气微，味微甘。

药性　甘、酸，微寒；有毒。

功效主治　催吐，泻下。主治肝火，瘤癌。

使用注意　不宜多服、久服。果实有剧毒，煮熟后其毒性更大，仅2克就足以致命。

现代药理　海芒果中含有多种强心苷类化合物。临床上用于治疗充血性心力衰竭及某些心律失常。但强心苷作为有毒物的毒性也非常强，若超过安全剂量，可使心脏中毒而停止跳动。此外，还具有抗皮肤癌、乳腺癌和肺癌等活性。

验方精选　❶误食果实中毒时，可灌入鲜羊血，或饮椰子水解毒。❷海芒果精油擦涂皮肤，可以止痒；或用来洗头发，可以杀死虱子。

常山

本品为虎耳草科植物常山的干燥根。主产于陕西、四川、贵州等地。秋季采挖，除去须根，晒干。以质坚硬、断面色淡黄者为佳。切薄片，生用或炒用。

中药识别　根呈圆柱形，常弯曲扭转或有分枝。饮片呈不规则的薄片。表面棕黄色，具细纵纹，外皮易脱落，剥落处露出淡黄色木部。质坚硬，不易折断，折断时有粉尘飞扬。横切面黄白色，有放射状纹理。气微，味苦。

药性　苦、辛，寒；有毒。归肺、肝、心经。

功效主治　涌吐痰涎，截疟。主治痰饮停聚，胸膈痞塞，疟疾。

用法用量　煎服，5～9克。涌吐可生用，截疟宜酒制用。治疗疟疾宜在寒热发作前12小时或2小时服用。

使用注意　有催吐作用，用量不宜过大；孕妇及体虚者慎用。

现代药理　水煎液及醇提液对疟疾有效。其中常山碱甲的疗效相当于奎宁，常山碱丙抗疟作用最强，约为奎宁的100倍，常山碱乙次之；常山碱甲、乙、丙还能通过刺激胃肠的迷走神经与交感神经末梢而反射性地引起呕吐。此外，本品还有降压、兴奋子宫、抗肿瘤、抗流感病毒、抗阿米巴原虫、消炎、促进伤口愈合等作用。

验方精选　治疟疾：单用本品浸酒蒸焙，与槟榔共研末，糊丸服之。若虚人久疟不止者，可与黄芪、人参、乌梅等同用。若治疗疟久不愈而成疟母者，则与鳖甲、三棱、莪术等同用。

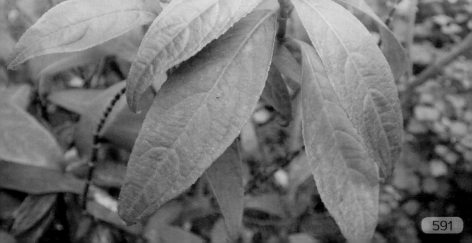

第二十章　攻毒杀虫止痒药

土荆皮

本品为松科植物金钱松的干燥根皮或近根树皮。主产于江苏、浙江、安徽、江西等地。夏季剥取，晒干。以皮厚者为佳。多外用。

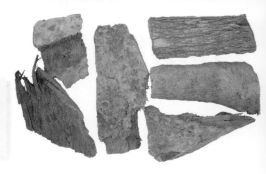

中药识别　本品呈条片状或卷筒状。外表面灰黄色，有时可见灰白色横向皮孔样突起。内表面黄棕色至红棕色，具细纵纹。切面淡红棕色至红棕色，有时可见有细小白色结晶，可层层剥离。气微，味苦而涩。

药性　辛，温；有毒。归肺、脾经。

功效主治　杀虫，止痒。主治体癣，疥癣，头足癣等。

用法用量　外用适量，醋制或酒浸涂擦，或研末调涂患处。

使用注意　属外用有毒药品，不可内服。

现代药理　所含有机酸、乙醇浸膏及苯浸膏对常见的致病真菌有一定的抗菌作用。

验方精选　治疗局限性神经性皮炎：土荆皮30克，蛇床子30克，百部30克，五倍子24克，密陀僧18克，轻粉6克。共研细末备用。先以皂角煎水洗患处，再以醋液调药粉呈糊状，涂敷患部，上盖一层油纸，以保持药物潮润，每日换一次，直至痊愈。对病程短、病情不太严重或皮炎患处分散的患者，可用纱布包药糊，日擦数次，取得同样效果。

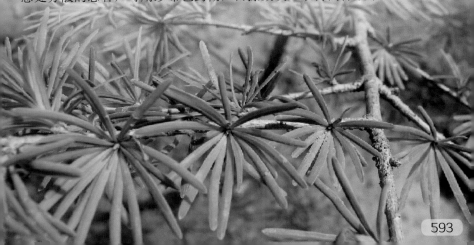

土荆芥

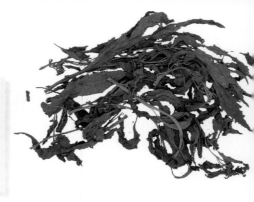

本品为藜科植物土荆芥的带果实的全草。主产于广西、广东、福建、贵州、四川等地。夏、秋间果实未完全成熟时，割取地上部分，扎成捆，阴干，切勿曝晒，以防油分挥发。以气味浓郁者为佳。生用。

中药识别 茎下部圆柱形，粗壮，光滑；上部方形有纵沟，具毛茸。下部叶大多脱落，仅留有茎梢线状披针形的苞片。果穗成束，簇生于枝腋及茎梢，触之即落，淡绿色或黄绿色；剥除宿萼，内有一棕黑色的果实。有强烈的特殊香气，味辣而微苦。

药性 辛、苦，温；有小毒。

功效主治 祛风除湿，杀虫止痒，活血消肿。主治钩虫病，蛔虫病，蛲虫病，皮肤湿疹，脚癣，瘙痒，虫蛇咬伤。

用法用量 煎服，3～9克；研粉吞服，1.5～3.0克，外用鲜品适量，捣烂外敷或煎水洗患处。

使用注意 本品有剧烈的刺激性，大剂量时引进恶心、呕吐，吸收后能麻痹肠肌而引起便秘，还能引起耳鸣、耳聋和视觉障碍。故服药时不宜空腹。

现代药理 全草主含土荆芥油，油中主成分为驱蛔素，对蛔虫先兴奋，后麻痹，最后产生不可逆性强直；对钩虫及阿米巴利疾亦有效。

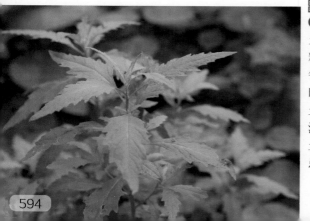

验方精选

❶治钩虫、蛔虫、蛲虫：土荆芥茎叶研末，酌情加糖和米糊为绿豆大丸剂，每次用温水送下3克，早晚各1次。❷治湿疹：土荆芥全草适量，水煎，洗患处。❸治创伤出血：土荆芥干叶，研末，敷患处。

土槿皮

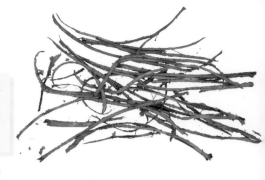

本品为桃金娘科植物水翁的干燥根皮。主产广东、云南。夏、秋采收，晒干。以片块大小均匀、色黄褐者为佳。生用。

中药识别　根皮呈不规则的长条状或稍扭曲而卷成槽状，长短及宽度不一，厚2～5毫米。外表面粗糙，深灰棕色，具纵横皱纹，并有横向灰白色皮孔，栓皮常呈鳞片状剥落。内表面黄棕色至红棕色，平坦，有细致的纵向纹理。质坚韧，折断面裂片状。

药性　苦、辛，凉。归脾、胃经。

功效主治　清热解毒，燥湿杀虫，止痒。主治脚气湿烂，湿疹，疥癣，疳疮，肾囊痈，水火烫伤。

用法用量　外用适量，水煎液洗患处。

现代药理　本品含抗真菌有效成分为二萜酸类有机酸及乙醇浸膏，对我国常见10种致病真菌具有一定的抗菌作用，其用量为0.1～1毫克/毫升，对许兰黄癣菌、絮状表皮癣菌、铁锈色小芽孢癣菌、石膏样小孢子菌和白色念珠菌均有杀菌作用。

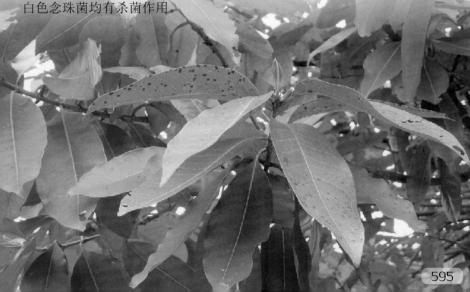

大蒜

本品为百合科植物大蒜的鳞茎。我国南北均有产，主产于山东、江苏、河北、安徽、陕西等地。夏季叶枯时采挖，除去须根和泥沙，通风晾晒至外皮干燥。以个大，饱满，蒜皮紫色者为优。生用。

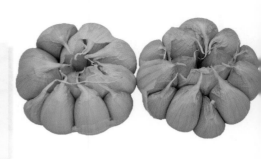

中药识别 本品呈类球形，直径3～6厘米。表面被白色、淡紫色或紫红色的膜质鳞皮。顶端略尖，中间有残留花葶，基部有多数须根痕。剥去外皮，可见独头或6～16个瓣状小鳞茎，着生于残留花茎基周围。鳞茎瓣略呈卵圆形，外皮膜质，先端略尖，一面弓状隆起，剥去皮膜，白色，肉质。气特异，味辛辣，具刺激性。

药性 辛，温。归脾、胃、肺经。

功效主治 解毒消肿，杀虫，止痢。主治痈肿疮疡，疥癣，肺痨，顿咳，泄泻，痢疾。

用法用量 生食、煨食或捣泥为丸，9～15克。外用捣碎敷。

使用注意 外用可引起皮肤发红，灼热甚至起疱，故不可敷之过久。阴虚火旺者以及目疾、口齿、喉、舌诸病患者忌用。孕妇忌灌肠用。

现代药理 大蒜中所含硫化合物对多种球菌、杆菌、真菌和病毒等均有抑制和杀灭作用。同时，大蒜还具有防治肿瘤和癌症，排毒清肠，预防肠胃疾病，降低血糖，预防糖尿病，防治心脑血管疾病等作用。

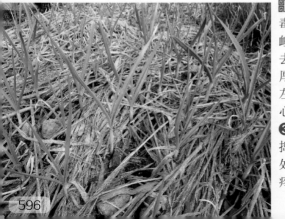

◤验方精选◢ ❶治食蟹中毒：干蒜煮汁饮之。❷治鼻衄不止，服药不应：蒜一枚，去皮，研如泥，作钱大饼子，厚约一豆许，左鼻出血，贴左足心，右鼻出血，贴右足心，两鼻俱出血，俱贴之。❸治神经性皮炎：蒜头适量，捣烂，以纱布包裹，外敷患处。另用艾条隔蒜灸患处到疼痛为止，隔日一次。

木鳖子

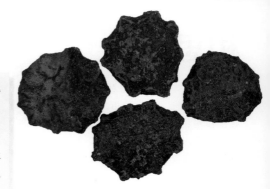

本品为葫芦科植物木鳖子的干燥成熟种子。主产于广东、海南、四川等地。冬季采收成熟果实，剖开，晒至半干，除去果肉，取出种子，干燥。以籽粒饱满、不破裂、体重、内仁黄白色、不泛油者为佳。多生用。

中药识别 种子呈扁平圆板状，中间稍隆起或微凹陷，直径2～4厘米。表面灰棕色至黑褐色，有网状花纹，在边缘较大的齿状突起上有浅黄色种脐。外种皮质硬而脆，内种皮灰绿色，绒毛样。子叶2枚，黄白色，富油性。有特殊的油腻气，味苦。

药性 苦、微甘，凉，有毒。归肝、脾、胃经。

功效主治 散结消肿，攻毒疗疮。主治疮疡，肿毒，乳痈，瘰疬，痔疮，干癣，秃疮。

用法用量 煎服，0.9～1.2克。外用适量，研末，用油或醋调涂患处。

使用注意 孕妇慎用。

现代药理 种子浸出液，试验于麻醉动物，有降压作用。但其毒性较大，用药后动物均于数日内死亡。

验方精选 ❶治疮疡疔毒初起：土鳖子（去壳）5个，白嫩松香20克，铜绿研细3克，乳香、没药各10克，蓖麻子（去壳）35克，巴豆肉5粒，杏仁（去皮）5克。上八味合一处，石臼内捣三千余下，即成膏；取起，浸凉水中。用时随疮大小，用手搓成薄片，贴疮上，用绢盖之。❷治痔疮：荆芥、木鳖子、朴硝各等份。上煎汤，入于瓶内，熏后，汤温洗之。❸治阴疝偏坠痛甚：木鳖子一个磨醋，调黄柏、芙蓉末敷之。

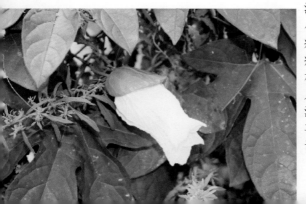

相思豆

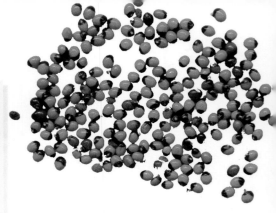

本品为蝶形花科植物相思豆的干燥成熟种子。主产于广东、广西、福建、云南。夏、秋季分批摘取果荚，晒干，打出种子，除净杂质，再晒干。以个大、红头黑底色艳、粒圆、饱满者为佳。生用。

中药识别 干燥种子呈椭圆形，少数近于球形，长径5～7毫米，短径4～5毫米，表面红色，种脐白色椭圆形，位于腹面的一端，在其周围呈乌黑色，占种皮表面的1/4～1/3，种脊位于种脐一端，呈微凸的直线状。种皮坚硬，不易破碎，内有2片子叶，均为淡黄色。气青草样，味涩。

药性 辛、苦，平；有大毒。

功效主治 通九窍，杀虫止痒。主治皮肤疥疮，顽癣湿疹，疥癣瘙痒。

用法用量 外用适量，捣烂涂敷患处。

使用注意 不宜内服，以防中毒。

现代药理 相思子毒蛋白的作用性质与蓖麻种子中所含毒蛋白相似，属细胞毒素，中毒时体温先升高后降低，出现蛋白尿，有时有抽搐。死后解剖所见，有红细胞凝集，溶血，组织细胞破坏，浆膜有点状出血，淋巴结肿大，脾大及颜色变深等现象。

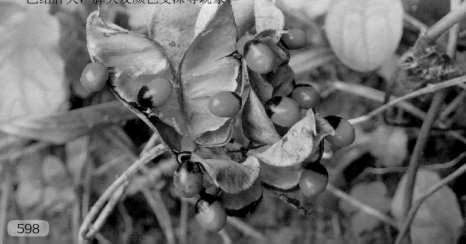

烟叶

本品为茄科植物烟草的干燥叶或全草。主产于山东、安徽、福建、湖南、湖北、山西、四川、贵州。通常于7月份，待烟叶由深绿色变为淡黄色，叶尖下垂时采收。由于叶的成熟有先后，可分数次采摘，采后先晒干或烘干，再经回潮、发酵后，干燥。以具特异香气，味苦辣者为佳。

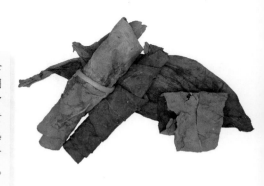

中药识别　干燥的叶呈卵形或椭圆状披针形，叶柄甚短，有翅，上面黄棕色，下面较淡，主脉宽而凸出，多腺毛，稍经湿润则带黏着性。具特异的香气，味苦辣。

药性　辛、温，有毒。

功效主治　祛风除湿，行气止痛，解毒，杀虫。主治食滞饱胀，气结疼痛，痈疽，疔疮肿毒，疥癣，毒蛇咬伤。

用法用量　内服煎汤，捣汁或点燃吸烟；外用煎水洗或研末调敷。

使用注意　肺病咳嗽吐血及一切喉症忌服。孕妇忌服。

现代药理　烟草中主要成分为烟碱。其烟碱对人体呼吸道免疫功能、肺部结构和肺功能均会造成损害，引起多种呼吸系统疾病。此外，还证实烟碱会损伤遗传物质，对内分泌系统、输卵管功能、胎盘功能、免疫功能、孕妇及胎儿心血管系统及胎儿组织器官发育造成不良影响，因而可以影响人体生殖及发育功能。

■验方精选■ ❶治无名肿毒：烟草鲜品和红糖捣烂敷之。❷治毒蛇咬伤：先避风挤去恶血，用生烟叶捣烂敷之，无鲜叶，用干者研末敷。❸治乳痈初起：鲜烟叶浸热酒，敷患处。

海桐

本品为海桐花科植物海桐的枝叶。分布于我国长江以南各省区。主产于浙江、福建、广东。全年均可采收。割取枝叶，晒干。以茎枝粗壮、叶片肥厚、表面有光泽、带花果者为佳。生用。

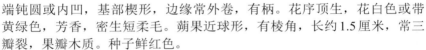

中药识别 茎呈圆柱形。叶多数聚生枝顶，狭倒卵形，全缘，顶端钝圆或内凹，基部楔形，边缘常外卷，有柄。花序顶生，花白色或带黄绿色，芳香，密生短柔毛。蒴果近球形，有棱角，长约1.5厘米，常三瓣裂，果瓣木质。种子鲜红色。

药性 味苦、辛，微温。

功效主治 消肿解毒，止血。主治毒蛇咬伤，痈肿疮疖，水火烫伤，外伤出血。

用法用量 外用适量，鲜品捣敷；或煎水洗，或干品研末撒。

现代药理 海桐提取物在体内外具有明显抑制结核杆菌的作用，同时还具有抗炎和镇痛等作用。此外，尚表现出一定的抗卵巢癌细胞活性。

验方精选 ❶治毒蛇咬伤，疮疖肿毒，过敏性皮炎：鲜叶捣烂外敷或煎水洗。❷治外伤出血：将叶研粉撒于患处。

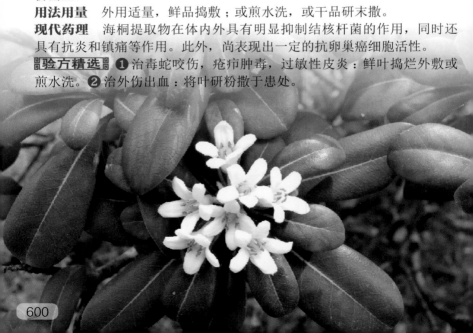

黄蝉

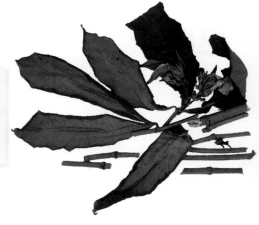

本品为夹竹桃科植物黄蝉的全株。主产于广西、广东、福建、台湾等地。全年均可采收。割取枝叶，晒干。以茎枝粗壮、叶片肥厚、有花或果者为佳。生用。

中药识别 茎呈圆柱形，叶3片至5片轮生，叶片椭圆形或倒披针状矩圆形，叶长5～12厘米，宽1.5～4.0厘米，被有短柔毛。聚伞花序，花朵金黄色，喉部有橙红色条纹，花冠阔漏斗形，有裂片5枚，并向左或向右重叠，花冠基部膨大，内部着生雄蕊5枚。蒴果球形，有长刺。

药性 苦，寒，有毒。归大肠经。

功效主治 杀虫，消肿。多用于杀虫，灭孑孓。

用法用量 煎服，3～6克。外用适量，捣敷患处。

现代药理 含黄蝉花辛、黄蝉花素，有强心作用。其毒性为植株乳汁有毒。人畜中毒，症状表现为心跳加快，循环系统和呼吸系统障碍。妊娠动物食之会流产。

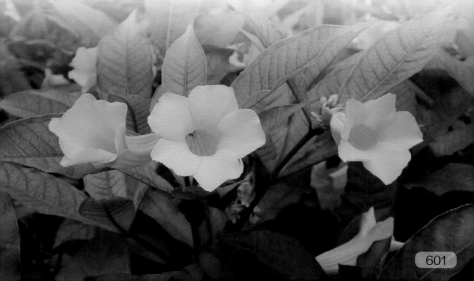

蛇床子

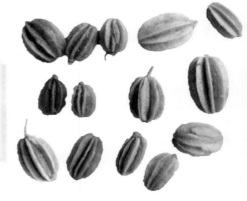

本品为植物蛇床的干燥成熟果实。主产河北、浙江、江苏、四川。夏、秋二季果实成熟时采收，除去杂质，晒干。以粒饱满、色灰黄、香气浓者为佳。多生用。

中药识别 本品为双悬果，呈椭圆形，长2～4毫米，直径约2毫米。表面灰黄色或灰褐色，顶端有2枚向外弯曲的柱基，基部偶有细梗。分果的背面有薄而突起的纵棱5条，接合面平坦，有2条棕色略突起的纵棱线。果皮松脆，揉搓易脱落。种子细小，灰棕色，显油性。气香，味辛凉，有麻舌感。

药性 辛，温，苦；有小毒。归肾经。

功效主治 燥湿祛风，杀虫止痒，温肾壮阳。主治阴痒带下，湿疹瘙痒，湿痹腰痛，肾虚阳痿，宫冷不孕。

用法用量 煎服，3～10克。外用适量，多煎汤熏洗，或研末调敷。

使用注意 阴虚火旺或下焦有湿热者不宜内服。

现代药理 蛇床子浸膏皮下注射能延长小白鼠的动情期，缩短动情间期，并能使去势鼠出现动情期，增加卵巢及子宫的重量，其提取物有类似雄性激素样作用；可增加小鼠前列腺、精囊、提肛肌重量。此外，水蒸馏液对耐药性金黄色葡萄球菌、铜绿假单胞菌有抑制作用。蛇床子素可抗皮肤真菌和霉菌，蛇床子流浸膏体外能杀灭阴道滴虫。所含总香豆素具有较强的支气管扩张、祛痰和平喘等作用。

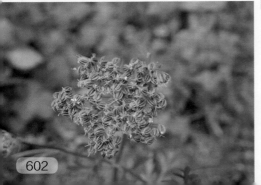

验方精选 ❶治痔疮：取适量蛇床子，加水煎汤，用来熏洗即可。❷治妇人阴痒：蛇床子50克，白矾10克，煎汤频洗。❸过敏性皮炎，漆树过敏，手足癣：蛇床子、桉树叶、苦楝树皮、鸭脚木、苦参、地肤子各适量，煎水泡洗患处，每日2次。

番荔枝子

本品为番荔枝科植物番荔枝的干燥成熟种子。原产于热带美洲。现我国海南、广东、香港、浙江、台湾、福建、广西、云南等地均有栽培。夏、秋季采收，鲜用或晒干。以粒大、饱满、表面黑色、有光泽者为佳。生用。

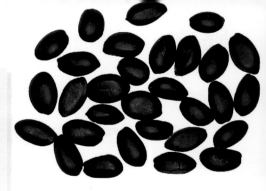

中药识别　干燥种子呈椭圆形，一端稍尖。表面黑褐色，光滑无毛，有光泽。种脐位于稍尖一端，浅棕褐色。质坚硬，难破碎。

药性　苦，寒。归大肠经。

功效主治　消积杀虫。主治恶疮肿痛，驱杀肠道寄生虫。外用杀灭虫蝇。

用法用量　煎服，10～30克。外用适量，捣敷患处。

使用注意　孕妇禁用。

现代药理　番荔枝种子的提取物对实验动物具有抗排卵和致流产作用。番荔枝的萃取物对多种肿瘤细胞，其中包括结肠癌、乳腺癌、前列腺癌、肺癌和胰腺癌等具有抑制活性。此外，还具有抗真菌和抗寄生虫、调节血压、降血糖等作用。

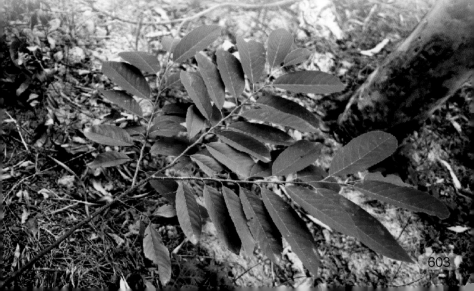

蜂房

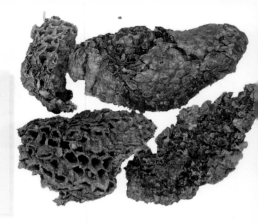

本品为胡蜂科昆虫黄星长脚黄蜂的干燥巢穴。全国各地均有生产。秋、冬二季采收，晒干，或略蒸，除去死蜂和杂质，晒干。以完整、色灰白、孔小、体轻、房内无死蛹者为佳。质酥脆或坚硬者不可供药用。剪块，生用。

中药识别　本品呈圆盘状或不规则的扁块状，有的似莲房状，大小不一。表面灰白色或灰褐色。腹面有多数整齐的六角形房孔，孔径 3 ~ 4 毫米。背面有 1 个或数个黑色短柄。体轻，质韧，略有弹性。气微，味辛淡。

药性　甘，平。有毒。归胃经。

功效主治　祛风，攻毒，杀虫，止痛。主治龋齿牙痛，疮疡肿毒，乳痈，瘰疬，皮肤顽癣，鹅掌风。

用法用量　煎服，3 ~ 5 克。外用适量，研末油调敷患处，或煎水漱洗患处。

使用注意　气血虚弱者慎用，肾功能差者忌用。

现代药理　蜂房的醇、醚及丙酮浸出物，皆有促进血液凝固作用，尤以丙酮浸出物为最强。各浸出物都能使心脏运动增加，血压短时间下降，并有利尿作用。丙酮浸出物能扩张离体兔耳血管。对离体蟾蜍心脏低浓度兴奋，高浓度可产生抑制。蜂房油可驱杀绦虫，但毒性强，能致急性肾炎。

验方精选　❶治痈疽疔疮：露蜂房烧炭存性与猪胆汁调匀外涂，治疗各种痈疖、蜂窝织炎等皮肤化脓性感染。❷疗癣：以本品为末，调猪脂涂擦，治头上癣疮奇痒难忍，遇热加剧者。❸治牙痛：将蜂房烧炭存性，研末，酒调，口含漱之，治风热牙痛，亦可与乳香、细辛煎水含漱。

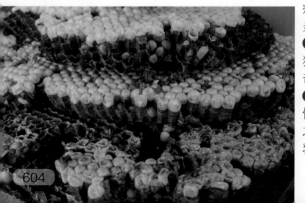

索引